Das Buch vom
LAUFEN

Das Buch vom LAUFEN

Hubert Beck

Wie man erfolgreich zum Jogger oder Läufer wird

Trainingspläne, Ernährung, Gymnastik, Krafttraining und
Ausrüstung für Einsteiger, Fortgeschrittene und Leistungssportler

5-km-, 10-km- und Halbmarathon-Training

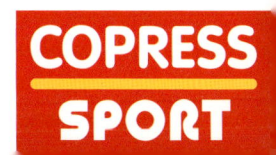

COPRESS SPORT

Inhalt

Vorwort 6

1. Grundsätzliches zum Lauftraining 8

2. Das modulare
   Lauf-Trainingssystem 14

3. Gründe, um zu laufen 16

4. Laufen – gestern und heute 22
   Die Geschichte des Laufens 22
   Laufen heute: Die aktuelle
      Laufentwicklung und Bestzeiten .. 31
   Die Laufentwicklung in
      Deutschland 38

5. Motivation und Zielsetzung 46

6. Lauf-Beginner 50
   Der Beginn 50
   Grundsätzliches zum Anfang 51
   Sub 20-Minuten-Training 52
   Sub 60-Minuten-Training 53

7. Ausrüstung 54
   Laufschuhe 54
   Laufsocken 59
   Trinkgürtel und Laufrucksack 60
   Laufbekleidung 61
   Kompressionskleidung für Läufer ... 64
   GPS für Läufer 68
   Musikgeräte für Läufer 72
   Stirnleuchten für Läufer 74

8. Stretching/Dehnung 76
   Verschiedene Arten der Dehnung 76

Bindegewebe (Faszien) 77
Übungen mit der Faszienrolle 79
Stretching, die besten Dehnungs-
   übungen/Gymnastik 80

9. Lauftechnik 84
   Die vier Phasen des Laufschritts 85
   Lauftechnik / Laufstil 86
   Laufstil und Koordinationsübungen
      des Lauf-ABCs 89
   Übungen Lauf-ABC/Laufschule 89

10. Energie 92
    Energiegewinnung 92
    Die fünf Energielieferanten
       der Muskulatur 95

11. Training allgemein 98
    Die individuelle Leistungsfähigkeit
       eines Athleten 98
    Die motorischen Grundeigenschaften
       eines Langstrecken-Läufers 99
    Grundsätzliche Prinzipien eines
       erfolgreichen Ausdauertrainings .. 100
    Trainingsperioden 102

12. Superkompensation 104
    Die positive und negative
       Superkompensation 104
    Trainingsmethoden mit
       Superkompensationseffekt 106

13. Regeneration 108
    Maßnahmen zur Regeneration
       während eines Langstrecken-
       Trainings 108

Regenerative Flüssigkeits- und
Nahrungsaufnahme nach einer
Trainingsbelastung 109
Nahrungsergänzung zur
Regeneration 109

14. Training mit Pulskontrolle 110
Bestimmung der maximalen
Puls-/Herzfrequenz 111
Bestimmung der Ruhe-
Herzfrequenz 112
Bestimmung der Erholungs-
Herzfrequenz 112

15. Ausdauertraining 114
Die sechs elementaren Trainings-
methoden für das Ausdauer-
training 114
Belastungsbereiche der aeroben und
anaeroben Energiegewinnung 114
Sauerstoffaufnahmefähigkeit
VO_2max 116
Höhentraining (Hypoxie-Training) ... 118
Laktat, der Überlastungsschutz 124
Leistungsdiagnostik 128

16. Wettkampf-Training
Langstreckenlauf 132
Langstreckentraining nach
Umfang und Intensität 134
Die Gestaltung von Trainings-
reizen 134
Wettkämpfe 140
Äquivalenz der Wettkampfzeiten 144
Leistungs-Check 146
Sonstiges zum Wettkampf-
Training 147

17. Leistungserfassung und Analyse 152

18. Trainingspläne 156
5-km-Trainingspläne mit den Zielzeiten 31:00 min bis 13:30 min 160
10-km-Trainingspläne mit den Zielzeiten 64:00 min bis 27:50 min ... 180
Halbmarathon-Trainingspläne mit
den Zielzeiten 2:23 h bis 1:02 h 200

19. Wettkampf 220
Vor dem Start 220
Während des Wettkampfs 221
Nach dem Wettkampf 237

20. Muskulaturaufbau 238

21. Krafttraining 244
Die Methoden des Krafttrainings 245
Zusammenhang von Krafttraining
und Umfang bei Kraftübungen ... 245
Kräftigungsübungen 248
Ganzkörper-Fitnessübungen 250
Krafttraining für Läufer 252

22. Sportmedizin 256

23. Gewichtsreduzierung und
Fettverbrennung 266
Abnehmen mit System 266
Die Energiebilanz 267
Varianten der
Gewichtsreduzierung 272

24. Ernährung 278
Allgemeines 278
Das Prinzip der Verdauung 279
Nahrungsergänzung /
Nahrungsempfehlung 281
Energiebedarf 282
Sportlerernährung 283
Die sieben Bausteine der Ernährung .. 283
Zusammensetzung der Nahrung 290
Muskelvitalstoffe 291
Ernährungs-Bewusstsein 292

25. Mentaltraining für Läufer –
Die Kraft der Gedanken 296

26. Lauf-Stars 300

27. Ausblick 310

28. Anhang 314
Bildnachweis 314
Schlagwortverzeichnis 316
Der Autor 318

Vorwort

Dieses Laufbuch ist so geschrieben und gestaltet, dass der Inhalt für jeden leicht verständlich, nachvollziehbar und von Nutzen ist.

Es zeigt auf, wie sich ein Nicht-Läufer relativ schnell zum Läufer entwickeln kann.

Die Trainingspläne decken Lauf-Distanzen von 5 km, 10 km und Halbmarathon ab. Sie finden eine Vielzahl von Trainings-Plänen für unterschiedliche Leistungsklassen, die sich für Laufanfänger bis hin zu Weltklasseläufern eignen.

Das Buch ist aus einer Summe von selbst gemachten Erfahrungen als Läufer und Trainer entstanden, ebenso aus Informationen über Theorie und neuester Trainingslehre.

»Wie werde ich vom Nicht-Läufer in kurzer Zeit zum Jogger oder Läufer«, »Wie funktioniert erfolgreiches Lauftraining« oder »Wie kann ich als fortgeschrittener Läufer schneller werden«, sind wesentliche Kriterien, auf die das Buch eine sehr praxisnahe Antwort gibt.

Wesentliche Inhalte des Buches sind:
1. Informationen über eine individuelle, nachhaltige Motivation, ein Lauftraining zu beginnen und langfristig zu betreiben. Der Laufanfänger wird an das regelmäßige Laufen herangeführt und es wird ihm Spaß und Freude am Laufen vermittelt.
2. Laufanfänger werden in der Fitness zu einem ersten erfolgreichen Lauf-Wettkampf geführt.
3. Fortgeschrittene Läufer werden zu einer effizienten Leistungsverbesserung und Perfektion angeleitet.
4. Das Lauftraining wird in 19 sich wechselseitig beeinflussenden Modulen erklärt. Der Athlet erhält damit ein Wissen darüber, was bei der Durchführung des Trainings/Trainingsplans mit ihm passiert. Er hat somit die Kontrolle und den Überblick über seine Körperreaktion und das Training. Mit dem modularen Trainings-System können die eigenen Schwächen analysiert und verändert werden.

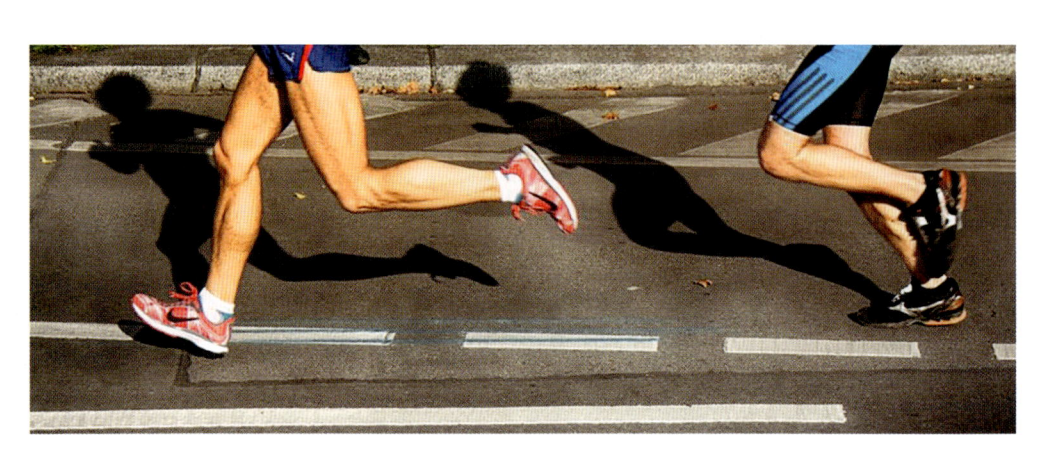

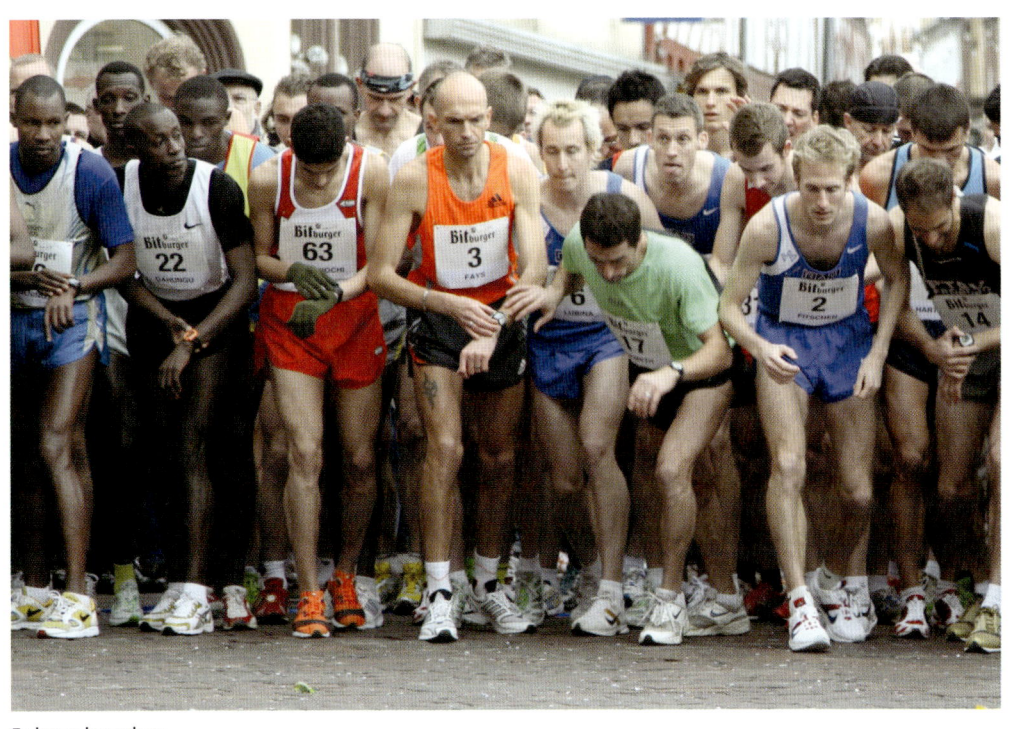

Es kann losgehen ...

5. Fein strukturierte Trainingspläne für alle Leistungsklassen, über 5 km, 10 km und Halbmarathon, bieten die Möglichkeit, auf seinem individuellen Niveau unterschiedliche Distanzen zu trainieren und sich dabei kontinuierlich zu verbessern.
6. Ernährung, Gymnastik, Ausrüstung und Krafttraining runden den Inhalt des Buches ab.

Die Trainingspläne zeigen, wie ein Lauftraining effizient gestaltet wird. Wie das Training erfolgreich durchgeführt wird, und darauf kommt es insbesondere beim Auftreten von Problemen an, das besagt der Inhalt dieses Buchs.

Ich bedanke mich bei Martina Weber, die mir als Lektorin in der Optimierung der Texte eine große Hilfe war. Dank an Nicole Paul für die Bilder vom Lauf-ABC und ihre Infos zum Mentaltraining. Mein Dank an die Fotografen, die mir mit ihren Bildern die Möglichkeit gegeben haben, das Buch »lebendig« zu gestalten.

Laufen ist mehr als ein Hobby, es ist eine Lebenseinstellung und Lebensbereicherung zugleich. Ein Jungbrunnen, der körperlich und mental fit und gesund hält. Laufen macht glücklich und zufrieden. Jeder gesunde Mensch kann Läufer werden. Allerdings muss man dafür etwas tun.

Wenn Erfolg und Fortschritte beim Laufen Ihre Ziele sind, dann wird Ihnen das Buch ein Wegbereiter und eine Hilfe sein.

Bleibt mir nur noch, an das Zitat von Emil Zatopek zu erinnern:
»Vogel fliegt,
Fisch schwimmt,
Mensch läuft«.

Hubert Beck
(www.hubertbeck.de)

1. Grundsätzliches zum Lauftraining

Sport heute

Der Körper ist das wichtigste Kapital eines jeden Menschen. Ohne Gesundheit ist alles nichts. Leider erkennen dies viele Menschen nicht und auch nicht die Notwendigkeit, für ihr Wohlergehen regelmäßig Sport zu treiben.

Sport bewirkt nicht nur eine erhöhte Fitness, er fördert ganz allgemein Gesundheit und Vitalität von Körper, Geist und Seele und schafft dabei auch neue soziale Kontakte.

In Deutschland treiben ca. 39% der Menschen gar keinen, 28% nur gelegentlich Sport und lediglich jeder Dritte ist regelmäßig aktiv: 26% als Hobbysportler und 7% als Leistungssportler.

Bei den 61% Sporttreibenden handelt es sich überwiegend um jüngere Menschen, deren sportliche Aktivität jedoch oft schon nach Erreichen des zwanzigsten Lebensjahres zurückgeht. Allerdings ist der Anteil der Sport-Aktiven in der Altersgruppe der über 60-Jährigen in den letzten Jahren deutlich gewachsen.

Die beliebtesten Sportarten in Deutschland

Bei der sporttreibenden Bevölkerung in Deutschland sind die beliebtesten Sportarten das Joggen (11 Mio.) und das Fitnesstraining (10,6 Mio.) *(Quelle Deloitte Institut)*.

Radfahren und Wandern bzw. Walking nehmen die Plätze drei und vier ein, und an der fünften Stelle der Beliebtheitsskala folgt mit dem Fußball eine Sportart, die überwiegend von Männern ausgeübt wird.

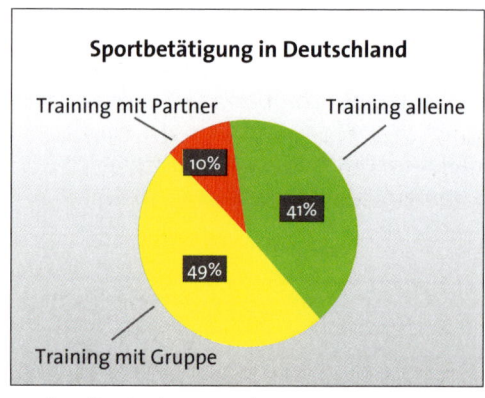

Quelle: Allensbach Institut (Bezug auf die Aktiven der Altersgruppe von 16 bis 65 Jahre)

Ausdauersport: Ursache und Wirkung

Heute sind in Deutschland ca. 60% der Männer und 55% der Frauen übergewichtig mit einem BMI (Body Mass Index) von über 25. Selbst unter den jungen Menschen im Alter von 5 bis 19 Jahren sind schon ca. 15% übergewichtig. Die Ursachen für Erkran-

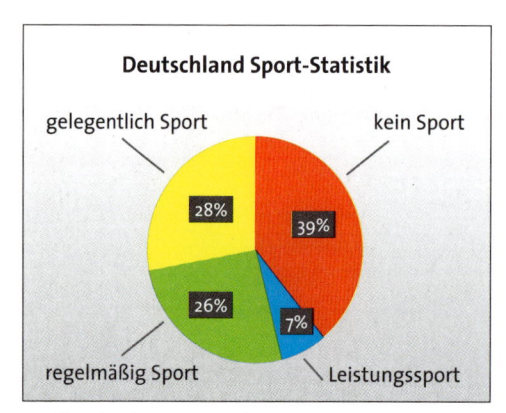

Quelle: Allensbach Institut (Bezogen auf die Altersgruppe zwischen 16 und 65 Jahren)

kungen älterer Menschen und Todesfälle sind zu ca. 39% Herz-Kreislauf- und Rückenprobleme *(Quelle: Techniker Krankenkasse)*.

Viele Menschen sind durch Leistungsdruck im beruflichen und privaten Umfeld gestresst und haben psychische Probleme. Die meisten dieser durch Übergewicht und Stress verursachten Gesundheitsprobleme können durch regelmäßigen Sport vermieden werden. Es wurde nachgewiesen, dass bereits zwei Stunden Bewegung pro Woche das Herzinfarktrisiko um ca. 25% reduzieren und die Stressbelastung erheblich abbauen.

Der Durchschnittsmensch in Deutschland nimmt pro Tag ca. 2.500 kcal zu sich, verbrennt jedoch nur 2.200 kcal. Er wandelt daher pro Tag ca. 300 kcal aus dem Energiebilanz-Überschuss in Fett um. Mit nur 30 Minuten Jogging pro Tag wäre die Energiebilanz im Gleichgewicht.

Spätestens mit 35 Jahren baut der Körper zunehmend Muskelmasse ab und wandelt diese in Körperfett um, zwischen 0,5 und 1 Kilogramm pro Jahr. Bei einem 70-Jährigen hat der Körper somit über 1/3 der Muskelmasse in Fett umgewandelt. Dieser Fettwandlungsprozess kann nur durch eine gesunde Ernährung und regelmäßigen Sport vermieden werden.

Besonders effizient dafür sind Ausdauersportarten wie Joggen, Radfahren oder Schwimmen in Kombination mit Hantel-Krafttraining. Dadurch wird der Körper ganzheitlich trainiert, das Herz-Kreislaufsystem stabilisiert und die Muskulatur aufgebaut. Auch der mit der Alterung verbundene Muskelabbau wird somit verzögert. Weiterhin werden die Knochen, Sehnen und Bänder ganzheitlich belastet, Körperfett verbrannt und die Energiebilanz kontrolliert.

Mit ausreichend Sport kann sich jeder Wohlstandsmensch in einen Athleten verwandeln, mit einer definierten Figur, geringer Fettmasse, einem gesunden Herz-Kreislaufsystem und einem starken Immunsystem. Sportliche Erfolge motivieren, schaffen Erlebnisse und erhöhen die Leistungsfähigkeit. Ein ordentliches sportliches Niveau, einmal aufgebaut, kann bis ins hohe Lebensalter gehalten werden, vorausgesetzt man trainiert kontinuierlich weiter.

Ausdauerläufer erhalten durch das Laufen mehr an innerer Ruhe, Lebensfreude, Dynamik, Hingabe, Ausdauer, Geduld und Durchhaltevermögen. Eigenschaften, die sie zu erfüllteren und vielleicht sogar »besseren« Menschen werden lassen. Davon profitieren nicht nur die Läufer, sondern auch die Menschen in ihrem Umfeld. Laufen könnte der Schlüssel zu einer friedvolleren Welt sein, wenn viel mehr Menschen Läufer wären.

Kalorienverbrauch beim Laufen pro Stunde

Körpergewicht in kg	Geschwindigkeit in Min/km						
	07:30	06:15	05:30	05:00	04:20	04:00	03:45
59	470	590	650	730	820	890	940
64	510	640	700	798	890	960	1.020
68	540	680	750	850	950	1.020	1.080
73	590	730	800	920	1.050	1.100	1.170
77	620	770	850	960	1.080	1.150	1.230
82	660	820	900	1.020	1.150	1.230	1.310
86	690	860	950	1.070	1.200	1.300	1.380
91	730	910	995	1.140	1.280	1.370	1.460
	Kalorienverbrauch pro Stunde in kcal						

Quelle: Compendium of Physical Activities

Kapitel 1: Grundsätzliches zum Lauftraining

Sportbeginn – der Anfang ist am schwersten
Es ist nie zu spät, mit Sport anzufangen. Der Anfang ist, wie bei vielem anderen auch, am schwersten. Den »eingerosteten« Körper in Bewegung zu bringen und die Muskeln und Sehnen aufzubauen, ist in den ersten Tagen nicht einfach. Die wichtigste Basis dafür ist eine starke Eigenmotivation, Sport treiben zu wollen. Dazu dient am besten ein ehrgeiziges, faszinierendes Ziel, welches in relativ kurzer Zeit realistisch erreicht werden kann. Weiterhin wird ein passender Trainingsplan benötigt, der systematisch und sicher zu dem angestrebten Ziel führt. Wenn die ersten vier Wochen mit kontinuierlicher Sportbetätigung überstanden sind, dann haben sich Körper und Geist meist an die neue Herausforderung gewöhnt, und der innere Widerstand ist überwunden.

Ehrgeiziges Ziel in Kürze erreichen
Einmal an einem Lauf-Wettkampf teilzunehmen, als Nichtsportler nach einem dreimonatigen Training bei einem 10-km-Lauf mit einer Zeit von etwa einer Stunde anzukommen, das ist z. B. ein ehrgeiziges sportliches Ziel. Zusätzlich dabei auch den Körperbau zu verbessern, Fett abzubauen und ausgeprägte Muskeln zu erhalten, ist für viele ein Traum, den zu realisieren unerreichbar oder nur durch jahrelanges Training möglich erscheint.

In drei Monaten zum ersten Lauferfolg
Für Lauf-Beginner zeigt dieses Buch, wie ein gesunder Mensch in nur drei Monaten Training einen Lauf-Wettkampf erfolgreich bewältigen und seine Leistung danach kontinuierlich verbessern kann. Gesund in diesem Sinne ist jemand, dessen Body Mass Index (BMI) unter 25 liegt, und der ohne Unterbrechung eine Stunde lang joggen oder zumindest walken kann. Liegen diese Voraussetzungen nicht vor, so ist dies überhaupt kein Grund zu verzagen. Man muss sich dann lediglich auf einen längeren Weg bis zum Erreichen der gesteckten Ziele einstellen.

In 10 Wochen schneller werden
Für fortgeschrittene Läufer zeigt das Buch auf, wie die eigene Laufbestzeit in nur drei Monaten Training verbessert werden kann. Voraussetzung dazu ist, dass der Athlet seine eigene Leistungsgrenze noch nicht er-

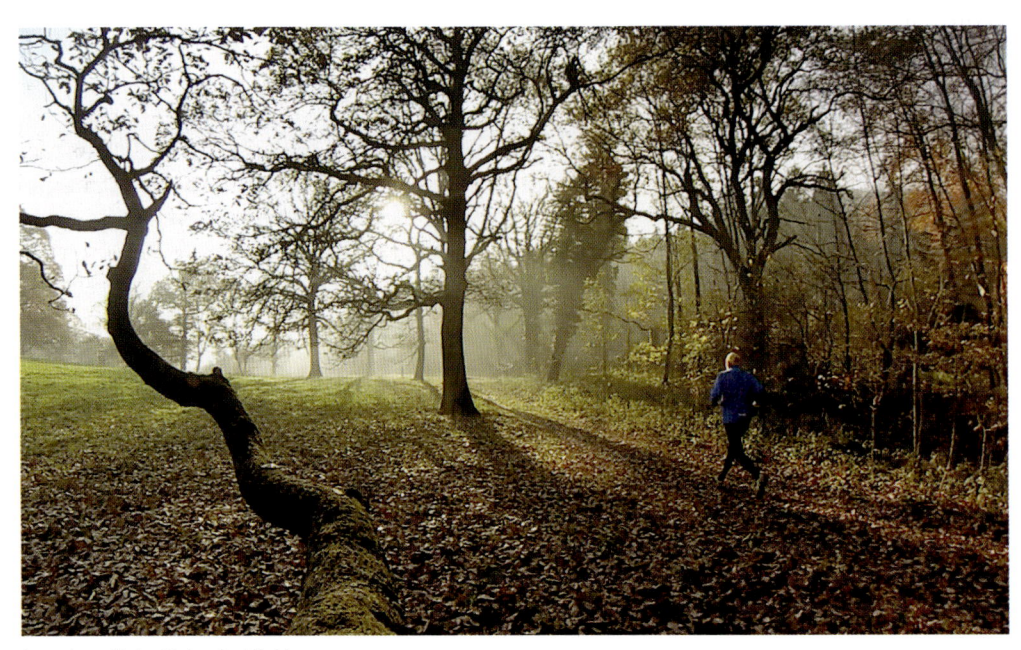

Joggen, mit der Natur im Einklang

reicht hat. Meine Trainingspläne sind vielfach angewendet und in ihrem Erfolg von Menschen mit unterschiedlichsten Voraussetzungen bestätigt worden. Die persönliche Leistungssteigerung ist stark davon abhängig, welche Ausgangsvoraussetzung der Einzelne mitbringt. Ob er schon einmal Sport getrieben hat, oder wie hoch das Übergewicht ist, welches abgebaut werden muss.

Große Ziele werden durch die Verknüpfung von Zwischenzielen leichter erreicht. Für einen Übergewichtigen ist es z.B. eine Zwischenzielstrategie, 10 Kilometer in einer Stunde zu laufen und dabei innerhalb des dreimonatigen Trainings erheblich Gewicht zu verlieren. Pro Saison kann dann jeweils ein neues realistisches Ziel gesetzt und im 10-Wochen-Training weiter verbessert werden. Oberhalb eines bereits erreichten hohen Leistungsniveaus wird eine Zeitverbesserung in wesentlich langsameren Schritten erreicht. Dann sind auch das Lauftalent, das Alter, die Leistungsgrenze sowie die zur Verfügung stehende Trainingszeit usw. von Bedeutung.

Lauftraining mit System
Die nachfolgende Beschreibung des Lauftrainings zeigt auf, wie ein durchschnittlicher, gesunder Mensch einen beachtlichen Trainingserfolg durch Ausdauer- und Muskelaufbautraining systematisch und relativ schnell erreichen kann.
- Die Trainingsinhalte richten sich an alle, vom Laufanfänger bis zum ambitionierten Leistungssportler.
- Die Trainingsinhalte sind gleichwertig anwendbar auf alle Wettkampfdistanzen und bieten die Möglichkeit, zwischen den 5-km-, 10-km- und Halbmarathon-Distanzen äquivalent wechseln zu können.

Das Wissen und die Beachtung verschiedener Trainings-Faktoren, die sich wechselseitig beeinflussen, nehmen an Bedeutung zu, je höher das sportliche Leistungsziel ist. Der Grund liegt darin, dass der Körper durch das Lauftraining stark belastet wird und darauf unterschiedlich reagiert. Die Reaktionen des eigenen Körpers sollte man kennen und beeinflussen können. Ohne die Trainingsfaktoren zu kennen, ist der Athlet nicht Herr der Lage und wird, auch mit dem richtigen Trainingsplan, ab einer bestimmten Leistung keine deutliche Zeitverbesserung mehr erzielen. Der maximal mögliche Trainingserfolg wird nur zu einem Teil durch den Trainingsplan bewirkt. Der Trainingsplan ist ein Vorschlag, der sicher für mehr als 80% der Trainierenden in dieser Form so geeignet ist. Andernfalls muss man den Plan für sich individuell ändern.

Das Wissen und die richtige Beeinflussung der relevanten Trainingsfaktoren bewirken einen Großteil des Trainingserfolgs. Mein modulares Trainingssystem soll die Struktur des Lauftrainings verständlich darstellen, das im Prinzip für jeden Läufer geeignet ist, vom Laufanfänger bis zum Weltklasseläufer.

Mein Lauf-Trainingssystem ist gegliedert in 19 sich gegenseitig beeinflussende Trainingsfaktoren, die nachfolgend in den Kapiteln ausführlich beschrieben sind.

Der Mensch ist ein Läufer
Laufen/Joggen und Kraftsport sind einfache sportliche Aktivitäten, die dem Menschen angeboren sind. Zu Beginn der Menschheit waren wir Jäger, Sammler und Läufer. Unsere Gene beinhalten die Eigenschaften eines Läufers und werden seit Urzeiten vererbt. Genetisch ist es daher festgelegt, ob ein Mensch zum Sprinter geboren ist. Zum Ausdauerläufer eignet sich fast jeder Mensch. Deshalb können die Läufereigenschaften eines zivilisationskranken Menschen in wenigen Monaten reaktiviert werden, so dass er zu seiner natürlichen Läufer-Leistungsfähigkeit gelangen kann.

Es ist normal, dass ein gesunder Mensch einen Langstreckenlauf absolvieren kann, bis zu einer Altersgrenze von ca. 70 Jahren. Daher ist es mit dem richtigen Training auch möglich, dass ein Nicht-Läufer in drei Monaten zu einem Läufer wird.

Keine Zeit gibt es nicht
Joggen kann man fast jederzeit und überall. Mit relativ niedrigen Kosten kann das Hobby Laufen und Fitness von jedermann ausgeübt werden, der gesund ist und dafür durchschnittlich 30 Minuten Zeit pro Tag investiert. Wenn man bedenkt, dass die meisten Menschen viel Zeit damit verbringen, zu viel zu essen und zu trinken oder stundenlang vor dem Fernseher zu sitzen (der Durchschnittswert in Deutschland beträgt vier Stunden Fernsehen pro Tag), dann ist die Zeit für Sport sehr gut angelegt, ohne auf etwas Wichtiges verzichten zu müssen.

Die zur Verfügung stehende Zeit ist das am gerechtesten verteilte Gut, was es auf dieser Welt gibt. Jeder hat davon 24 Stunden am Tag. Die meisten berufstätigen Menschen arbeiten und schlafen jeweils 8 Stunden täglich. Somit bleiben ca. 8 Stunden Freizeit am Tag, am Wochenende sind es sogar 16 Stunden Freizeit pro Tag. Jeder Berufstätige verfügt daher über ausreichend Freizeit, um ein Lauftraining zu absolvieren.

Fitness- und Krafttraining
Nicht nur durch Joggen die Beinmuskulatur zu trainieren, sondern auch durch Krafttraining eine ganzkörperliche, ausgeprägte Muskulatur aufzubauen und zu definieren, das bietet Fitnesstraining in Kombination mit Joggen. Um die optische Muskelmasse von Bizeps, Trizeps, Brust, Schulter und Rücken erheblich zu vergrößern bzw. zu straffen, benötigt man ca. ein Jahr lang Fitnesstraining.

Die Kombination von Lauf- und Fitnesstraining formt den Körper in eine athletische Figur, die drahtig, ausdauernd und in den Proportionen harmonisch ist. Bei dem Kombinationstraining wird besonders viel Fett abgebaut bzw. Muskelmasse aufgebaut. Kraft und Ausdauer ergänzen sich wechselseitig zur Gestaltung einer athletischen Körperform. Der Fitness-Trainingsplan sollte so durchgeführt werden, dass ein Krafttraining in den Ruhetagen des Lauftrainings stattfindet und in Kombination das Krafttraining vor dem Lauftraining erfolgt.

Bei gesundheitlichen Problemen sollte vor Beginn des Joggens und des Krafttrainings unbedingt eine Beratung bei einem Facharzt eingeholt werden.

Schwebendes, leichtgängiges Joggen
Ein gut trainierter Jogger läuft den langsamen Dauerlauf mühelos, es ist fast ein Schweben über dem Grund. Der Läufer findet beim Joggen zu sich selbst und versinkt meditativ in Gedanken und Kreativität, wie es sonst nur im Alpha-Zustand (Tiefschlaf) erreicht wird.

Ein auf Ausdauer trainierter Jogger läuft fast geräuschlos, kein lautes Atmen, kein Reiben der Kleidung, kein lautes Auftreten der Schuhe. Nach einer Stunde am Ziel angekommen, wirkt er ohne sichtbare Belastung oder Beanspruchung. So ein Laufniveau wird oft nach Abschluss des dreimonatigen Trainingsplans bei einem langsamen Dauerlauf erlebt, wenn nach einem Ruhetag gelaufen wird und dabei die Superkompensation voll zur Wirkung kommt. Das mühelose, leichte, erhabene Laufgefühl geht verloren, sobald man nur zwei Wochen pausiert, kann dann aber innerhalb von vier Wochen Training wieder aufgebaut werden.

Es wird auch von der Droge Jogging gesprochen oder von einer Laufsucht, dann wenn z.B. nach einigen Ruhetagen die Muskulatur zu kribbeln beginnt, man laufen will oder sogar muss, um die Muskulatur in Bewegung und unter Belastung zu bringen, oder wenn man sich das Glücksgefühl durch Joggen wiederholen möchte, um den »Kopf frei« zu kriegen. Mit einer Droge und negativer, krankhafter Abhängigkeit hat das aber nichts zu tun. Es ist vielmehr ein Drang zur natürlichen und kontinuierlichen körperlichen Belastung und Aktivität, wodurch Körper und Geist ein positives Erlebnis erhalten, das zu Stärke, Harmonie und Glück resultiert.

Des Joggers Glücksgefühl: Runners High
Das Runners High ist ein Glücksgefühl, das sich beim Joggen bei einem schnellen Dauerlauf im aerob/anaeroben Mischbereich (um den Laktatwert 3,5–4) im sogenannten Entwicklungsbereich bei 85–90% HFmax, oft nach etwa 30 Minuten Dauerbelastung einstellt. Voraussetzung dafür ist ein relativ guter Trainingszustand, um diese Belastung mühelos mindestens eine Stunde lang bewältigen zu können. Der Körper setzt bei Belastung Endorphine frei, ein körpereigenes Morphin, die sogenannten Glückshormone. Endorphine dämpfen die Schmerzen des Körpers und mildern die Folgen einer Ermüdung. Je höher die Erschöpfung ist, desto mehr Endorphine produziert der Körper. Die Endorphine werden in der Hirnanhangdrüse gebildet, als psycho-aktive chemische Substanz über das Blut transportiert und über das zentrale Nervensystem ausgeschüttet.

Eine Nebenwirkung der Endorphinausschüttung ist ein tiefes Wohlbefinden. Es entsteht ein rauschartiges, euphorisches Glücksgefühl mit positiven Sinnessignalen sowie zusätzlicher Energie. Diese Nebenwirkung wird als Runners High bezeichnet. Die Wirkung der Endorphine ist nicht bei jedem Läufer gleich stark. Sie ist auch an die Erreichung von ambitionierten, sportlichen Zielen gekoppelt.

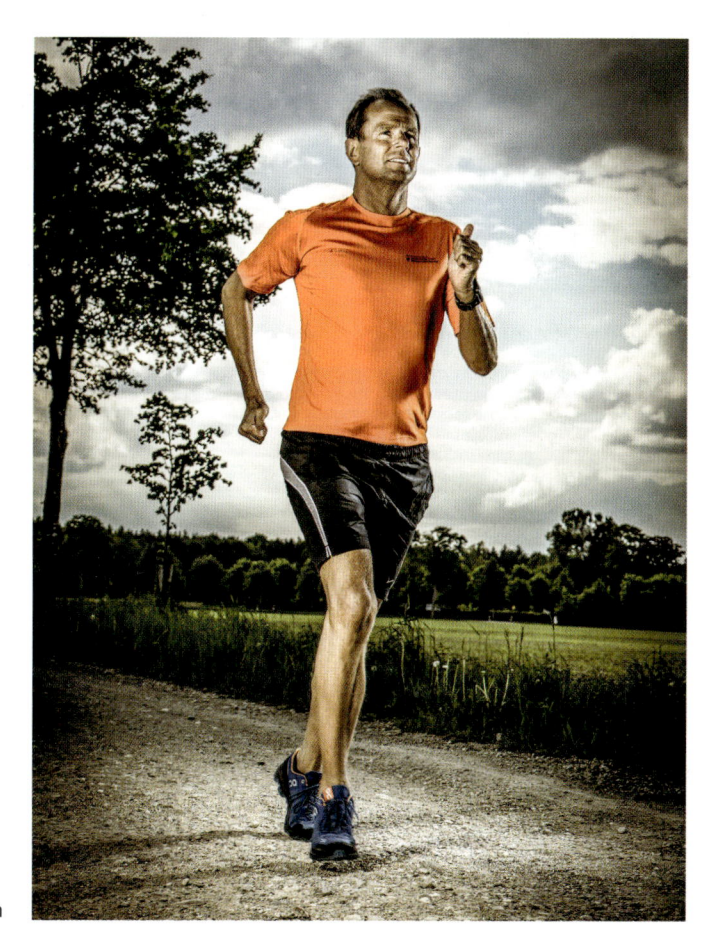

Runners High

2. Das modulare Lauf-Trainingssystem

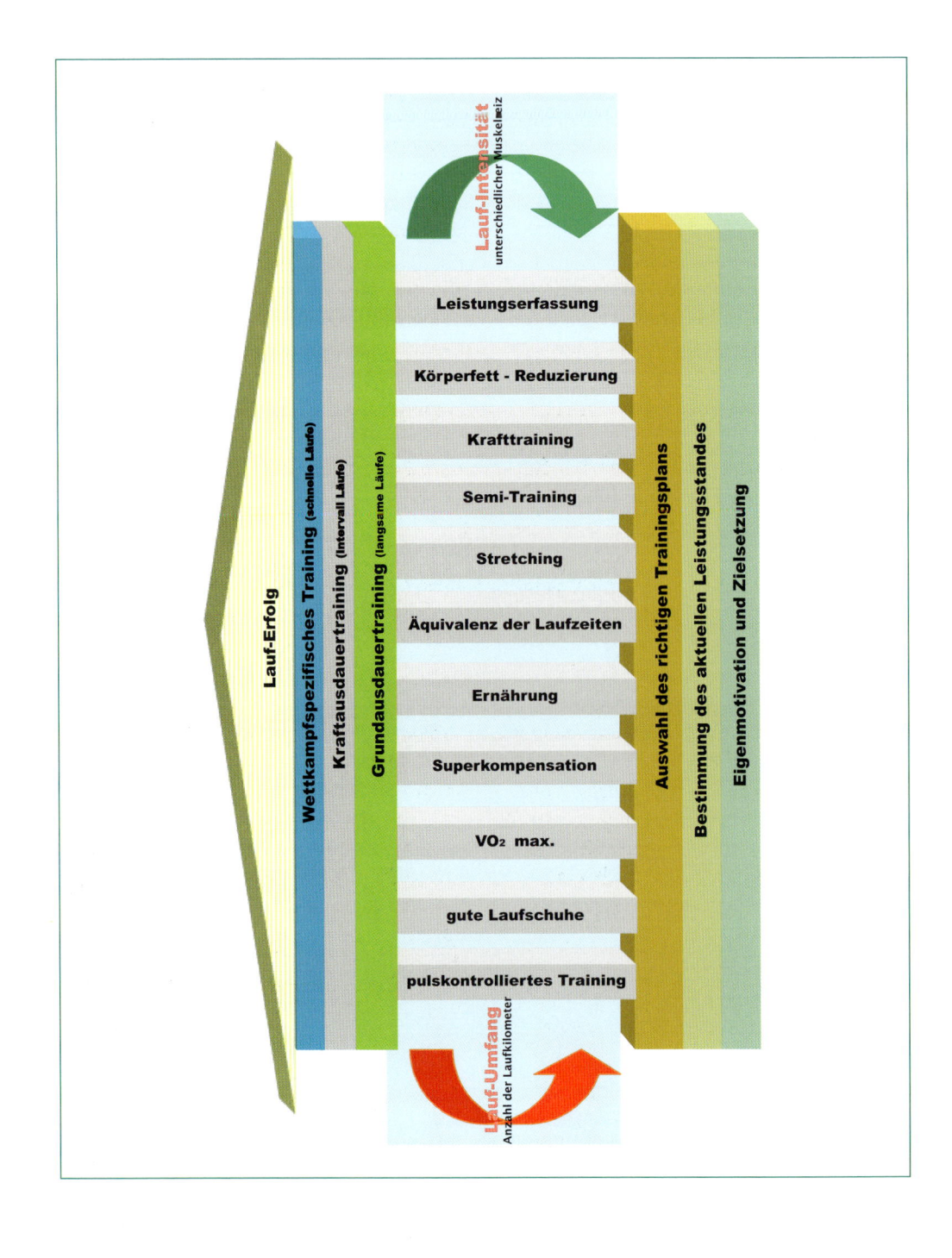

Mein modulares Lauf-Trainingssystem gliedert sich in 19 Erfolgskriterien:

1. Eigenmotivation und Zielsetzung für das Laufen
2. Bestimmung des aktuellen Leistungsstands
3. Auswahl des richtigen Trainingsplans
4. Pulskontrolliertes Training
5. Gute Qualität der Laufschuhe
6. VO_2max, die maximale Sauerstoffaufnahmefähigkeit
7. Superkompensationseffekt nutzen
8. Ernährung und Nahrungsergänzung
9. Äquivalenz der Laufzeiten
10. Stretching
11. Krafttraining
12. Körperfett-Reduzierung
13. Leistungserfassung und Analyse
14. Lauf-Quantität
15. Lauf-Qualität durch unterschiedliche Muskelreize
16. Grundausdauertraining durch lange, langsame Läufe
17. Kraftausdauertraining durch Intervall-Läufe
18. Wettkampfspezifisches Training durch schnelle Läufe
19. Semi-Training wie Schwimmen und Radfahren

Das modulare Trainingssystem bewirkt eine maximale Trainings-Effizienz. Es beinhaltet für das Lauftraining 19 verschiedene Trainingsfaktoren, welche sich gegenseitig beeinflussen. Die ausgewogene Symmetrie der Trainingsfaktoren zueinander erzeugt einen maximalen Trainingserfolg. Damit ist es möglich, dass ein gesunder Mensch sich relativ schnell zum Läufer trainieren oder seine aktuelle Laufzeit verbessern kann, bis die relative Leistungsgrenze erreicht worden ist.

Die Trainingspläne aus dem modularen Trainingssystem sind als Empfehlungen zu betrachten und beziehen sich in der Anwendung auf eine Ausgangsleistung, die im Trainingsplan genau definiert ist. Dieses Ausgangsniveau muss zutreffen, sonst führt der Trainingsplan zu einer Über- oder Unterforderung.

Der Trainingsplan ist so aufgebaut, dass ein Läufer mit dem geeigneten Ausgangsniveau an die Belastung und die Intensität des Trainings behutsam und kontrolliert herangeführt wird, seine Leistungsfähigkeit sich dabei anpasst und sich eine entsprechend schnelle Regenerationsfähigkeit entwickelt.

Jeder Mensch ist anders und muss daher individuell prüfen, ob er seinen ausgewählten Trainingsplan an bestimmten Stellen ändert. Beim Training bestehen Verletzungsrisiken, weshalb jeder beim Training seine Körpersignale sensibel wahrnehmen und gegebenenfalls die Ruhetage, Intensität oder den Umfang des Trainings entsprechend anpassen sollte. Ältere Menschen und Laufanfänger sollten z. B. besser kein Intervalltraining absolvieren und stattdessen (weniger harte) Fahrtspiele wählen.

3. Gründe, um zu laufen

Laufen, die natürlichste, effizienteste und gesündeste Freizeitgestaltung der Welt
Über 22,5 Millionen Jogger, ca. 60.000 Marathonläufer und ca. 8.000 Ultraläufer in Deutschland können sich nicht irren. Laufen macht Spaß und ist gesund.

Der Mensch ist vom Bewegungsapparat durch die Evolution für ein langsames, langes Laufen abgestimmt. Deshalb ist Laufen die natürlichste Sportart für uns.

Eine Besonderheit des menschlichen Körpers ist die Fähigkeit schwitzen zu können, um sich während längerer sportlicher Belastungen zu kühlen.

Muskeln, Knochen, Bänder und Sehnen verkümmern, wenn diese nicht sportlich belastet werden. Der Stoffwechsel und das Lymphsystem benötigen eine regelmäßige sportliche Aktivierung zur effizienten Funktion.

Das lange Laufen bewirkt, durch die Erhöhung von Durchblutung und Stoffwechsel, eine intensive Ausleitungs-Therapie, von der alle inneren Organe beeinflusst werden. Das betrifft vor allem Herz, Gehirn, Leber, Lunge, Verdauungsorgane, Muskulatur, Blutgefäße, Knochen und Gelenke. Das Bindegewebe wird dabei durch eine Mesenchym-Entschlackung gereinigt. Die Durchblutung und Ernährung der Organe wird verbessert und der Alterungsprozess damit erheblich verlangsamt.

Im Wesentlichen verbessert Ausdauersport das Herz-Kreislaufsystem durch eine Vergrößerung des Herzens, der Arterien und der Mitochondrien. Es führt zu einer höheren Sauerstoffaufnahme und damit zu einer stärkeren Kraft und Vitalität.

Regelmäßiges Laufen ist sowohl die beste Prophylaxe zur Gesundheitserhaltung als auch die beste Methode zur Gesundheitswiederherstellung.

Das Joggen ist unter dem Verhältnis Belastungszeit zu Energieverbrauch die effizienteste Sportart und sollte ein Teil unseres täglichen Lebens sein.

Der Beginn eines neuen Lebens
Wenn Sie ein neues Leben beginnen oder eine positive Veränderung erhalten möchten, dann werden Sie zum Läufer. Sie werden dabei zu Ihrem inneren Ich finden.

Durch die meditative Ruhe und den Energiefluss, den man beim Laufen erhält, werden belastende äußere oder innere Störfaktoren erkannt. Durch das Laufen findet man Kraft, negative Einflüsse zu ändern oder sich davon zu trennen. Regelmäßiges Laufen führt zur Freisetzung von innerer Energie, die in Ausgeglichenheit und Harmonie transformiert wird. Eine starke Disharmonie wird dabei von dem Unterbewusstsein auf Dauer nicht akzeptiert, es wird dafür beim Laufen eine intelligente Lösung finden.

Du bist das, was Du erlebst und denkst
Laufen bietet phantastische Erlebnisse in Einklang mit der Natur und sich selbst. Je länger man läuft, desto intensiver werden die Erlebnisse. Die Natur wird dabei in allen

Wetterlagen und Jahreszeiten intensiv und abwechslungsreich erlebt. Es entsteht eine sensible Wahrnehmung der Umwelt sowie auch des eigenen Körpers.

Eine Erlebnisverstärkung bietet Laufen über lange Strecken oder in schwieriger Umgebung sowie an besonders schönen oder fernen Plätzen der Welt.

Wettkämpfe bieten ein intensives Lauferlebnis, die meist an jedem Wochenende in der nahen Umgebung stattfinden. Auch Wochenend-Trips oder Urlaubsreisen in Verknüpfung mit Laufen bieten sehr interessante Lauferlebnisse durch eine neue Umgebung.

Stadtläufe mit tausenden Zuschauern

Welcher Sportler hat schon so viele Zuschauer am Straßenrand, die ihn anfeuern, während er mit bis zu Tausenden von Gleichgesinnten bei einem Stadtlauf teilnimmt?

Die Zuschauerbegeisterung setzt beim Läufer zusätzlich mentale Kräfte frei, die er bei einem Waldlauf ohne Zuschauer über dieselbe Distanz nicht erreichen würde. Die Läufer werden bei den Stadtveranstaltungen von den Zuschauern »ins Ziel getragen«.

Jeder gesunde, talentierte Mensch kann ein relativ guter Läufer werden

Joggen ist ein Ausdauersport. Die Ausdauerleistung wird mit zunehmendem Alter besser. Die meisten Läufer sind um die 20 bis 60 Jahre alt, mit Schwerpunkt 30 bis 40.

Aufgrund der unterschiedlichen körperlichen Verhältnisse des Lungen- und Sauerstoffvolumens VO_2, der Blutmenge und geringerer Energiereserven, laufen Frauen bei der gleichen sportlichen Fitness ca. 10 Prozent langsamer als Männer.

Der Anteil an Läuferinnen beträgt in Deutschland ca. 50%, deren Anteil an Wettkämpfen/Volksläufen beträgt etwa 25%.

Die sportliche Traumzeitgrenze bei Freizeitsportlern liegt bei Männern bei einer 10-km-Zeit unter 38:00 Minuten und bei den Frauen unter 43:00 Minuten, bis zu einer Altersgrenze von ca. 40 Jahren. Danach verliert man alle fünf Jahre ca. 1,5% seines Leistungsvermögens. Diese »Schallmauer« zu durchbrechen ist vielen gesunden Menschen möglich. Ein talentierter Läufer kann dieses Ziel nach ein bis zwei Jahren systematischem und kontinuierlichem Training, bei einem Zeitaufwand von ca. einer Stunde pro Tag, erreichen.

Einmal Läufer – immer Läufer

Viele Läufer werden ein Leben lang vom Ausdauersport Laufen in den Bann gezogen. Die Wirkung, sich fit und vital zu fühlen, langsamer zu altern als andere, lässt viele Läufer bei dieser Sportart bleiben.

Joggen ist ein zeitloser Breitensport, der von 6 bis über 70 Jahre betrieben werden kann. Erleichternd kommt hinzu, dass die für das Joggen benötigte körperliche Leistungsfähigkeit und Muskulatur, wenn sie einmal aufgebaut ist, relativ leicht zu halten ist.

Viele Läufer setzen sich neue Ziele, wie z. B. schneller zu werden, an internationalen Städteläufen oder Marathons teilzunehmen oder einen Triathlon anzugehen, um das Erlebnis Joggen noch zu toppen. Natürlich kann man auch ohne weiterführende, ehrgeizige Ziele das Laufen ein Leben lang genießen. Jede Trainingsperiode, jeder Wettkampf ist ein neues, einzigartiges Erlebnis, was sich auch mit dem Alter verändert.

Melissas Erfahrungen beim Abnehmen durch Sport von 118 kg auf 54 kg

Bei 118 kg war ich stark niedergedrückt und hatte ständig Schmerzen. Ich bin schließlich zu der Erkenntnis gekommen, wenn ich nichts ändere, wird mein Leben sicherlich wesentlich verkürzt sein. Ich begann zu protokollieren, was ich aß, und ich begann mit ersten kurzen Trainingseinheiten, in welchen ich mich bewusst 2–3 Mal pro Woche bewegte.

Das Abnehmen war für mich eine große Herausforderung und so habe ich mir die ersten kleineren Ziele gesetzt und mich auf diese konzentriert. Manchmal wollte ich aufgeben, aber ich habe mich durchgebissen und in drei Jahren 54 kg mit Fitness, Krafttraining und vor allem Laufen abgenommen.

Das Lebensgefühl jetzt ist sehr viel besser als früher und ich kann mit Stolz sagen, dass vor allem Laufen mein Leben zum Positiven verändert hat, ich kann es jedem nur empfehlen. Ich habe jetzt Energie und Lebensfreude und neue Möglichkeiten!

Wenn ich denen, die abnehmen wollen, einen Rat geben kann, es ist nicht nötig, die perfekte Diät zu suchen. Konzentrieren Sie sich auf ihr Ziel mit realistischen Dingen wie gesunder Ernährung und Bewegung, nur so schaffen sie eine Veränderung des Lebensstils und damit nachhaltig eine Gewichtsreduktion und ein besseres Lebensgefühl. Es ist nie zu spät, damit anzufangen.

Eure Melissa

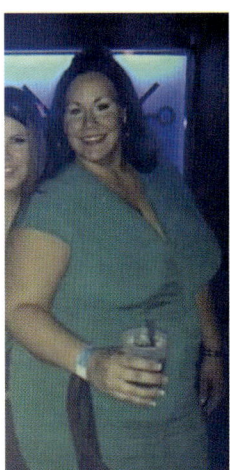

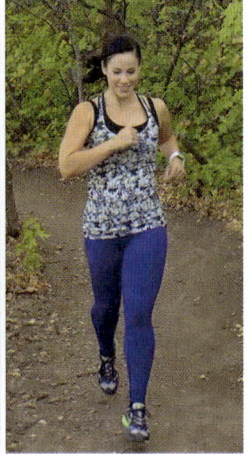

Melissa vorher/nachher, mit Jogging und gesunder Ernährung von 118 kg auf 54 kg in drei Jahren

Josefs Erfahrungen beim Abnehmen durch Laufen von 160 kg auf 88 kg

Mit 42 Jahren hatte ich bei einer Größe von 1,90 m ein Körpergewicht von 160 Kilo erreicht, mit einem BMI von 43,4. Zu diesem Zeitpunkt machte ich mir Gedanken über mein Leben und die Zukunft. Ich beschloss, dass ich ein paar Kilo abnehmen musste. Ich wollte das durch eine Kombination von Ernährungsumstellung und Laufen erreichen.

Meine damaligen Ziele waren, in sechs Monaten durch Joggen um ca. 30 Kilo abzuspecken und dann einen Halbmarathon zu laufen. Ich hatte sehr große Zweifel, dies zu schaffen.

Meine Ernährung stellte ich sofort um. Grundsätzlich frühstückte ich nun jeden Morgen zuhause und nicht mehr im Auto. Ich verzichtete weitestgehend auf Fett und zunehmend auch auf Fleisch. Irgendwann hatte ich kein Verlangen mehr danach, Fleisch zu essen, so dass ich ungewollt zum Vegetarier wurde.

Als Erstes besuchte ich ein Sportgeschäft und kaufte mir ein Paar gute Laufschuhe. Am gleichen Abend bin ich dann mit meinem Hund zum ersten Mal »gelaufen«. Das Lauf-Ende wurde bereits nach genau 80 Metern erreicht, so dass ich eine Gehpause einlegen musste. Mit weiteren Laufpausen hatte ich mich dann über eine erste 5-km-Runde gequält. Nach einem Ruhetag bin ich wieder mit meinem Hund, der von nun an mein bester Trainingspartner war, auf die gleiche Runde gegangen mit dem Ziel, die Gehpausen immer weiter zu verschieben, selbst wenn es nur fünf Meter waren. So habe ich 3 bis 4 Mal pro Woche weitergemacht.

Zwei Monate später schaffte ich es erstmals, eine 10 km lange Strecke mit nur einer kurzen Gehpause dazwischen zu joggen. Drei Wochen später ging es dann ohne

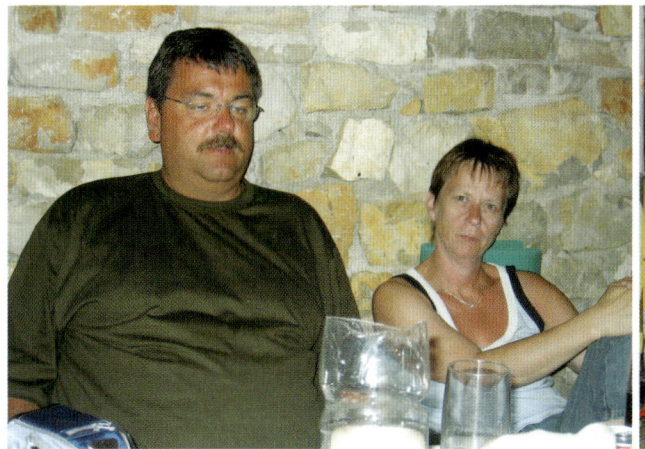

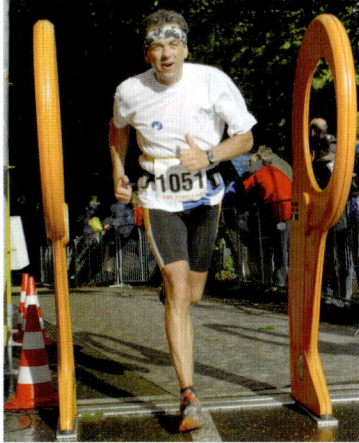

Josef, vorher/nachher, mit Jogging und gesunder Ernährung von 160 kg auf 88 kg in nur einem Jahr.

Gehpause, aber dafür mit einem ehrgeizigen Blick auf die Uhr.

Mittlerweile war ich stolzer Besitzer einer Pulsuhr, die mir half, immer im aeroben Belastungsbereich zu bleiben.

Plötzlich, als ich problemlos 10 km laufen konnte und meine Erfolge sich wie von Geisterhand einstellten, bekam ich einen kleinen Rückschlag. Der schnelle Fortschritt setzte für einige Wochen aus und ich benötigte ungewöhnlich lange, bis ich meine Streckenlänge von 10 auf 14 km steigern konnte.

Als ich erkannte, dass sich durch das Laufen mein Abspeck-Prozess und die Kondition phantastisch verbesserten, steigerte ich meinen Laufumfang bis zu 60 km in der Woche und um mind. 14 km Länge pro Laufeinheit.

Im Oktober kaufte ich mir ein Mountainbike, mit welchem ich täglich zur Arbeit fuhr. Als ich nach vier Monaten bereits 60 Kilo abgenommen hatte und »nur« noch 100 kg wog, konnte ich 16 Kilometer Dauerlauf ohne Unterbrechung problemlos joggen.

Nun hatte mich das Lauffieber erwischt. Ich setzte mir ein neues Ziel: nicht der Halbmarathon im Mai, sondern der Hamburg-Marathon im April sollte meine neue Herausforderung sein. Um mich selbst unter Druck zu setzen, meldete ich mich sofort in Hamburg an. Von diesem Ziel angespornt, lief ich bei jedem Wetter vier Mal in der Woche meine Trainingseinheiten. Von November bis Februar hatte ich weitere 12 Kilo abgenommen und mein Gesamtgewicht auf 88 Kilogramm reduziert, was ich bis heute auch halte.

In neun Monaten war es mir gelungen, 72 Kilo abzunehmen.

Im März lief ich dann den Halbmarathon in Waldniel in 1:46 h und zwei Wochen später den Halbmarathon im Königsforst in 1:47 h. Den Hamburg-Marathon im April finishte ich erfolgreich in 4:09 h.

Ich hätte es nicht für möglich gehalten, dass es mir gelingen würde, in nur neun Monaten vom Nichtläufer mit 160 kg Übergewicht auf 88 kg abzuspecken und dann auch noch einen Marathon um 4 Stunden zu laufen. Ich fühlte mich nun so erleichtert und vital, ein neues Lebensgefühl stellte sich bei mir ein. Dabei faszinierte mich die Möglichkeit, meine neu entdeckte sportliche Leistungsfähigkeit weiter auszubauen und diese Erfolgserlebnisse zu genießen.

Josef

Auswirkung des regelmäßigen Laufens

- *Laufen und Fitness halten jung*

Wer wöchentlich regelmäßig vier Stunden (in Summe) läuft und zwei Stunden Krafttraining absolviert, der wird seinen Alterungsprozess mental und körperlich stark verlangsamen. Man wird dabei die Fitness eines bis zu 20 Jahre Jüngeren erreichen, also z. B. 20 Jahre lang 40 bleiben können!

- *Laufen macht kreativ*

Beim Joggen hat man Zeit für sich und kann abschalten, entspannen, sich erholen und auf andere Gedanken kommen. Beim Joggen erfolgt eine erhöhte Sauerstoffversorgung des Gehirns, wodurch Gedanken freigesetzt werden und starke kreative Kräfte entstehen.

- *Sport ist Erholung*

Besonders Menschen mit Bürotätigkeit erhalten hierbei frische Luft und Bewegung, eine optimale Erholung, einen Ausgleich nach dem Arbeitstag, eine Wohltat für Körper, Geist und Seele. Die erreichte Ausgeglichenheit durch das Joggen findet sich in einem erholsamen Schlaf wieder.

- *Laufen und Fitness bauen Stress ab*

Durch die körperliche Anstrengung schüttet der Körper Noradrenalin aus, welches das Stresshormon Adrenalin abbaut. Dies bewirkt einen freien Kopf, eine ausgeglichene und positive Stimmung und führt zu einem besseren Schlaf.

Wenn wir uns über etwas ärgern, dann sollten wir joggen gehen. Eine Stunde später ist die Anspannung dann meist neutralisiert und eine intelligente Problem-Lösung wurde beim Joggen auch noch generiert.

- *Laufen macht Spaß*

Spaß macht, worin man Erfolg hat oder was man gerne und spielerisch macht. Der Mensch benötigt eine zumindest mittlere Anstrengung, um ein Erfolgsgefühl für sich zu erzielen. Etwas Leichtes zu erreichen reizt das Ehrgeizgefühl nicht und löst damit keine Zufriedenheit und auch kein Spaßgefühl aus. Erfolg wird beim Laufen über die eigenen Lauf-Resultate und der inneren Einstellung dazu selbst bestimmt.

Für den einen genügt es langsam zu laufen und zu genießen, der andere will schneller werden oder länger laufen oder sein Gewicht reduzieren. Wer sein selbst definiertes Ziel erreicht hat ist zufrieden, dann hat die Laufeinheit auch Spaß gemacht. Durch die Selbstbestimmung in der Entscheidung ob, wann oder wie ich laufe, resultiert aus dem Joggen ein Freiheitsgefühl. Die Komfortzone zu verlassen und laufen zu gehen führt zu einer Stärkung des Willens und Selbstbewusstseins, da der Wille Herr über den Körper ist.

Durch die Wirkung der aktiven Regeneration, der Sauerstoffzufuhr, Aktivierung des Stoffwechsels und des Entspannungsgefühls, geht es dem Läufer nach dem Joggen immer besser als vorher. Durch die negative Energiebilanz kann man es sich sogar erlauben, nach dem Joggen Leckereien zu genießen, von denen man ohne den Sport zunehmen würde.

- *Laufen ist gesund*

Das Immunsystem wird durch die regelmäßige, physische Auseinandersetzung mit der Natur bei Wind und Wetter um über 30% verbessert. Dadurch wird der Körper fit, widerstandsfähig, belastbar und resistent gegen jegliche Beanspruchung im Alltag. Die Lungenfunktion wird erhöht, der Blutdruck und Puls reduziert und das Infarktrisiko durch das Ausdauer-Lauftraining stark reduziert.

Laufen bewirkt eine Vorbeugung bzw. Linderung von Beschwerden des Bewegungsapparates wie Rückenschmerzen, Erschöpfung und Ausgebranntsein, Herz-Kreislaufbeschwerden und Stoffwechselproblemen wie Diabetes.

- *Laufen und Fitness machen schlank*

Das Körpergewicht kann mit Läufen sowie mit Fitnesseinheiten kontrolliert und beeinflusst werden. Der Läufer kann somit seine Energiebilanz selbst bestimmen und kontrollieren.

• Wettkämpfe bringen Erfolgserlebnisse

Die Teilnahme an Wettkämpfen, wie z. B. bei Volksläufen, bietet nicht nur Spaß und Erfahrungsaustausch mit sportlich Gleichgesinnten, sondern auch Erfolgserlebnisse. Durch Leistungsmessung wird die Entwicklung der eigenen Leistung verdeutlicht und bestätigt. Sportliche Ziele und deren Erreichung sowie eine kontinuierliche Verbesserung der Leistung motivieren und begeistern. Lauf-Wettkämpfe können ein Turbo sein für die Verbesserung der Grundschnelligkeit und der Trainings-Motivation.

Ein positiver Wettkampf ist der konkurrenzlose Zeit- und Ergebnisvergleich zu sich selbst, verglichen zu vorangegangenen Ergebnissen. Ein psychisch negativer Wettkampf ist der Leistungsvergleich von sich selbst zu anderen. Wir sollten daher nur mit uns selbst wetteifern und uns an der eigenen Leistungsverbesserung erfreuen.

• Individuelle Motivation

Eine Umfrage der Laufzeitschrift RUNNERS WORLD bei Läufern, was der Hauptgrund für das Laufen ist, ergab:

43% laufen, weil sie sich dabei toll fühlen, 33% haben ein sportliches Ziel, 18% haben Angst vor einer Gewichtszunahme und 6% laufen wegen der wartenden Trainingspartner und der Kontakte im Verein.

• Laufen macht glücklich

Jogging sollte überwiegend im langsamen Dauerlauf erfolgen, mit 70–75% der max. Herzfrequenz, so dass dabei noch ganze Sätze gesprochen werden können. Der Körper bedankt sich dafür mit einem leichten Endorphin-Schub, der den Läufer nach dem Lauf in ein angenehmes Hochgefühl versetzt.

Spaß macht auch das Laufen im Team mit gleichstarken Läufern, z. B. im Lauftreff.

Der Energiefluss, die frische Luft, die Belastung und die Abwechslung vom Alltag beleben den Geist, Körper und die Seele und führen zu einem lang anhaltenden Glücksgefühl. Meiner Meinung nach ist das Glücksgefühl verborgen in uns selbst. Es wird erzeugt durch Wohlbefinden und Zufriedenheit, ein Resultat aus dem, was wir erfolgreich tun oder getan haben und eine nichtmaterielle Anstrengung erforderte.

Oder anders gesagt: Geld macht nicht glücklich, aber das eigene Tun oder Schaffen schon, vorausgesetzt, es ist nicht einfach und hat etwas positives verändert.

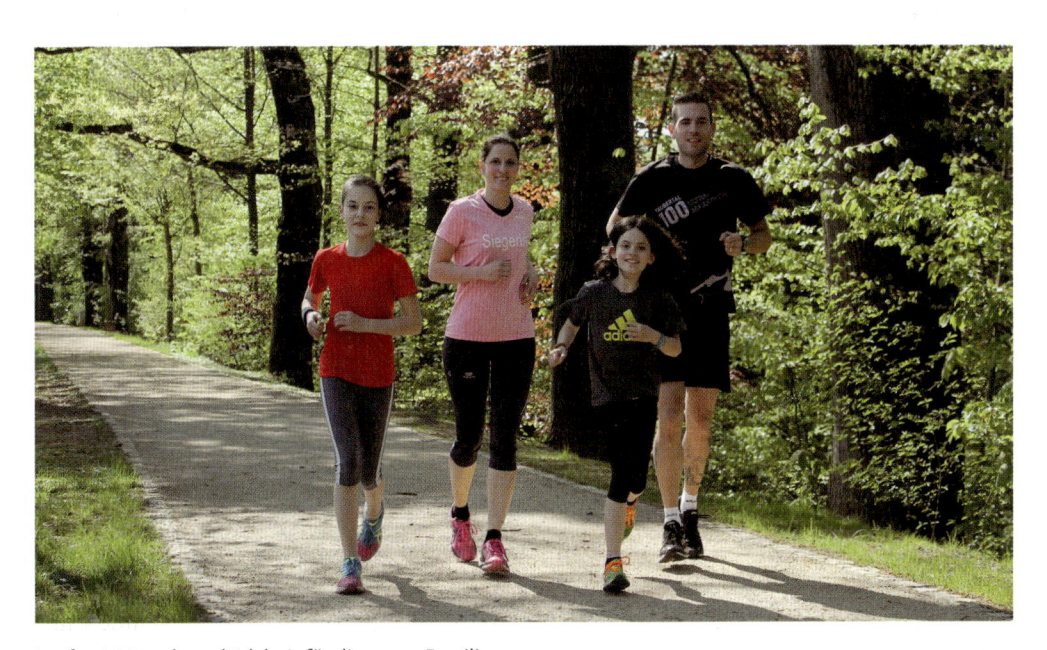

Laufen ist Freude und Erlebnis für die ganze Familie.

4. Laufen – gestern und heute

Die Geschichte des Laufens

Das Laufen ist so alt wie die Menschheit selbst und findet den Anfang in Afrika. Laufen war eine lebenserhaltende Notwendigkeit zum Sammeln und Jagen, zur Flucht oder zum Entdecken neuer Lebensräume. Als es noch keine Waffen gab, hetzten die Jäger als Läufer das Wild in der Savanne bis zur Erschöpfung. Dabei liefen sie auf Sichtweite dem flüchtenden Wild oft viele Stunden hinterher und ließen es nicht mehr zur Ruhe kommen. Tiere, die nicht schwitzen können oder anderweitige Schwierigkeiten wie das Wiederkauen haben, erlitten bei einer so langen Ausdauerbelastung nach einer gewissen Zeit einen Kreislaufkollaps und brachen zusammen. So konnten die Jäger durch Laufen ihre Familien ernähren.

Antike: Botenläufer des Adels In der Antike, als es noch keine Pferdepost gab, wurden z. B. in Ägypten, China, Südamerika, Anatolien und Griechenland Läufer als Nachrichtenboten eingesetzt. Staffelläufer liefen jeweils bis zu 24 Stunden nonstop, um eine eilige Botschaft zu überbringen. So konnte ein Landesfürst oder ein militärischer Führer, selbst aus entlegensten Regionen, innerhalb von wenigen Tagen durch Läufer eine Nachricht senden oder empfangen.

Die Inkas unterhielten entlang der Anden fest eingerichtete Wechsel-Stationen mit mehreren Läufern pro Station. Die Läufer verkehrten zumeist auf Nord-Süd-Trails von Cuzco nach Quito und entlang der Küste bis nach Süd-Kolumbien. Diese Straßen erreichten über 40.000 km Länge und waren mit Querstraßen in Ost-West-Richtung verbunden.

Pheidippides in Athen Zum bekanntesten Läufer der Antike wurde der Botenläufer Pheidippides aus Athen. Immer wieder wird sein Name mit der Legende in Verbindung gebracht, nach der ein Soldat im Jahre 490 v. Chr., nach dem Sieg der Athener über ein persisches Heer, bei Marathon die 40 Kilometer nach Athen gerannt sein soll, um dort nach dem Ausruf: »Freut euch, wir haben gesiegt!« tot zusammenzubrechen.

Diese wunderbare Geschichte ist nicht tot zu kriegen, obwohl sie erst mehrere Jahrhunderte nach Marathon aufkam, und mit der Realität nichts zu tun hat. Wir sollten aber ihrem Erfinder dankbar sein, denn ohne ihn hätten wir heute keine »Marathonis«, sondern nur schlichte »Langstreckenläufer«!

Die wahre Geschichte von Pheidippides ist viel ergreifender und spektakulärer. Pheidippides hatte als bester Botenläufer Athens die wichtige Aufgabe, die eigentlich mit den Athenern verfeindeten Spartaner um Kampfunterstützung gegen die anrückenden Perser zu bitten. Auf dem Weg nach Sparta hatte er fast 250 Kilometer mit 2.500 Meter Gesamtanstieg bei Temperaturen von über 30 Grad zurückzulegen. Pheidippides lief morgens los und erreichte einen Tag später in der Abenddämmerung Sparta. Am nächsten Tag lief er dieselbe Strecke wieder zurück, um den Stadtvätern von Athen die Unterstützungszusage der Spartaner zu melden. Er legte also annähernd 500 Kilometer in dreieinhalb Tagen zurück.

In seinem Werk über die Perserkriege beschreibt Herodot, der antike »Vater der Geschichtsschreibung« (Cicero), genau diesen Lauf von Pheidippides, nur wenige Jahrzehnte nach der Schlacht von Marathon. Herodot kannte mehrere Zeitzeugen, und so ist sein Bericht glaubhaft.

Olympische Spiele 776 v. Chr. Im griechischen Olympia wurden bei den Spielen 776 v. Chr. erstmals drei Lauf-Wettkämpfe ausgetragen: eine Stadionrunde von 192 Meter, ein 1.500-Meter- und ein Cross-Waffen-Lauf.

15. Jahrhundert In der Türkei fanden im 15. Jahrhundert erste 24-h-Läufe statt. Mehrere Sultane wetteten, dass ihre Kurier-Läufer innerhalb von zwei Sonnen (24 Stunden) die rund 200 Kilometer von Konstantinopel (Istanbul) nach Adrianopel (Edirne) laufen könnten. Daraus wurde eine Kult-Veranstaltung, die über eine lange Zeit jährlich ausgetragen wurde.

18. Jh: Laufen in England In England wurde das Laufen populär, da es oft in Verbindung mit Wetten stand. Mehrere Soldaten schafften es, innerhalb von 24 Stunden 100 Meilen (161 km) zu laufen. Der bekannteste Läufer war damals der Ire Owen McMahon, der 1728 eine Strecke von 180 km von Trillick nach Dublin in 24 Stunden zurücklegte. Ein Läufer namens Beau Nash wurde bekannt, weil er 1737 mehrmals die 172 km lange Strecke von London nach Bath innerhalb von 24 Stunden lief. Die Pedestrains kamen auf, also Läufer die für Geld im Jahrmarkt oder als Attraktion im Zirkus 24-h-Läufe als Wettkampf abhielten.

In der Frühzeit der Leichtathletik wurden in Großbritannien Rennen über eine Meile (1.609 km), 6 Meilen (9.656 Meter) oder 10 Meilen (16.094 Meter) ausgetragen.

1837: Crosslauf in England Dadurch, dass beim Crosslauf querfeldein im Gelände gelaufen wird, ist der Crosslauf in der Historie der weitverbreitetste Lauf. In England wurde der Crosslauf erstmals 1837 als Schul-Sport ausgetragen. Englische Meisterschaften fanden darin erstmals 1867 auf dem Wimbledon Common statt.

1847: Erste 6-Tage-Läufe in England Der erste 6-Tage-Lauf wurde im Dezember 1847 im englischen Dublin abgehalten. Gelaufen wurde dabei von Sonnenaufgang bis Sonnenuntergang. Sechs Tage deshalb, weil man als Christ am siebten Tag, dem Sonntag, in die Kirche gehen und ruhen musste. Der Amerikaner Edward Weston legte dabei 804,6 Kilometer zurück. Bei den 6-Tage-Läufen gab es durch den Wetteinsatz der Engländer hohe Preisgelder zu gewinnen.

1847: Erste 10.000-Meter-Laufzeit Die erste registrierte 10.000-Meter-Bestzeit stammt aus dem Jahre 1847. Eine von dem Engländer William Jackson in Peckhamund gelaufene Zeit von 32:35 min, die als Zwischenzeit bei einem 10-Meilen-Lauf gemessen worden ist.

1896: Erster Marathon in Griechenland Bei den ersten Olympischen Spielen der Neuzeit am 10. April 1896 in Athen wurden die Laufdisziplinen 100 m, 110 m Hürden, 400 m, 800 m, 1.500 m und Marathon als Wettkampf hinzugenommen. Die Mara-

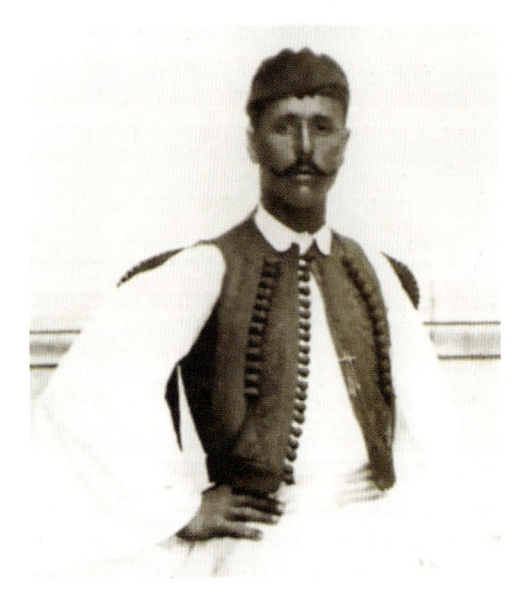

Spiridon Louis

thon-Distanz betrug 40,0 Kilometer, entsprechend der Streckenlänge, die von dem Ort Marathon in das Stadion nach Athen führte. Von da an war der Marathonlauf die Königsdisziplin der Olympischen Spiele. Das Teilnehmerfeld bestand damals aus 25 Läufern, darunter 21 Griechen und vier Ausländer. Spiridon Louis, ein griechischer Ziegenhirte, wurde der erste Olympia Marathon-Sieger. Er gewann den Marathonlauf mit einer Finish-Zeit von 2:58:50 h und einem Vorsprung von über sieben Minuten zu dem Zweiten, dem Griechen Charilaos Vasilakos.

1898: Gründung des Deutschen Leichtathletik-Verbandes Als deutsche Sportbehörde für Athletik 1898 in Berlin gegründet, wurde der Verein mehrmals umbenannt, bis 1933 die finale Bezeichnung »Deutscher Leichtathletik Verband« abgekürzt DLV erfolgte. Mit heutigem Sitz in Darmstadt ist der DLV der Dachverband aller deutschen Leichtathletikvereine, die wiederum in 20 Landesverbände gegliedert sind.

1908: Änderung der Marathondistanz von 40,0 km auf 42,195 km Als am 24.07.1908 der Marathonlauf bei den Olympischen Spielen in London/England stattfand, wollte man es ermöglichen, dass auch die königliche Familie bei dem Start vom Balkon aus zusehen konnte. So wurde festgelegt, dass der Start im Park von Schloss Windsor, und das Ziel im White-City-Stadion (Wembley-Stadion) lag, was eine Entfernung von 42,195 Kilometer ergab. Bei diesem olympischen Marathon kam es zu einem dramatischen Finale durch den 22-Jährigen Italiener Dorando Pietri, der nach 2:45 h in das Wembley-Stadion einlief. Für die letzten 355 Meter benötigte er 9:46 Minuten, weil er dabei immer wieder kraftlos zusammenbrach. Er überschritt die Ziellinie in 2:54:57 h. Da Ordner versuchten, ihn bei seinem letzten Sturz vor der Ziellinie zu stützen, wurde er disqualifiziert und der Zweite, der Amerikaner John Hayes, wurde Olympiasieger in der Zeit von 2:55:19 h. Dieses Ereignis löste weltweit eine wahre Marathon-Hysterie aus. Später wurde festgestellt, dass Pietri mit Strychnin gedopt war. Sein Frühstück vor dem Marathon bestand aus einem blutigen Steak und Kaffee. Zur Stärkung gab ihm sein Trainer einen Cocktail aus Brandy mit Strychnin. Während des Laufes hatte Pietri nichts getrunken. Er konnte froh sein, dass er den Lauf überlebt hat.

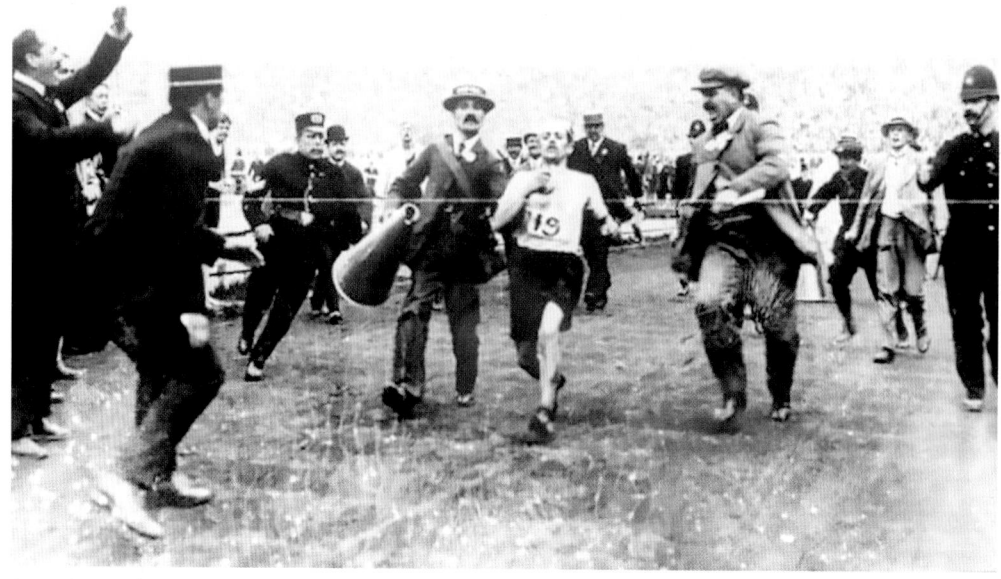

Dorando Pietri löste 1908 weltweit die Marathon-Faszination aus.

1910: Erster deutscher Marathon Der erste deutsche Marathon über die Distanz von 42,195 km wurde am 13.07.1910 veranstaltet, als Punkt-zu-Punkt-Strecke, die von Darmstadt nach Frankfurt in das Messegelände verlief. Der Sieger, ein Berliner namens Julius Ries, erreichte das Ziel in 2:49 h.

1912: Olympische Spiele mit 5.000- und 10.000-Meter-Lauf Erstmals kamen bei den Olympischen Spielen in Stockholm die Lauf-Distanzen 5.000 m und 10.000 m hinzu. Der Finne Hannes Kolehmainen gewann sowohl die 10.000 Meter in 31:20 Minuten, als auch die 5.000 Meter in einer Zeit von 14:36 Minuten.

Den Marathon gewann Ken McArthur aus Südafrika in 2:36 h. Dabei ergab sich beim Marathonlauf, der erstmals eine Wendestrecke war, ein Drama mit dem ersten Sterbefall in der Geschichte Olympias. Der Portugiese Francisco hatte sich zum Schutz vor der Sonne den ganzen Körper mit Wachs eingerieben und konnte dadurch nicht mehr schwitzen. Durch den völlig gestörten Elektrolythaushalt und die Erhitzung brach er im Ziel erschöpft zusammen. Auch die Behandlung in einer Klinik konnte seinen Tod am darauffolgenden Tag nicht verhindern.

1912: Die IAAF wird Internationaler Leichtathletikverband Ein Weltleichtathletikverband, die International Association of Athletics Federations (IAAF), mit Sitz in Stockholm, wurde für die Amateur-Leichtathletik als Dachverband aller nationalen Sportverbände gegründet. Das wesentliche Aufgabengebiet beinhaltet die Standardisierung der Zeitnahme und Rekorde bei Leichtathletik-Wettkämpfen. Die IAAF führt auch die Listen der offiziellen Weltrekorde und Weltbestzeiten. Später wurde der Sitz nach Monaco verlegt.

1919: 5.000-Meter-Lauf in Deutschland In Deutschland waren bis zum Ersten Weltkrieg weder der 5.000-m-, noch der 10.000-m-Lauf verbreitet, stattdessen wurde die Deutsche Meile mit einer Länge von 7.500 Metern gelaufen. Der 5.000-Meter-Lauf wurde erstmals am 23. August 1919 in das Programm der Deutschen Meisterschaften aufgenommen.

1934: Gründung der EAA als Europäischer Leichtathletikverband Die EAA (Europe Association of Athletics) besteht aus den nationalen Leichtathletikverbänden von Europa, welche auch Mitglieder der IAAF sind. Ziel der EAA ist es, Europameisterschaften in der Leichtathletik zu organisieren. Die EAA ist eine Kontinent- Gruppe, die der IAAF zugeordnet ist, weitere Kontinent- Gruppen sind Nordamerika, Südamerika, Afrika, Asien und Australien.

1934: Erste Leichtathletik-Europameisterschaften In Turin werden die ersten Europameisterschaften in der Leichtathletik veranstaltet. Startberechtigt waren nur Männer. Es werden die identischen Lauf-Disziplinen durchgeführt wie bei den Olympischen Spielen, also 100 m, 200 m, 400 m, 800 m, 1.500 m, 5.000 m, 10.000 m und Marathon.

Die Ergebnisse:

5.000-Meter-Lauf

1	Roger Rochard	FRA	14:36,8 min
2	Janusz Kusocinski	POL	14:41,2 min
3	Ilmari Salminen	FIN	14:43,6 min

10.000-Meter-Lauf

1	Ilmari Salminen	FIN	31:02,6 min
2	Arvo Askola	FIN	31:03,2 min
3	Henry Nielsen	DEN	31:27,4 min

Marathon-Lauf

1	Armas Toivonen	FIN	2:52:29 h
2	Thore Enochsson	SWE	2:54:36 h
3	Aurelio Genghini	ITA	2:55:04 h

1949 bis 1971: Intervalltraining Freiburger Prägung Das Intervalltraining Freiburger Prägung, als leistungssteigernde Variante des Ausdauertrainings, machte Woldemar Gerschler Ende der 50er Jahre bekannt. Es revolutionierte das bis dahin bekannte Ausdauertraining. Gerschler war

Direktor des Instituts für Leibesübungen an der Albert-Ludwigs-Universität in Freiburg. Sein Intervallprinzip bewirkte die Vergrößerung des Herzvolumens (Sportlerherz) und ist gekennzeichnet durch eine sehr hohe Belastung im anaeroben Bereich, mit abwechselnden Belastungs- und Erholungsphasen (Intervalle). Dabei werden die Erholungsphasen in der Dauer so gestaltet, dass sich der Organismus nicht vollständig erholen kann. Durch die unvollständige Erholung wird ein starker Trainingsreiz gesetzt. Der eigentliche Anpassungsreiz für die Herzvergrößerung bewirkt dabei primär die Pause im Intervall und sekundär die Belastungslänge. In den 50er Jahren trainierten viele Sportler nach dieser Intervallmethode. Einige Läufer verzichteten dann im Training auf die Grundlagen des langen und ruhigen Dauerlaufs, wodurch sich ihre Leistungsverbesserung dann allmählich reduzierte und Verletzungen zunahmen.

1953 bis 1984: Ernst van Aaken, Pionier der Langstrecken-Laufbewegung Der Deutsche Dr. Ernst van Aaken aus Waldniel (bei Mönchengladbach) war ein praktischer Arzt, Trainer und Läufer. Fasziniert von den Lauferfolgen des Finnen Paavo Nurmi, lief van Aaken selbst Mittel- und Langstrecken. Später beschäftigte er sich mit dem Lauftraining und entwickelte das Waldnieler Ausdauertraining für Leistungs- und Gesundheitssport.

Seine entwickelte Trainingsmethode für Langstreckenlaufen hat bis heute Bestand. Er sagte, dass optimale Leistung nur bei einer maximalen Sauerstoffaufnahme möglich sei. Dazu ist ein Training im überwiegend langsamen Tempo erforderlich, so dass man dabei noch reden kann. Die wichtigsten Merkmale seiner Methode sind: täglich Laufen, viel Laufen (ca. 80 km/Woche), langsames Tempo (Puls 130/min), häufige Ruhetage bis zur vollständigen Erholung, ein oder zwei Tempoläufe pro Woche.

Als Arzt erkannte er die zunehmenden Krankheitsbilder von Herz-Kreislauf, Herzinfarkt, Rheuma, Krebs, Arteriosklerose, Depressionen und war der Meinung, dass diese Krankheiten mit Langstreckenlaufen und guter Ernährung zu heilen wären. Er therapierte Patienten mit Langstreckenlauf in der Klinik und heilte tatsächlich viele damit.

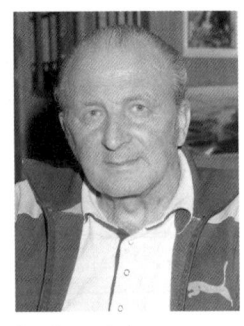

Ernst van Aaken

Er setzte sich dafür ein, dass aus gesundheitlichen Gründen der langsame Dauerlauf und das Training mit hohen Kilometerumfängen für jedermann zu empfehlen ist, insbesondere auch für Frauen, Alte und Kinder. Sein medizinischer Aufruf hieß: Heilung durch den langsamen, langen Dauerlauf, physisch und psychisch.

Er unterstützte den damals verbotenen Langstreckenlauf für Kinder in den Schulen, anstelle der anaeroben Mittelstreckenläufe, und führte 1959 den 1.000-m-Lauf für Jugendliche in den Schulen ein. Er war ein sehr großer Unterstützer des Frauen-Langlaufs, besonders für das Marathonlaufen von Frauen, was jedoch offiziell verboten war.

Als Trainer erkannte er, dass viele Leistungssportler zu hart trainieren (zu viel Intervall-Methode) und deshalb in ihren Leistungen zurückfallen. Van Aaken trainierte viele Langstreckenläufer, unter anderem Christa Vahlensieck, Harald Norporth und Manfred Steffny. In seinem kleinen Heimatort Waldniel trainierte er Athleten, die dadurch 15 Deutsche Meistertitel im Laufen errangen.

Van Aaken schrieb 23 Bücher. Seine beiden Bestseller waren »Das Lauflehrbuch« und »Programmiert für 100 Lebensjahre«. Seine eigene Läuferaktivität wurde tragisch beendet, als ihn ein Autofahrer 1972 beim Joggen überfuhr und beide Beine amputiert werden mussten. In den USA und Japan erhielt van Aaken höchstes Ansehen und Beachtung, in Deutschland war er von den Schulmedizinern ziemlich umstritten. Seine These »alles ist heilbar durch Langstreckenlauf, selbst Krebs« brachte ihm viele Gegner ein. Im Jahre 1984 ging er von uns, wenige Monate vor seinem Triumpf, der Marathon-Zulassung von Frauen bei den Olympischen Spielen in Los Angeles.

1954: Roger Bannister läuft eine Meile unter 4 Minuten Als erster Mensch läuft Roger Bannister aus England am 6.5.1954 die englische Meile unter 4 Minuten, er schaffte es in 3:59,4 Minuten. Diesen Weltrekord verbesserte er nur drei Monate später auf 3:58,8 Minuten bei den British Empire and Commonwealth Games in Vancouver. Drei Wochen später siegte er bei den Europameisterschaften in Bern über 1.500 Meter in 3:43,8 Minuten. Danach beendete er seine Laufkarriere.

1963 Bobingen: Erster Volkslauf in Deutschland Der erste Volkslauf der Bundesrepublik fand am 13. Oktober 1963 in Bobingen bei Augsburg statt. Über die Strecken von 800 Meter bis 12 Kilometer liefen oder marschierten in Summe 1.654 Teilnehmer in allen Altersgruppen.

1963 Bräunlingen: Erster Marathon mit Frauen Der erste Marathon in der Bundesrepublik Deutschland fand 1963 in Bräunlingen im Schwarzwald statt. An der Laufveranstaltung nahmen 1.626 Läufer teil. Hier durften auch Frauen und Kinder teilnehmen. Bräunlingen hatte zu diesem Zeitpunkt die größte Marathon-Veranstaltung der Welt.

1964: Kenia und Äthiopien, die Länder der Mittel- und Langstreckenläufer Mit dem olympischen Sieg im Marathon des Äthiopiers Abebe Bikila 1960 und 1964 sowie dem Olympiasieg 1964 der Kenianer Taftali Temu über 10.000 Meter und Kipchoge Keino im 1.500-Meter-Lauf, wurden die Afrikaner auf den Laufsport aufmerksam. Mit Siegen in Europa konnte man reich und berühmt werden. Die kenianische und die äthiopische Regierung gaben dem Schulsport nun viel mehr Bedeutung und Talente entwickelten sich.

Die äthiopische und kenianische Bevölkerung lebt überwiegend unterhalb der Armutsgrenze, 40% sind arbeitslos und 50% verdient nicht mehr als einen Dollar am Tag. Die Kinder laufen oft barfuß bis zu 10 km in die Schule und wieder nach Hause. Dadurch erlernen sie spielerisch das Langstreckenlaufen.

Kenia und Äthiopien bieten in über 2.000 m Höhe ganzjährige Trainingsmöglichkeiten. Die afrikanischen Athleten sind gegenüber den Europäern etwas kleiner, haben lange und dünne Beine, sind feingliedriger, mit einem geringeren Körperfettanteil und sind ca. 10% leichter. Sie essen überwiegend Rohkost, Pflanzen und Fleisch von freilebenden Tieren. Europäer essen meist industriell hergestellte Nahrung, die Konservierungsstoffe und andere Schadstoffe enthält. Diese äußeren Umstände beeinflus-

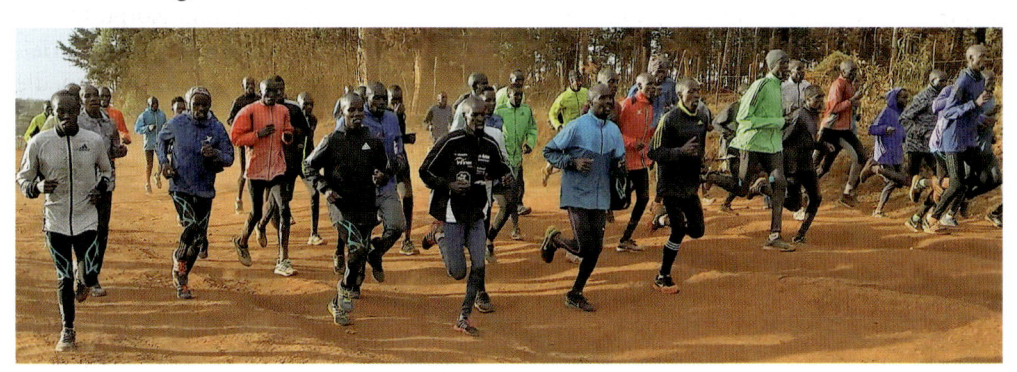

Afrikanische Läufer in einem Lauf-Camp in Kenia.

sen, sind aber nicht allein entscheidend für den afrikanischen Lauferfolg.

Durch die afrikanischen Olympia-Siege der 60er Jahre entwickelt sich eine breite Laufbewegung in Afrika. Laufcamps entstehen, in denen Lauftalente konzentriert trainiert werden. Das Mekka der Laufcamps ist in Kenia die Stadt Iten und in Äthiopien die Stadt Addis Abeba. »Scouts« suchen nach jungen talentierten Läufern im Land und bringen sie in die Laufcamps, mit dem Versprechen, dass sie reich werden können.

Später kommt der italienische Langstrecken-Trainer Gabriele Rosa und siedelt sich 1992 in Kenia an, um ein Lauf-Camp zu gründen. Er verbessert die Leistungen der Lauftalente über sein systematisches Training, mit mehr Lauf-Intensität und weniger Laufumfang. Die Camps verfügen über mehr als 100 Läufer, die unter 2:10 h im Marathon oder unter 28 Minuten über 10 km laufen können. Es gilt das Prinzip der Auslese: Wer härter trainiert als die anderen und dabei verletzungsfrei bleibt, der hat die Chance zu siegen und Geld zu verdienen, vor allem bei den hoch dotierten Cityläufen in Europa.

1967 bis 1984: Frauen im Laufsport Von den Verbänden waren in der Historie Frauen für den Langstreckenlauf nicht zugelassen. Die Angst war groß, dass sie sich überfordern oder in Sportkleidung ein öffentliches Ärgernis sind. Die erste Frau, eine Griechin, lief aber bereits 1896 beim ersten olympischen Marathon mit, obwohl sie nicht zugelassen war. Eine Französin finishte 1918 die Marathon-Distanz. Im Jahre 1926 lief die Britin Violet Piercy offiziell gestoppt 3:40:42 h im Marathon über 42,195 km. Die ersten Frauenrennen auf Langstrecken wurden 1953 in Großbritannien über eine Länge von 3.000 Metern ausgetragen.

Für die Olympischen Spiele wurden Frauen erstmals im Jahre 1960 für den 800-Meter-Lauf zugelassen.

Als beim Boston-Marathon 1967 die Schweizerin Katherine Switzer sich nur mit ihren Initialen anmeldete, aber während des Laufes als Frau entdeckt wurde, wollten die Kampfrichter sie von der Strecke zerren, was aber ihre mitlaufenden Kollegen verhinderten. Aufgrund der anschließenden Protestwelle gaben 1968 die Leichtathletik-Verbände in aller Welt, nicht aber das Olympische Komitee, die Marathon-Strecke für Frauen frei.

Eine Zulassung von Frauen zur Teilnahme am Marathon bei den Olympischen Spielen konnte erst 1984 erreicht werden. Joan Benoit wurde in Los Angeles die erste Marathon-Olympiasiegerin in einer Zeit von 2:24 h, vor Grete Waitz aus Norwegen in 2:26 h.

1968: Jogging wird Breitensport in USA Durch das Buch des Amerikaners Dr. Kenneth Cooper »Aerobics« wurde 1968 ein Jogging-Boom ausgelöst. Untrainierte Menschen begannen nun entspannt zu joggen, mit der Motivation, dadurch ein gesundes, langes Leben zu erhalten. Innerhalb von drei Jahren entwickelte sich in den USA die Anzahl der Langstreckenläufer auf über 20 Millionen Menschen.

1970: Trimm-Dich-Pfade Der Deutsche Sportbund initiiert in Deutschland Lauftreffs, Trimm-Dich-Pfade sowie Volkslaufveranstaltungen. Daraus entwickelte sich eine flächendeckende, organisierte Laufbewegung. Laufveranstaltungen für Straßen- und Waldläufe, Hindernisläufe, Marathon- und Ultramarathon wurden nun stark zunehmend angeboten und angenommen.

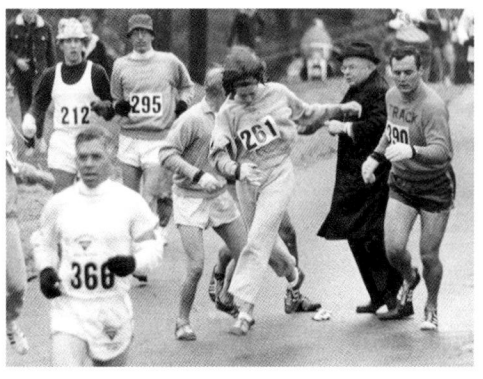

Katherine Switzer beim Boston-Marathon 1967

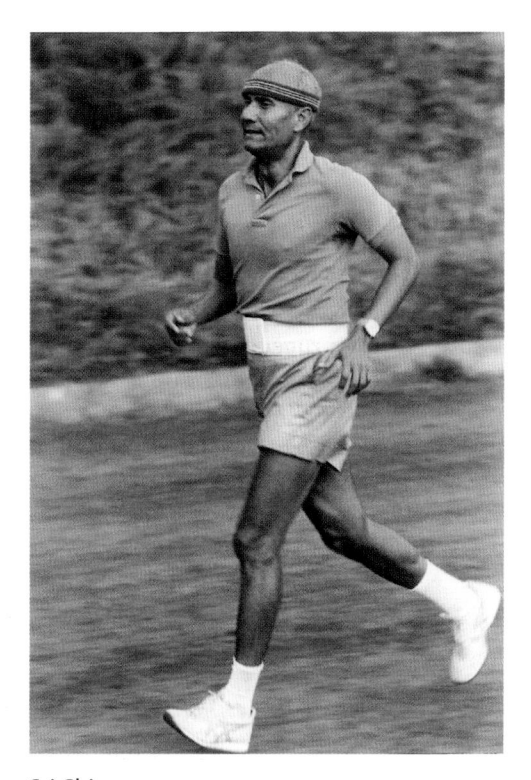

Sri Chinmoy

1972 bis 1976: Frank Shorter aus USA begeistert weltweit für Joggen Der amerikanische Marathon-Läufer Frank Shorter erzeugte bei den Olympischen Spielen 1972 in München (Goldmedaille) und 1976 in Montreal (Silbermedaille) durch seine Leistungen, seinen Charme und einem attraktiven Aussehen eine weltweite Begeisterung für das Joggen.

1977 bis 2007: Sri Chinmoy, aktive Meditation durch Ausdauersport Der aus Indien nach New York City immigrierte Meditationslehrer Sri Chinmoy gründete 1977 das Sri Chinmoy Marathon Team. Er veranstaltete weltweit jährlich über 500 Sportveranstaltungen in den Disziplinen Laufen, Schwimmen und Triathlon. Seine Sportveranstaltungen tragen im Titel den Zusatz »Self-Transcendence« – auf Deutsch »Hinauswachsen über sich selbst«. Sri Chinmoy versteht darunter, dass man in einem Wettkampf Freude verspürt, wenn man über seine Leistung hinauswächst, und dabei nicht mit anderen, sondern mit sich selbst wettstreitet.

Die Bedeutung von Wettkämpfen liegt seiner Ansicht nach nicht darin, den anderen zu besiegen, sondern sich gegenseitig zu inspirieren, sein Bestes zu geben und seine eigenen Fähigkeiten zu entfalten. Vom Zwei-Meilen-Lauf bis zum 3.100-Meilen-Lauf sowie dem Piece-Run, der durch alle Kontinente und über 100 Länder verläuft, organisiert das Sri Chinmoy Marathon Team weltweit Laufveranstaltungen. Einige Zitate von Sri Chinmoy waren: »Gib niemals auf« oder »Über sich selbst hinauswachsen, schenkt uns die Botschaft des Glücklichseins«.

1980: City-Lauf Veranstaltungen In den Städten nehmen Großveranstaltungen im Marathon, Halbmarathon und 10-km-Läufen mit stark wachsender Teilnehmerzahl enorm zu. Ein Beispiel ist der New York City Marathon, der 1970 noch 127 Teilnehmer hatte und sich aktuell auf über 51.833 Läufer entwickelt hat.

1983: Leichtathletik-Weltmeisterschaft im 10.000-Meter- und 5.000-Meter-Lauf In Helsinki fand 1983 die erste Weltmeisterschaft in der Leichtathletik statt, mit dem 10.000-m- und 5.000-m-Lauf. Frauen waren davon immer noch ausgeschlossen.

Im 10.000-m-Lauf gewann der Italiener Alberto Cova in 28:01:04 Minuten, zweiter wurde der Ostdeutsche Werner Schildhauer in 28:01:18 Minuten, dritter der Ostdeutsche Hansjörg Kunze in 28:01:26 Minuten. Die Distanz der ersten drei im 10.000-m-Lauf betrug nur knapp 0,5 Sekunden zueinander, und dies bei einer 28-Minuten-Zeit.

Im 5.000-Meter-Lauf gewann der Irländer Eamonn Coghlan in 13:28:53 Minuten, zweiter wurde der Ostdeutsche Werner Schildhauer in 13:30:20 Minuten und dritter der Finne Martti Vainio in 13:30:34 Minuten.

1984: Gründung der IAU Die International Association of Ultrarunners mit Sitz in Monaco wurde 1984 gegründet. Ziel war es, den Ultralaufsport international zu koordinieren, dafür Weltmeisterschaften auszutragen sowie Weltbestzeiten gemäß der IAAF Regeln zu führen. Der Weltleichtathletikverband (IAAF) übernahm 1988 die Schirmherrschaft. Damit wurde der 100-km-Straßenlauf erstmals als Standarddistanz anerkannt. Seit 2010 organisiert die IAU vier »World Championships«. Es sind die Weltmeisterschaften im 50-km- und 100-km-Lauf, im 24-Stunden-Lauf sowie im Ultra-Trail-Laufen. Für Laufveranstaltungen vergibt die IAU Labels in Bronze, Silber und Gold, je nachdem, wie die aufwändigen Standards der IAU eingehalten werden, wie z. B. vermessene Strecke, Weltklassezeiten oder Dopingkontrolle. Die Laufergebnisse werden international gewertet, wenn die Laufveranstaltung über ein gültiges IAU Label verfügt und Bestenlistenfähig ist.

1985: Gründung der Deutschen Ultramarathon-Vereinigung DUV Von Harry Arndt wurde am 29.12.1985 die Deutsche Ultramarathon-Vereinigung (DUV) in Rodenbach (bei Hanau) von 22 Mitgliedern gegründet. Ziel der DUV war es, dem Ultralanglauf zur Anerkennung als eigenständige Laufdisziplin zu verhelfen sowie Deutsche Meisterschaften im Ultralaufen zu veranstalten und Bestenlisten zu führen. Die DUV war dem DLV als spezielle Fachorganisation zugeordnet. Die deutschen Ultramarathon-Nationalmannschaften des Deutschen Leichtathletikverbandes (DLV) konnten sich so auf Anhieb in der Welt- und Europaspitze etablieren. Die DUV führt eine der besten Laufstatistiken der Welt und veranstaltet Deutsche Meisterschaften in den Distanzen 50 km, 6-h-Lauf, 100 km, 24-h-Lauf und im Ultra-Trail.

1992: IAAF führt weltweite Besten- und Rekordlisten für Straßenläufe ein Die IAAF (International Association of Athletics Federations) in Monaco führt als Weltleichtathletikverband Bestenlisten und Rekordlisten für Straßenläufe ein. Dabei werden folgende Distanzen gewertet: 10 km, 15 km, 20 km, Halbmarathon (21,0975 km), 25 km, 30 km, Marathon (42,195 km) und 100 km. Voraussetzung für eine Bestenlistenfähigkeit ist, dass die Streckenlänge von einem akkreditierten Vermesser bestimmt wurde und das Gefälle zwischen Start und Ziel geringer als 1 % der Gesamtstrecke ist. Für die Anerkennung einer Zeit als Weltrekord ist es zusätzlich erforderlich, dass Start und Ziel nicht weiter als 50 % der Gesamtdistanz auseinanderliegen. Weltrekorde auf Teilstrecken werden anerkannt, sofern der Athlet den Wettkampf über die Gesamtdistanz beendet. Keine Bestenlisten erstellt die IAAF über die Straßen-Distanzen 5 km, 8 km (bzw. 5 Meilen), 12 km, 10 Meilen (16,1 km) und 50 km.

1993: Firmenläufe Ein Firmenlauf ist eine regionale Laufveranstaltung, die Mitarbeiter von Unternehmen, Behörden oder anderen Organisationen zum gemeinsamen Joggen motivieren soll. Durch das Lauferlebnis und dem gemeinsamen Feiern danach wird der Teamgeist und der Zusammenhalt gefördert. Die zu laufende Distanz bei Firmenläufen beträgt meist zwischen vier und sieben Kilometer, so dass dies von jedem zu schaffen ist. Firmenläufe werden in Deutschland seit Anfang der 90er Jahre veranstaltet. Die Teilnehmerzahlen sind überdurchschnittlich hoch. Alleine an 14 Firmenläufen nehmen jeweils mehr als 10.000 Läufer teil. Der größte Firmenlauf findet in Frankfurt von der J.P.Morgan statt, bei dem bis zu 63.000 Teilnehmer die 5,6-km-Strecke laufen. In Deutschland findet man mittlerweile in jeder größeren Stadt einen Firmenlauf. Bei der hohen Anzahl an Läufern sind die Teilnahmegebühren für diese 5-km-Läufe auffallend hoch und betragen ca. 20 € pro Person. Aber das bezahlt ja dann die Firma.

Es gibt sogar eine Deutsche Firmenlauf-Meisterschaft von der B2Run. Diese Firmenlaufserie wird jährlich an 17 Standorten in Deutschland ausgetragen. Alle Läufe haben eine Streckenlänge von ca. 6 km. Das Ziel ist das größte Sportstadion der Stadt. Das Finale findet jährlich an einem der 17 Standorte statt. Die Wertungskategorien sind »die fitteste Firma«, »der schnellste Chef & Chefin«, »das originellste Team«, »die schnellsten Männer & Frauen« usw. Über 130.000 Läufer nehmen am B2Run-Firmenlauf jährlich teil.

Laufen heute: Die aktuelle Laufentwicklung und Bestzeiten

Eine Distanz über 10 km auf einer Bahn gelaufen wird als 10.000-Meter-Lauf bezeichnet. Wird diese Distanz auf einer Straße durchgeführt, so ist es ein 10-km-Straßen-Lauf.

Die Distanzen bis 10.000 Meter werden meist auf einer 400-Meter-Laufbahn im Stadion abgehalten. Das Indoor-Laufen in Hallen, oft auf einer 200-m-Bahn, wird gesondert gewertet.

Weltbestzeiten im Straßenlauf
Die IAAF führt die Weltbestzeiten im Straßenlauf über die Distanzen 10 km, 15 km, 20 km, Halbmarathon, 25 km, 30 km, Marathon und 100 km.

Die Weltbestzeiten im internationalen Straßenlauf

Distanz	M/W	Name	Land	Jahr	Zeit
10 km	M	Leonard Komon	KEN	2010	26:44 min
	W	Joyciline Jepkosgei	KEN	2017	29:43 min
15 km	M	Leonard Komon	KEN	2010	41:13 min
	W	Joyciline Jepkosgei	KEN	2017	45:37 min
20 km	M	Zersenay Tadese	ERI	2010	55:21 min
	W	Joyciline Jepkosgei	KEN	2017	1:01:25 h
Halbmarathon	M	Zersenay Tadese	ERI	2010	58:23 min
	W	Joycilime Jepkosgei	KEN	2017	1:04:51 h
25 km	M	Dennis Kimetto	KEN	2012	1:11:18 h
	W	Mary Keitany	KEN	2010	1:19:53 h
30 km	M	Eliud Kipchoge	KEN	2016	1:27:13 h
	W	Mary Keitany	KEN	2017	1:36:05 h
Marathon	M	Dennis Kimetto	KEN	2014	2:02:57 h
	W	Paula Radcliffe	GBR	2003	2:15:25 h
100 km	M	Nao Kazami	JPN	2018	6:09:14 h
	W	Tomoe Abe	JPN	2000	6:33:11 h

Die Deutschen Rekorde im Straßenlauf

Distanz	M/W	Name	Land	Jahr	Zeit
10 km	M	Carsten Eich	D	1993	27:47 min
	W	Irina Mikitenko	D	2008	30:57 min
Halbmarathon	M	Carsten Eich	D	1993	1:00:34 h
	W	Uta Pippig	D	1995	1:07:58 h
Marathon	M	Arne Gabius	D	2015	2:08:33 h
	W	Irina Mikitenko	D	2008	2:19:19 h
100 km	M	Kazimierz Bak	D	1994	6:24:29 h
	W	Birgt Lennartz	D	1990	7:18:57 h

Die Entwicklung des Weltrekordes im 5.000-Meter-Lauf

Der 5.000-Meter-Lauf ist die kürzeste Distanz von drei olympischen Disziplinen auf der Langstrecke. Zu laufen sind zwölfeinhalb Stadionrunden auf der 400-Meter-Bahn.

Der erste offizielle Weltrekord bei den Männern über 5.000 Meter lief der Finne Hannes Kolehmainen am 10. Juli 1912 in Stockholm, in einer Zeit von 14:36,6 Minuten. Bei den Frauen war es die Engländerin Paula Fudge, die am 13. September 1981 in Knarvik in 15:14,51 Minuten den ersten Weltrekord aufstellte. Heute liegt die Grenze beim 5.000-Meter-Lauf bei den Männern um 13:30 Minuten und bei den Frauen nur um 30 Sekunden höher, bei ca. 14:00 Minuten.

Die derzeitigen 5.000-Meter-Weltrekorde sind sowohl bei den Männern als auch bei den Frauen seit langer Zeit ungeschlagen und liegen in afrikanischem Besitz. Der Kenianer Kenenisa Bekele ist seit 2004 durch seinen Rekord in 12:37 Minuten ungeschlagen, bei den Frauen ist es die Äthiopierin Tirunesh Dibaba, die seit 2008, mit einer Zeit von 14:11 Minuten, Weltrekordhalterin ist.

Die Entwicklung des Weltrekords im 5.000-Meter-Lauf der Männer

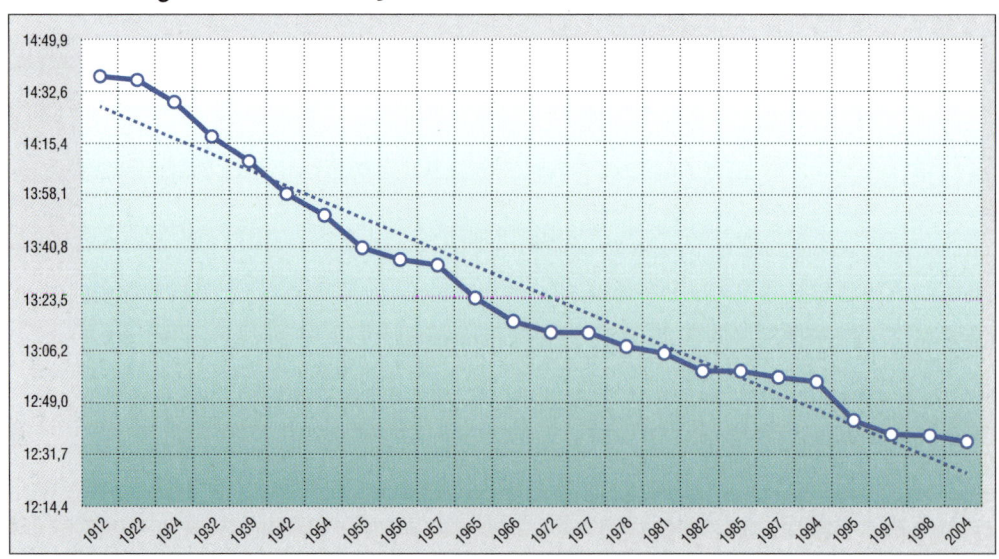

Die Entwicklung des Weltrekords im 5.000-Meter-Lauf der Frauen

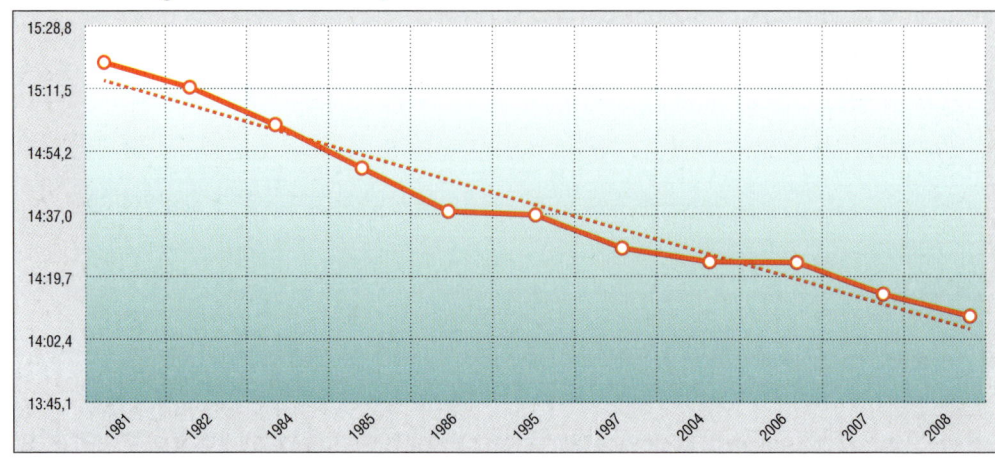

Die Entwicklung des Weltrekords im 5.000-Meter-Lauf der Männer

Jahr	Zeit (min)	Athlet	Ort	Nation
1912	14:36,6	Hannes Kolehmainen	Stockholm	Finnland
1922	14:35,4	Paavo Nurmi	Stockholm	Finnland
1924	14:28,2	Paavo Nurmi	Helsinki	Finnland
1932	14:17,0	Lauri Lehtinen	Helsinki	Finnland
1939	14:08,8	Taisto Mäki	Helsinki	Finnland
1942	13:58,2	Gunder Hägg	Göteborg	Schweden
1954	13:57,2	Emil Zátopek	Colombes	Tschecheslowakei
1954	13:56,6	Wladimir Kuz	Bern	Sowjetunion
1954	13:51,6	Chris Chataway	London	England
1954	13:51,2	Wladimir Kuz	Prag	Sowjetunion
1955	13:50,8	Sándor Iharos	Budapest	Ungarn
1955	13:46,8	Wladimir Kuz	Belgrad	Sowjetunion
1955	13:40,6	Sándor Iharos	Budapest	Ungarn
1956	13:36,8	Gordon Pirie	Bergen	England
1957	13:35,0	Wladimir Kuz	Rom	Sowjetunion
1965	13:34,8	Ron Clarke	Hobart	Australien
1965	13:33,6	Ron Clarke	Auckland	Australien
1965	13:25,8	Ron Clarke	Compton	Australien
1965	13:24,2	Kipchoge Keino	Auckland	Kenia
1966	13:16,6	Ron Clarke	Stockholm	Australien
1972	13:16,4	Lasse Virén	Helsinki	Finnland
1972	13:13,0	Emil Puttemans	Brüssel	Belgien
1977	13:12,9	Dick Quax	Stockholm	Neuseeland
1978	13:08,4	Henry Rono	Berkeley	Kenia
1981	13:06,2	Henry Rono	Knarvik	Kenia
1982	13:00,4	David Moorcroft	Oslo	England
1985	13:00,4	Saïd Aouita	Oslo	Marokko
1987	12:58,4	Saïd Aouita	Rom	Marokko
1994	12:57,0	Haile Gebrselassie	Hengelo	Äthiopien
1995	12:55,3	Moses Kiptanui	Rom	Kenia
1995	12:44,4	Haile Gebrselassie	Zürich	Äthiopien
1997	12:41,9	Haile Gebrselassie	Zürich	Äthiopien
1997	12:39,7	Daniel Komen	Brüssel	Kenia
1998	12:39,4	Haile Gebrselassie	Helsinki	Äthiopien
2004	12:37,4	Kenenisa Bekele	Hengelo	Äthiopien

Die Entwicklung des Weltrekords im 5.000-Meter-Lauf der Frauen

Jahr	Zeit (min)	Athlet	Ort	Nation
1981	15:14,5	Paula Fudge	Knarvik	England
1982	15:13,2	Anne Audain	Auckland	Neuseeland
1982	15:08,3	Mary Decker	Eugene	USA
1984	14:58,9	Ingrid Kristiansen	Oslo	Norwegen
1985	14:48,1	Zola Budd	London	England
1986	14:37,3	Ingrid Kristiansen	Stockholm	Norwegen
1995	14:36,5	Fernanda Ribeiro	Hechtel	Portugal
1997	14:31,3	Dong Yanmei	Shanghai	China
1997	14:28,1	Jiang Bo	Shanghai	China
2004	14:24,7	Elvan Abeylegesse	Bergen	Türkei
2006	14:24,5	Meseret Defar	New York	Äthiopien
2007	14:16,6	Meseret Defar	Oslo	Äthiopien
2008	14:11,2	Tirunesh Dibaba	Oslo	Äthiopien

Die Entwicklung des Weltrekords im 10.000-Meter-Lauf

Der 10.000-Meter-Lauf ist die zweitlängste Distanz von drei olympischen Disziplinen auf der Langstrecke. Zu laufen sind 25 Stadionrunden auf der 400-Meter-Bahn.

Der erste offizielle Weltrekord bei den Männern wurde am 16. November 1911 von Jean Bouin aus Frankreich in 30:58,8 Minuten registriert und bei den Frauen am 19. September 1981 von Jelena Sipatowa aus Russland, in 32:17,2 Minuten.

Die derzeitige Grenze im 10.000-Meter-Lauf liegt bei den Männern knapp über 26 Minuten und bei den Frauen bei 29 Minuten.

Der derzeitige 10.000-Meter-Weltrekord bei den Männern ist seit langer Zeit ungeschlagen. Der Kenianer Kenenisa Bekele hält seit 2005 den Rekord über 26:17 Minuten. Er ist gleichzeitig Weltrekordhalter über 5.000 m und 10.000 m.

Bei den Frauen war der 10.000-m-Rekord von der Chinesin Wang Junxia über 29:31 min, aus dem Jahre 1993, über 23 Jahre lang unerreicht, bis ihn 2016 Almaz Ayana aus Äthiopien um 14 Sekunden auf 29:17 min verbesserte.

Die Entwicklung des Weltrekords im 10.000-Meter-Lauf der Männer

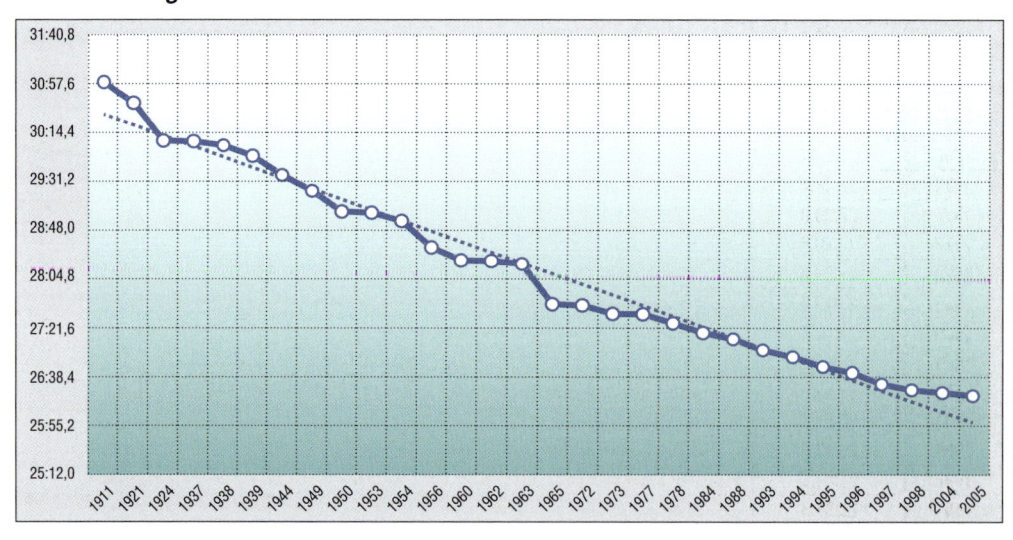

Die Entwicklung des Weltrekords im 10.000-Meter-Lauf der Frauen

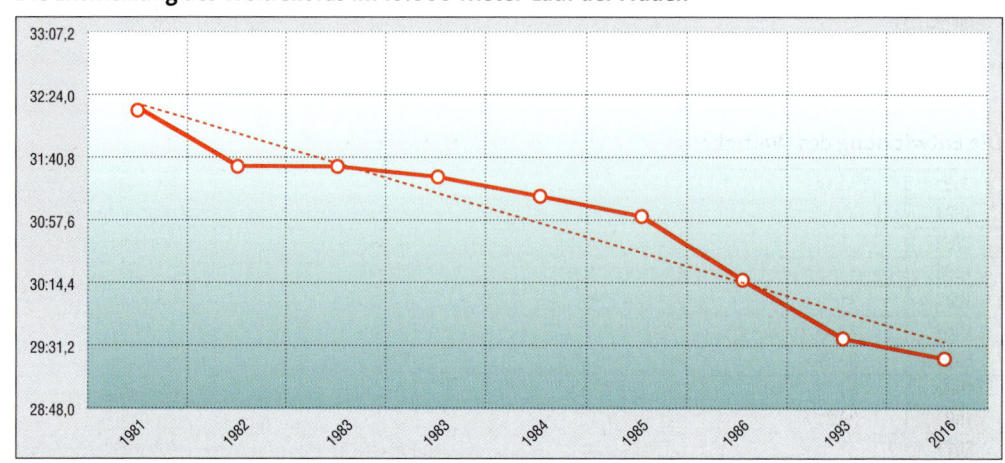

Die Entwicklung des Weltrekords im 10.000-Meter-Lauf der Männer

Jahr	Zeit	Athlet	Ort	Nation
1911	30:58,8	Jean Bouin	Paris	Frankreich
1921	30:40,2	Paavo Nurmi	Stockholm	Finnland
1924	30:35,4	Ville Ritola	Helsinki	Finnland
1924	30:23,2	Ville Ritola	Paris	Finnland
1924	30:06,2	Paavo Nurmi	Kuopio	Finnland
1937	30:05,6	Ilmari Salminen	Kouvola	Finnland
1938	30:02,0	Taisto Mäki	Tampere	Finnland
1939	29:52,6	Taisto Mäki	Helsinki	Finnland
1944	29:35,4	Viljo Heino	Helsinki	Finnland
1949	29:28,2	Emil Zátopek	Ostrava	Tschecheslowakei
1949	29:27,2	Viljo Heino	Kouvola	Finnland
1949	29:21,2	Emil Zátopek	Ostrava	Tschecheslowakei
1950	29:02,6	Emil Zátopek	Turku	Tschecheslowakei
1953	29:01,6	Emil Zátopek	Stara Boleslav	Tschecheslowakei
1954	28:54,2	Emil Zátopek	Brüssel	Tschecheslowakei
1956	28:42,8	Sándor Iharos	Budapest	Ungarn
1956	28:30,4	Wladimir Kuz	Moskau	Sowjetunion
1960	28:18,8	Pjotr Bolotnikow	Kiew	Sowjetunion
1962	28:18,2	Pjotr Bolotnikow	Moskau	Sowjetunion
1963	28:15,6	Ron Clarke	Melbourne	Australien
1965	28:14,0	Ron Clarke	Turku	Australien
1965	27:39,4	Ron Clarke	Oslo	Australien
1972	27:38,4	Lasse Virén	München	Finnland
1973	27:30,8	David Bedford	London	England
1977	27:30,5	Samson Kimobwa	Helsinki	Kenia
1978	27:22,4	Henry Rono	Wien	Kenia
1984	27:13,8	Fernando Mamede	Stockholm	Portugal
1989	27:08,2	Arturo Barrios	Berlin	Mexiko
1993	27:07,9	Richard Chelimo	Stockholm	Kenia
1993	26:58,4	Yobes Ondieki	Oslo	Kenia
1994	26:52,2	William Sigei	Oslo	Kenia
1995	26:43,5	Haile Gebrselassie	Hengelo	Äthiopien
1996	26:38,1	Salah Hissou	Brüssel	Marokko
1997	26:31,3	Haile Gebrselassie	Oslo	Äthiopien
1997	26:27,9	Paul Tergat	Brüssel	Kenia
1998	26:22,7	Haile Gebrselassie	Hengelo	Äthiopien
2004	26:20,3	Kenenisa Bekele	Ostrava	Äthiopien
2005	26:17,5	Kenenisa Bekele	Brüssel	Äthiopien

Die Entwicklung des Weltrekords im 10.000-Meter-Lauf der Frauen

Jahr	Zeit	Athlet	Ort	Nation
1981	32:17,2	Jelena Sipatowa	Moskau	Sowjetunion
1982	31:35,3	Mary Tabb	Eugene	USA
1983	31:35,0	Ljudmila Baranowa	Krasnodar	Sowjetunion
1983	31:27,6	Raissa Sadreidinowa	Odessa	Sowjetunion
1984	31:13,8	Olga Bondarenko	Kiew	Sowjetunion
1985	30:59,4	Ingrid Kristiansen	Oslo	Norwegen
1986	30:13,7	Ingrid Kristiansen	Oslo	Norwegen
1993	29:31,8	Wang Junxia	Peking	Sowjetunion
2016	29:17,4	Almaz Ayana	Rio de Janeiro	Äthiopien

Die Entwicklung der Weltbestzeit im Halbmarathon

Der Halbmarathon wird nicht auf der Laufbahn, sondern auf der Straße gelaufen. Daher wird die Laufzeit auch vom Schwierigkeitsgrad der Strecke beeinflusst wie Höhenmeter, Wind oder Straßenbeschaffenheit. Die weltweit schnellste Laufzeit auf der Straße wird deshalb nicht als Weltrekord, sondern als Weltbestzeit bezeichnet.

Ein Halbmarathon ist ein Langstreckenlauf über 21,0975 Kilometer. Dies entspricht genau der Hälfte der Streckenlänge des Marathonlaufs.

Die erste Weltbestzeit bei den Männern wurde am 19. Juni 1965 in Freckleton registriert von dem Engländer Ron Hill, über eine Zeit von 1:05:44 Stunden. Bei den Frauen war es die Amerikanerin Miki Gorman, die am 19. November 1978 in Pasadena eine Zeit von 1:15:58 Stunden gelaufen ist. Bei den Männern liegt im Halbmarathon die derzeitige Grenze noch bei 58 Minuten und bei den Frauen bei 64 Minuten. Seit der aus Eritrea stammende Zersenay Tadese in Lissabon 2010 den Rekord in 58:23 Min lief, konnte die Weltbestzeit bei den Männern nicht mehr verbessert werden. Bei den Frauen lief die Kenianerin Joycilime Jepkosgei sogar innerhalb eines Jahres (2017) zweimal eine neue Weltbestzeit, zuletzt in Valencia in einer Zeit von 1:04:51 h.

Entwicklung der Halbmarathon-Weltbestzeit der Männer

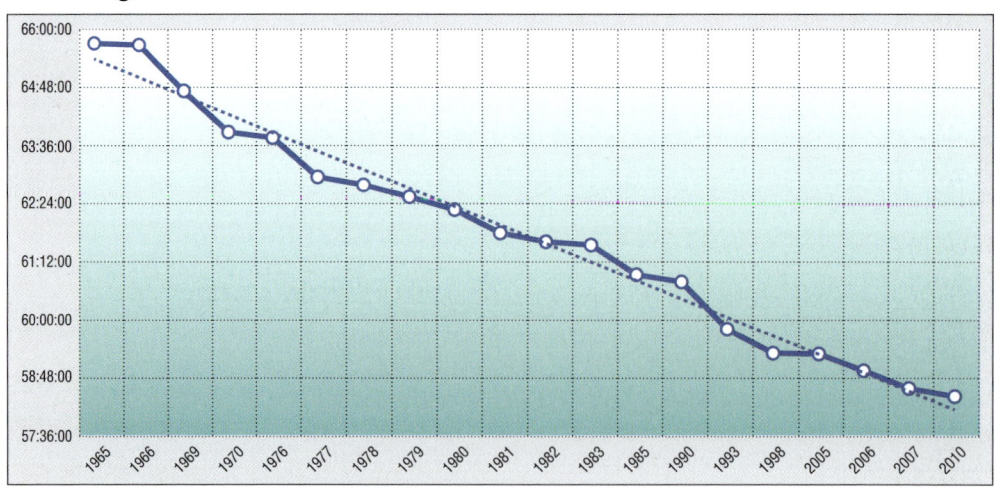

Entwicklung der Halbmarathon-Weltbestzeit der Frauen

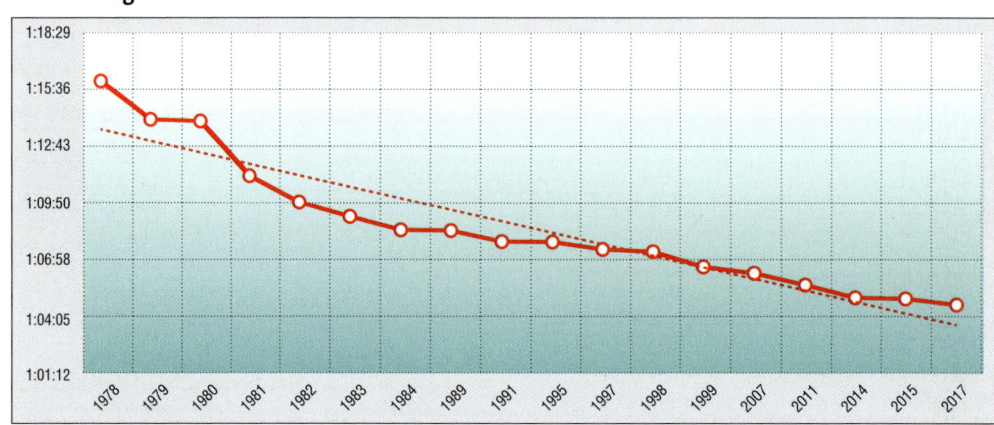

Entwicklung der Halbmarathon-Weltbestzeit der Männer

Jahr	Zeit (h)	Athlet	Ort	Nation
1965	65:44:00	Ron Hill	Freckleton	England
1966	65:42:00	Pete Ravald	Freckleton	England
1969	64:44:00	Ron Hill	Freckleton	England
1970	63:53:00	Derek Graham	Belfast	England
1976	63:46:00	Juan Rafael Perez	Coamo	Costa Rica
1977	62:57:00	Miruts Yifter	Coamo	Äthiopien
1978	62:47:00	Tony Simmons	Welwyn	England
1979	62:36:00	Nick Rose	Dayton	England
1979	62:32:00	Kirk Pfeffer	Las Vegas	USA
1980	62:16:00	Stan Mavis	New Orleans	USA
1981	61:47:00	Herb Lindsay	Manchester	USA
1982	61:36:00	Mike Musyoki	Philadelphia	Kenia
1983	61:32:00	Paul Cummings	Dayton	USA
1985	61:14:00	Steve Jones	Birmingham	England
1985	60:55:00	Mark Curp	Philadelphia	USA
1990	60:46:00	Dionicio Cerón	Philadelphia	Mexiko
1993	59:47:00	Moses Tanui	Mailand	Kenia
1998	59:17:00	Paul Tergat	Mailand	Kenia
2005	59:16:00	Samuel Wanjiru	Rotterdam	Kenia
2006	58:55:00	Haile Gebrselassie	Phoenix	Äthiopien
2007	58:53:00	Samuel Wanjiru	Ra's al-Chaima	Kenia
2007	58:33:00	Samuel Wanjiru	Den Haag	Kenia
2010	58:23:00	Zersenay Tadese	Lissabon	Eritrea

Entwicklung der Halbmarathon-Weltbestzeit der Frauen

Jahr	Zeit (h)	Athlet	Ort	Nation
1978	1:15:58	Miki Gorman	Pasadena	USA
1979	1:15:01	Ellison Goodall	Winston-Salem	USA
1979	1:14:04	Patty Catalano	Manchester	USA
1980	1:13:59	Marja Wokke	Den Haag	Niederlande
1981	1:13:26	Joan Benoit	New Orleans	USA
1981	1:11:16	Joan Benoit	San Diego	USA
1982	1:09:57	Grete Waitz	Göteborg	Norwegen
1983	1:09:14	Joan Benoit	Philadelphia	USA
1984	1:08:34	Joan Benoit	Philadelphia	USA
1989	1:08:32	Ingrid Kristiansen	New Bedford	Norwegen
1991	1:07:59	Elana Meyer	East London	Südafrika
1995	1:07:58	Uta Pippig	Kyōto	Deutschland
1997	1:07:36	Elana Meyer	Kyōto	Südafrika
1998	1:07:29	Elana Meyer	Kyōto	Südafrika
1999	1:06:44	Elana Meyer	Tokio	Südafrika
2007	1:06:25	Lornah Kiplagat	Udine	Niederlande
2011	1:05:50	Mary Keitany	Ra's al-Chaima	Kenia
2014	1:05:12	Florence Kiplagat	Barcelona	Kenia
2015	1:05:09	Florence Kiplagat	Barcelona	Kenia
2017	1:04:51	Joycilime Jepkosgei	Valencia	Kenia

Die Laufentwicklung in Deutschland

In Deutschland liegt ein Zivilisationsproblem vor: Wir sitzen viel zu lang, täglich im Schnitt 7,5 Stunden, und Menschen unter 30 Jahre sitzen sogar 9 Stunden pro Tag. Zwei Drittel der Bevölkerung klagt über Rückenprobleme. Täglich erkranken über 1.000 Menschen an Diabetes, einer Stoffwechselkrankheit, die sich in den letzten 10 Jahren verdoppelt hat. Das Krankheitsbild »Burn-Out«, ein emotionales Erschöpfungs- oder ein Unzufriedenheitsgefühl, wird zur zweithäufigsten Diagnose bei Krankschreibungen. Wir essen zu viel industriell verarbeitete Nahrung und leiden an Übergewicht.

Viele Ärzte erkennen, dass Bewegungsmangel die Ursache einer kränker werdenden Gesellschaft ist und empfehlen deshalb Bewegung, Sport und Aktivitäten im Freien.

Die Anzahl an Läufern in Deutschland nimmt daher seit einiger Zeit kontinuierlich zu. Im Jahre 2002 waren es noch ca. 6,5 Millionen Jogger, die 2017 auf ca. 11,4 Millionen angestiegen sind. Bei einer relativ unveränderten Bevölkerungsanzahl ein Wachstum von fast 4% p.a.

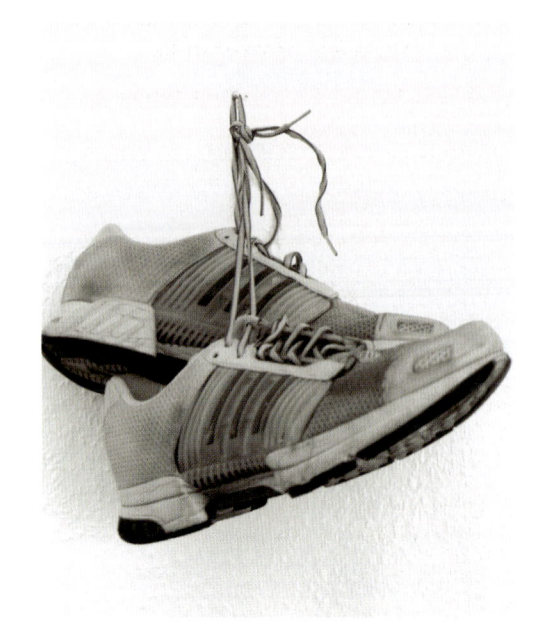

Laufsport in Deutschland

Derzeit betreiben etwa 11,4 Mio. Menschen in Deutschland gelegentlich oder regelmäßig Laufsport. Die Hälfte davon sind Frauen. Hinzu kommen noch ca. 6 Mio. Walker. In Deutschland existieren etwa 3.900 Lauftreffs, die das Joggen in Gruppen, meist einmal pro Woche, anbieten. Noch relativ wenig Läufer nehmen an Laufveranstaltungen teil. Diejenigen, die an Laufveranstaltungen teilnehmen,

Läuferentwicklung in Deutschland (in Mio)

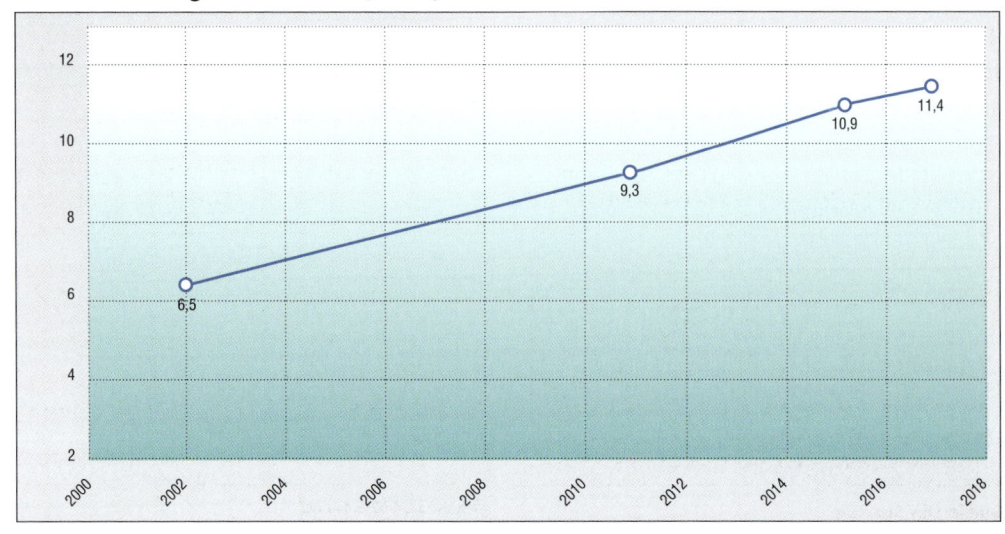

Die Laufentwicklung in Deutschland

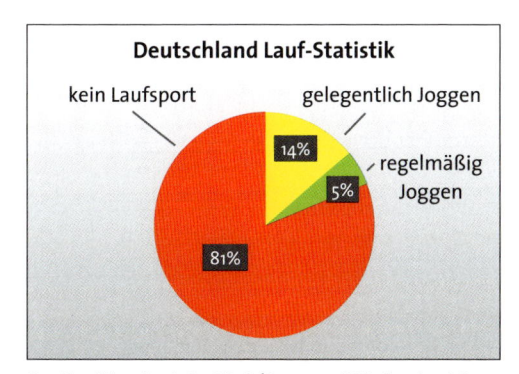

Deutschland Lauf-Statistik
- kein Laufsport: 81%
- gelegentlich Joggen: 14%
- regelmäßig Joggen: 5%

Quelle: Allensbach Institut (Bezug auf Läufer der Altersgruppe zwischen 16 und 65 Jahren)

70% davon sind Männer, starten durchschnittlich bei 7 Veranstaltungen im Jahr.

Jährlich werden etwa 2,2 Millionen Lauf-Teilnahmen registriert. Daraus errechnen sich bei 7 Teilnahmen pro Person etwa 310.000 teilnehmende Läufer. Das ergibt bei 3.551 Lauf-Veranstaltungen eine durchschnittliche Veranstaltungsgröße von 113 Teilnehmern. In Deutschland werden einige sehr große Läufe und sehr viele kleine Läufe veranstaltet.

Von der deutschen Bevölkerung (zwischen 16 und 65 Jahren) betreiben leider 81% keinen Laufsport, aber immerhin 9,6 Mio. Menschen laufen gelegentlich und 3,0 Mio. Menschen laufen sogar regelmäßig.

Altersverteilung der Jogger Die meisten Jogger gehören einer Altersgruppe zwischen 20 und 50 Jahren an.

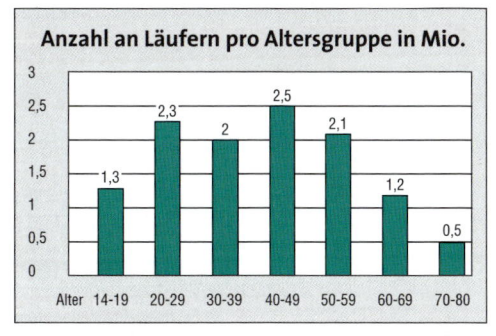

Anzahl an Läufern pro Altersgruppe in Mio.

Alter	14-19	20-29	30-39	40-49	50-59	60-69	70-80
Mio.	1,3	2,3	2	2,5	2,1	1,2	0,5

Quelle: DLV Statistik

Anzahl der Laufeinheiten pro Woche Von den 11,4 Millionen Joggern laufen 70% (ca. 8 Millionen) ein- bis zweimal pro Woche. Drei- bis viermal laufen 24% (ca. 2,7 Millionen) der Jogger, und 6% (ca. 0,7 Millionen) trainieren sogar fünf- bis sechsmal die Woche. Etwa 57.000 Jogger laufen täglich, und wenn es nur 30 Minuten sind.

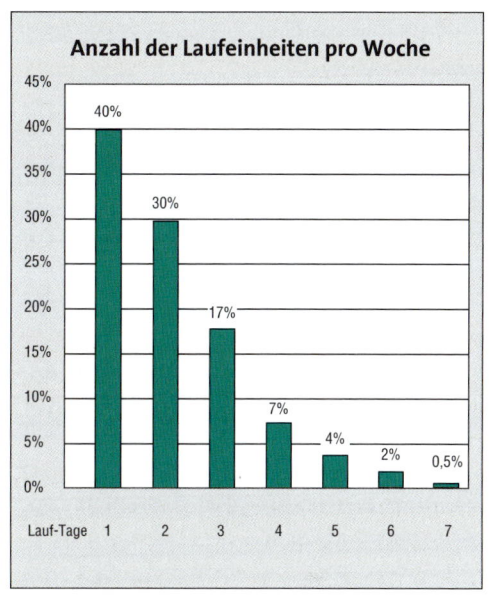

Anzahl der Laufeinheiten pro Woche

Lauf-Tage	1	2	3	4	5	6	7
%	40%	30%	17%	7%	4%	2%	0,5%

Quelle: DLV Statistik

Wer läuft wann? Die meisten Jogger laufen unter der Woche abends zwischen 18 und 20 Uhr.

Morgens vor der Arbeit laufen etwa 13% und in der Mittagspause laufen 3%.

Am Wochenende laufen 30% am Vormittag und 17 % gegen Abend.

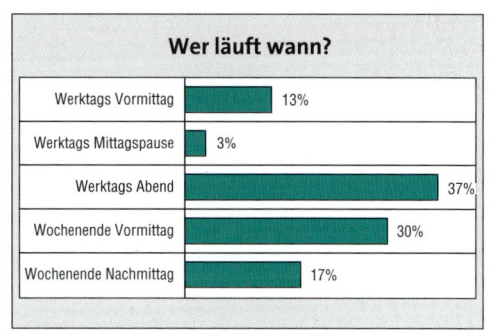

Wer läuft wann?

Werktags Vormittag	13%
Werktags Mittagspause	3%
Werktags Abend	37%
Wochenende Vormittag	30%
Wochenende Nachmittag	17%

Quelle: Runners World

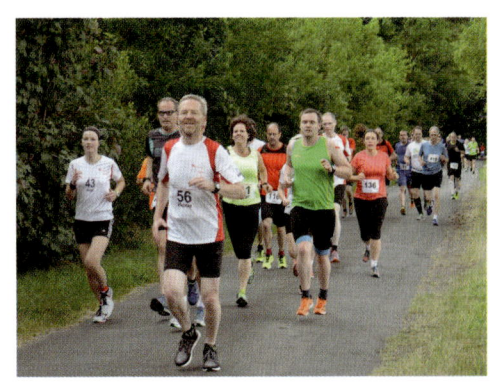

Volkslauf in Grafeld

Volkslauf Bei den Volksläufen werden Wettkämpfe über die Distanzen von 5 km bis zum Marathon durchgeführt. Die Strecke eines Volkslaufes kann auf Straßen-, Park-, Rad- oder Waldwegen verlaufen oder auf einer Kombination dieser Bodenbeläge.

Bei Volksläufen werden die Laufzeiten der Teilnehmer ermittelt und Ergebnislisten mit Platzierungen erstellt. Meist werden für die Läufer Urkunden ausgestellt und Medaillen ausgegeben. Im Mittelpunkt steht dabei der Laufspaß, das Wettkampferlebnis, die Freude an der persönlichen Leistung sowie die Gemeinsamkeit und Kameradschaft beim Laufsport. Volksläufe werden ganzjährig veranstaltet, mit Schwerpunkt im Frühjahr und Herbst, aber auch im Winter gibt es mit Winterlaufserien und Silvesterläufen ein breites Angebot an Laufveranstaltungen.

Straßenlauf Der Straßenlauf grenzt sich zum Volkslauf dadurch ab, dass eine enger gefasste Teilnahmevoraussetzung (Besitz eines Startpasses) besteht, die Strecke von einem DLV-akkreditierten Experten vermessen und die Veranstaltung beim DLV als Straßenlauf angemeldet sein muss.

Straßenläufe sind meist sportlich hochklassige Veranstaltungen (Meisterschaften, internationale Wettkämpfe). Aufgrund des erhöhten Aufwandes und der geringeren Teilnehmerzahl werden sie weniger oft veranstaltet. Häufiger anzutreffen ist ein kombinierter Volks- und Straßenlauf.

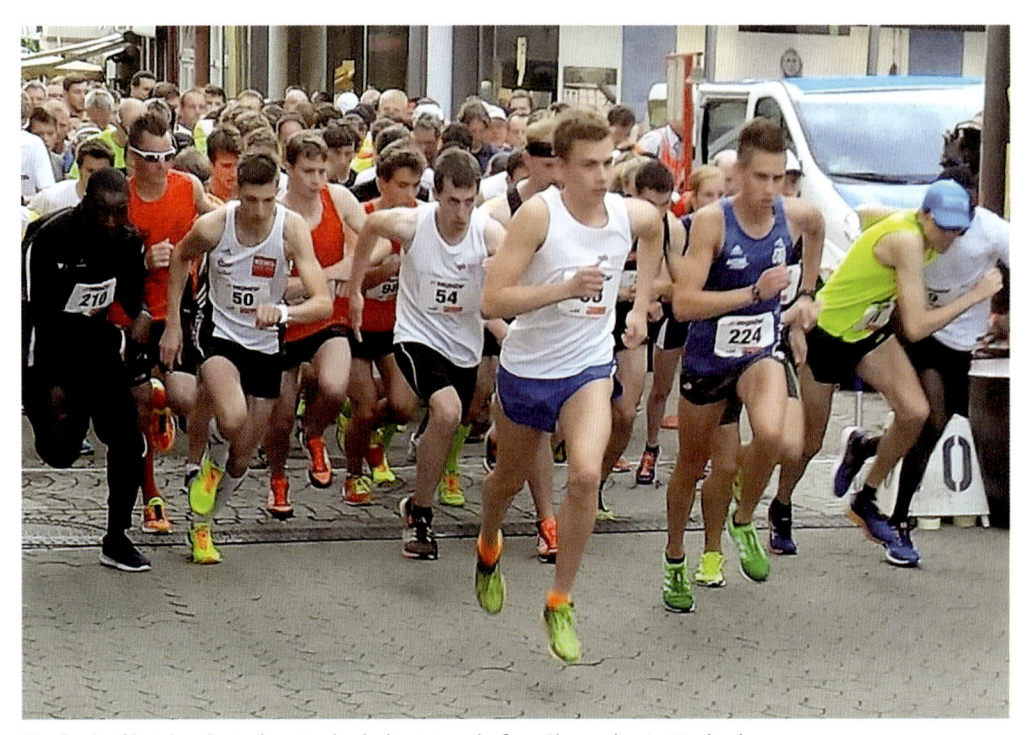

Straßenlauf bei den deutschen Hochschulmeisterschaften über 10 km in Mosbach

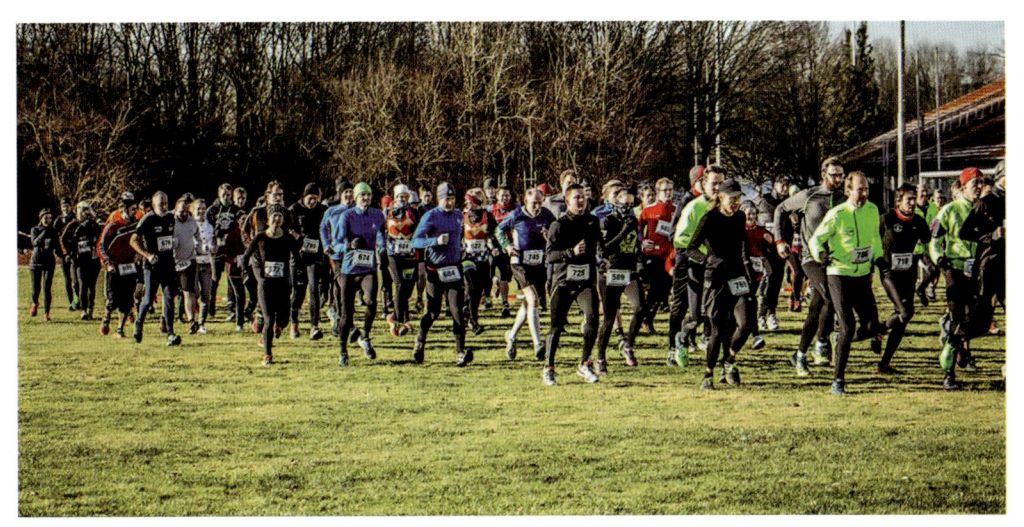

Crosslaufen beim »Welver Crosslauf«

Crosslauf Der Querfeldein- oder Geländelauf wird als Crosslauf bezeichnet. Hierbei steht das Laufen auf profiliertem Gelände, abseits befestigter Wege, im Vordergrund. Der Crosslauf ist gegenüber dem Straßenlauf koordinativ anspruchsvoller. Die Laufstrecke besteht aus einem Rundkurs bis zu 12 km Länge, die meist mit Gras bedeckt und mit natürlichen Hindernissen wie Strohballen versehen ist. Der Querfeldeinlauf war von 1912 bis 1924 olympische Disziplin im Laufen. Es werden im Crosslauf jährlich nationale und internationale Meisterschaften und eine Weltmeisterschaft veranstaltet.

Trail-Running Das Trail-Running beginnt dort, wo die Straße aufhört. Auf kleinen Pfaden, in profiliertem Gelände, da wo das Joggen besonders naturnah empfunden wird. Trails gibt es vorwiegend in ländlicher Umgebung, sind aber auch in einer stadtnahen Umgebung zu finden, z. B. an einem unbefestigten Flußufer oder entlang eines Wald- oder Wiesenrandes. Klassisch ist das Trail-Running im Mittelgebirge oder in der Alpen- oder Voralpenregion, wenn der Single Trail über Täler, Berge, Stock und Stein verläuft. Dafür ist eine besonders gute Koordination und Konzentration erforderlich sowie Kraft für das Bergauf- und vor allem für das Bergablaufen. Beim Trail-Running wird meist ein kleiner Lauf-Rucksack getragen, der Wechselkleidung für Hitze- und Nässeschutz sowie eine Trinkblase oder eine Getränkeflaschenhalterung beinhaltet.

Für das Trail-Running gibt es spezielle Laufveranstaltungen sowie Deutsche Meisterschaften und Weltmeisterschaften.

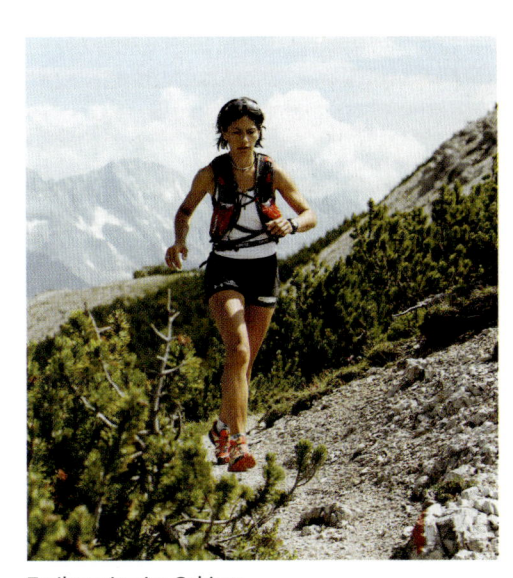

Trailrunning im Gebirge

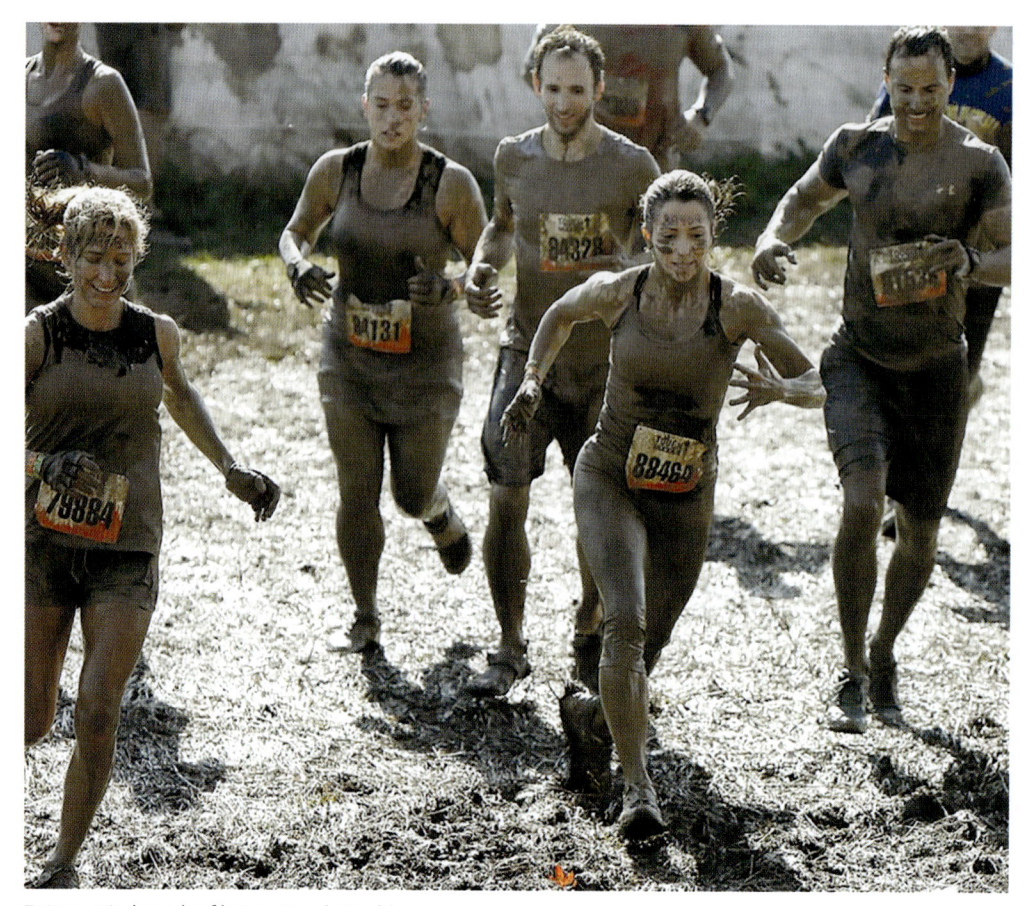

Extrem-Hindernislauf beim »Tough Mudder«

Extrem-Hindernislauf Crosslaufen unter erschwerten Bedingungen, das bietet der Extrem-Hindernislauf. Einzelteilnehmer oder Teams überwinden dabei schwierige und sehr unterschiedliche Hindernisse. Wie beim Crosslauf wird auf einer Naturstrecke gelaufen, die jedoch mit unterschiedlichen, den Laufrhythmus unterbrechenden, künstlichen Hindernissen ausgestattet ist. Beim Extrem-Hindernislauf werden die Ausdauer, Ganzkörperkraft, Beweglichkeit, Schnelligkeit, Geschicklichkeit, Balance und Koordination gefordert. Beim Laufen in Teams kommt noch die Herausforderung der Hilfs- und Unterstützungsbereitschaft hinzu. Bei den Hindernissen wird unterschieden zwischen Pflichthindernissen (eine Nichtbewältigung führt zur Disqualifikation) und optionalen Hindernissen (eine Nichtbewältigung führt zu einer Zeitstrafe).

Typische Hindernisse sind Wasserelemente (Schwimmen, Sprünge, Tauchen, Waten und Schlammstrecke) oder klassische Hindernisse (Eskaladierwände, Klettergerüste, Seilklettern, Kriechstrecken, Barrikaden, Strohballen).

Die Streckenlängen der Veranstaltungen variieren oft von 5 km bis 20 km Länge.

Das Hindernislaufen bietet ein erweitertes Lauferlebnis, das kombiniert ist mit Vielseitigkeit, ganzkörperlicher Anstrengung, Überraschung, Überwindung von eigenen Grenzen, Mut und Spaß. Besonders die Überwindung von Hindernissen im Team bietet wunderbare Erlebnisse.

Angebot an Laufveranstaltungen in Deutschland

Seit Beginn der 60er Jahre werden in Deutschland zunehmend Laufveranstaltungen angeboten. Die größte Anzahl an Volksläufen wird 2006 mit 3.856 Veranstaltungen erzielt. Im Jahre 2017 sind vom DLV 3.551 Volksläufe genehmigt worden. Die Veranstaltungen unterteilen sich in allgemeine Volksläufe: 3.090, Marathon: 250 und Ultramarathon: 210 Veranstaltungen.

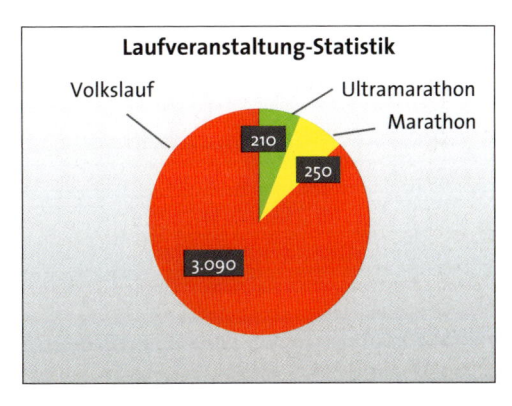

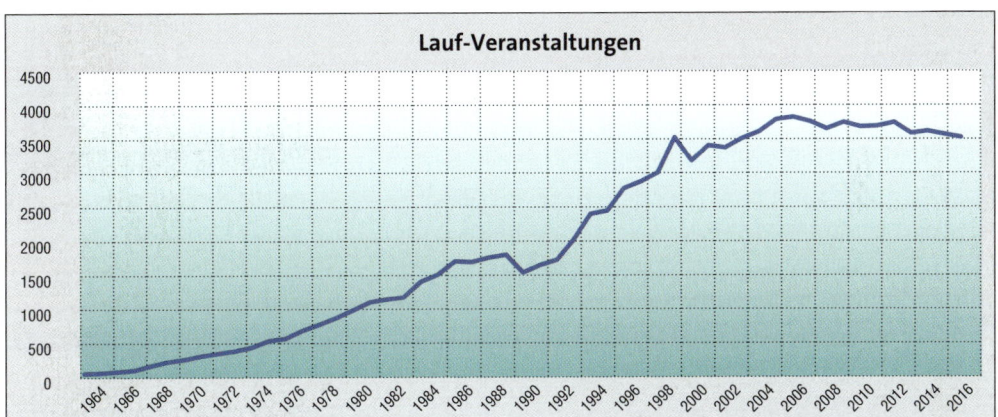

Laufteilnahmen in Deutschland

Die Läufer nehmen immer mehr an Volksläufen teil.

Im Jahre 2014 hat der DLV die höchste Teilnahme mit 2.248.241 absolvierten Läufen erfasst.

Die Anzahl an Läufern beträgt bei Volksläufen bis zum Halbmarathon ca. 310.000, beim Marathon ca. 61.000 und bei Ultraläufen ca. 9.000 Personen.

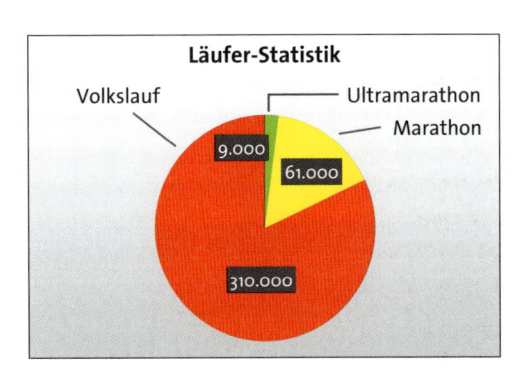

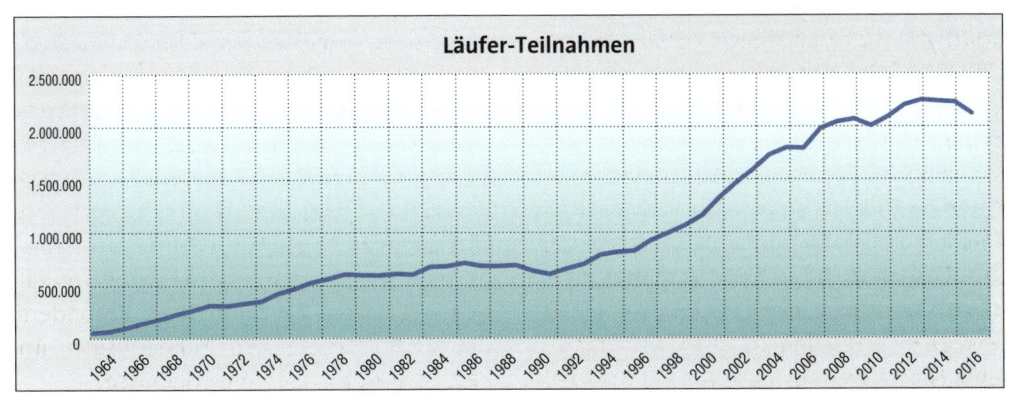

Die 50 größten Laufveranstaltungen in Deutschland 2017

Rang	Laufveranstaltung	Teilnehmer	Termin	Distanz
1	Berlin-Marathon	39.101	September	Marathon
2	Berlin-Halbmarathon	25.596	April	Halbmarathon
3	Hamburg-Marathon	11.932	April	Marathon
4	Köln-Marathon	11.619	Oktober	Halbmarathon
5	Frankfurt-Marathon	8.777	Oktober	Marathon
6	Hamburg-Halbmarathon	8.296	Juni	Halbmarathon
7	Hannover-Marathon	7.548	Mai	Halbmarathon
8	Rennsteig-Lauf	6.495	Mai	Halbmarathon
9	München-Marathon	6.424	Oktober	Halbmarathon
10	Bonn-Marathon	5.945	April	Halbmarathon
11	Mainz-Marathon	5.721	Juni	Halbmarathon
12	Stuttgart Zeitungslauf	5.698	Juni	Halbmarathon
13	Citynacht Berlin	5.538	Juli	10 km
14	Frankfurt-Halbmarathon	5.397	März	Halbmarathon
15	Freiburg-Marathon	5.389	April	Halbmarathon
16	Grand 10 Berlin	5.208	Oktober	10 km
17	München Stadtlauf	4.841	Juni	Halbmarathon
18	Stadtlauf München	4.678	Juni	10 km
19	Köln-Marathon	4.519	Oktober	Marathon
20	Ulm-Marathon	4.369	September	Halbmarathon
21	München-Marathon	4.360	Oktober	Marathon
22	Paderborner Osterlauf	3.935	März	10 km
23	Trollinger Marathon	3.876	Mai	Halbmarathon
24	Kiel-Lauf	3.756	September	10 km
25	Marathon Hannover	3.671	Mai	10 km
26	Berliner Frauenlauf	3.638	Mai	10 km
27	Tegernsee-Lauf	3.488	September	Halbmarathon
28	Karlsruhe-Marathon	3.384	Juni	Halbmarathon
29	Alsterlauf Hamburg	3.365	September	10 km
30	Airport Run Berlin	3.365	April	10 km
31	Heidelberg-Halbmarathon	3.361	April	Halbmarathon
32	Rennsteiglauf	3.231	Mai	Marathon
33	Marathon Bremen	3.226	Oktober	Halbmarathon
34	Bonner Nachtlauf	2.931	Juni	10 km
35	Big 25 Berlin	2.924	Mai	10 km
36	Mannheim-Marathon	2.920	Mai	Halbmarathon
37	Dresden-Marathon	2.915	Oktober	Halbmarathon
38	Einsteinlauf Ulm	2.886	September	10 km
39	München-Marathon	2.699	Oktober	10 km
40	Düsseldorf-Marathon	2.605	April	Marathon
41	Winterlaufserie Duisburg	2.537	Januar	10 km
42	Nachtlauf Hannover	2.307	September	10 km

Rang	Laufveranstaltung	Teilnehmer	Termin	Distanz
43	Marathon Dresden	2.061	Oktober	10 km
44	Stadtlauf Nürnberg	2.055	Oktober	10 km
45	Hannover-Marathon	1.967	Mai	Marathon
46	Marathon Bremen	1.964	Oktober	10 km
47	Münster-Marathon	1.767	September	Marathon
48	Ludwigsburger Citylauf	1.756	Juli	10 km
49	Citylauf Dresden	1.637	März	10 km
50	Oberelbe-Marathon	1.129	April	Marathon

Die 20 größten Firmen-Laufveranstaltungen in Deutschland 2017

Rang	Laufveranstaltung	Teilnehmer	Termin	Distanz
1	Frankfurt J.P.Morgan	63.700	Juni	5,6 km
2	München B2Run	35.000	Juli	6 km
3	Köln B2Run	23.000	Sept	5,5 km
4	Koblenz Firmenlauf	17.500	Juni	5 km
5	Nürnberg B2Run	17.500	Juli	6,3 km
6	Berlin IKKBB	17.500	Juni	5 km
7	Dresden Firmenlauf	16.000	Juni	5 km
8	Hockenheim BASF	16.000	Mai	4,8 km
9	Dillingen Firmenlauf	14.000	Juli	6 km
10	Leipzig Firmenlauf	13.500	Juni	5 km
11	Düsseldorf B2Run	12.500	Juni	6 km
12	Dortmund Firmenlauf	12.300	Mai	5 km
13	Bonn Firmenlauf	11.000	Sept	5,7 km
14	Essen B2Run	10.000	Juni	6 km
15	Siegen Firmenlauf	9.000	Juli	5,5 km
16	Karlsruhe B2Run	8.500	Juni	6,1 km
17	Hamburg B2Run	7.800	Mai	5,9 km
18	Heilbronn Firmenlauf	7.000	Sept	5,8 km
19	Bremen Firmenlauf	6.800	Juni	6,2 km
20	Freiburg Firmenlauf	6.500	Juni	5,2 km

5. Motivation und Zielsetzung

Motivation ist der persönliche Wunsch, etwas Bestimmtes zu schaffen oder zu tun, und bedeutet »ich will«. Aus der Motivation entsteht Willenskraft, und je leidenschaftlicher die Motivation ist, desto stärker wird die Willenskraft. Das Motiv ist der Beweggrund.

Die Motivation bestimmt die Richtung, Stärke und Dauer des Leistungs-Verhaltens.

Die Basis, um ein Lauftraining zu beginnen und langfristig beizubehalten, liegt in dem inneren Wunsch, ein ganz bestimmtes Ziel, ein Ereignis, eine Veränderung, eine höhere Leistung, schneller oder länger zu laufen usw. erleben oder erreichen zu wollen. Nur Ziele, die wir uns selbst setzen und die uns begeistern, treiben uns an und bringen uns vorwärts. Faszinierende Ziele lassen uns die Komfort-Zone freiwillig verlassen, um etwas Zusätzliches zu tun, das wir sonst nicht machen würden. Der einzelne Mensch unterscheidet sich von den anderen hauptsächlich darin, welche Ziele er sich selbst setzt. Daraus entsteht ein anderes Denken, Handeln und andere Erlebnisse. Große Ziele bewirken dabei eine starke Veränderung oder Verbesserung. Keine Ziele zu haben führt zu einer Stagnation oder einem Rückgang.

Ein Ziel beinhaltet eine klar definierte Ideologie oder ein Resultat, eine Veränderung des derzeitigen Zustands. Das Resultat des Ziels muss einen Preis symbolisieren, der es wert ist, dafür längere Zeit Verzicht und Anstrengungen aufzubringen. Geist und Wille werden im Unterbewusstsein von dem definierten Ziel geprägt und setzen sich so gegen aufkommende Widerstände durch.

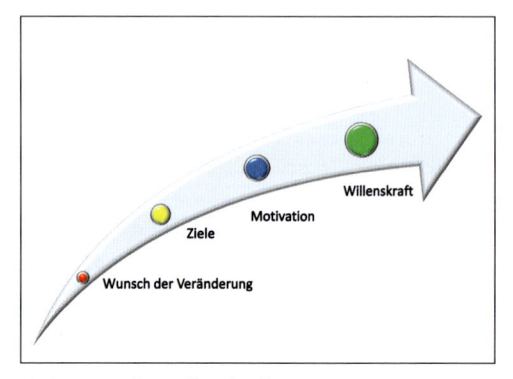

Verkettung der Willenskraft

Um sich eine überdurchschnittliche sportliche Leistungsfähigkeit antrainieren zu können, bedarf es normalerweise eines längeren Zeitraums. Nur bei einem innerlich gefestigten Ziel kann sich ein unbändiger Wille entwickeln, der sich über die aufkommenden Schwierigkeiten wie Zeitmangel, Erkrankung, Leistungseinbruch, Verletzung, schlechtes Wetter usw. hinwegsetzt und somit die Einhaltung und Fortsetzung des Trainings gewährleistet.

Leistung ist das Resultat aus Bereitschaft, Fähigkeiten und Möglichkeiten. Die Möglichkeit zu Joggen oder Fitness zu betreiben sind weltweit ausreichend gegeben. Auch die Zeit dazu, jeder hat 24 h Zeit pro Tag. Die Fähigkeit zum Laufen ist individuell unterschiedlich, je nach Veranlagung, Statur, Alter, Körperbau oder Erbanlagen. Die Bereitschaft etwas zu tun, also Sport zu treiben, ist das Wollen eines jeden Einzelnen.

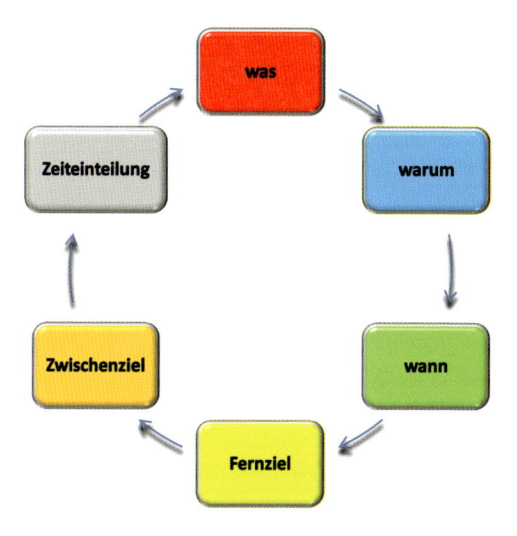

Realisierung der Zielerreichung

Somit kann fast jeder gesunde Mensch in Fitness und im Joggen eine relativ überdurchschnittliche Leistung erbringen und z. B. unter 50 Minuten einen 10-km-Lauf schaffen. Beispiele wie Joschka Fischer belegen dies, auch wenn seine Möglichkeiten für eine weitere Leistungsverbesserung durch mangelnde Zeit für Training eingeschränkt wurden.

Zunächst muss jeder für sich definieren welches sportliche Ziel er erreichen will, warum er dieses Ziel anstrebt, und wann er dieses Ziel erreichen will.

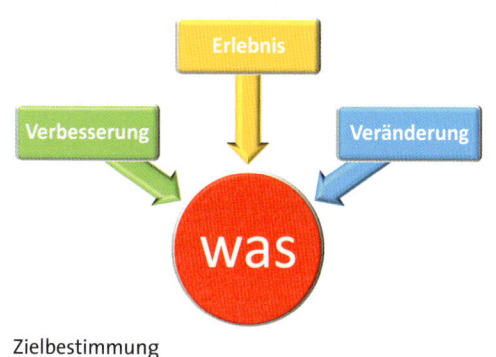

Zielbestimmung

Erstes Ziel: Was
Das Hauptziel soll genau definieren, was man erreichen will: z. B. Erlebnis, Veränderung oder Verbesserung.

Erlebnis: Ein Erlebnis-Hauptziel könnte sein, als Nicht-Läufer einen 10-km-Lauf unter 60 Minuten zu finishen. Die Faszination Wettkampf zu erleben, mindestens drei Wettkämpfe in Folge zu laufen, um das Erlebnis so zu verstärken. Wenn dafür nur 10 Wochen Trainingszeit zu investieren sind, dann ist das Ziel doch zum Greifen nah. Die intensive Wahrnehmung der Jahreszeiten durch Joggen in der Natur sowie in neuen Laufgebieten bietet tolle Lauf-Erlebnisse.

Veränderung: Eine Veränderung könnte das Ausbrechen aus Gewohnheiten oder aus dem Alltagstrott sein, das durch Joggen ermöglicht wird. Regelmäßiges Joggen verändert den Lebensstil und führt zu einem bewussteren Umgang mit dem Körper, der Ernährung und der Freizeit. Übergewicht kann verändert werden durch den zusätzlichen Kalorienverbrauch beim Laufen.

Verbesserung: Eine Verbesserung könnte die Schaffung einer gemeinsamen, aktiven Freizeit mit dem Partner oder der Familie sein. Mit dem Laufsport verbringt man zusammen Zeit in der Natur, bewältigt gemeinsam eine körperliche Anstrengung,

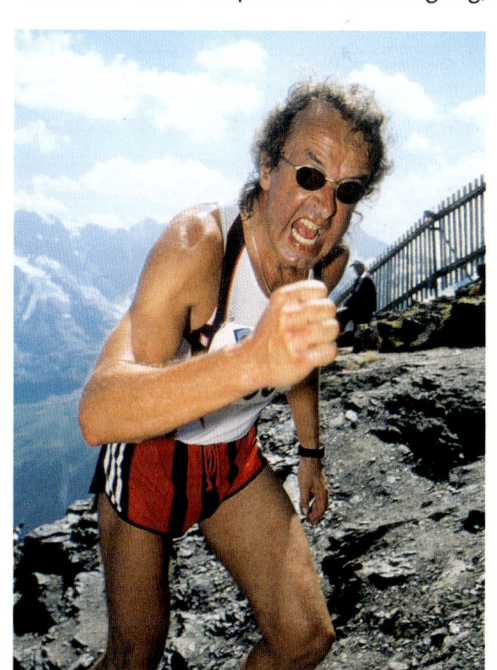

»Ich will«

freut sich zusammen über die erbrachte Leistung und hat durch den Sport gemeinsame Interessen. Nach dem Joggen sind alle Beteiligten entspannt, ausgeglichen und harmonisch. Die perfekte Basis zum Glücklichsein.

Auch eine Verbesserung des allgemeinen Gesundheitszustands und der Fitness wird mit Joggen bewirkt. Die Entspannung von dem beruflichen Alltagsstress wird mit dem Laufen durch die aktive Meditation und Sauerstoffaufnahme verbessert. Der Herz-Kreislauf wird durch das Lauftraining aktiviert, so dass wieder Treppen gelaufen werden können, ohne außer Atem zu kommen.

Zweites Ziel: Warum
Hierzu sind die persönlichen Ziele auf den Punkt genau zu definieren. Gut wäre, mindestens drei wichtige Ziele zu haben und zu verinnerlichen. *Beispiele dazu:*
- Weil ich das Abenteuer Wettkampf einmal erleben will.
- Weil ich naturverbunden bin und diese aktiv und intensiv erleben will.
- Weil meine Lebensgewohnheiten zu eintönig und monoton sind.
- Weil ich Gewicht verlieren will und dies durch Fasten nicht bewirke (Jo-Jo-Effekt).
- Weil ich neue gemeinsame Aktivitäten und Interessen mit Partner und Familie finden will.
- Weil ich zufriedener und glücklicher werden will.
- Weil ich zu wenig körperliche Kraft habe und jetzt aktiv werden will.
- Weil ich meine Herz-Kreislauf- oder Rückenbeschwerden oder Depressionen verlieren will.
- Weil ich schlecht schlafe und kaum entspannen kann.
- Weil ich ein aktiveres Leben mit positiven Erlebnissen führen will.

Drittes Ziel: Wann
Ein Beispiel wäre, sofort mit dem Training zu beginnen, und nach 10 Wochen an einem Volkslauf teilzunehmen. Dann noch zwei weitere Laufveranstaltungen dazu buchen, im 4-Wochen-Abstand zu der Ersten. Die Startgebühr für alle drei Läufe bezahlen, zwei Wochen nach Trainingsbeginn. Somit gibt es kein Zurück.

Viertes Ziel: Das »Fernziel«
Aufbauend auf dem ersten Hauptziel wird nun ein ehrgeiziges Fernziel definiert, das nach einem Jahr Training realistisch erreicht werden kann.

Ein Fernziel könnte sein, nach einem Jahr Training, einen 10-km-Lauf um fünf Minuten schneller zu laufen als die bisherige Bestzeit. Oder 10% mehr Gewicht zu verlieren als das vorangegangene Gewicht. Oder eine doppelt so lange Distanz im Wettkampf zu laufen als zuvor.

Fünftes Ziel: Die »Zwischenziele«
Die Zwischenziele sind wöchentlich zu definieren. Sie sollten aufeinander aufbauen und systematisch zu dem Hauptziel führen. Die gesetzten Zwischenziele müssen mit aller Kraft erreicht werden.

Beispiel für anfängliche, wöchentliche Ziele zu Beginn des Lauftrainings:
1. Woche: Gute Laufschuhe und einen Satz Lauf-Funktionsbekleidung kaufen.
Einen Trainingsplan mit geringerem Anspruch für fünf Tage probieren.
2. und 3. Woche: Einen Trainingsplan mit realistischem Anspruch für fünf Tage probieren. Am Ende der Woche dann den geeigneten Trainingsplan auswählen und fortführen. Ein Pulsmessgerät kaufen und die maximale Herzfrequenz bestimmen. Jede Woche ein Stück länger laufen oder mehr abnehmen. Die Ergebnisse in einer Grafik protokollieren.
4. Woche: Teilnahme an einem Volkslauf. Finden eines Trainingspartners für lange Läufe. Feste Anmeldung zu weiteren Volksläufen.
5. Woche: Finden eines erfahrenen Läufers zum Erfahrungsaustausch.

Sechstes Ziel: Die Zeiteinteilung

Für ein Lauftraining wird durchschnittlich eine Stunde Zeit am Tag benötigt, für Anfahrt, Umziehen, Laufen, nach Hause fahren und Duschen. Diese Zeit muss organisatorisch bereitgestellt und geplant sein. Denn: »keine Zeit« oder »schlechtes Wetter« gibt es nicht, das ist ein heiliger Grundsatz beim Lauftraining.

Nun ist es Zeit, die persönlichen Ziele konkret zu definieren. Dazu lehnen Sie sich entspannt zurück und stellen sich vor, was Sie genau erreichen wollen.

Sie sehen die positiven Veränderungen Ihres Körpers vor sich, die große Freude, das sportliche Ziel erreicht zu haben und die Ziellinie mit Beifall zu durchlaufen. Und wie es sich anfühlt, das Übergewicht reduziert und Ihre Körperform durch Muskeln neu definiert zu haben. Oder wie es sein wird, ein neues und positives Lebensgefühl erreicht zu haben.

1. Definieren Sie Ihr globales Ziel, was wollen Sie erreichen:

2. Definieren Sie, warum Sie dieses Ziel erreichen wollen:

3. Definieren Sie, wann Sie dieses Ziel erreichen wollen:

4. Definieren Sie das Fernziel, das Sie in einem Jahr erreichen möchten:

5. Definieren Sie die ersten Zwischenziele für die nächste Woche und die zwei darauffolgenden Wochen, die Quartale, bis zu einem Jahr:

6. Organisieren Sie nun den zeitlichen Ablauf über ein Jahr, wie Sie eine Stunde täglich für Sport aufbringen werden, und definieren Sie worauf Sie stattdessen verzichten werden.
Definieren Sie, wie Sie den neuen Zeitablauf mit Ihrer Familie in Einklang bringen werden, so dass daraus möglichst beiderseits Vorteile entstehen:

Ihre Haupt-, Dreimonats- und Zwischenziele müssen Sie sich möglichst wöchentlich neu verinnerlichen, um das Unterbewusstsein und den inneren Antrieb motiviert zu halten. Entspannen Sie sich dabei und stellen Sie sich das Erreichen der Ziele bildhaft vor, aber auch, was Sie dafür tun werden.

Nun ist es Zeit, an die Umsetzung zu gehen.
Fangen Sie morgen an, das erste Wochen-Zwischenziel zu erfüllen. Kaufen Sie sich ein Paar gute Laufschuhe, Laufsocken, eine Lauf-Fachzeitschrift und joggen Sie los. Oder sehen Sie sich verschiedene Fitnessstudios an, werden Sie Club-Mitglied und starten Sie das erste Kraft-Training.

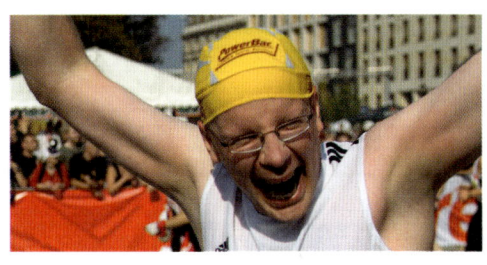

Freude im Ziel

6. Lauf-Beginner

Vor Trainingsbeginn sollte sich ein Lauf-Beginner von einem Arzt untersuchen lassen. Die Untersuchungskriterien für die Eignung zum Joggen sind die Wirbelsäule, die Lunge, der Herz-Kreislauf, die Gelenke, der Blutdruck und ein Belastungs-EKG. Die Vorab-Untersuchung beim Arzt ist eine Sicherheitsmaßnahme, die bei einem eventuell bedenklichen Gesundheitszustand eine Pflicht ist. Die Hauptbelastung beim Joggen erfolgt auf das Fußgewölbe, die Achillessehne, das Sprunggelenk und die Knie.

Im folgenden Kapitel sollen Laufanfänger unterschiedlicher Leistungsklassen zu 60 Minuten Dauerlauf herangeführt werden. Deshalb ist dieses Kapitel den speziellen Trainingsinformationen vorgelagert.

Alles, was ein Lauf-Beginner benötigt, ist die Motivation, von nun an regelmäßig nach draußen zu gehen und sich zu bewegen, dafür eine Stunde Zeit bereitzustellen sowie sich ein Paar gute Laufschuhe und eine leichte atmungsaktive Bekleidung zu beschaffen. Jedes Sportfachgeschäft kann hier bei der Auswahl beraten.

Gruppierung der Lauf-Beginner
Die Kategorie der Lauf-Beginner unterscheide ich in drei Gruppen:
1. Sub 20 Min.: Läufer, die weniger als 20 Minuten ohne Unterbrechung joggen können.
2. Sub 60 Min.: Läufer, die mehr als 20 Minuten aber weniger als 60 Minuten ohne Unterbrechung joggen können.
3. Jogger: Läufer, die länger als 60 Minuten ohne Unterbrechung joggen können.

Um die eigene Zugehörigkeit zu einer der drei Kategorien herauszufinden, läuft man im langsamen Dauerlauf, aus Sicherheitsgründen in einem Gelände mit vielen Menschen (z. B. in einem Park), und versucht dabei herauszufinden, wie lange man ohne Unterbrechung laufen kann.

Diejenigen, die so sportlich sind, dass sie 60 Minuten ohne Unterbrechung laufen können, sollten dieses Kapitel überspringen, die normalen Trainingspläne in den nachfolgenden Kapiteln können angewendet werden.

Idealerweise erfolgt das Lauftraining für Lauf-Beginner während eines Urlaubs. Dort findet sich immer Zeit für das Laufen und für eine optimale Regeneration.

Der Beginn des Joggens

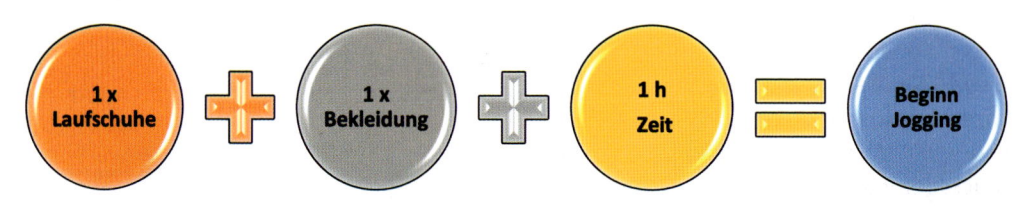

1x Laufschuhe + **1x Bekleidung** + **1h Zeit** = **Beginn Jogging**

Perfekt ist es, wenn das Training möglichst oft barfuß erfolgt, auf einem Rasen oder am Strand. Dies führt zu einer Kräftigung des Fußgewölbes und des Bewegungsapparates sowie zu einem guten, natürlichen Laufstil.

Grundsätzliches zum Jogging-Anfang

Von Anfang an sollten gute, gedämpfte Laufschuhe und spezielle Läufersocken verwendet werden. Lauf-Beginner sollten zu Beginn eines Lauftrainings noch nicht auf geteerten Straßen laufen, um eine Knochenhautentzündung zu vermeiden. Besser geeignet sind Waldböden oder geteerte, nicht abschüssige Wege ohne Bodenwellen. Erst nach ca. 2–3 Wochen sollte das Joggen auf der Straße erfolgen, um sich an die Bedingungen von Volksläufen zu gewöhnen, die ja meist auf geteerten Straßen stattfinden.

Die Sehnen, Bänder und die Muskulatur sind bei Lauf-Beginnern besonders empfindlich und dürfen nicht überlastet werden. Sie benötigen Zeit, um sich der Belastung anzupassen. Deshalb erfolgt die Heranführung an das Joggen etappenweise und behutsam. Wichtig dabei ist, möglichst bei jeder Trainingseinheit ein Erfolgserlebnis zu erhalten. Ein Erfolg ist, wenn in derselben Trainingseinheit eine etwas längere Strecke bewältigt wird als zuvor, oder in einer etwas kürzeren Zeit gelaufen wird. Deshalb wird der Umkehrpunkt einer Wendestrecke mit einem Stock oder Stein markiert, so dass der Leistungsfortschritt zu sehen ist. Bei einer Laufrunde wird die Laufzeit gemessen, die durch den Trainingsfortschritt immer schneller werden wird, trotz der Beibehaltung des langsamen Dauerlaufs. Diese Erfolgserlebnisse sind wichtig, denn sie zeigen ganz objektiv den Trainingserfolg. Spaß macht, worin man Erfolg hat. Deshalb wird das Lauftraining zunehmend Freude bereiten, wenn sich die Laufleistung kontinuierlich verbessert. Viele werden am Ende der Trainingseinheiten regelrechte Glücksgefühle erleben.

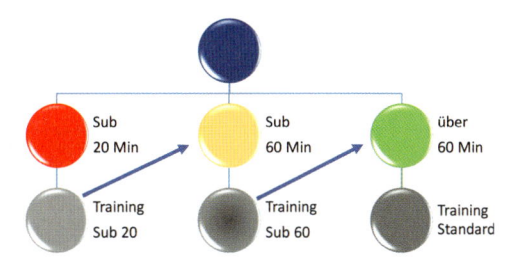

Der Jogging-Test mit der nachfolgenden Trainingszuordnung

Ruhetage sind das Wichtigste bei einem Lauftraining. Der eigentliche Sinn des Trainings ist, den Körper durch die Belastung zu stärken. Die Muskulatur benötigt Zeit zur Regeneration und Stärkung. Die eigentliche Leistungsverbesserung wird deshalb, nach dem Training, beim Ruhetag erzielt. Je schwächer der Körper ist, desto mehr Ruhezeit benötigt er. Um sich von einer Belastung ausreichend zu erholen, können manchmal zwei oder sogar drei Ruhetage hintereinander erforderlich sein. Der Körper setzt während und nach dem Training

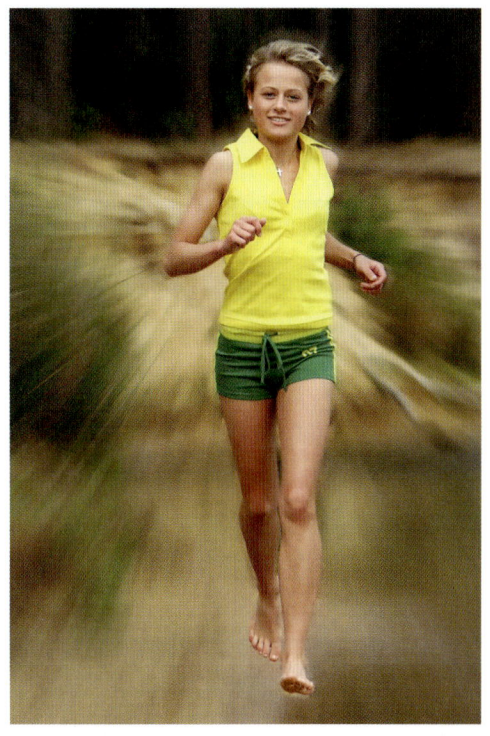

Barfußläuferin

deutlich wahrzunehmende Signale. Daher ist es wichtig zu fühlen, ob man wieder kräftig genug ist für ein neues Training, oder ob die Muskulatur noch schmerzt oder sonstige Beschwerden vorliegen. Ein bisschen Schmerz nach dem Training ist aber nicht ungewöhnlich, und unbedenklich. Bei auftretenden leichten Schmerzen an örtlichen Muskelbereichen hilft das Auftragen einer Salbe wie »Voltaren Dole forte«. Das fördert die Durchblutung und lindert den Schmerz. Im Zweifelsfalle wird so lange pausiert, bis sich wieder ein gutes und starkes Körpergefühl einstellt.

Laufgeschwindigkeit für Lauf-Beginner
Als Laufgeschwindigkeit gibt es bei Lauf-Beginnern nur zwei Stufen: das Gehen und der langsame Dauerlauf. Dazu wird kein Pulsmessgerät benötigt.
Gehen Das Gehen oder Walking erfolgt in einer niedrigen Intensität, um wieder zu Kräften zu kommen, der Herz-Kreislauf aber noch leicht belastet bleibt.
Langsamer Dauerlauf Der langsame Dauerlauf ist das Joggen in einer sehr leichten Intensität, so dass man dabei noch problemlos ganze Sätze sprechen kann, ohne außer Atem zu kommen. Beim langsamen Dauerlauf erfolgt kein Fußabdruck beim Laufschritt, es ist vielmehr ein leichtes Abrollen ohne Krafteinsatz.

Laufstrecke
Die Laufstrecken sollten in der Nähe des Wohnortes sein und idealerweise vor der Haustüre beginnen, um Zeitverlust für die Anfahrt zu vermeiden. Sie sollten möglichst wenig variieren, um die Trainingsergebnisse reproduzierbar und vergleichbar zu machen. Daher empfehle ich beim Beginner-Lauftraining nur drei verschiedene Laufstrecken anzuwenden.
1. eine flache Wendestrecke
2. einen hügeligen Rundkurs
3. eine weitere flache Strecke, als Wendekurs oder Rundkurs.

Sub 20-Minuten-Training
Für Lauf-Beginner, die nicht ununterbrochen 20 Minuten lang joggen können.

Das Training zur Heranführung an 20 Minuten Dauerlauf erfolgt in kurzen und langsamen Laufeinheiten. Dabei werden die einzelnen Laufeinheiten durch Gehen unterbrochen und dann wieder fortgeführt, über 60 Minuten lang. Die erste Jogging-Laufzeit beginnt mit 20% der gemessenen maximalen Joggingzeit. Beispiel: die maximale Joggingzeit beträgt 5 Minuten, dann werden zu Beginn Einheiten mit 60 Sekunden Dauer gelaufen. Darauf erfolgt ein Gehen über 3 Minuten Dauer. Dieser Rhythmus wird so oft wiederholt, bis 60 Minuten Training erreicht sind. Bei jedem Folgetraining verlängert sich das Laufzeit-Intervall um eine Minute und die Gehzeit von 3 Minuten bleibt beibehalten. Das wiederholt sich so lange, bis eine ununterbrochene Joggingdauer von 20 Minuten erreicht ist. Anschließend wird das Trainingsprogramm von »Sub 60-Minuten« angewendet.

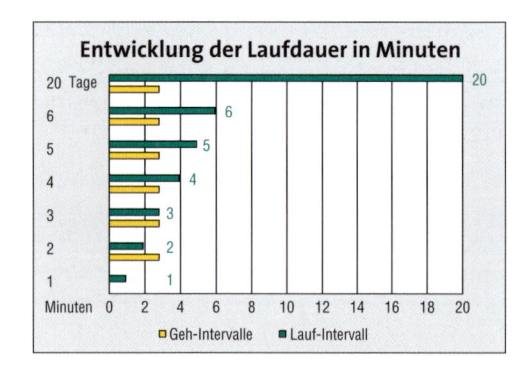

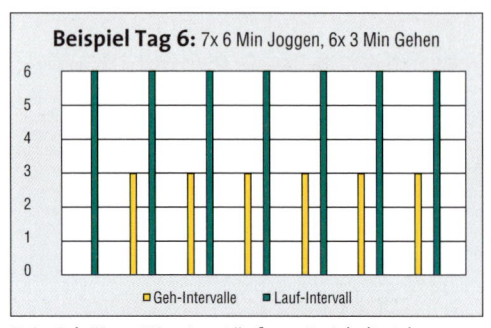

Entwicklung der Laufdauer in Minuten

Beispiel Tag 6: 7x 6 Min Joggen, 6x 3 Min Gehen

Beispiel: Ein 5-Minuten-Läufer entwickelt sich in 20 Tagen zum 20-Minuten-Läufer

Heranführung an 20 Minuten Dauerlauf, Trainingsplan
Ziel 20:00 Minuten Dauerlauf

		Trainingseinheit TE	Intensität HF max.			Trainingseinheit TE	Intensität HF max.
1. Wo.:	Mo	langs. DL 1 Min. u.3 Min. walking, über 60 Min.	70%	**3. Wo.:**	Mo	Ruhetag	0%
	Di	Ruhetag	0%		Di	langs. DL 10 Min. u. 3 Min. walking, über 60 Min.	70%
	Mi	langs. DL 2 Min. u. 3 Min. walking, über 60 Min.	70%		Mi	langs. DL 11 Min. u. 3 Min. walking, über 60 Min.	70%
	Do	Ruhetag	0%		Do	langs. DL 12 Min. u. 3 Min. walking, über 60 Min.	70%
	Fr	langs. DL 3 Min. u. 3 Min. walking, über 60 Min.	70%		Fr	Ruhetag	0%
	Sa	Ruhetag	0%		Sa	langs. DL 13 Min. u. 3 Min. walking, über 60 Min.	70%
	So	langs. DL 4 Min. u. 3 Min. walking, über 60 Min.	70%		So	langs. DL 14 Min. u. 3 Min. walking, über 60 Min.	70%
2. Wo.:	Mo	langs. DL 5 Min. u. 3 Min. walking, über 60 Min.	70%	**4. Wo.:**	Mo	langs. DL 15 Min. u. 3 Min. walking, über 60 Min.	70%
	Di	Ruhetag	0%		Di	Ruhetag	0%
	Mi	langs. DL 6 Min. u. 3 Min. walking, über 60 Min.	70%		Mi	langs. DL 16 Min. u. 3 Min. walking, über 60 Min.	70%
	Do	langs. DL 7 Min. u. 3 Min. walking, über 60 Min.	70%		Do	langs. DL 17 Min. u. 3 Min. walking, über 60 Min.	70%
	Fr	Ruhetag	0%		Fr	langs. DL 18 Min. u. 3 Min. walking, über 60 Min.	70%
	Sa	langs. DL 8 Min. u. 3 Min. walking, über 60 Min.	70%		Sa	Ruhetag	0%
	So	langs. DL 9 Min. u. 3 Min. walking, über 60 Min.	70%		So	langs. DL über 60 Minuten	70%

Sub 60-Minuten-Training

Für Lauf-Beginner, die ohne Unterbrechung keine 60 Minuten, aber länger als 20 Minuten Joggen können.

Das Training beginnt mit 80% der maximalen Laufzeit. Dazu wird auf einer Wendestrecke im langsamen Dauerlauf 40% der maximalen Laufzeit zurückgelegt, der Umkehrpunkt markiert und zum Startpunkt zurückgelaufen. Der Folgetag ist ein Ruhetag. Am dritten Tag wird der Lauf um 200 Meter verlängert, somit vom letzten Umkehrpunkt 100 Meter weitergelaufen. Danach erfolgt wieder ein Ruhetag. In der ersten Woche wird an jedem zweiten Tag gelaufen. In der zweiten Woche erfolgen zwei Trainingstage hintereinander, der dritte Tag ist Ruhetag. In der dritten Woche wird an drei Tagen hintereinander trainiert, der vierte Tag ist ein Ruhetag. So kann nach einigen Wochen eine Laufdauer von 60 Minuten erreicht werden.

Heranführung an 60 Minuten Dauerlauf, Trainingsplan
Ziel 60:00 Minuten Dauerlauf

		Trainingseinheit TE	Intensität HF max.			Trainingseinheit TE	Intensität HF max.
1. Wo.:	Mo	la. DL über 80% max. Strecke m. Wendepunkt	70%	**3. Wo.:**	Mo	Ruhetag	0%
	Di	Ruhetag	0%		Di	langs. DL plus 200 m	70%
	Mi	langs. DL plus 200 m	70%		Mi	langs. DL plus 200 m	70%
	Do	Ruhetag	0%		Do	langs. DL plus 200 m	70%
	Fr	langs. DL plus 200 m	70%		Fr	Ruhetag	0%
	Sa	Ruhetag	0%		Sa	langs. DL plus 200 m	70%
	So	langs. DL plus 200 m	70%		So	langs. DL plus 200 m	70%
2. Wo.:	Mo	langs. DL plus 200 m	70%	**4. Wo.:**	Mo	langs. DL plus 200 m	70%
	Di	Ruhetag	0%		Di	Ruhetag	0%
	Mi	langs. DL plus 200 m	70%		Mi	langs. DL plus 200 m	70%
	Do	langs. DL plus 200 m	70%		Do	langs. DL plus 200 m	70%
	Fr	Ruhetag	0%		Fr	langs. DL plus 200 m	70%
	Sa	langs. DL plus 200 m	70%		Sa	Ruhetag	0%
	So	langs. DL plus 200 m	70%		So	langs. DL über 60 Minuten	70%

7. Ausrüstung

Laufschuhe

Der Fuß besteht aus 26 Knochen, 19 Muskeln und 107 Sehnen. Neben dem Knie zählt der Fuß zu den verletzungsanfälligsten Körperteilen eines Läufers. Daher sind die Laufschuhe der wichtigste Ausrüstungsgegenstand.

Ein Laufschuh (auch Jogging- oder Runningschuh genannt) ist ein spezieller Sportschuh für den Laufsport. Zu den Hauptfunktionen von Laufschuhen zählt die Dämpfung und die Stabilisierung, also das Stützen und Führen des Fußes während der Lande-, Abroll- und Abstoßphase. Laufschuhe können Fußfehlstellungen, eine Überpronation oder Supination ausgleichen.

Laufschuhe sind in verschiedene Kategorien eingeteilt, die jeweils unterschiedliche Einsatzbereiche und Anforderungen des Läufers abdecken.

Folgende Laufschuhkategorien werden unterschieden: Wettkampfschuhe, Trailschuhe, Stabilschuhe, Neutralschuhe und Natural Running Schuhe.

Wettkampfschuhe Geprägt von einem extrem leichten Gewicht, durch Verwendung von dünneren Materialien, verhelfen Wettkampfschuhe zu einem niedrigeren Massenträgheitsmoment in der Beschleunigung der Füße und somit für eine höhere Geschwindigkeit.

Trailschuhe Ein besonders stabiles Material, eine stark ausgeprägte Pronationsstütze mit einer starken, rutschfesten Sohle verhelfen Trailschuhen zu einer hohen Stabilität und Trittsicherheit. Sie eignen sich besonders für felsigen, matschigen oder nassen Untergrund.

Stabilschuhe Eine Pronationsstütze (härteres Material auf der Innenseite des Schuhs) schützt bei Stabilschuhen den Läufer vor einem »Übermäßigen-nach-innen-Knicken«, auch Überpronation genannt, im Abrollvorgang.

Neutrallaufschuhe Mit Dämpfung und einer leichten Pronationsstütze sind Naturalschuhe für den normalen Straßenläufer gemacht, der neutral abrollt.

Natural Running Schuhe Auch Fußtrainer genannt, kommen Natural Running Schuhe dem Barfußlaufen sehr nahe, also dem natürlichen Laufen. Der Schuh schützt vor Fremdkörpern und gibt dabei ausreichend Halt und etwas Dämpfung.

Über 90% der möglichen Probleme oder Krankheiten bei einem Langstreckentraining werden durch schlechte Laufschuhe und/oder ein zu hartes Training verursacht. Ein Laufschuh muss passen, darf nicht drücken und muss über genügend Bewegungsfreiheit im Zehebereich von mindestens einer Daumenbreite verfügen. Das Obermaterial darf nicht zu eng am Fuß anliegen, der Schuh darf sich in der Ferse und der Sohle nicht verdrehen lassen.

Die Laufbewegung unterteilt sich zu 30% in eine Bodenkontakt- und zu 70% in eine Flugphase. Der Bodenkontakt besteht aus der Lande-, Führungs-/Abroll- und Abdruckphase. Ein Jogger landet meist mit der Ferse, rollt über den Mittelfuß zum Vorfuß ab und drückt sich dann mit den Zehenballen ab. Nur Sprinter landen auf dem Vorfuß und drücken sich über den Vorfuß ab.

Aufgrund der hohen Anzahl von Bewegungszyklen ist es für den Langstreckenläufer erforderlich, seine Sprunggelenke und Achillessehne zu entlasten. Durch die speziellen Dämpfungs- und Festigkeitseigenschaften des Laufschuhs erfolgt eine Fersen- und Sohlendämpfung sowie eine stabile Führung des Fußes in der Abrollbewegung.

Beim Joggen werden Sprunggelenk und Knochen bis zum dreifachen Körpergewicht belastet, je nach Intensität, Untergrund und Schuhdämpfung. Bei einem 10-km-Lauf wirken somit in Summe bis zu 1.000 Tonnen als gesamte Dauerbelastung auf das Sprunggelenk und auf den Laufschuh. Deshalb ist vom ersten Kilometer an die Qualität des Laufschuhs für den Trainingserfolg beim Langstreckentraining so elementar wichtig.

Die Anforderungen an einen Laufschuh sind sehr hoch bezüglich Passform, Stabilität, Dämpfung, Stützfunktion und Verschleiß. Dazu gibt es unterschiedlichste Hersteller und Technologien, die sich in Funktion, Technik, Qualität und Tragekomfort stark unterscheiden. Obwohl verschiedene Hersteller ihre Laufschuhe in derselben Fabrik, z. B. in Thailand, Vietnam oder China herstellen lassen, bestehen große Technologie- und Qualitätsunterschiede bei den einzelnen Schuhmodellen.

Für das Langstreckentraining eignen sich nur sehr wenige Laufschuhmodelle, welche die extrem hohen Anforderungen erfüllen. Es ist elementar wichtig, zu Beginn des Trainings geeignete Laufschuhe zu tragen, da sonst sehr schnell Verletzungen, Blasen, Knochenhautentzündung, Fußnagelbettentzündung und Demotivation auf-

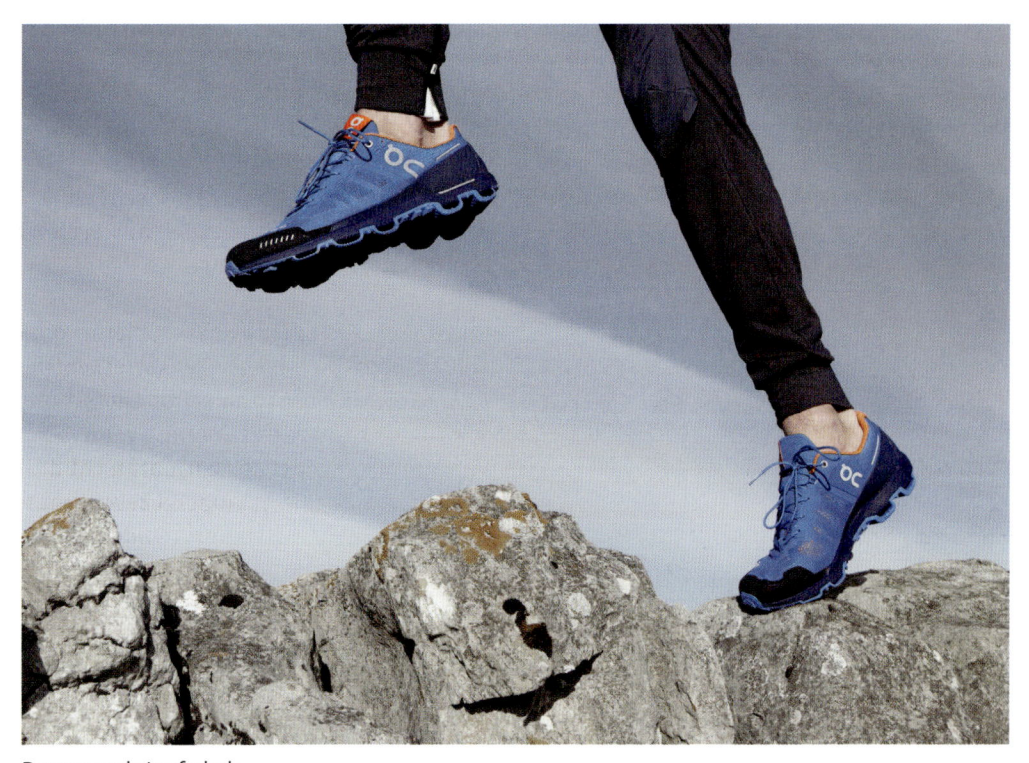

Der passende Laufschuh

Fußstellungen:	
Normalpronation	Beim Auftreten und in der Abrollbewegung knickt der Fuß über das Fußgelenk leicht nach innen ein.
Überpronation	Der Fuß knickt in der Abrollbewegung übermäßig stark nach innen ein. Dies ist die am häufigsten vorkommende Fußstellung.
Unterpronation	Der Fuß knickt in der Abrollbewegung nach außen ein, was selten vorkommt und auch als Supination bezeichnet wird.

treten können. Der ganze Trainingserfolg kann durch schlechte Laufschuhe zerstört werden.

Ein Wettkampfschuh ohne Dämpfung ist zum Training nicht zu empfehlen, da die Wadenmuskulatur durch die geteerte Straße so viele Stöße erhält, dass dadurch ohne Dämpfung leicht Muskelkrämpfe entstehen können. Zu viel Dämpfung im Schuh führt allerdings zur Instabilität des Laufstils und zur Verletzungsanfälligkeit.

Es sollten mindestens zwei Paar Laufschuhe von unterschiedlichen Modellen zugelegt werden, um diese täglich zu wechseln. Der Verschleiß der Dämpfungseigenschaften im Laufschuh erfolgt nach ca. 1.500 km, also nach ca. 5–6 Monaten bei 70 km/Woche bzw. nach einem Jahr, wenn zwei Paar Schuhe verwendet werden.

Der Fuß schwillt durch die Laufbelastung an, daher muss zwischen der Fuß- und der Schuhspitze mindestens eine Daumenbreite Abstand bestehen. Der Fußnagel stößt sonst beim Abrollen an, was zu einer Fußnagelbett-Entzündung führen kann (Fußnägel grundsätzlich ganz kurz schneiden). Im Fersenbereich sollte der Schuh fest sitzen. Es sollten Laufsocken mit verstärktem Fersen- und Zehbereich verwendet werden.

Nach dem Lauf sind die Laufschuhe durch den Schweiß feucht und sollten deshalb bei Raumtemperatur an einem trockenen Ort gelagert werden. Bei einer zu kühlen Lagertemperatur (etwa im Auto oder Keller) kann der Schuh nicht ausreichend trocknen, so dass Pilze entstehen können, die sich dann über die Socken auf die Füße und Fußnägel übertragen. Gute Laufschuhe können bei starker Verschmutzung gelegentlich in der Waschmaschine bei 30 °C gewaschen werden.

Die eigene Fußstellung wird leicht an den Schuhsohlen von abgelaufenen Schu-

Die verschiedenen Fußtypen

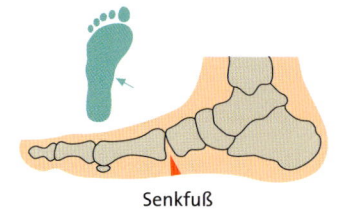

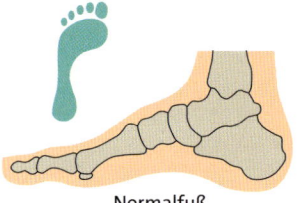

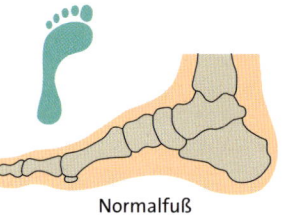

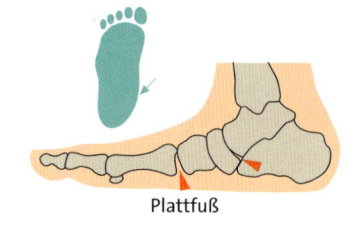

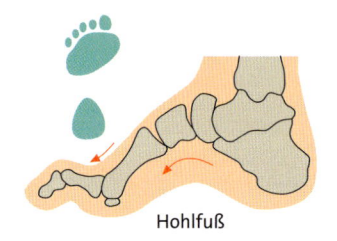

Senkfuß

Plattfuß

Normalfuß

Hohlfuß

hen erkannt oder mit einer Videoaufnahme am Laufband. Die Absätze und die Fußsohle eines Überpronierers sind an der Innenseite einseitig abgelaufen, die eines Außenpronierers an der Außenseite. Bei einer Pronation über 8° sollten Einlagen verwendet werden.

Sprengung Die Sohle des Laufschuhs benötigt eine Form, die ein leichtes Abrollen des Fußes erlaubt. Die Spitzensprengung ist die Höhe der Schuhspitze und die Absatzsprengung die Höhe der Fersenkappe vom Boden. Die Höhendifferenz zwischen Vorfuß und Ferse wird als Sprengung bezeichnet, also die Höhe des Absatzes. Barfußlaufen entspricht einer Sprengung von Null. Eine höhere Sprengung kann im Einzelfall den Fuß und die verkürzten Wadenmuskeln vor Überbelastungen und Entzündungen schützen. Die Sprengung des Laufschuhes nimmt starken Einfluss auf den Laufstil und bewirkt das Landen auf der Ferse. Eine erhöhte Sprengung des Laufschuhes ist daher zu vermeiden.

Leistenform Laufschuhe werden mit geraden, leicht gebogenen oder gebogenen Schuhleisten angeboten. Für den Normalfuß eignet sich die gebogene Leiste. Bei geraden Leisten wird der Fuß stärker gestützt.

Dämpfung Die Gelenke müssen bei jeder Landephase die Stoßkraft von dem zwei- bis dreifachen des Körpergewichts abfangen. Der Läufer versucht deshalb die Abfederung seines Körpers beim Laufen mit einem angewinkelten Knie zu kompensieren sowie mit Hilfe der Pronation und Supination. Diese natürliche Dämpfung ist aber nicht ausreichend, insbesondere auf geteerten Straßen, um den Körper vor Verletzungen zu schützen. Die Laufschuhindustrie hat daher verschiedenste Technologien entwickelt, um mit der Laufsohle die auftretende Stoßkraft zu reduzieren. Einige Beispiele sind in die Laufsohle integrierte Luftkissen, Luftkammern, Gelkissen, elastische Fasern oder Wabenformen.

Ein Nachteil der Dämpfung wirkt sich bei der Abdruckphase aus, bei der oft Energie vernichtet wird. Jeder Schuhhersteller hat hier sein eigenes Dämpfungssystem und Unterscheidungsmerkmal.

Zwischensohle Die meisten Laufschuhe haben in der Zwischensohle eine Pronationsverstärkung, die auf eine Fehlstellung des Fußes korrigierend wirkt.

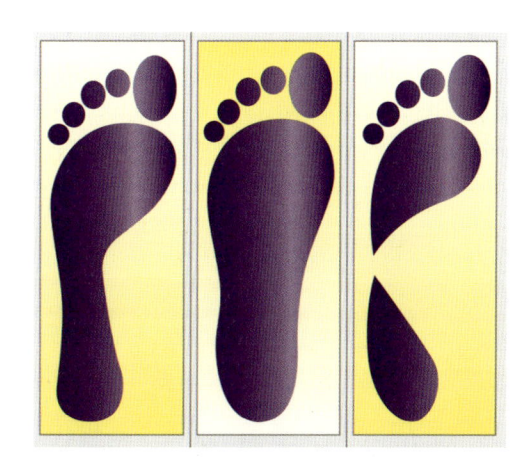

Der Löschblatt-Test:
links Normalfuß, Mitte Senkfuß, rechts Hohlfuß

Fußformen:	
Normalfuß	Die Fußform bildet ein schlankes Gewölbe. Schuhempfehlung: leicht gebogene Leisten, stabiler Schuh, Dämpfung.
Senkfuß	Die Fußform bildet ein sehr breites Gewölbe, flacher Fuß. Schwache Sehnen, Bänder und Muskulatur, erhöhte Verletzungsgefahr. Schuhempfehlung: gerade oder leicht gebogene Leisten, Pronationsstützen.
Hohlfuß	Die Fußform bildet ein sehr schlankes Gewölbe, ist steif und fest. Die Stoßbelastung ist schwer aufzufangen. Schuhempfehlung: gebogene Leisten, hohe Dämpfung und Flexibilität.

Fußform (Normal-, Senk-, Hohlfuß) Die eigene Fußform lässt sich z.B. mit einem feuchten Fußabdruck auf einem Löschpapier oder mit einem Flachbettscanner feststellen.

Druckpunkte auf das Fußbett beim Bewegungsablauf eines Läufers

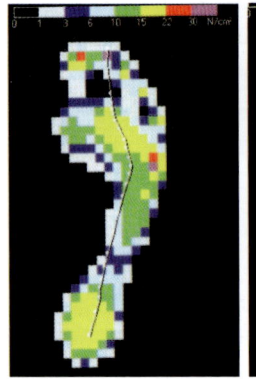

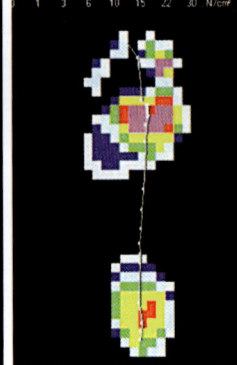

Fußbett-Druckpunktmessung eines Senkfußes

Fußbett-Druckpunktmessung eines Hohlfußes

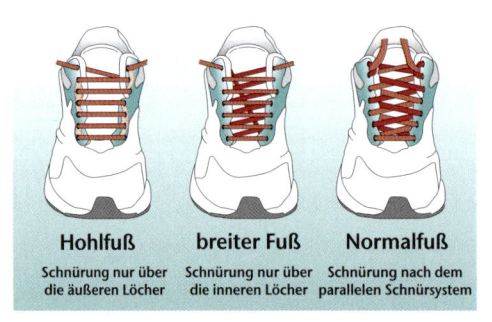

hochgezogene Längenwölbstütze
flexible Fersenform
dämpfender und flexibler Zehenbereich
seitliche Stützführung im Innen- und Außenbereich
zusätzliche Querwölbstütze
Detorsionskern zur Abrollkontrolle

Hohlfuß Schnürung nur über die äußeren Löcher
breiter Fuß Schnürung nur über die inneren Löcher
Normalfuß Schnürung nach dem parallelen Schnürsystem

Laufschuh-Schnürung für verschiedene Fußtypen

Einlagen Bei besonders starken Abweichungen vom Normalfall in der Fußstellung, Fußform oder bei einem Fußlängenunterschied sollten Spezial-Einlagen vom Orthopäden hergestellt und in den Laufschuh eingearbeitet werden (auch bei Fersensporn und Haglund-Ferse).

Die Kosten dazu werden von den meisten Krankenkassen für bis zu zwei Einlagen-Paare pro Jahr übernommen. Die Haltezeit der Einlagen entspricht etwa der eines Laufschuhs.

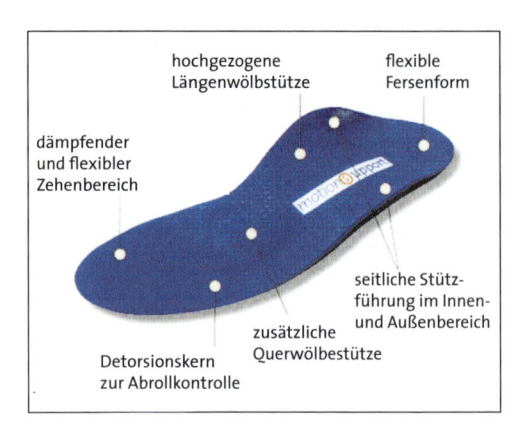

Der passende Laufschuh
Die Auswahl des richtigen Laufschuhs hängt von mehreren Faktoren ab, wie z.B. Passform, Fußstellung/Pronation, Fußform, Gewicht, Wochenkilometer, Gelände/Untergrund, Laufstil und Tragekomfort. Je höher das Körpergewicht ist, desto härter sollte das Dämpfungsmaterial des Schuhs sein.

An dieser Stelle möchte ich die Firma ON aus der Schweiz erwähnen, die als Newcomer hervorragende Laufschuhe herstellt, welche dem Natural Running sehr nahekommen. Die Schuhe sind auf geringes Gewicht mit mittlerer Dämpfung ausgelegt, mit einer einzigartigen Liebe zu vielen funktionellen Details. Die schlauchartigen Elemente in der Sohle (das »Cloud« Dämpfungssystem) bewirken gleichzeitig eine horizontale und vertikale Dämpfung, die eine weiche Landung und ein hartes Abstoßen ermöglicht.

Die meisten Läufer tragen zu kleine Laufschuhe mit einer zu starken Dämpfung. Der Laufschuh muss eine gute, seitliche Führungsstabilität bieten. Ein guter Laufschuh muss trotz Verdrehens der Leiste stabil bleiben. Die Ferse im Schuh muss stabil fixiert sein.

Die Laufschuhe sollten in einem speziellen Läufer-Fachgeschäft gekauft werden, welches eine Videoanalyse auf einem Laufband anbietet. Falls sich der gekaufte Schuh als nicht geeignet herausstellt, kann der Schuh in einem guten Fachgeschäft meist innerhalb von zwei Wochen kostenlos umgetauscht werden. Zum Schuhkauf sollten die alten, abgelaufenen Schuhe mitgebracht werden, an denen der Verkäufer die Verschleißstellen erkennen und so die Fußstellung zuordnen kann. Beim Kauf des neuen Laufschuhs müssen die eigenen Laufsocken getragen werden, um praxisnah Passform, Sitz und Stabilität zu testen.

In Deutschland werden pro Jahr über 20 Millionen Laufschuhe verkauft und es werden über 1.000 unterschiedliche Schuh-Modelle angeboten. Ein Läufer gibt durchschnittlich 120 € für seinen Laufschuh aus und kauft ca. zwei Paare pro Jahr.

Die Dämpfung der Laufschuhe sollte nicht zu stark sein, da sonst auf Dauer die Empfindsamkeit des Fußgelenkes und des Fußgewölbes stark reduziert werden könnte. Dies kann zu einem unökonomischen Bewegungsablauf oder Fehlstellungen des Fußes führen, wie z. B. Landen auf der Ferse anstelle des Mittelfußes oder seitliches Abknicken der Fußgelenke statt einer stabilen Fußhaltung. Eine leichte bis maximal mittelstarke Laufschuhdämpfung ist daher zu empfehlen.

Eine sehr gute Übung, den Bewegungsablauf der Füße zu optimieren, ist Barfußlaufen. Ich empfehle mind. 1x pro Woche 30–60 Minuten Barfuß zu laufen, etwa beim Lauf-ABC oder langsamem Dauerlauf, z. B. auf einem Fußballplatzrasen. Dies führt zu einer Stabilisation und Kräftigung der Bewegungsabläufe und zu einer Verbesserung des Laufstils.

Laufsocken

Für das Lauftraining sollten spezielle Jogger-Socken ohne Naht verwendet werden, die in den Fersen gepolstert und speziell für den linken und rechten Fuß geformt sind. Damit wird die Blasenbildung reduziert.

Blasen an den Füßen zu verhindern ist eine wichtige Voraussetzung für ein erfolgreiches Langstreckentraining. Herkömmliche Laufsocken können sich bei einem langen Lauf leicht verdrehen und dabei Falten bilden, welche Blasen verursachen.

Die Reibung der Socke auf der Fußhaut bewirkt eine Erwärmung, welche zusammen mit der vorhandenen Fußfeuchtigkeit zu einer Blasenbildung führen kann. Die eng aneinander gepressten Zehen schwitzen bei konventionellen Socken. Der Schweiß zwischen den Zehen bietet Bakterien einen Nährboden.

Zehensocken Durch Zehensocken können Blasen an den Zehen vermieden werden. Bei Zehensocken behält jeder einzelne Zeh seine Bewegungsfreiheit und bleibt tro-

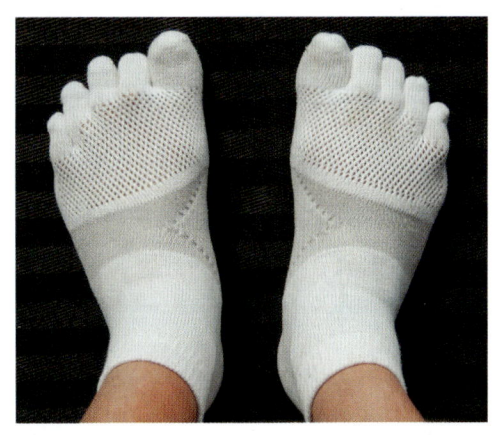

Zehensocken

cken. Der Blutfluss im Fußbereich wird somit erhöht und eine Ermüdung der Fußmuskulatur reduziert. Zehensocken bieten einen optimalen Wärme- und Feuchtigkeitsabtransport. Das Anziehen der Zehensocken ist etwas aufwändig, ähnlich wie bei einem eng anliegenden Fingerhandschuh.

Doppellagige Laufsocken Eine doppellagige Laufsocke beruht auf der Technik, zwei unterschiedliche, übereinander liegende Materialien fest miteinander zu verbinden. Nicht bemerkbar für den Läufer bewegen sich beide Lagen gegeneinander. Die auf-

Doppellagige Laufsocke

Trinkgürtel und Laufrucksack

Bei warmen Umgebungsbedingungen oder langen Läufen muss genügend Flüssigkeit mitgeführt und regelmäßig zugeführt werden. Dazu eignet sich ein Trinkgürtel, der um die Hüfte getragen wird und mit meist zwei bis sechs kleinen Fläschchen oder mit einer größeren Flasche ausgestattet ist.

Ein Laufrucksack bietet über zwei am Brustgurt befestigten Trinkflaschen, oder einer integrierten Trinkblase, den größten Wasserspeicher, der bis zu 1,5 Liter fassen kann. Zudem kann in einem Laufrucksack Bekleidung mit Kälte- und Nässeschutz mitgeführt werden.

Eine weitere Alternative ist eine Getränke-Handflasche, die, in der Hand gehalten, beim Laufen mitgeführt werden kann.

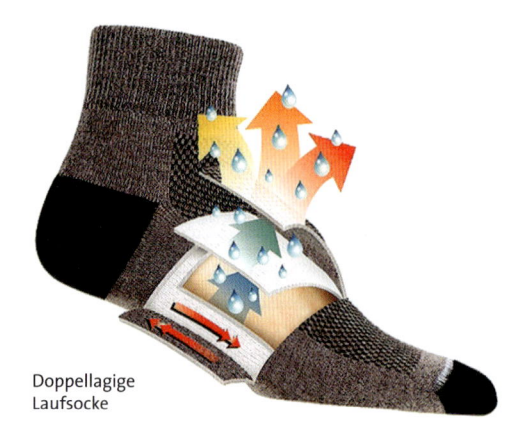

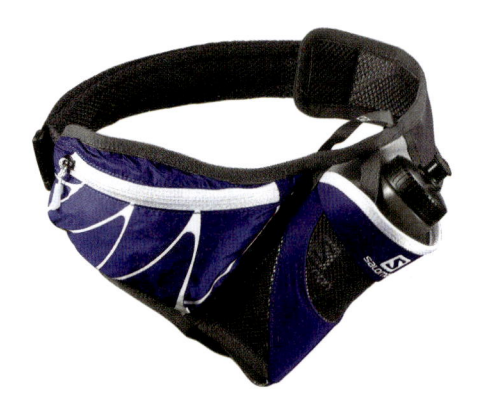

tretende Reibung tritt zwischen den Sockenlagen auf, die Fußhaut bleibt dadurch verschont. Somit wird Reibung verhindert und der Läufer ist vor Blasenbildung geschützt.

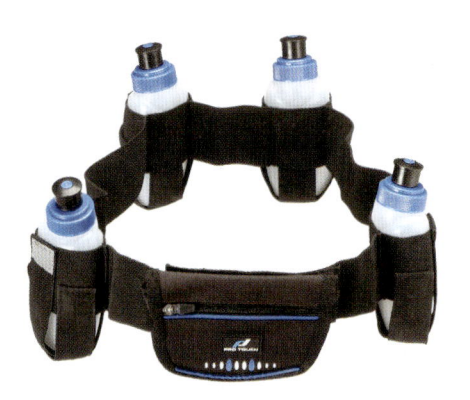

Trinkgürtel mit vier kleinen Fläschchen

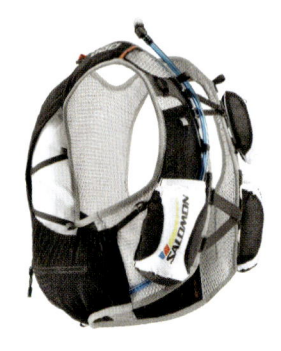

Trinkgürtel mit großer Flasche

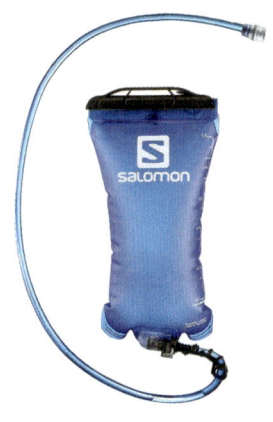

Getränke-Handflasche

Laufrucksack

Trinkblase für den Laufrucksack

Laufgürtel Um persönliche Gegenstände wie Autoschlüssel, Geld, Handy usw. beim Laufen mitzuführen eignen sich Laufgürtel. Das flache Design und dehnbare Material liegt am Körper eng an, ohne zu rutschen, drücken oder zu reiben.

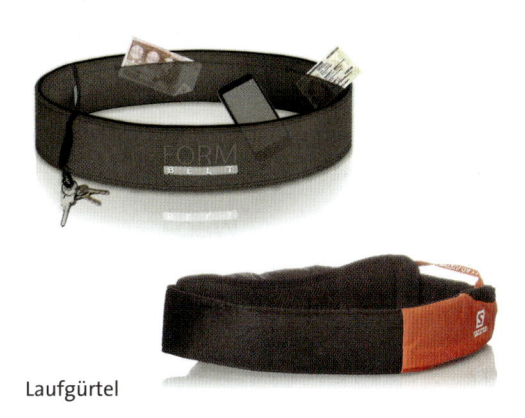

Laufgürtel

Laufbekleidung

Die Technologie und Qualität von Jogging-Bekleidung wurde in den letzten Jahren stark verbessert. Eine spezielle Funktionsbekleidung mit Mikro-Kunstfasern ermöglicht gleichzeitig Atmungsaktivität, Schweißabsorbierung, Wasserdichtigkeit, Windstopp und eine Gewichtseinsparung des Materials. Die Mikrofasern transportieren den Körperschweiß nach außen ab, so dass die Hautoberfläche trocken bleibt. Der Tragekomfort von Mikrofasern ist gegenüber Baumwollmaterialien wesentlich angenehmer und komfortabler.

Entsprechend den Jahreszeiten werden für das Ganzjahrestraining drei verschiedene Bekleidungsvarianten für Frühjahr/Herbst, Sommer und Winter benötigt. Es gibt daher kein schlechtes Jogging-Wetter, sondern nur ungeeignete Laufbekleidung.

Als Grundsatz für kaltes Wetter gilt der Zwiebeleffekt. Bei Kälte werden mehrere Textilien übereinander angezogen.

Für den Langstreckenlauf ist eine leichte, enganliegende und atmungsaktive Laufbekleidung (Funktionskleidung) mit maximaler Bewegungsfreiheit ohne Scheuerstellen sehr wichtig. Funktionsbekleidung transportiert den Schweiß nach außen und lässt gleichzeitig die Nässe von außen nicht eindringen, so dass die Haut immer trocken bleibt. Diese Funktion reduziert Erkältungsrisiken, die sonst bei Schweißablagerung in Verbindung mit Wind und Kälte auftreten können.

Die Laufbekleidung wird nach der vorliegenden Außentemperatur, der geplanten Trainingsintensität und dem persönlichen Wohlbefinden ausgewählt. Bei windstarker und regnerischer Witterung empfiehlt sich eine Mikrofaser-Funktionsjacke, welche vor Nässe und Wind schützt, aber die Nässe von innen absorbiert.

Die meisten Läufer-Erkältungen werden durch die falsche Auswahl der Laufbekleidung verursacht. Besonders kritisch sind starke Minus-Temperaturen, nass-kaltes Wetter und kühle Winde sowie der Jahreszeitwechsel. Ein Schwachpunkt ist der Nackenwirbelbereich, an dem sich Schweiß ansammeln kann, der dann bei Wind unterkühlt und leicht zu einer Erkältung führen kann. Hier empfehle ich, ein Halstuch zu tragen.

Auf rutschigem Untergrund wie Schneedecke und Eisflächen helfen »Schneeketten« für Laufschuhe.

Laufbekleidung:	
über 18 Grad:	Kurze Hose, kurzes Shirt, Brille gegen Mücken
über 12 Grad:	Halblange Hose, halblanges Shirt
unter 12 Grad:	Lange dünne Hose, langes Shirt plus Fleece oder Jacke, Handschuhe
unter 3 Grad:	Lange angeraute Hose, langes angerautes Shirt, plus Fleece und Jacke, Handschuhe und Mütze/Stirnband mit Ohrenschutz

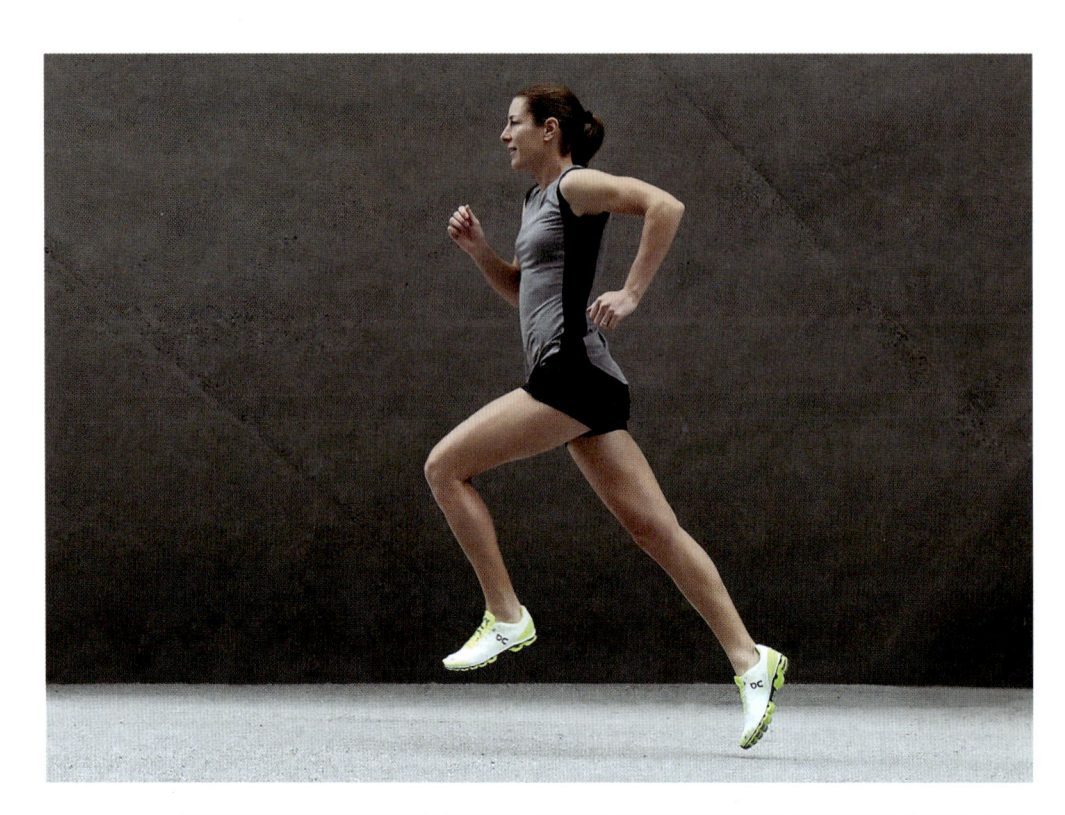

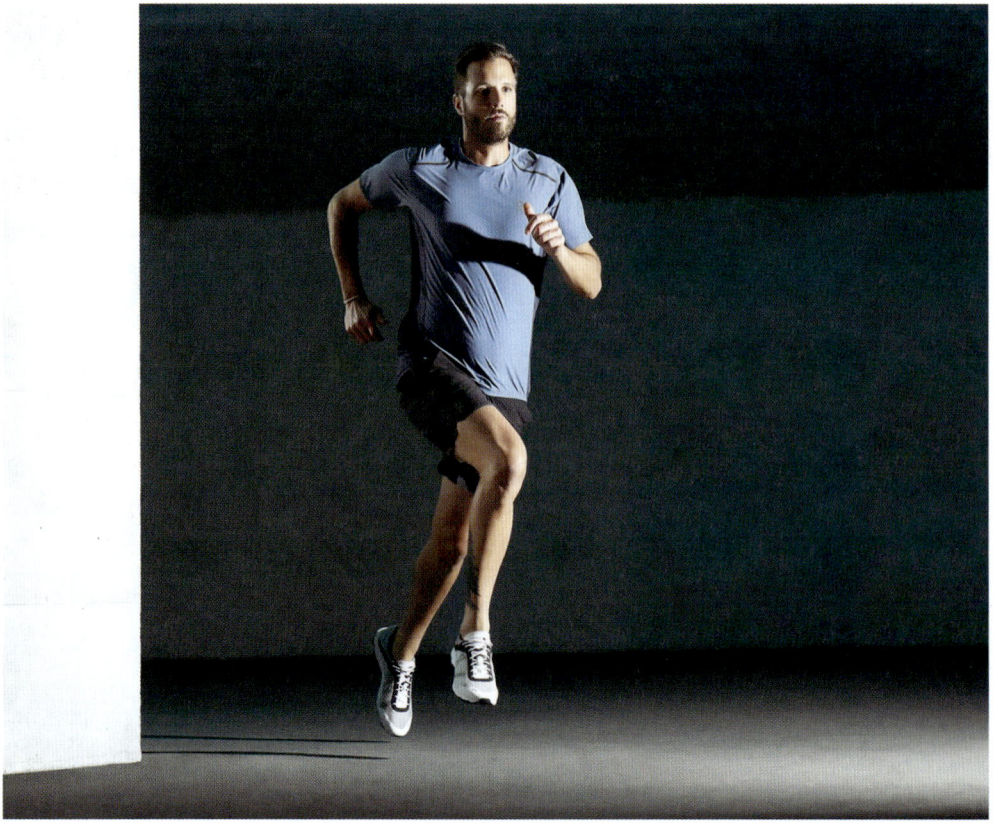

Über 18 Grad C
mit kurzer Bekleidung
(linke Seite oben)

Über 12 Grad C
mit halblanger Bekleidung
(linke Seite unten)

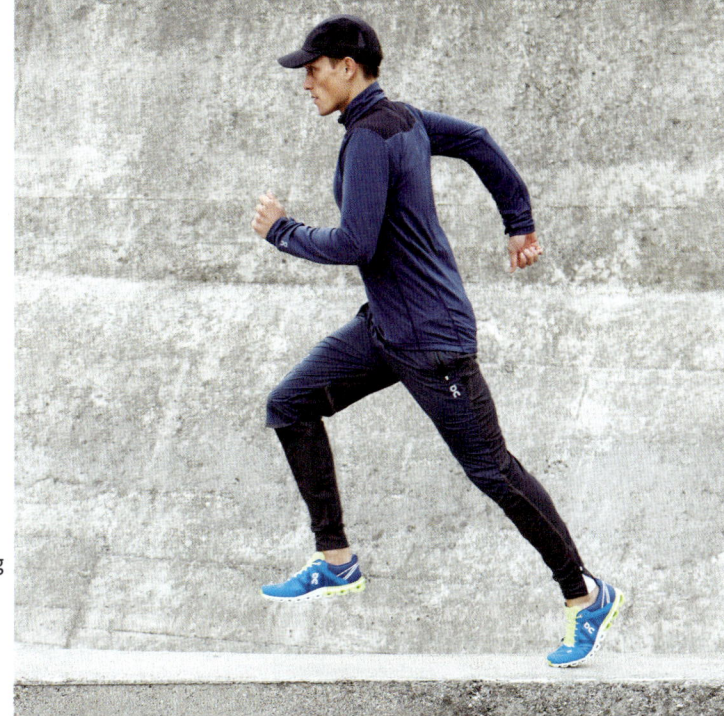

Unter 12 Grad C
mit langer dünner Bekleidung
(rechts)

Unter 3 Grad C
mit Jacke und
langer Hose angeraut
(unten)

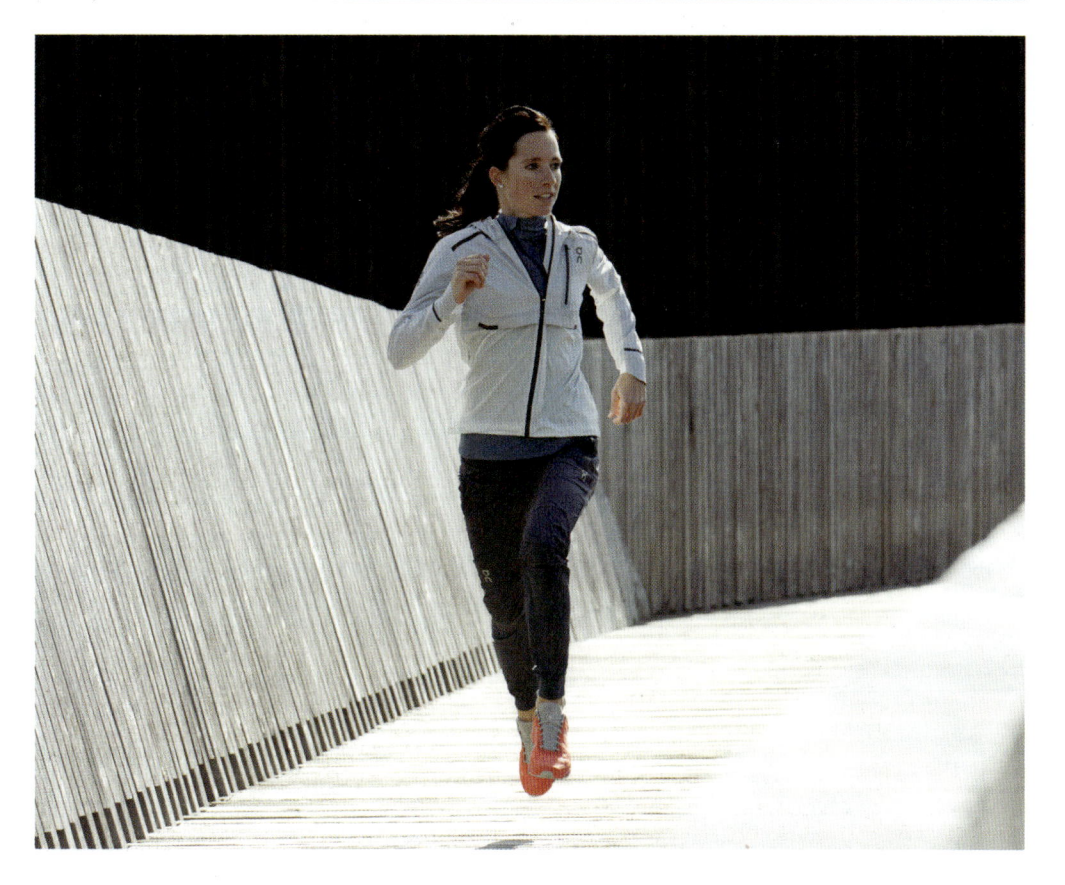

Die Laufbekleidung darf auf dem Körper an keiner Stelle scheuern, da dies zu Hautaufschürfungen führt. Die kritischsten Stellen sind die Achselbereiche, der Innenschenkel, der Schritt und der Brustbereich. Es kommen derzeit nur wenige Textil-Hersteller in Frage, welche die Anforderungen für Langstreckenlauf voll erfüllen. Bei einem Laufanfänger sollte das Material von Anfang an zu 100% geeignet sein, da ein Funktionsfehler zum Trainingsausfall führen kann.

Die Hände sind beim Joggen überempfindlich. Viele Körperteile werden durch die Jogging-Bewegungsabläufe warmgehalten, nur die Hände nicht. Es empfiehlt sich daher, ab einer Außentemperatur unterhalb von 8 °C dünne Handschuhe zu tragen, da beim langen Lauf die Hände sonst stark unterkühlt werden.

Kompressionskleidung für Läufer

Kompressionskleidung presst die darunter befindliche Muskulatur zusammen, was deren Volumen verringert und die Arterien weitet.

In der Medizin findet die Kompressionstechnik seit Jahrzehnten durch den Einsatz von Kompressionsstrümpfen Anwendung. Bei Venenerkrankungen wie Krampfadern, chronisch venöser Insuffizienz oder dem sogenannten »offenen Bein« gilt ihr Einsatz wegen der komprimierenden Eigenschaften als Basistherapie.

Die Wirkungen der Kompression können auch beim Laufsport genutzt werden.

Diese sind: Eine erhöhte Durchblutung der Beine sowie eine Stabilisierung und Stützung des Muskelgewebes. Gerade bei lang andauernden Belastungen sind diese

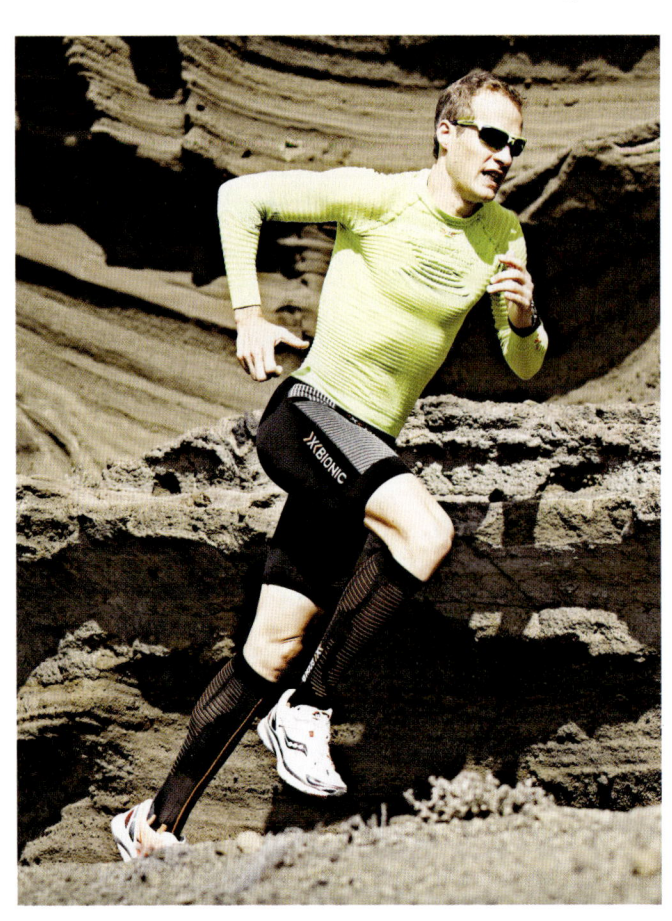

Läufer mit
Kompressionsbekleidung,
Timo Bracht

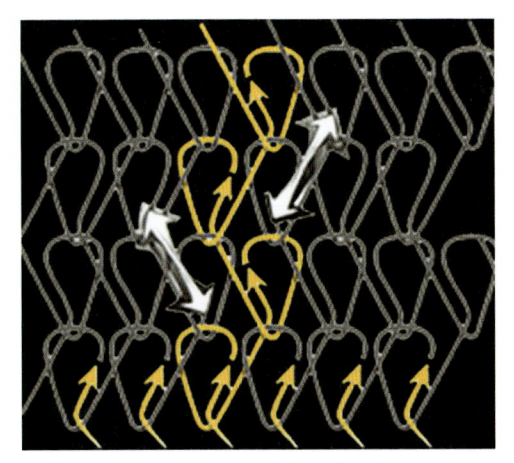

Kompressionskleidung

Kompressionskleidung wird aus Kettenwirkware hergestellt, bestehend aus vielen qualitativ hochwertigen Garnen mit druckbildenden Eigenschaften. Die Kompressions-Textilien erhalten ihre Wirkung durch den speziell in das Gewebe eingewobenen, umlaufenden Kompressions-Faden. Die Kompressions-Garne selbst sind nicht elastisch, die Vermischung mit Spandex-Fäden bewirken die Elastizität und somit die Kompression.

Ein Kompressionskleidungsstück darf nach zwei Minuten Anpassungszeit nicht mehr drücken, sonst wurde die Textilgröße zu klein gewählt.

Kompressions-Tights und -Shirts werden als erste Schicht auf der Haut getragen. Besondere Beachtung muss auf einen hilfreich. Die Muskulatur wird durch die Erschütterung und Vibration weniger belastet, sie ermüdet langsamer, der Läufer ist insgesamt schneller und leistungsfähiger.

Der kontinuierliche und elastische Druck auf die Muskulatur weitet die Arterien, wodurch der Durchblutungsrückfluss zum Herzen erhöht und das Laktat schneller abgebaut wird. Auch dies steigert die sportliche Leistungsfähigkeit und verkürzt die Regenerationszeit.

Unternehmen wie X-Bionic, CEP, 2XU, SKINS, SALOMON oder SIGVARIS haben sich auf Sport-Kompressionstextilien spezialisiert.

Kettenwirkgarne vermischt mit Spandex-Fäden

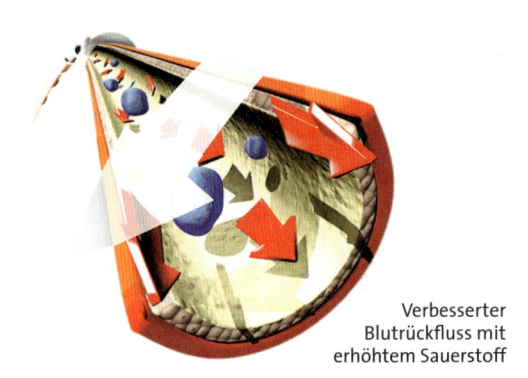

Verbesserter Blutrückfluss mit erhöhtem Sauerstoff

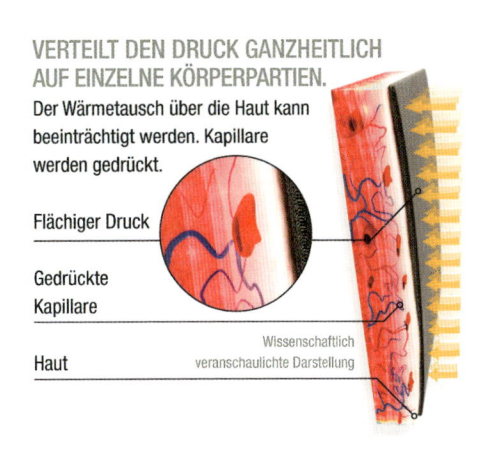

VERTEILT DEN DRUCK GANZHEITLICH AUF EINZELNE KÖRPERPARTIEN.
Der Wärmetausch über die Haut kann beeinträchtigt werden. Kapillare werden gedrückt.

- Flächiger Druck
- Gedrückte Kapillare
- Haut

Wissenschaftlich veranschaulichte Darstellung

Kompression konventionell, mit Druckwirkung

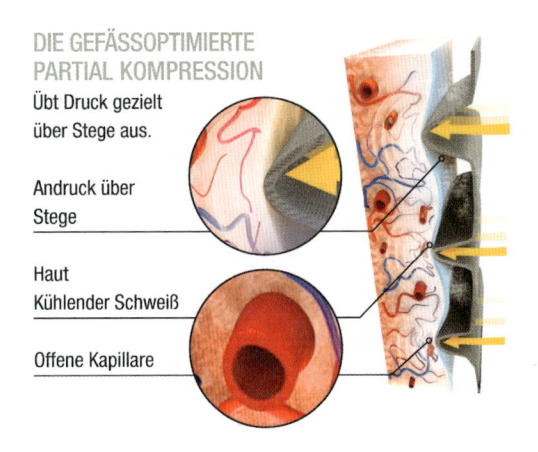

DIE GEFÄSSOPTIMIERTE PARTIAL KOMPRESSION
Übt Druck gezielt über Stege aus.

- Andruck über Stege
- Haut Kühlender Schweiß
- Offene Kapillare

Kompression partiell, mit besserer Durchblutung

reibungsfreien Bewegungsablauf gelegt werden, vor allem im Achsel- und Schrittbereich.

Die Webstrukturen der Kompressionstextilien können über partielle Kompressionszonen auch die Luftzirkulation, Polsterung, Wärmeregulierung und anatomische Formgebung sehr positiv beeinflussen, was zu einem hohen Tragekomfort und ebenfalls zu einer Leistungssteigerung führen kann.

Die Körperwärme kann dadurch an bestimmten Zonen gespeichert oder abgeleitet werden. Bei Hitze entsteht infolge der Verdunstungskälte des Schweißes an der Oberfläche der Kompressionsbekleidung ein Kühlungseffekt. Damit spart der Körper Energie, die er sonst für seine Klimaregelung benötigen würde.

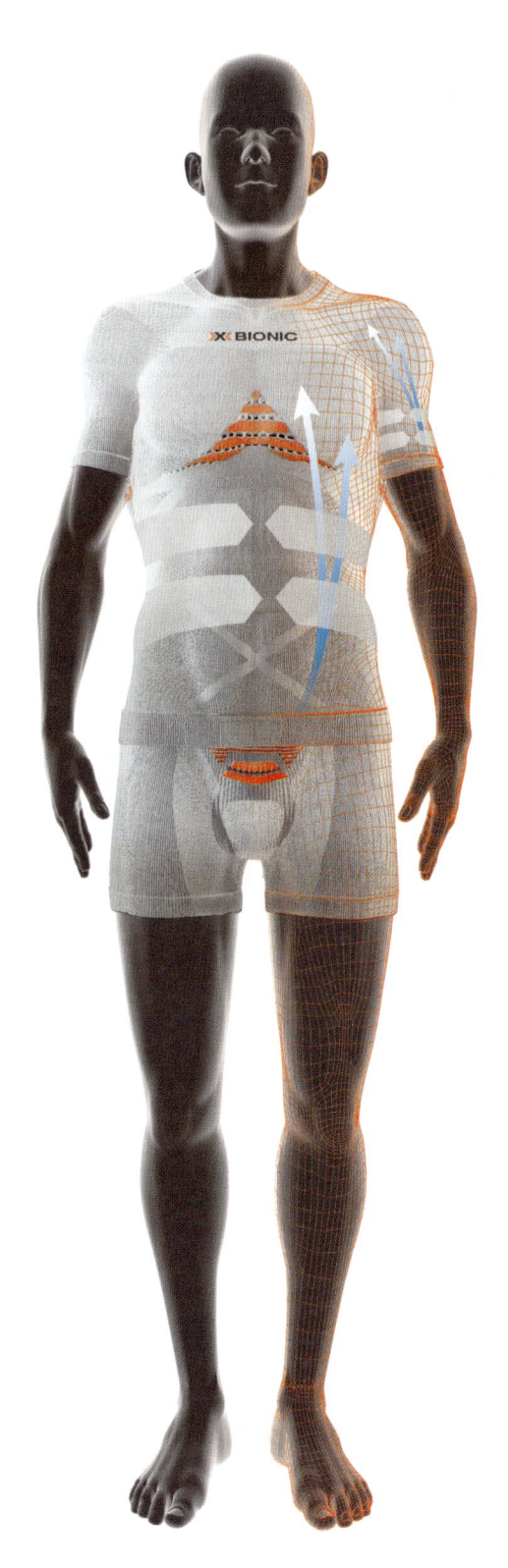

Kompressionskleidung

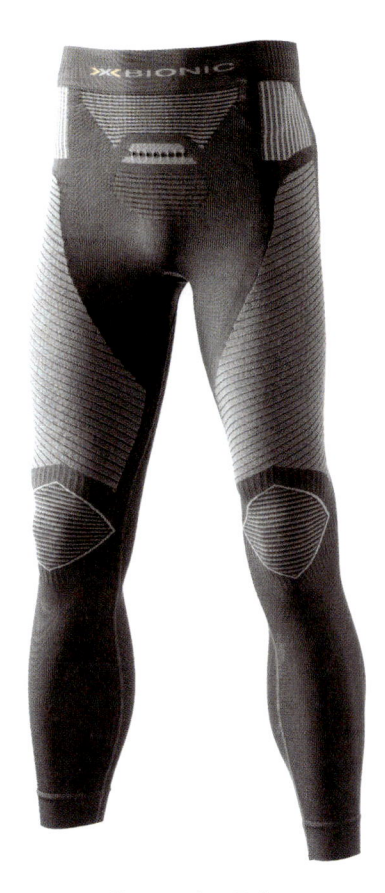

Kompressions-Tight

Kompressionsstrümpfe

Einen gleichmäßigen anatomischen Druckabfall von unten nach oben, von der Fessel bis ein Zentimeter unterhalb der Kniekehle, bewirken Kompressionsstrümpfe. Dadurch kann das sauerstoffarme Blut aus den Beinen schneller zum Herz zurückbefördert werden. Somit wird die Muskulatur mit mehr Sauerstoff versorgt.

Wissenschaftliche Untersuchungen belegen, dass durch Kompressionsstrümpfe, bei Belastungen an der aeroben Schwelle, Leistungsverbesserungen bis zu 2 % erreicht werden. Die Leistungsverbesserung nimmt zu, je höher und länger die Belastung ist.

Nach dem Wettkampf getragen, helfen Kompressionsstrümpfe auch zu einer schnelleren Regeneration (Verkürzung des Muskelkaters). Die Ursache dafür ist der schnellere venöse Rückfluss des Blutes. Auch bei langen Flug- oder Bus-Reisen sind Kompressionsstrümpfe zu empfehlen, um Thrombosen zu vermeiden.

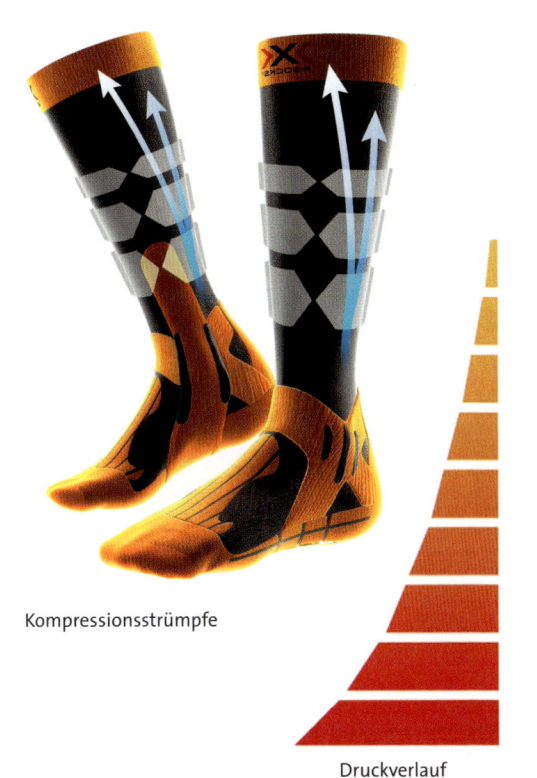

Die Kompressionsklassen sind in vier Stärken strukturiert:		
1	mäßige Kompression	18–21 mmHg
2	mittelmäßige Kompression	23–32 mmHg
3	kräftige Kompression	34–46 mmHg
4	sehr kräftige Kompression	über 49 mmHg

Je nach der Höhe des Andrucks werden die Kompressionsstrümpfe in Stütz- oder Kompressionsklassen eingeteilt. Der klassifizierte Andruck wird an der Fußfessel in Millimeter Quecksilbersäule mmHg gemessen. Stützstrümpfe erreichen einen Druck unter 18 mmHg und Kompressionsstrümpfe über 18 mmHg.

Je höher die Kompression (die Kompressions-Klasse sollte auf der Verpackung aus-

> **Fazit** Kompressionsbekleidung kann die Leistung im Training und Wettkampf steigern und die Regenerationszeit verkürzen.

gewiesen sein), desto stärker ist die Wirkung. Man sollte darauf achten, dass man sich auf jeden Fall in den Strümpfen noch wohl fühlt.

Es ist nicht ganz einfach, enge Kompressionsstrümpfe anzuziehen. Dies wird am besten erreicht, indem man in die Socke hineingreift, das Fersenteil von innen anfasst und herauszieht. Dann schlüpft man mit dem Fuß bequem in das Sockenteil hinein. Nun wird das Fersenteil über die Fußferse gezogen und der Socken faltenfrei nach oben gerollt. Den Strumpf sollte man nicht nach oben ziehen, um eine Überdehnung des Strumpfgewebes zu verhindern.

Eine Kombination aus Zehensocken und Kompressionsstrümpfen erlaubt die Anwendung von Wadenkompressionstextilien wie »Calfguards« oder »Sleeves« von CEP und Salomon, da die Wadenkompression ohne Fußteil geliefert wird.

Kompressionsstrümpfe

Druckverlauf

GPS für Läufer

GPS ist eine Satelliten-Navigationstechnologie, die für Läufer vielseitig anwendbar ist. Die zurückgelegte Strecke und die aktuelle Laufgeschwindigkeit ständig ablesen zu können, bedeutet für den Läufer, wertvolle Information und Motivation im Training und im Wettkampf.

Für das leistungsorientierte Lauftraining jeglicher Art bietet das GPS nützliche Anwendungen und Features. Die Laufstrecke und eine Menge von Trainingsparametern werden von GPS-Uhren automatisch aufgezeichnet. Alle Daten können am Computer ausgewertet, ins Internet gestellt und mit anderen Läufern oder einem auswärtigen Trainer diskutiert werden.

Das GPS (Global Positioning System) funktioniert durch das fortlaufende Empfangen der Standortkoordinaten über mindestens vier stationäre Satelliten gleichzeitig. Drei Satelliten werden für die geographische Position benötigt und ein Satellit zum Empfangen des Zeitsignals für die Geschwindigkeitsanzeige. Damit kann die zurückgelegte Entfernung und die momentane bzw. mittlere Geschwindigkeit vom Computer berechnet und angezeigt werden.

Geräte mit integrierter Landkarte zeigen auf dem Display den eigenen Standort und die Laufstrecke.

Die technischen Entwicklungen und Fortschritte für GPS-Anwendungen sind rasant, die Features werden immer faszinierender. Die angebotenen Produkte unterscheiden sich stark in Preis und Leistung. Wer Navigation mit einer digitalen Landkarten-Darstellung benötigt, kann dazu ein Smartphone oder ein GPS-Handgerät einsetzen.

Beim Laufen bietet ein GPS-Gerät Informationen über Laufgeschwindigkeit, zurückgelegte Distanz und Höhenmeter. Die Laufstrecke wird sehr exakt gemessen, so dass man nicht mehr auf unzuverlässige Schätzungen angewiesen ist, sofern durchgehend GPS-Empfang besteht und keine EMV-Störungen von Oberleitungen auftreten. Die ständige Überprüfbarkeit der Laufgeschwindigkeit macht das Einhalten eines konstanten Wunschtempos möglich, was wiederum das gefürchtete Überpacen in der Anfangsphase eines Wettkampfs vermeiden hilft. Die GPS-Da-

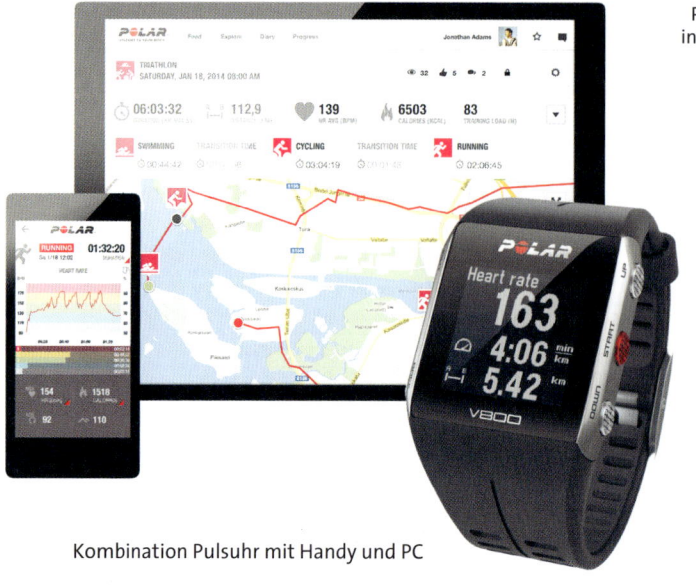

Pulsuhr mit integriertem GPS-Empfänger

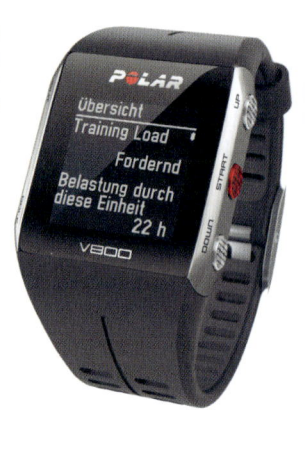

Kombination Pulsuhr mit Handy und PC

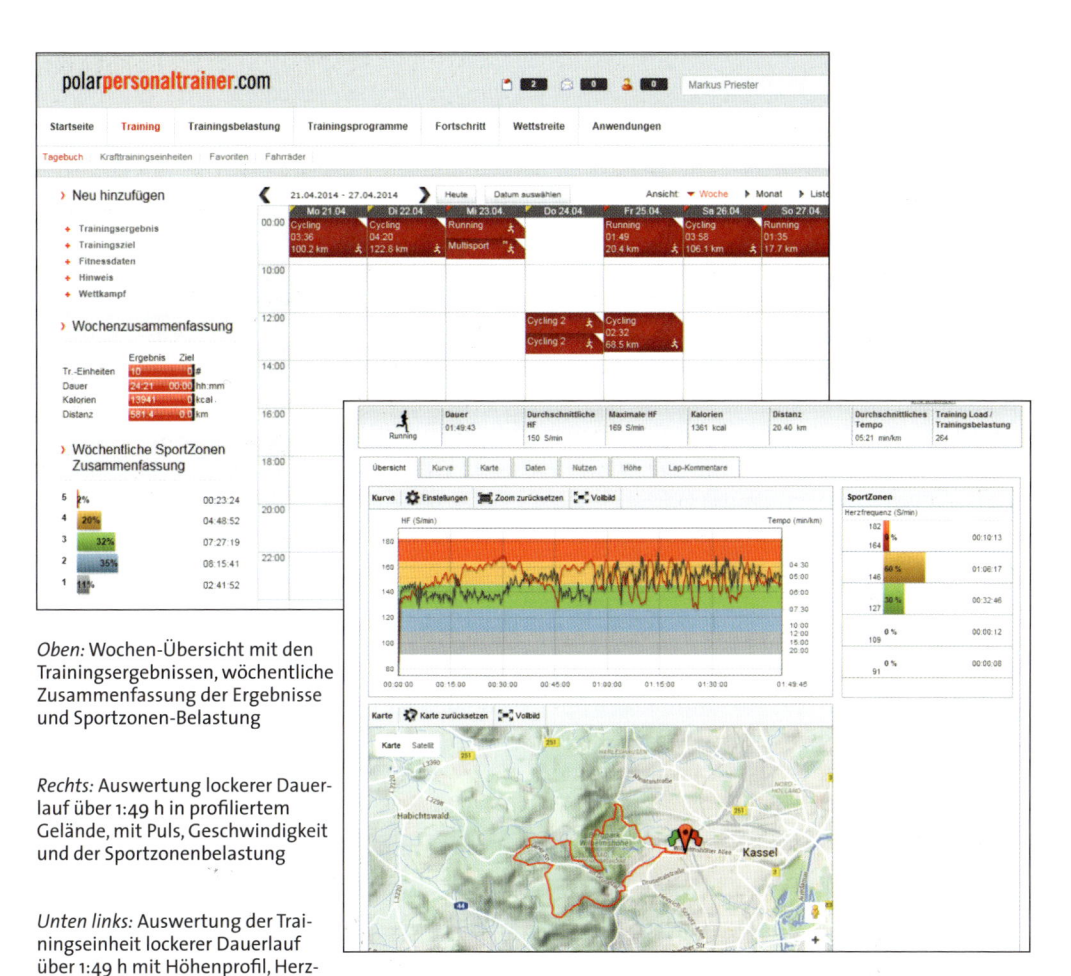

Oben: Wochen-Übersicht mit den Trainingsergebnissen, wöchentliche Zusammenfassung der Ergebnisse und Sportzonen-Belastung

Rechts: Auswertung lockerer Dauerlauf über 1:49 h in profiliertem Gelände, mit Puls, Geschwindigkeit und der Sportzonenbelastung

Unten links: Auswertung der Trainingseinheit lockerer Dauerlauf über 1:49 h mit Höhenprofil, Herzfrequenz und Sportzonen-Belastung

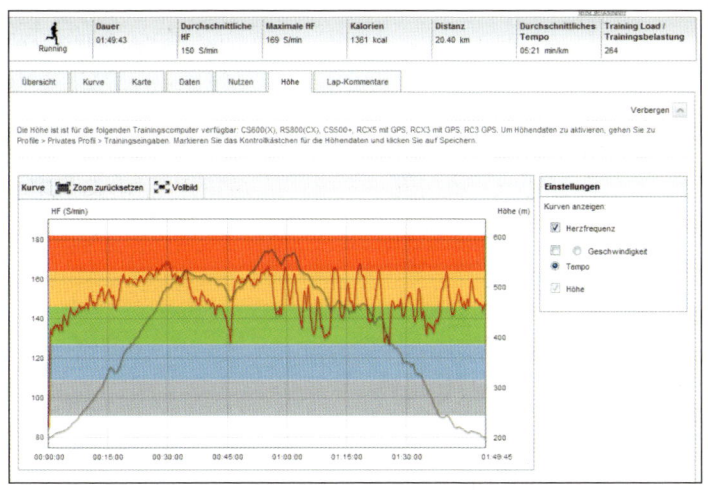

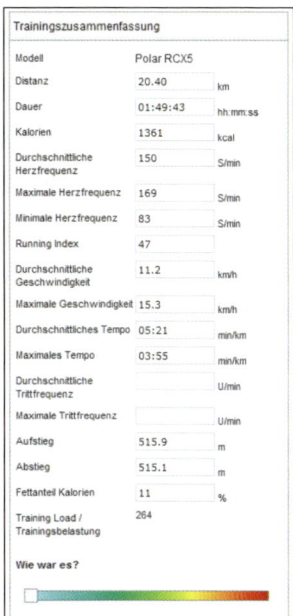

Unten rechts: Zusammenfassung der Daten einer Trainingseinheit

tei einer besonders interessanten Strecke kann an Internetportale gesendet, dort veröffentlicht und von anderen Usern angesehen und heruntergeladen werden (Beispiel: www.meinelaufstrecke.de).

GPS-Puls-Uhren
Der GPS-Empfänger ist entweder in die GPS-Uhr integriert oder er wird separat am Oberarm bzw. im Rucksack getragen. Ein guter Empfang der Satellitensignale ist Voraussetzung für die fehlerfreie GPS-Funktion. Es kann nach dem Einschalten des Gerätes bis zum Empfang der Daten einige Minuten dauern. Straßenschluchten, Hochspannungsleitungen oder Tunnel können den Empfang beeinträchtigen. Eine deutliche Verlängerung der Betriebsdauer für externe GPS-Empfänger wird mit Lithium-Batterien erreicht. Externe Empfänger haben den Vorteil, dass man ihre Batterien schnell austauschen kann, ohne dass die Daten in der Uhr verloren gehen. Ein Warnsignal der Uhr zeigt den kritischen Batteriezustand des Empfängers frühzeitig an.

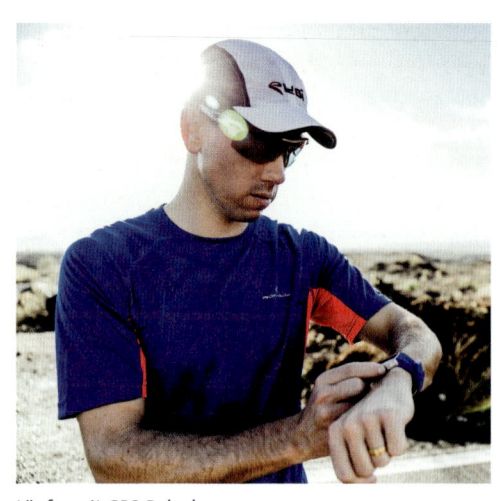

Läufer mit GPS-Pulsuhr

Bei GPS-Uhren mit integriertem Empfänger kann die Batterie mit einem USB-Kabel am PC oder an einer Steckdose aufgeladen werden.

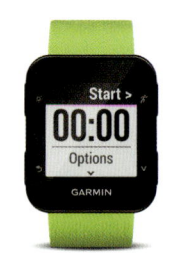

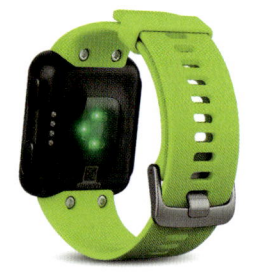

GPS-Pulsuhr mit integrierter Pulsmessung

Während des Laufs können über eine Funktionstaste die gewünschten Trainingsparameter im Display gewählt und verändert werden. Meist werden drei Parameter gleichzeitig angezeigt, wobei der gewählte Hauptparameter stark vergrößert erscheint. Das Display ist per Knopfdruck beleuchtbar.

Die GPS-Uhr kann auch auf eine Zielzeit für eine bestimmte Distanz eingestellt werden (z. B. 45 min. auf 10 km). Sie zeigt dann während des Laufs den aktuellen Rückstand oder den Vorsprung zur relativen Zielzeit an. Die Uhr bietet so die Funktion eines virtuellen Trainingspartners.

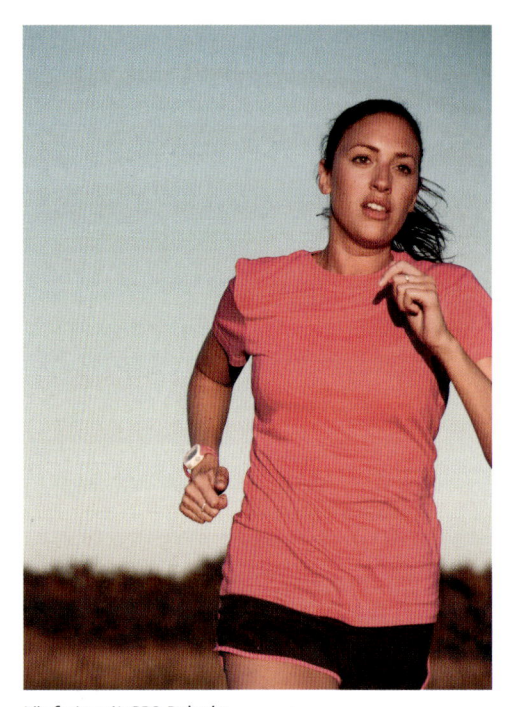

Läuferin mit GPS-Pulsuhr

Nach dem Lauf lassen sich die aufgezeichneten Daten auf den PC übertragen, um sie dort in einer Trainingsdatenbank zu speichern und auszuwerten. Grafiken zeigen die gelaufene Strecke, den Verlauf von Geschwindigkeit und Pulsfrequenz sowie das Höhenprofil. Die Wegstrecke kann in Google Earth übertragen und dargestellt werden. Eine Trainingssoftware oder Internet Plattform ermöglicht es, die Laufeinheit in die jeweiligen Trainingsparameter zu differenzieren. Dauer und Intensität der jeweiligen Belastungszone werden angezeigt.

Die Trainingseinheiten werden in Umfang und Intensität sowohl wöchentlich, monatlich als auch jährlich summiert und angezeigt. Selbst der Trainingsplan kann in die Software eingegeben werden.

GPS mit dem Smartphone

Auch Smartphones bieten Läufern eine GPS-Navigation. Dazu gibt es eine große Anzahl von Apps wie z. B. Polar Beat, Nike+Running, Strava, Endomondo, Runmeter, Runtastic PRO, Runkeeper oder Motion X GPS.

Während des Laufs werden die Geschwindigkeit, Distanz, aktuelle Höhe, Trainingskalorien sowie die Trainingszeit angezeigt. Zusätzlich zeigt das Smartphone eine Landkarte, deren Darstellung mitlaufend ist, sofern eine Internetverbindung besteht. Sie zeigt die aktuelle Position und die bereits gelaufene Strecke als rote Linie an. Die aufgezeichneten Laufparameter können in einer Online-Datenbank ausgewertet und die Strecke über Google Earth angesehen werden.

Eine Veröffentlichung der Laufstrecke und Trainingsparameter ist z. B. auf Facebook möglich. Von dort lassen sich auch die schönsten Laufstrecken der Welt herunterladen. Dies kann im Urlaub oder auf Geschäftsreise eine wertvolle Hilfe sein, um die besten Strecken für schöne, lange Läufe zu finden.

Smartphones bieten außerdem integrierte Zusatzfunktionen wie Kamera/Video, E-Mail, Internet, Musik-Player, Radio, Pulsmessung und natürlich auch Telefon. Ein Nachteil ist derzeit die relativ kurze Batterielaufzeit von ca. 4 Stunden. Zum Aufladen der Akkus werden eine Steckdose oder ein PC benötigt, was im Einzelfall nachteilig sein kann. Auch der Handy-Empfang ist nicht überall gegeben, z. B. im Gebirge oder in bestimmten Ländern. Die Landkarte kann jedoch separat heruntergeladen und auch im Offline-Betrieb genutzt werden.

Die Ausrichtung der Karte kann mittels des elektronischen Kompasses automatisch erfolgen, was die Navigation erleichtert. Auch ohne Funkempfang funktioniert die GPS-Funktion des Handys eigenständig. Für einfache GPS-Anwendungen ist das Handy sicher ausreichend geeignet.

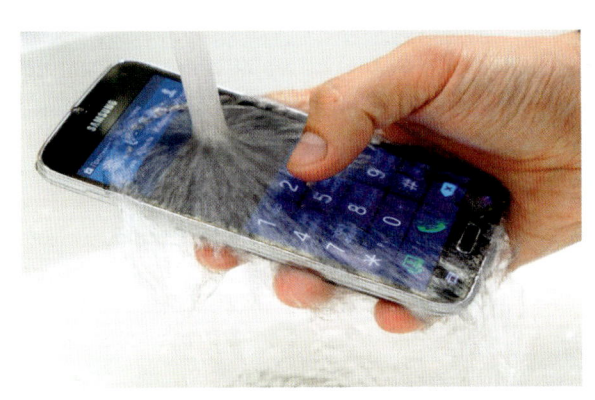

Wasserdichtes Smart Phone mit GPS »Galaxy-S5«

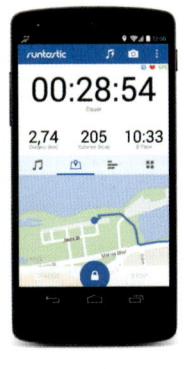

Handy mit Anzeige der Laufparameter

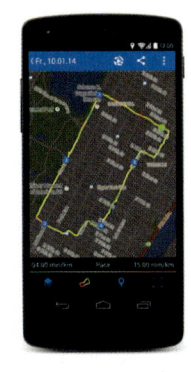

Handy mit Anzeige der Landkarte

Die meisten Handys sind empfindlich gegenüber Stoß, Vibration und Nässe. Von Sony Ericsson gibt es dafür das Smartphone »Xperia«, von Panasonic das »Android« und von Samsung das »Galaxy S7«. Dies sind unempfindliche, wasserdichte Handys mit GPS-Funktion und einem Gewicht unter 110 Gramm. Das »Xperia go« besticht durch sein hervorragendes Design, einen kratzfesten Bildschirm und einen soliden Aluminium-Rahmen.

GPS »Way Back Finder«
Ein einfaches und kostengünstiges GPS-Gerät ist der »Way Back Finder«. Er bietet eine nützliche Hilfe, um in unbekanntem oder unübersichtlichem Gelände, bei Tag oder Nacht, sicher zurück zum Ausgangspunkt zu finden.

Mit diesem Gerät können bis zu drei Wegpunkte markiert werden. Sollte sich jemand verlaufen, kann einer der drei Wegpunkte angewählt werden. Das Gerät führt dann mittels eines 360-Grad-Richtungsanzeigers (digitaler Kompass) an den gewünschten Wegpunkt zurück. Die Distanz zu den drei programmierten Wegpunkten wird, vom eigenen Standort aus, per Luftlinie angezeigt.

Sehr zu empfehlen ist auch der handliche und gut ablesbare »Backtrack« von Bushnell mit integrierter Distanz- und Geschwindigkeitsanzeige.

Eine Investition, die ich aus Sicherheitsgründen jedem Läufer ans Herz lege, der auf unbekanntem Gelände unterwegs ist.

Bei einem Smartphone kann die »Way Back Finder«-Funktion mit einem App aufgespielt werden. Die Funktion ist jedoch nur gewährleistet, wenn Handy-Empfang besteht.

Musikgeräte für Läufer

Beim Laufen von langen Strecken ist Musik ein wunderbarer Motivator. Sie bietet Abwechslung, verschafft zusätzliche mentale Energie und fördert so die Leistung.

Seit es das MP3-Format gibt, werden sporttaugliche Musik-Player entwickelt. Speziell für Läufer miniaturisiert, sind sie bis zu 20 Gramm leicht. Mit geeigneten Ohrhörern kann beim Laufen so problemlos Musik empfangen werden.

Die MP3-Player verfügen heute trotz ihrer Winzigkeit über große Speicher, so dass jedermann unterwegs aus einem riesigen Vorrat von unterschiedlichen Songs auswählen kann.

Wissenschaftliche Untersuchungen ergaben, dass die Leistungsfähigkeit eines Langstreckenläufers durch den Einsatz der »richtigen« Musik deutlich steigerbar ist. Die von der Musik empfangene Motivation wirkt sich auch positiv auf den Bewegungsablauf aus.

Die beste Leistungssteigerung erzielt man durch den Wechsel von entspannender und antreibender Musik. Zu Beginn der Laufeinheit ist eine möglichst entspannende Musik zu empfehlen, um nicht zu schnell oder zu dynamisch anzulaufen. Gegen Ende der Laufeinheit sollte dann vorwiegend antreibende Musik gespielt werden, um Leistungsreserven psychisch frei zu setzen. Dazwischen empfiehlt sich Musik, bestehend aus langsamen und schnelleren Stücken.

Musik beeinflusst die individuelle Psyche auf vielfältige Weise. Taktfrequenz, Rhythmus, Musikstil, Harmonie, Einsatz von Instrumenten, Bässen oder Stimmen

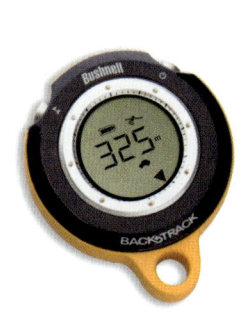

Bushnell »Back Track« 1

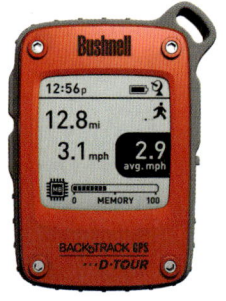

»Back Track« 2 mit Geschwindigkeitsanzeige

spielen hier eine Rolle. Selbstverständlich sollte die Musik mit dem individuellen Geschmack möglichst gut übereinstimmen und so für gute Laune sorgen.

Läufer, die das Problem haben, zu Beginn des Wettkampfes zu schnell zu laufen, können ihren gesteigerten Bewegungsdrang auf den ersten Kilometern mit ruhiger Musik dämpfen.

Musik, die beim Laufen eine antreibende Wirkung erzeugt, hat eine Taktfrequenz (beats per minute »bpm«) von ca.10 Schlägen über der Trainings-Herzfrequenz.

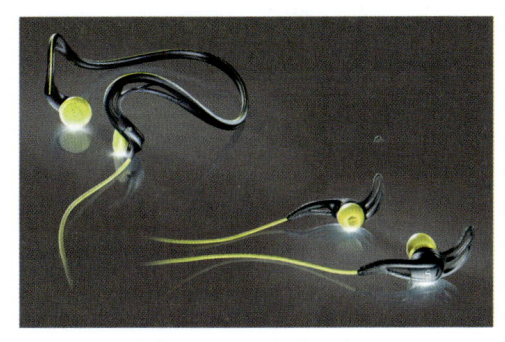

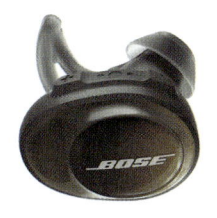

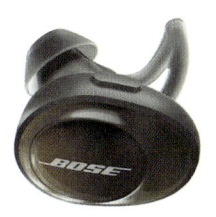

Kabellose Kopfhörer mit integriertem Pulsmesser

Oben: Sport-Ohrhörer mit Nackenbügel
Unten: Sport-Ohrhörer mit Ohrclip

Der langsame Lauf mit 75% HFmax wird meist mit Pulswerten von 115 bis 130 absolviert. Daher ist eine Musikfrequenz von 125 bis 140 bpm perfekt zum Laufschritt und zur leistungsfördernden Motivation.

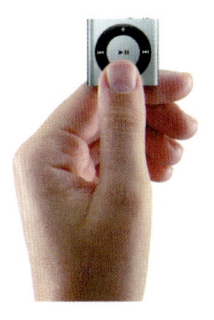

MP3 Player unter 20 Gramm Gewicht

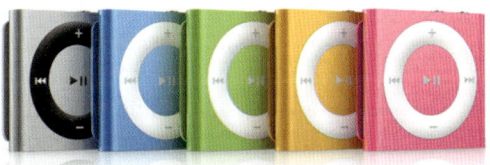

Die bpm-Werte eines Songs können über Freeware Software bestimmt werden. Ein Beispiel: Zwei Taktschläge pro Sekunde bedeuten 120 bpm. Musik mit mehr als 150 bpm oder weniger als 100 bpm zeigt bei Läufern so gut wie keine motivierende Wirkung.

Der MP3-Player wird am Körper so positioniert, dass das Kabel zum Ohr möglichst kurz und straff ist. Die Schwingungen eines lang hängenden Kabels können die Ohrhörer lockern. Die Ohrhörer sollten einen Überzug aus Schaumstoff, Neopren oder Silikon aufweisen und im Ohr festsitzen, ohne zu drücken.

Die neueste Technologie bieten kabellose Ohrhörer, zum Musikhören und Telefonieren. Sogar die Pulsmessung im Ohr ist bei einzelnen Ohrhörern integriert. Zur Funktion wird ein Handy mit Bluetooth-Übertragung benötigt. Derzeitige Anbieter dazu sind z. B. Bose »Sound Sport«, Apple »Airpods«, Sony »Xperia« oder Samsung »Icon X«.

Musik beim Laufen zu hören kann gefährlich sein, weil Umgebungsgeräusche stark reduziert wahrgenommen werden. Von hinten heranfahrende Autos werden somit kaum gehört. Daher gilt aus Sicherheitsgründen für das Laufen mit Musik: Nicht zu laut aufdrehen und vor jedem Spur- oder Straßenwechsel kurz zur Seite und nach hinten schauen!

Im Internet kann spezielle Musik für Läufer nach bpm-Zahl und Musikstil ausgewählt und heruntergeladen werden, z. B. unter www.5-for-sports.com oder Musikjogger.de

Stirnleuchten für Läufer

In unseren Breitengraden ist es im Winter morgens und abends dunkel. Den wenigsten Läufern bietet sich die Möglichkeit, auf beleuchteten Wegen zu trainieren. Auch im Training bei Dunkelheit hilft eine Stirnleuchte, Risiken wie Schlaglöcher, Steine und Hindernisse im unwegsamen Gelände besser zu erkennen.

Die Stirnleuchte hält im Gegensatz zu einer Taschenlampe die Hände frei, so dass der Laufstil nicht beeinträchtigt wird. Sie hilft, besser zu sehen und besser gesehen zu werden. Speziell für Läufer wurden leichte, wetterfeste Stirnleuchten mit LED-Technik entwickelt.

Eine LED (Light Emitting Diode) ist eine elektronische Lichtquelle. Die LED-Technik benötigt weniger Strom, hat eine längere Lebensdauer, leuchtet die Umgebung in realen Farben aus, wird nicht heiß und zieht keine Insekten an.

Die Leuchtkraft wird in Lumen gemessen. Ab 100 Lumen sind Stirnleuchten für Läufer geeignet.

Viele Stirnleuchten bieten die Möglichkeit, die Leuchtkraft entweder in Stufen oder stufenlos von 100 bis zu 300 Lumen und mehr zu verändern.

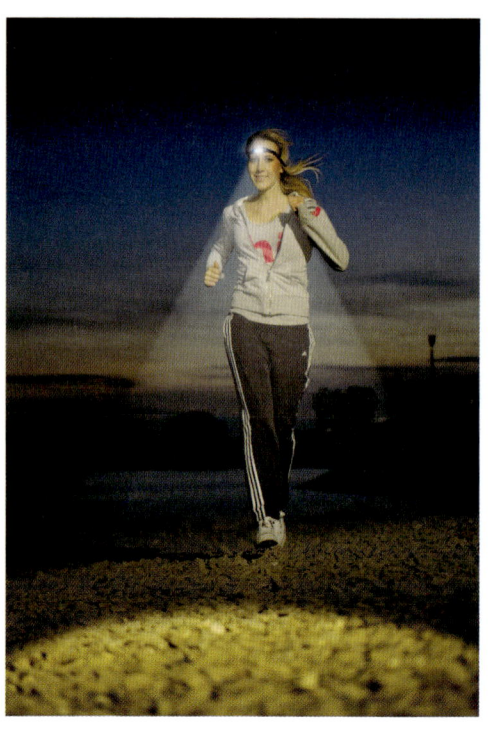

Läuferin mit Stirnleuchte

Die Variabilität des Lichtkegels wird benötigt, um z. B. in 100 Meter Entfernung mit starker Leuchtkraft eine Wegemarkierung ausfindig zu machen oder die Lichtstreuung bei Nebel, Regen und Schneefall mittels geringerer Leuchtkraft zu reduzieren.

Ein Boost-Modus zum Suchen in der Entfernung und ein Blinkmodus zur Signalwirkung, wie SOS, sind hilfreiche Zusatzfunktionen. Für das Laufen ist jedoch der breite Lichtkegel die bevorzugte Anwendung.

Es ist auch wichtig, dass sich die Bedienelemente mit Handschuhen leicht und sicher betätigen lassen. Das Kopfband muss elastisch, verstellbar und waschbar sein sowie fest sitzen, ohne einen unangenehmen Druck zu erzeugen.

Die Stirnleuchte sollte so leicht wie möglich sein und einschließlich Batterien nicht über 200 Gramm erreichen, um Stoß- und Vibrationswirkungen auf die Leuchte zu reduzieren.

Die Batterie ist meist auf der Rückseite des Stirnbandes angebracht und wird von

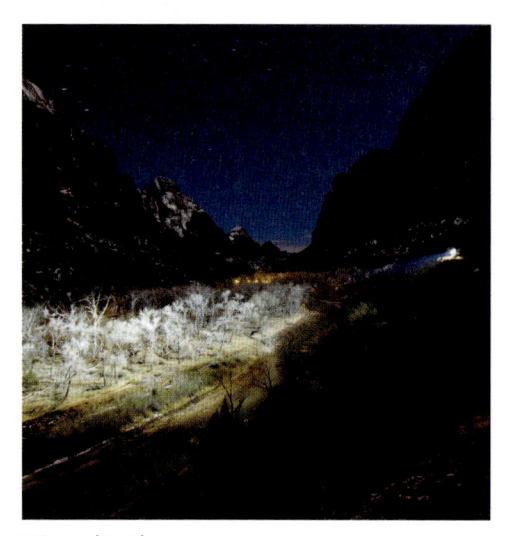

LED-Leuchtwirkung

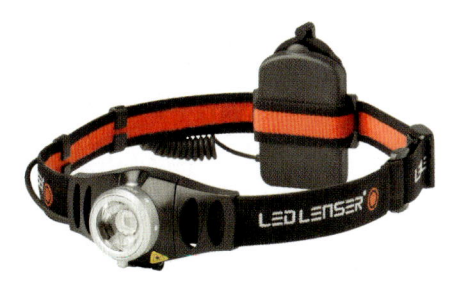

LED-Stirnleuchte LEDLENSER H7

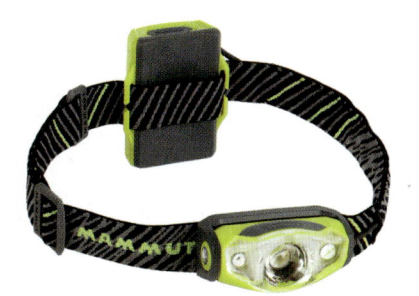

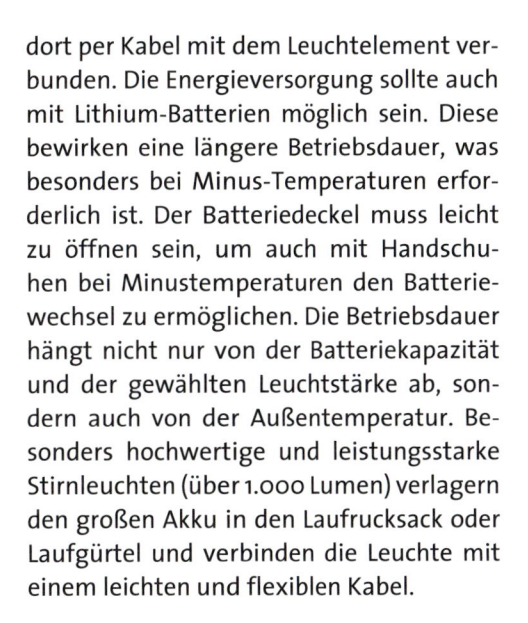

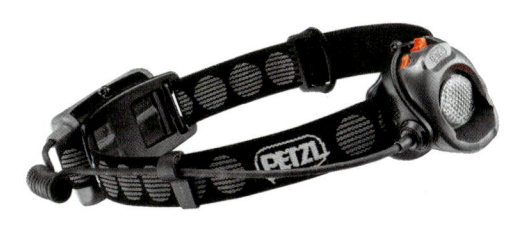

LED-Stirnleuchte PETZL MYO RXP

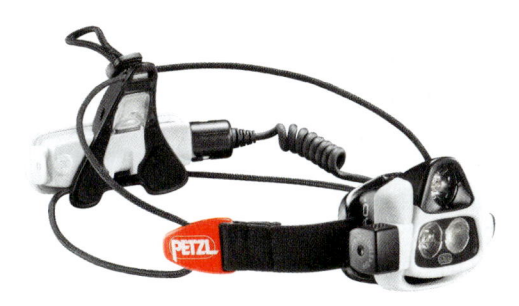

LED-Stirnleuchte MAMMUT Lucida X-shot

LED-Stirnleuchte PETZL NAO mit Sensor

dort per Kabel mit dem Leuchtelement verbunden. Die Energieversorgung sollte auch mit Lithium-Batterien möglich sein. Diese bewirken eine längere Betriebsdauer, was besonders bei Minus-Temperaturen erforderlich ist. Der Batteriedeckel muss leicht zu öffnen sein, um auch mit Handschuhen bei Minustemperaturen den Batteriewechsel zu ermöglichen. Die Betriebsdauer hängt nicht nur von der Batteriekapazität und der gewählten Leuchtstärke ab, sondern auch von der Außentemperatur. Besonders hochwertige und leistungsstarke Stirnleuchten (über 1.000 Lumen) verlagern den großen Akku in den Laufrucksack oder Laufgürtel und verbinden die Leuchte mit einem leichten und flexiblen Kabel.

Der Stirnleuchtenkopf muss schwenkbar sein, damit der Leuchtkegel auf einem profilierten Weg oder Trail positioniert werden kann.

Preis und Leistung sind bei LED-Stirnleuchten sehr unterschiedlich. Eine für Läufer geeignete Stirnleuchte bis 200 Gramm Gewicht, 140 Lumen Leuchtkraft, 24 Stunden Betriebszeit und einer Ausleuchtung bis 100 Meter ist ab ca. 90 € erhältlich.

Neueste Entwicklungen bei LED-Stirnleuchten berücksichtigen auch die automatische Anpassung der Leuchtkraft. Je nachdem, ob z.B. eine Karte gelesen oder ein Weg gesucht wird, passt sich die Leuchtstärke aufgrund eines Helligkeitssensors automatisch an.

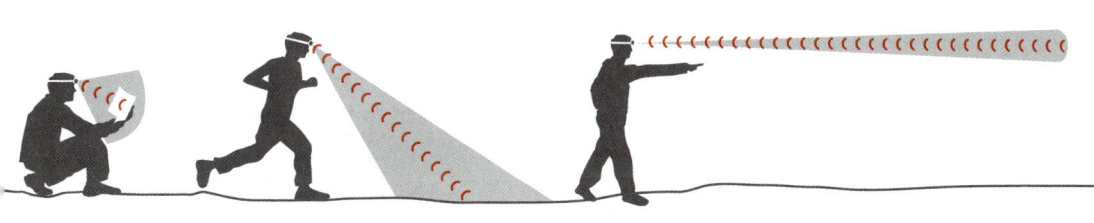

Positionierung der Stirnleuchte

8. Stretching/Dehnung

Unter Stretching versteht man die Dehnung der Muskulatur in einer statisch, intermittierend oder posiometrisch gehaltenen Position. Eine dynamische Dehnung zur Kräftigung der Muskulatur ist kein Stretching.

Sicher erinnern Sie sich noch an die klassischen, wippenden Dehnübungen, die selten zu dem gewünschten Erfolg geführt haben. Die heutigen Dehnübungen nutzen die Stretching-Methode. Dazu geht man langsam in die jeweilige Stretching-Position, bis ein Dehnreiz in den entsprechenden Muskeln verspürt wird. In dieser Position verharren Sie ca. 15 Sekunden, ohne zu wippen. Die jeweilige Stretching-Übung wird dabei dreimal wiederholt. Danach wird die andere Körperseite gedehnt.

Die Dehnungsfähigkeit der Muskulatur hat erheblichen Einfluss auf die Beweglichkeit eines Athleten. Stretching bereitet die Muskulatur auf eine Belastung vor und erweitert die Beweglichkeit durch eine gesteigerte Durchblutung.

Die Muskulatur hat den Drang, sich nach der Belastung zu verkürzen. Nach einer Belastung normalisiert Stretching den Spannungszustand der Muskulatur, wirkt einer Verkürzung der Muskulatur entgegen, begünstigt das Muskelwachstum, verkürzt die Regenerationszeit und vermindert die Verletzungsanfälligkeit.

Nach einer intensiven Belastung sollte das Stretching erst nach ca. 30 bis 60 Minuten erfolgen, wenn sich die Muskulatur regeneriert hat. Durch Stretching soll nach der Belastung die »verkürzte« Muskulatur das Ausgangsniveau wiedererhalten.

Untersuchungen ergaben, dass durch Stretching gegenüber Sportlern, die nicht Stretchen, eine Leistungsverbesserung (bis zu 10%) erreicht werden kann. Bei Dehn- und Stretching-Übungen ist besonders auf die richtige Körperhaltung und Ausführung der Übung zu achten.

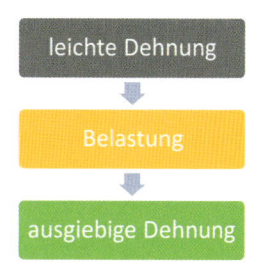

```
leichte Dehnung
      ⬇
   Belastung
      ⬇
ausgiebige Dehnung
```

Verschiedene Arten der Dehnung
Die Stretching-Übungen richten sich auf die speziell belastete Muskulatur sowie auf den gesamten Körper über Hals, Schulter, Hüfte und Beine. Stretching ist eine sehr wichtige Vorbeugung gegen Muskelverletzungen und gegen Muskelkrämpfe. Grundsätzlich gilt für ein effizientes, erfolgreiches Training das Prinzip D-B-D: Vor jeder und nach jeder Belastung erfolgt eine gezielte Dehnung der belasteten Muskulatur.

Vor dem Laufen sollte nur ein leichtes Dehnen zur Auflockerung der Muskulatur erfolgen. Eine gedehnte Muskulatur verliert unmittelbar nach der Dehnung an Leistungsfähigkeit. Das ausgiebige Stretching findet, mit mindestens 10 Minuten Dauer, eine Stunde nach der Belastung statt.

Statisches Dehnen/Stretching
Bei dieser gehaltenen Dehnung wird die Muskulatur behutsam in die Dehnungsposition geführt und in dieser Position für einen bestimmten Zeitraum gehalten. Dies wird mehrfach wiederholt (ohne zu wippen).

Intermittierendes Dehnen
Die Dehn-Positionierung wird alternierend verstärkt und entlastet (dynamisch mit Wiederholungen).

Posiometrisches Dehnen
Der Dehndruck wird verstärkt (Druck gegen Widerstand) und dient der Kräftigung der Muskulatur.

Damit ein Muskel wachsen kann, muss er definiert belastet und danach gedehnt werden. Ein Muskel verkürzt sich nach der Belastung als Gegenreaktion. Ein in sich verkürzter Muskel kann nicht wachsen und reagiert gegen eine starke, ungewohnte Belastung mit Muskelkater und Krämpfen. Wirkung und Sinn von Stretching sind unter Fachleuten immer noch umstritten.

Folgendes sollte zum Stretching beachtet werden:
- Regelmäßig stretchen, mindestens drei bis viermal pro Woche.
- Zeit einplanen für das Stretching (morgens, abends, Mittagspause).
- Einen ruhigen Ort für die Stretching-Übungen wählen.
- Auf eine genaue Ausführung der Übungen achten, Kleinigkeiten entscheiden über den Erfolg.
- Die Übungen ruhig und gleichmäßig ausführen und die Schmerzgrenze dabei nicht überschreiten.
- Mehrere Stretching-Übungen auswählen, mindestens eine pro Körpersektion.

Dehnen vor der Nachtruhe (sowie Zufuhr von Magnesium und Natrium) verhindern eine mögliche Muskelverkrampfung in der Nacht. Dies alleine schon rechtfertigt das Stretching. Wer nach einer harten Belastung ohne nachfolgendes Stretching schon einmal nachts einen Krampf bekommen hat, der wird Stretching zu schätzen wissen.

Bindegewebe (Faszien)

Um Trainingsbelastungen gut zu verkraften und Verletzungen zu vermeiden, wird ein stabiles Bindegewebe benötigt. Das Bindegewebe durchzieht weitgehend den ganzen Körper als ein umhüllendes und verbindendes Spannungsnetzwerk, das verschiedene Körperpartien wie Muskeln und Knochen verbindet.

Die oberflächlichen Faszien, welche für die Bewegungsabläufe relevant sind, befinden sich zwischen der Lederhaut und der Muskulatur und bestehen hauptsächlich aus lockerem Binde- und Fettgewebe. Das Bindegewebe ist wenig durchblutet, jedoch mit vielen Nerven und sensorischen Rezeptoren ausgestattet, die Schmerz signalisieren können.

Als Faszien werden die Weichteil-Komponenten des Bindegewebes bezeichnet. Faszienketten sind die Zugbahnen des Bindegewebes. Eine bedeutende Rolle spielen Faszien bei der Krafterzeugung. Sie bewirken Kräfte durch Dehnspannung und leiten diese im Körper weiter. Muskeln verstärken diese Kräfte um ein Vielfaches. Je elastischer die Faszien im Körper sind, umso mehr Kräfte können erzeugt und übertragen werden. Faszien wirken auch als Energiespeicher.

Dadurch, dass sich die Muskulatur schneller an die Trainingsbelastung anpasst als das Bindegewebe, kann es bei einer Änderung des Trainingsverhaltens oder nach einer extremen Belastung zu Be-

Struktur der Oberflächen-Faszien

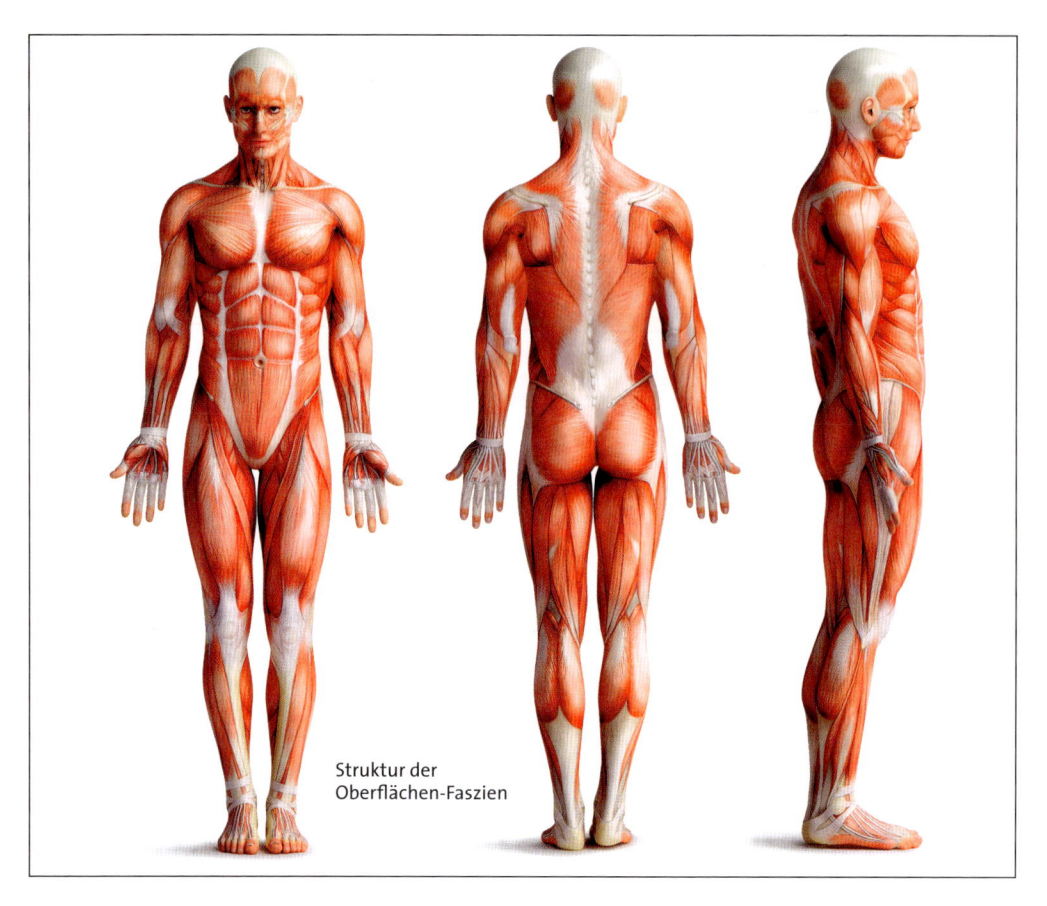

schwerden in der Bindehautstruktur kommen. Eine verkürzte oder verklebte Wadenfaszie bewirkt beispielsweise über die Faszienverkettung einen Zug auf den unteren Rücken oder die Schulter und verursacht dort Unbehagen, Schmerzen und Bewegungseinschränkungen. Stretching andererseits trägt dazu bei, die Spannkraft des oberflächlichen Bindegewebes zu erhalten und Beschwerden zu mindern.

Faszien lassen sich lokal gezielt mittels einer Schaumstoffrolle (Faszienrolle) massieren, der ein spezielles Oberflächenprofil aufgeprägt ist. So manche Schmerzen lassen sich auf diese Weise lindern. Dazu erfolgt ein mehrfaches, langsames Abrollen unter leichtem Druck mit ca. 20 Wiederholungen. Im Beschwerdefall wird diese Massage drei Mal täglich (morgens, mittags, abends) angewendet. Faszienrollen gibt es in verschiedenen Formen und Größen.

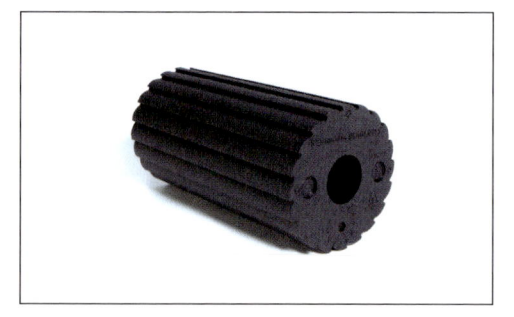

Faszienrolle

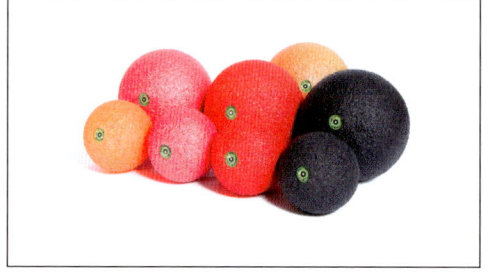

Faszienbälle

Bindegewebe (Faszien)

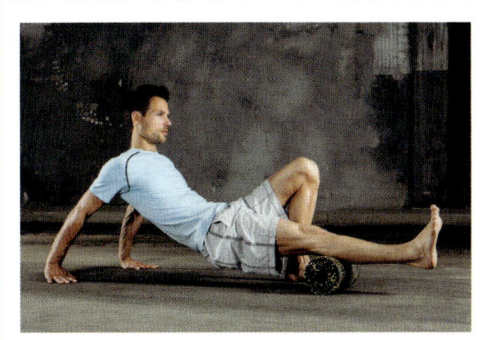

Waden-Roll-Out

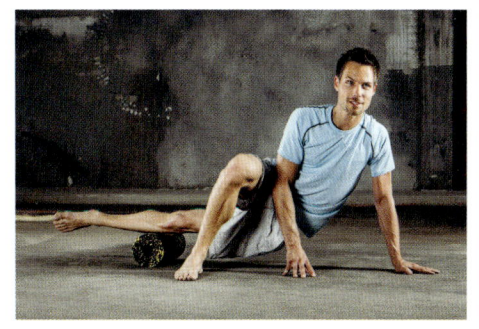

Seitliches Waden-Roll-Out

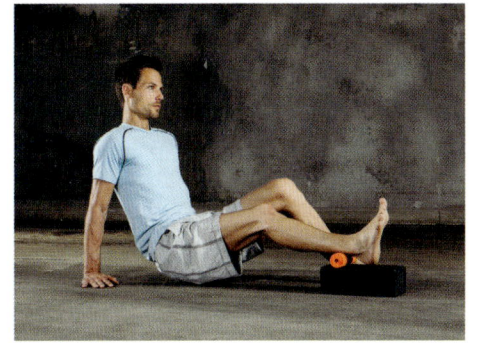

Achilles-Roll-Out

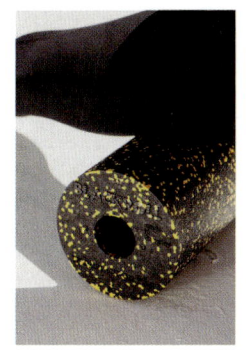

Unterschenkel-Roll-Out

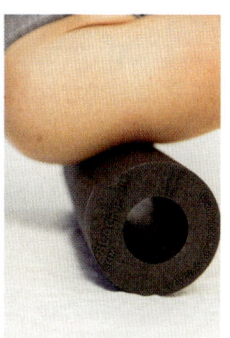

Schulter-Roll-Out

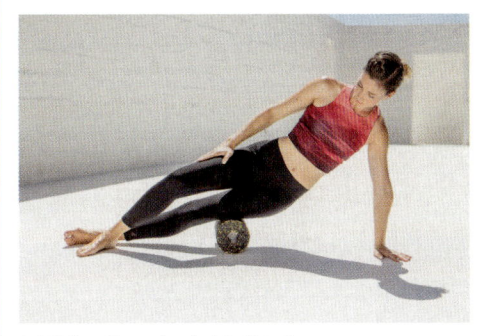

Seitlicher Oberschenkel-Roll-Out

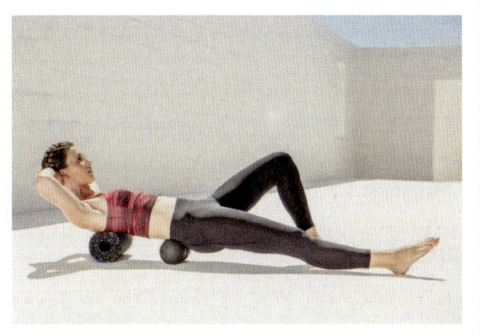

Rücken-Roll-Out

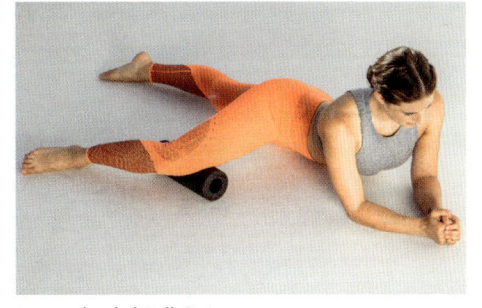

Innenschenkel-Roll-Out

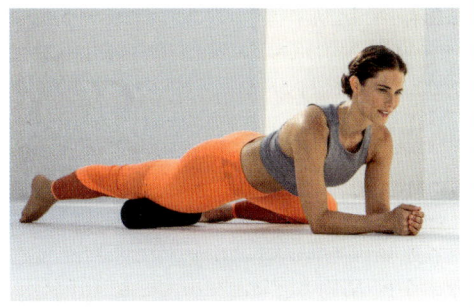

Oberschenkel-Roll-Out

Stretching, die besten Dehnungsübungen/Gymnastik

Die Endposition sollte 15 Sekunden gehalten werden, danach wird die Übung mit der zweiten Körperhälfte ausgeführt, bis drei Wiederholungen für beide Seiten erreicht sind.
Bild-Illustrationen: Techniker Krankenkasse

Übungen für die Beine

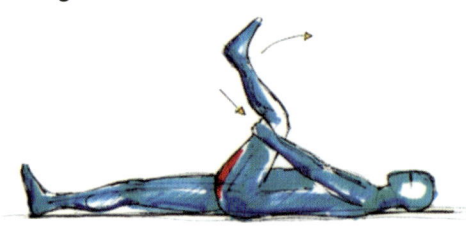

Legen Sie sich auf den Rücken, ein Bein gestreckt, ein Bein angewinkelt. Umfassen Sie das angewinkelte Bein am Unterschenkel und ziehen Sie es zur Brust. Die Fußspitzen sind angezogen, das andere Bein bleibt gestreckt.

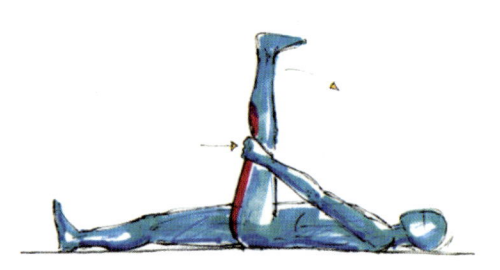

Legen Sie sich auf den Rücken, ein Bein gestreckt, ein Bein angewinkelt. Umfassen Sie das angewinkelte Bein am Unterschenkel und ziehen Sie es zur Brust und strecken Sie das Bein. Die Fußspitzen sind angezogen, das andere Bein bleibt gestreckt.

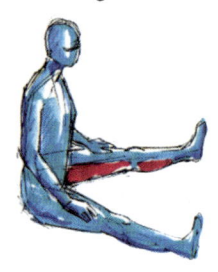

Setzen Sie sich in den Grätschsitz. Versuchen Sie mit geradem Rücken zu sitzen. Versuchen Sie nun den Oberkörper leicht nach vorne zu beugen. Die Fußspitzen sind angezogen, die Beine bleiben gestreckt.

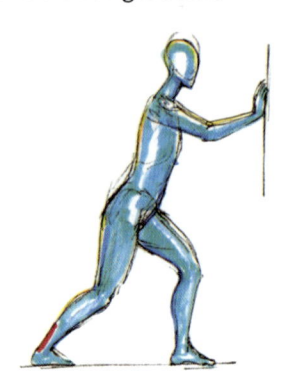

In Schrittstellung vor die Wand stellen, mit beiden Händen abstützen. Das hintere Bein beugen, bis Sie die Dehnung der Achillessehne spüren. Die Ferse bleibt am Boden.

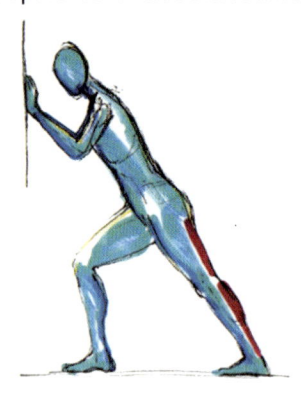

Das hintere Bein durchstrecken, die Ferse bleibt am Boden.

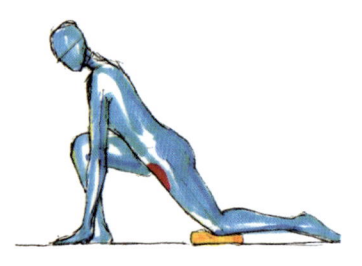

Knien Sie sich in Schrittstellung hin. Schieben Sie die Hüfte nach vorne und verlagern Sie das Körpergewicht nach vorne, bis Sie in der Leistenbeuge den Dehnreiz spüren. Der Rücken bleibt gerade.

Stretching, die besten Dehnungsübungen/Gymnastik

Übungen für Rumpf und den Rücken

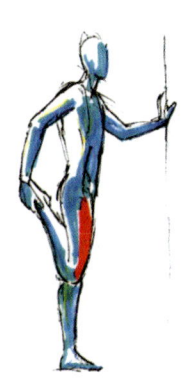

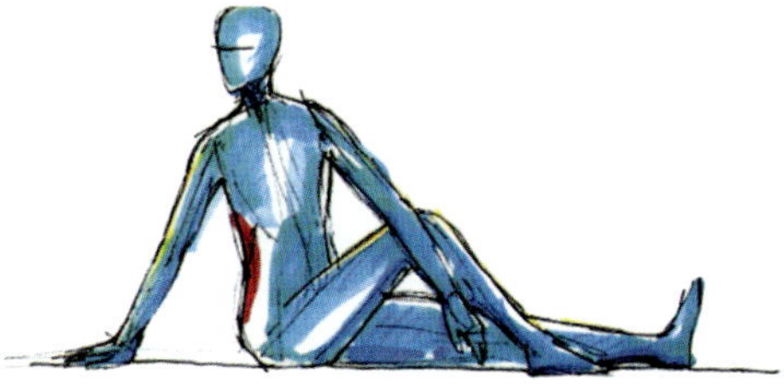

Stellen Sie sich aufrecht und umfassen Sie den Knöchel. Das Bein leicht nach hinten ziehen. Die Hüfte bleibt gestreckt.

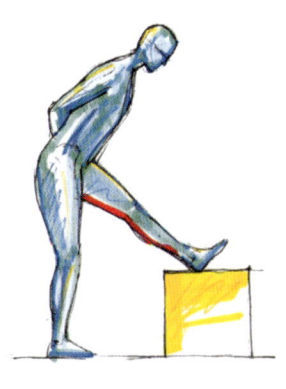

Setzen Sie sich hin, linkes Bein gestreckt, rechtes Bein angewinkelt. Der linke Arm geht außen am rechten Knie vorbei. Drehen Sie nun den Oberkörper und den Kopf langsam nach rechts.

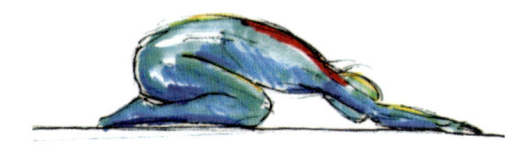

Stellen Sie ein Bein z.B. auf einen Hocker und ziehen Sie die Fußspitze an. Beugen Sie sich mit geradem Rücken nach vorn und schieben Sie das Becken nach hinten.

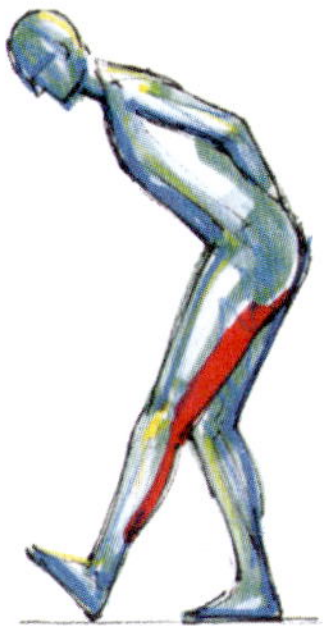

Setzen Sie sich auf Ihre Unterschenkel/Füße, strecken Sie die Arme nach vorne und lösen Sie alle Muskelanspannungen.

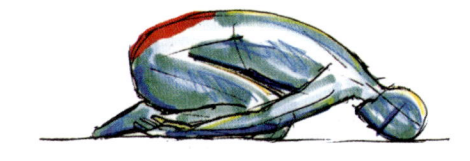

Setzen Sie sich auf Ihre Unterschenkel/Füße und rollen Sie sich so klein wie möglich zusammen.

Sie stehen auf dem leicht gebeugten Standbein und stellen das andere Bein gestreckt auf die Ferse. Ziehen Sie die Fußspitzen an und schieben Sie das Becken langsam nach hinten, bis Sie die Dehnung in der hinteren Oberschenkelmuskulatur spüren.

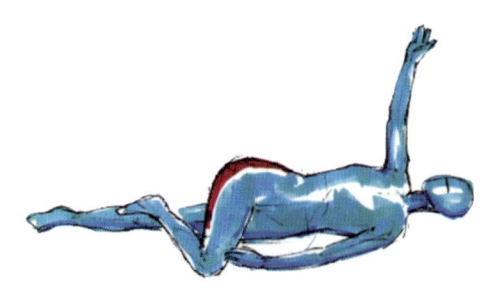

Legen Sie sich auf den Rücken, den rechten Arm zur Seite. Beugen Sie das rechte Bein und versuchen Sie das Knie zum Boden zu bringen. Die Schultern bleiben am Boden.

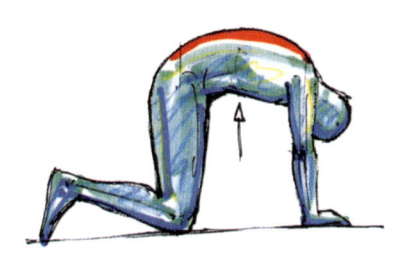

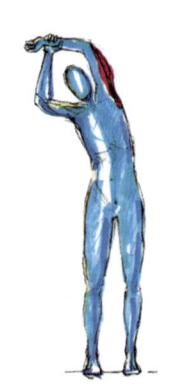

Nehmen Sie einen gebeugten Arm über den Kopf. Ziehen Sie mit der anderen Hand den Arm nach außen, ohne die Schulter und die Hüfte zu verdrehen.

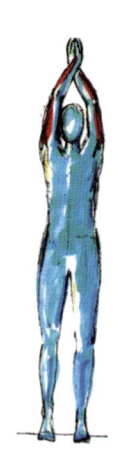

Knien Sie sich hin und stützen sich vorne mit den Armen ab. Beine und Arme sind schulterbreit auseinander. Drücken Sie die Wirbelsäule nach oben.

Übungen für Arme und Nacken

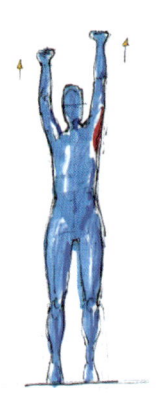

Strecken Sie beide Arme mit verschränkten Händen so weit wie möglich nach oben.

Strecken Sie wechselseitig einen Arm so weit wie möglich nach oben. Die Hand ist abgewinkelt, die Handteller zeigen nach oben.

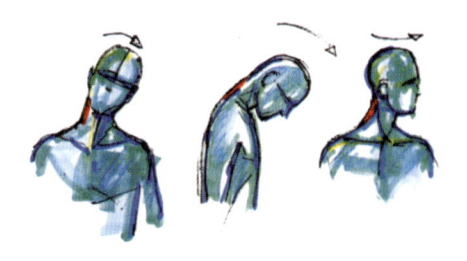

Neigen Sie den Kopf zur Seite, kippen ihn nach vorn und leicht nach hinten.
Drehen Sie den Kopf nach rechts und links. Die Arme locker hängen lassen.

Übungen für Arme und Brust

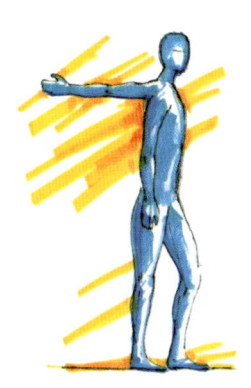

Stellen Sie sich seitlich vor eine Wand, den wandnahen Arm in Schulterhöhe nach hinten gestreckt, die Handinnenfläche an die Wand gelegt. Drehen Sie die wandnahe Schulter so weit wie möglich nach vorne.

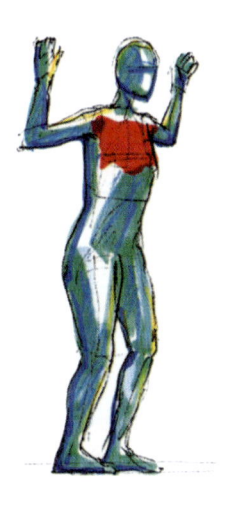

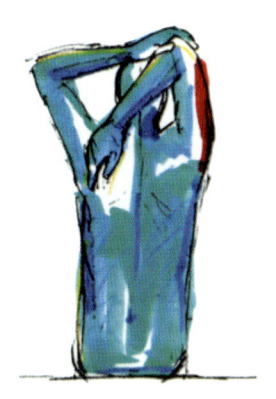

Nehmen Sie einen gebeugten Ellbogen nach hinten. Drücken Sie mit der anderen Hand den Ellbogen leicht nach unten.

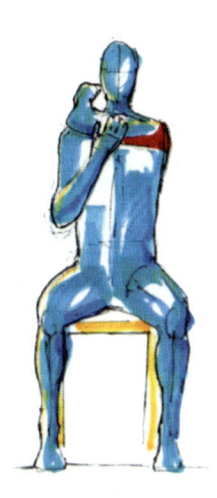

Winkeln Sie in Schulterhöhe die Arme an und führen Sie die Ellbogen langsam nach hinten.

Beugen Sie einen Arm um Ihren Hals. Drücken Sie mit der anderen Hand den Ellbogen nach hinten.

9. Lauftechnik

Sicher kann jeder Mensch von Natur aus laufen und joggen. Bei der Lauftechnik geht es jedoch um den ökonomischen, effizienten Laufstil mit einem hohen Wirkungsgrad aus Krafteinsatz und Kraftübertragung. Bei einem Laufstilfehler geht ganz einfach Kraft verloren.

Der Laufstil ist eine individuelle Angelegenheit, bei der jeder Läufer seinen eigenen Stil finden wird. Es gibt ästhetische und weniger gut anzusehende Laufstile. Ein Laufstil mit Energievernichtung sollte jedoch korrigiert werden.

Der perfekte Laufstil besteht aus einem leichten, fließenden und eleganten Bewegungsablauf, wie dem einer Gazelle. Der Oberkörper, die Arme, Beine und die Hüfte führen hierbei einen Bewegungsablauf durch, der zueinander harmonisch, synchron und kraftunterstützend zur Laufbewegung wirkt, ohne dabei Energie zu vernichten.

Die Laufgeschwindigkeit resultiert aus Schrittlänge, Schrittfrequenz, Hüftstreckung und Fußabdruckskraft.

Stark gedämpfte Laufschuhe führen besonders bei Laufanfängern dazu, ihren Laufstil zu verfälschen und mit der Ferse aufzukommen. Am einfachsten kann die ökonomische Abrollbewegung über Barfußlaufen erlernt werden, auf einem geeigneten Untergrund wie Rasen oder Sand. Das Körpergefühl bewirkt die richtige Lauftechnik dann von selbst.

Vorfußlaufen bedeutet, dass die Lande-, Stütz- und Abstoßphase über den Fußballen erfolgen. Dies bewirkt den geringsten Reibungswiderstand und die höchste Effizienz in der Kraftübertragung. Das Vorfußlaufen ist sehr kraftintensiv und daher für sehr schnelle Läufer und im Sprintbereich geeignet.

Im Langstreckenlauf wird überwiegend über den Mittelfuß abgerollt, mit leichter Tendenz zum Vorfuß. Falsch ist es, auf dem Absatz zu landen und dann erst über die Sohle abzurollen. Hierbei entsteht sowohl ein Bremsmoment als auch eine Stauchung des Knies.

Entscheidend ist eine kraftschonende stabile Landung und Führung der Lande- und Abdruckphase mit einer guten biomechanischen Kraftübertragung.

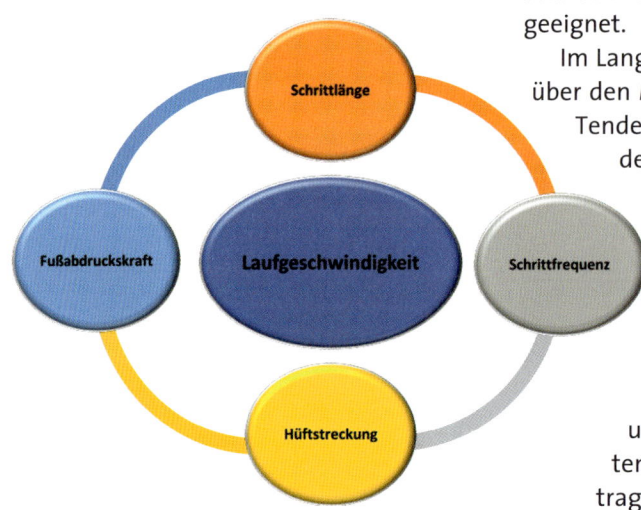

Die vier Phasen des Laufschritts

1. Die Landephase Bei der Landephase federt ein Bein das ganze Körpergewicht über das Hüft-, Knie- und Sprunggelenk ab.

2. Die Stützphase Der Fuß stützt und führt den Bewegungsablauf beim Bodenkontakt (30% des Bewegungsablaufs) über den Vor- und/oder Mittelfuß und geht dann in die Abrollphase über.

3. Die Abdruckphase Der Abdruck beginnt, wenn sich der Körperschwerpunkt über dem Auftrittspunkt des Fußes befindet und der Fuß abrollt. Der Läufer drückt sich über den Mittelfuß und den Fußballen ab. Er überträgt die Vorschubkraft über das Bein und über die Hüfte.

4. Die Schwebephase Beide Füße sind in der Luft (70% des Bewegungsablaufs). Die Schwebephase beginnt nach dem Abstoß des Fußes vom Boden. Mit dem Abstoß werden die Hüfte und das Bein gestreckt.

Eine entscheidende Bedeutung in der Kraftübertragung bildet der Körperschwerpunkt, der auf Höhe des Fußauftritts liegen soll.

Am Besten lässt sich die Lauftechnik barfuß auf einer Laufbahn oder im Sand/Strand üben.

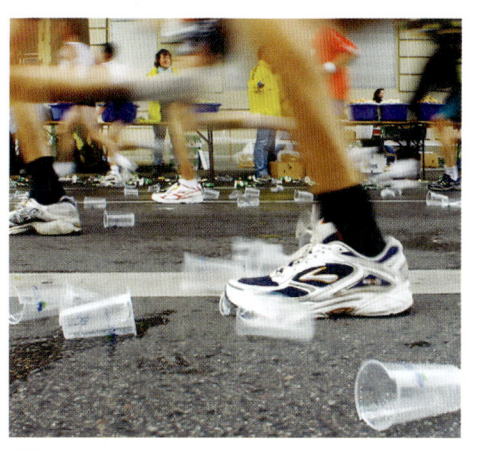

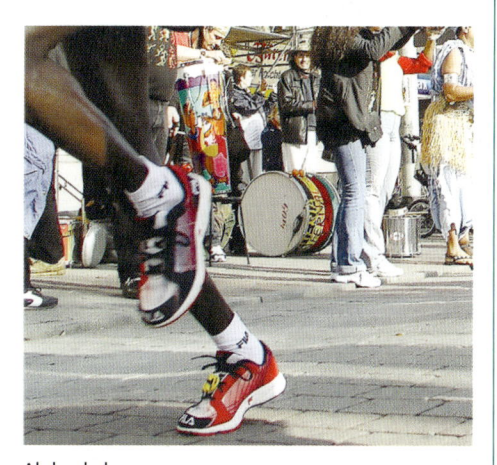

Stützphase

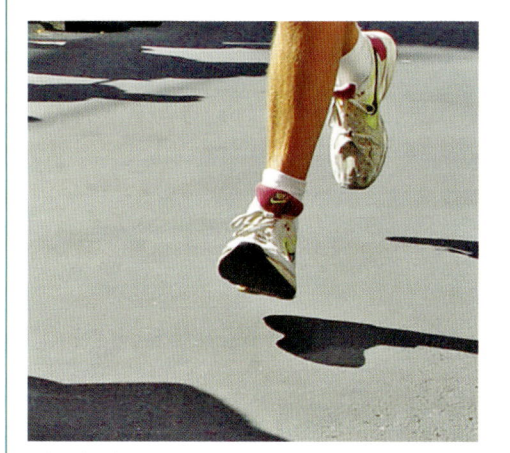

Abdruckphase

Schwebephase

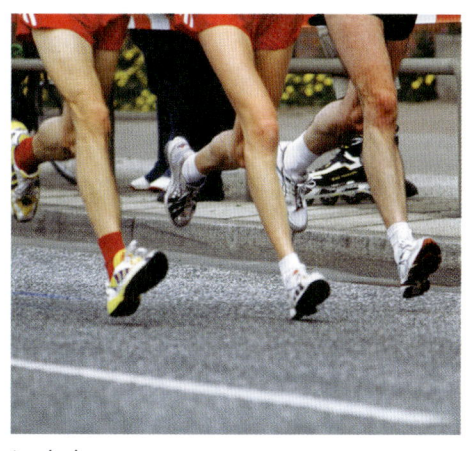

Landephase

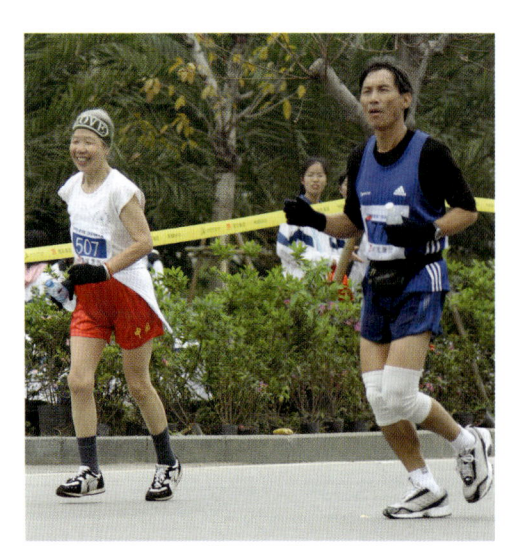

Ungeübte Lauftechnik

Lauftechnik/Laufstil

Armhaltung Die Arme sollten angewinkelt (kleiner 90°) als Schwunghilfe am Körper entlang schwingen und den Laufschritt unterstützen. Die Schulter führt die Arme rhythmisch zur Trittfrequenz. Dabei sollen die Arme nicht schräg in die Körpermitte geführt werden oder nach unten durchhängen. Die Hände sind locker geöffnet, der Daumen liegt am Zeigefinger an. Die Arme folgen den Beinen, nicht umgekehrt. Im Spurt kann mit den Armen die Trittfrequenz vorgeben werden. Wer mit der Armführung Schwierigkeiten hat, kann mit einem leichten Gewicht in den Händen eine bessere Armführung trainieren.

Schrittfrequenz Je höher die Schrittfrequenz ist, desto schneller wird der Lauf. Eine hohe Schrittfrequenz zu halten ist jedoch eine Frage der Kraftreserven und des Schrittlängeneinsatzes. Für lange Läufe eignet sich eine ökonomische, mittlere Schrittfrequenz von ca. 180 Schritt pro Minute, d.h. drei Fußeinsätze pro Sekunde.

Schrittlänge Die richtige Schrittlänge ist von der Laufgeschwindigkeit abhängig. Mit einer mittleren Schrittlänge wird im Langstreckenlauf der beste Wirkungsgrad erreicht. Der Beinabdruck und Kniehub beeinflussen diese und sie wird über die Hüfte eingeleitet und geführt. Eine gute Übung zur Schrittlängenoptimierung sind Bergläufe und Skippings (Kniehebeläufe) sowie Geländeläufe.

Eine zu große Schrittlänge bremst den Körperschwung bei der Gewichtsübertragung ab, da über das gestreckte Knie ein Bremsmoment erzeugt wird. Der Fuß wird bei einer zu großen Schrittlänge vor dem Körperschwerpunkt aufgesetzt, der Läufer landet auf dem Fußabsatz. Hierbei ver-

Kriterium	ungeübte Lauftechnik	optimale Lauftechnik
Armarbeit	wenig, zu großer Armwinkel	mehr, steiler Armwinkel, Bewegung mit der Schulter
Kniehub	wenig	relativ hoch
Kniewinkel	leicht gebeugtes Knie im Abdruck, kein gestrecktes Bein	gestrecktes Knie im Abdruck, weit ausgestelltes Bein
Schrittlänge	zu groß, Energievernichtung	mittlere Schrittlänge, wenig Bremsbewegung
Schrittfrequenz	gering	hoch
Fußaufsatz	mit den Fersen	Mittelfuß oder Vorfuß
Vortrieb	Abdruck über den Oberschenkel	Zugbewegung über die Hüfte und Gesäßmuskulatur
Laufhaltung	sitzende Haltung	Hüftstreckhaltung

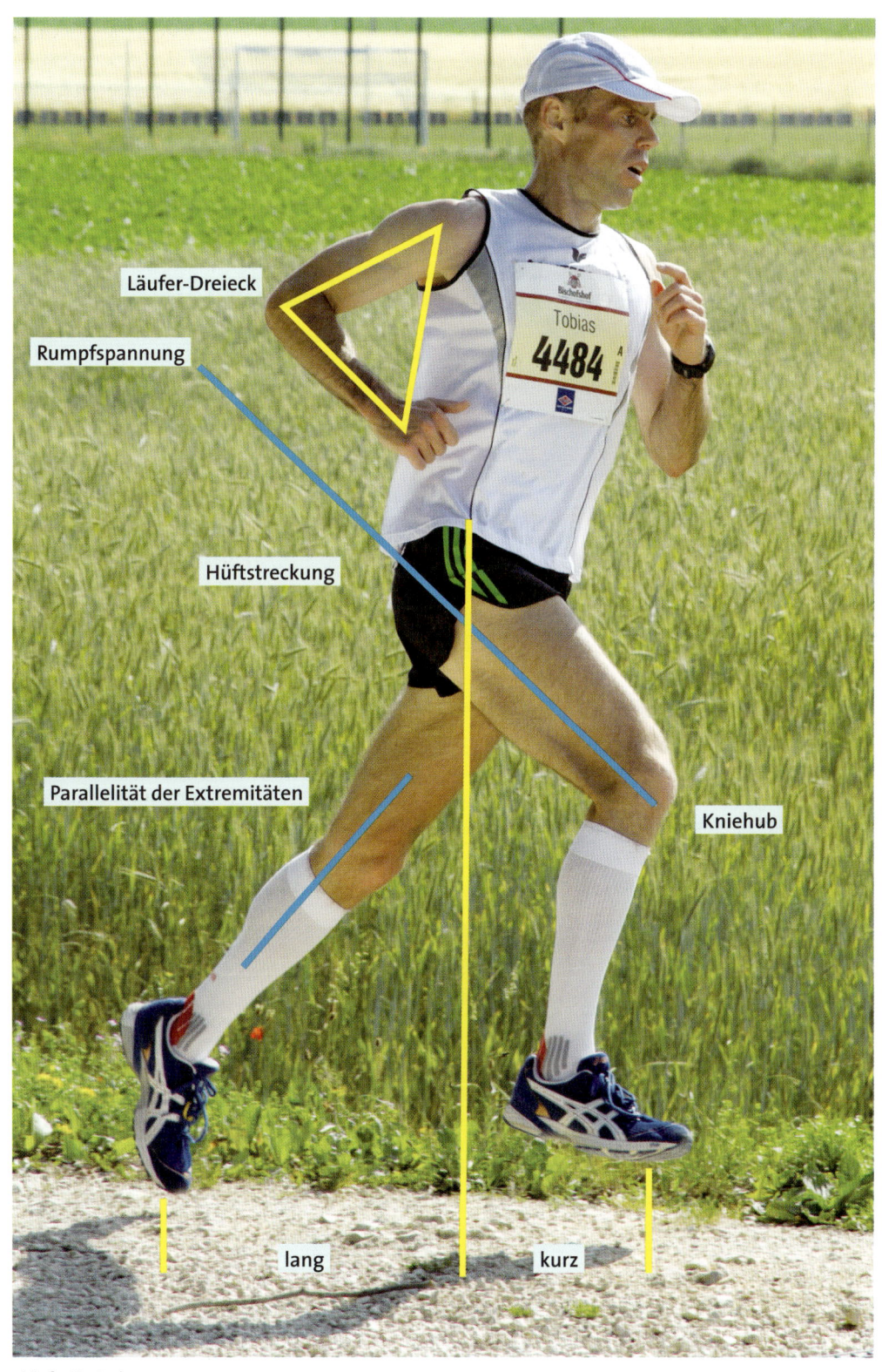

Lauftechnik/Laufstil

Läufer-Dreieck

Rumpfspannung

Hüftstreckung

Parallelität der Extremitäten

Kniehub

lang   kurz

»Läufer-Dreieck«

liert der Läufer durch die Brems- und Wartezeit mehrere Zentimeter oder Millisekunden pro Schritt. Eine zu große Schrittlänge belastet zudem die Kniescheibe, die den Aufpralldruck abfedern muss. Zu stark gedämpfte Laufschuhe verleiten zu diesem Laufstilfehler. Eine zu geringe Schrittlänge führt zu einer verkürzten Kraftübertragung und zu einer langsameren Laufgeschwindigkeit.

Hüftstreckung Unter Hüftstreckung versteht man das nach vorne Klappen des oberen Teils der Hüfte. Eine schlechte Hüftstreckung mit zu langer Schrittlänge ist ein großer Leistungskiller. Dies führt durch Einknicken der Beine zu einer starken, vertikalen Auf- und Abbewegung des Körpers. Dadurch entsteht eine Energieverschwendung, der »hüpfende« Laufstil gleicht dem eines Kängurus.

Der ideale Laufstil hat keine vertikale Bewegung. Mit gestreckter Hüfte werden die Beine mit minimaler Bodenkontaktzeit in die richtige Schrittlänge geführt. Der Läufer »fliegt« über den Boden, beide Beine sind überwiegend gleichzeitig in der Luft. Das Absprungbein ist gestreckt und das Landebein angewinkelt. Dieser Laufstil ähnelt dem einer Gazelle. Dies erfordert jedoch eine gewisse Grundkondition und Übung.

Körperhaltung Der Körper soll aufrecht und leicht vorgebeugt sein, so dass der Körperschwerpunkt beim Auftreten auf dem Fußballen liegt. Der Kopf ist geradeaus gerichtet, die Augen schauen ca. 3–4 Meter vor den Boden.

Bei schnellen Läufen empfiehlt es sich, den Oberkörper etwas nach vorne zu strecken, was den Kraftübertragungsablauf verbessert. Das Becken ist leicht nach vorne gekippt.

Atmung und Laufrhythmus Die Atmung passt sich dem Schrittrhythmus und der Pulsfrequenz automatisch an. Um maximal einatmen zu können, muss maximal ausgeatmet werden. Dieses sollte bewusst trainiert werden. Das Verweilen der Atemluft in den Lungen dient zur Sauerstoffaufnahme. Tiefes Einatmen verlängert diese Zeitspanne. Die Zeit zur maximalen Sauerstoffsättigung der Lungen kann bis zu 3,5 Sekunden betragen. Zu kurzes Atmen lässt viel Sauerstoff ungenutzt entweichen.

Die maximale Atmung und die damit verbundene Sauerstoffaufnahme VO_2max bewirkt eine maximale Leistungsabgabe und Energiegewinnung. Die sportliche Ausdauerleistungsfähigkeit resultiert zu ca. 50% aus der Sauerstoffaufnahmemenge. Je größer VO_2max, desto besser die Leistung. Je mehr Sauerstoff aufgenommen wird, desto mehr verzögert sich die Laktatentwicklung. Somit kann der Läufer bei gleicher Laktatentwicklung mit einer höheren Sauerstoffaufnahme länger im aeroben Bereich bleiben oder schneller laufen. Mehr dazu im Kapitel Ausdauertraining.

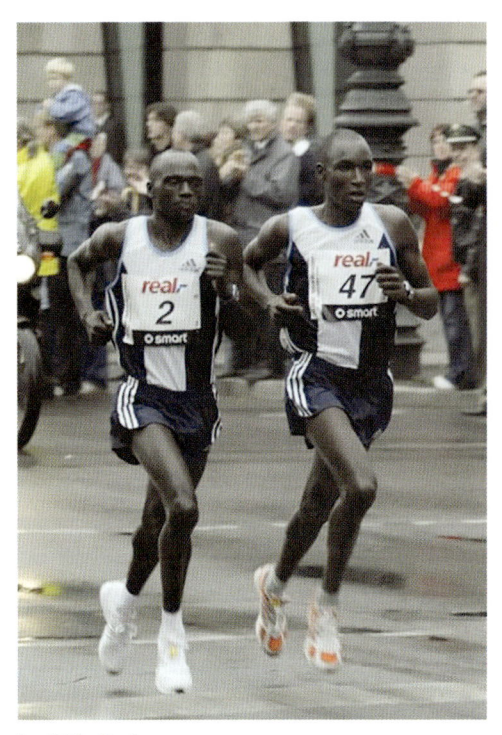

Laufstil »Hoch 2«

Laufstil und Koordinationsübungen des Lauf-ABCs

Um ein Gefühl für einen guten Bewegungsablauf zu bekommen und die koordinativen Fähigkeiten zu verbessern, eignen sich die nachfolgenden Übungen des Lauf-ABCs. Die Übungen konzentrieren sich auf einzelne Bewegungsabläufe, erfordern aber in Summe alle Fähigkeiten, wie beim Querfeldein- oder Hindernislauf.

Wer seine Körperbeherrschung und Koordinationsfähigkeit verbessert, läuft kräftesparender, eleganter und schneller. Man läuft schließlich nur auf einem Bein. Insbesondere bei fortgeschrittenen Läufern nehmen die Übungen des Lauf-ABCs zur Verbesserung von Laufstil und Laufkraft an Bedeutung zu.

Folgende Übungen des Lauf-ABCs steigern die Koordinationsfähigkeit und kräftigen die laufspezifische Muskulatur:

- Einbeinige Hocke (in der Hocke abwechselnd ein Bein ausstrecken)
- Schwingendes Bein im Stehen (mit einem Bein kreisen)
- Zehen/Fersen belasten im Stehen (abwechselnd Fußspitzen und Fersen hochdrücken)
- Fußgelenklauf (nur auf Fußballen auftreten)
- Hopserlauf (2x links 2x rechts hopsen)
- Seitwärtslauf (Beine spreizen)
- Anfersen aus dem Lauf (Ferse am Gesäß anschlagen)
- Rückwärtslauf (gleichmäßig, symmetrisch)
- Skipping/Kniehebelauf aus dem Lauf (ein Knie abwechselnd zum Becken heben)
- Einbeinsprung aus dem Stehen
- Hochsprung aus dem Lauf
- Strecksprung aus dem Lauf (mit kräftigen, weiten Sprüngen)
- Überkreuzschritt aus dem Lauf (Beine hoch anheben und wechselnd überkreuzen)
- Überkreuzlauf (ein Bein neben das andere überkreuz setzen)
- Querfeldein-Lauf/Geländelauf, Hindernislauf

Die Übungen werden mehrfach wiederholt.

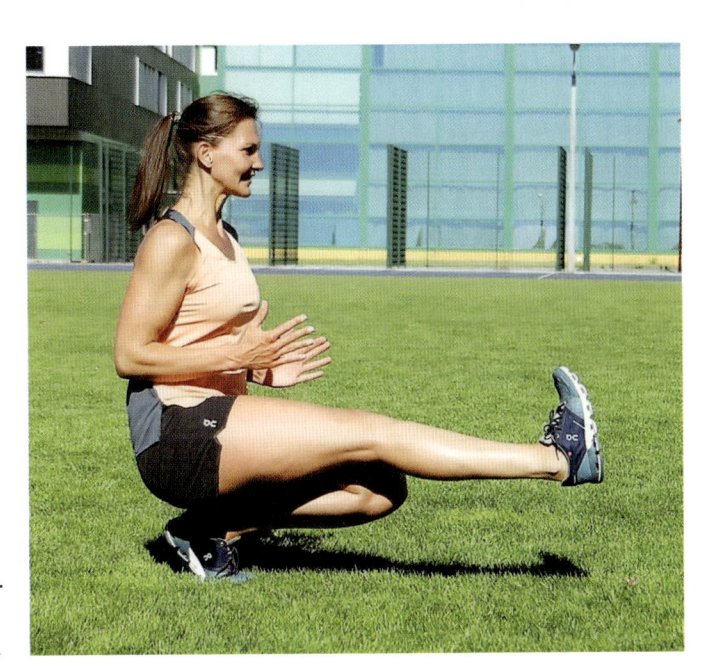

Übungen Lauf-ABC/Laufschule

Einbeinige Hocke

Aus der Hocke wird ein Bein abwechselnd gestreckt und für ca. 5 Sekunden gehalten. Die Übung erfolgt für jedes Bein mit 5 Wiederholungen.

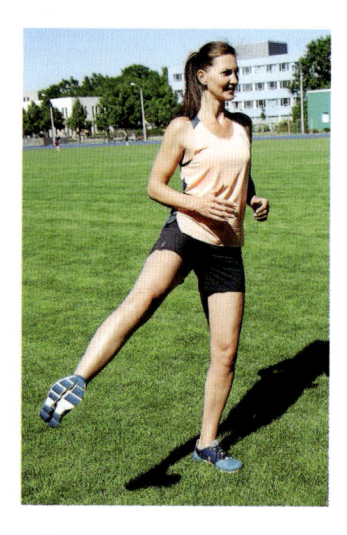

Schwingendes Bein
Auf einem Bein stehend wird das andere Bein halbkreisförmig vor und zurück geführt. Die Übung erfolgt für jedes Bein mit 5 Wiederholungen.

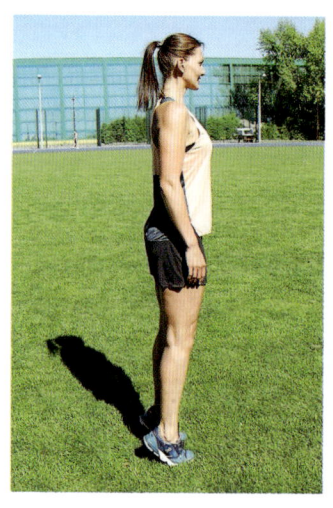

Zehen/Fersen belasten
Aus dem Stand wird das Körpergewicht abwechselnd auf die Ferse und die Zehen verlagert und durchgedrückt. Die Übung erfolgt jeweils über 10 Wiederholungen.

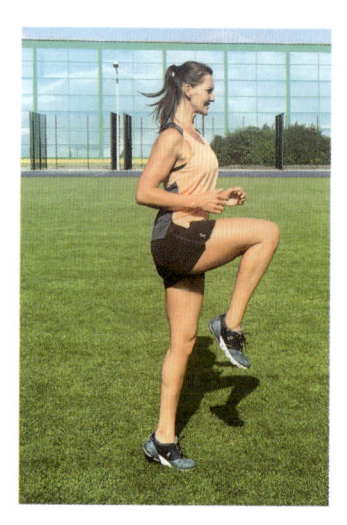

Skipping/Kniehebelauf
Aus dem Lauf wird das Knie abwechselnd in schneller Trittfrequenz über die Hüfte bis zur Waagrechten angehoben. Das Standbein wird durchgedrückt, der Armeinsatz wirkt dabei unterstützend.
Die Übung erfolgt über 2x 20 m.

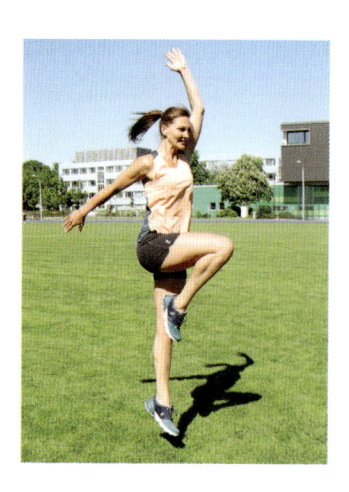

Hopserlauf
Aus dem langsamen Lauf mit einem Bein abwechselnd abspringen und dabei einen Arm ganz nach oben strecken. Die Übung erfolgt über 2x 20 m.

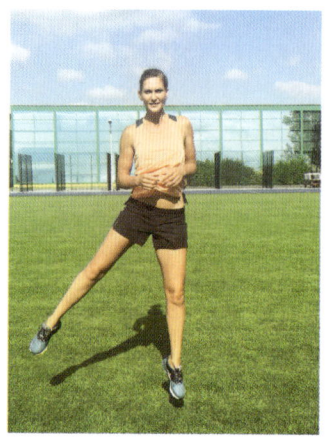

Seitwärtslauf
Sie laufen seitwärts und spreizen die Beine nach außen ab. Die Ferse führt die Abspreizbewegung.
Die Übung erfolgt über 20 m.

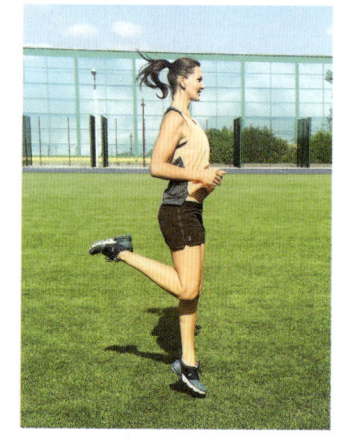

Anfersen
Aus dem lockeren Lauf werden die Fersen abwechselnd an das Gesäß gebracht.
Die Übung erfolgt über 20 m.

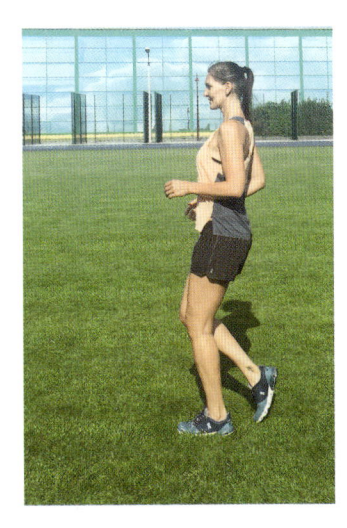

Übungen Lauf-ABC/Laufschule

Rückwärtslauf
Locker rückwärts laufen im gleichmäßigen Tempo mit einem symmetrischen, gleichmäßigen Laufstil.
Die Übung erfolgt über 20 m.

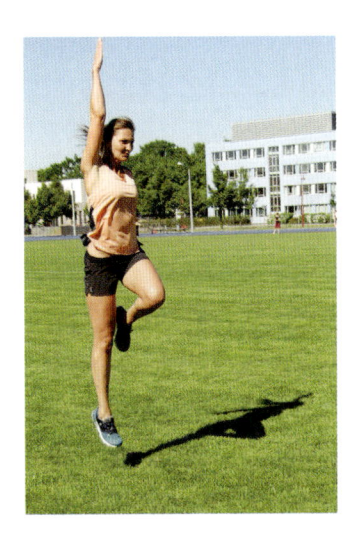

Hochsprung
Aus dem Lauf erfolgt ein kräftiger Beinabsprung mit maximalem Hochsprung. Der Armeinsatz wirkt dabei unterstützend.
Die Übung wird für jedes Bein 5x wiederholt.

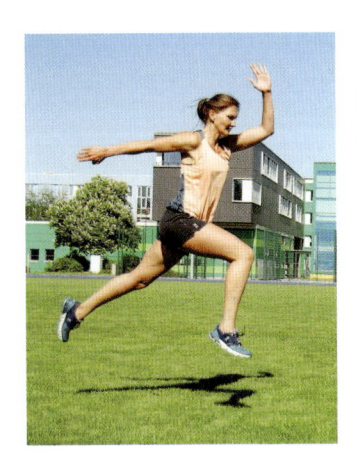

Strecksprung
Aus dem lockeren Lauf erfolgen mit starkem Fußabdruck weite Sprünge nach vorne. Die Arme unterstützen den Sprungeinsatz. Oberkörper und Beine sind dabei gestreckt.
Die Übung erfolgt für jede Seite mit 5 Wiederholungen.

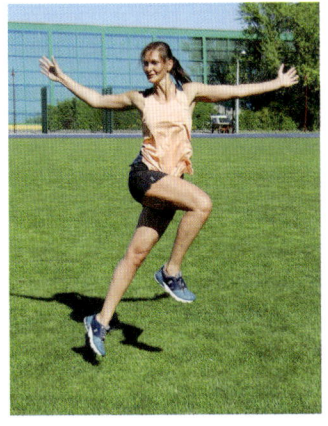

Überkreuzschritt
Im Seitwärtslauf wird das Kniegelenk um 90 Grad angewinkelt und halbkreisförmig nach vorne geführt, während das andere Bein gestreckt ist. Die Bewegung wird von dem Becken und den Oberarmen geführt.
Die Übung erfolgt in jeder Seitenlage über 20 m.

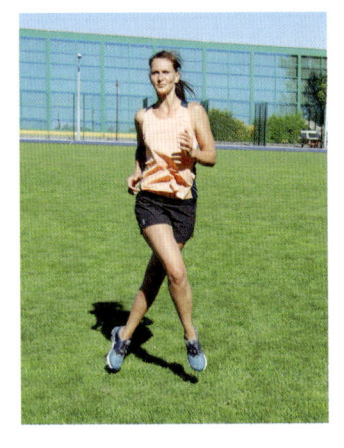

Überkreuzlauf
Die Füße werden im Seitwärtslauf gegeneinander überkreuzt. Der Oberkörper und das Becken kontrollieren dabei die Bewegung.
Die Übung erfolgt für jede Seite über 20 m.

10. Energie

Die Energiespeicher Kohlenhydrate und Fett werden durch Sauerstoff biochemisch aufbereitet (verbrannt). Das Leberglykogen wird dem Blut als Glukose (Blutzucker) zugeführt. Das Muskelglykogen wird muskulär als Energie bereitgestellt. Die Fähigkeit, eine maximale Menge an Sauerstoff aufzunehmen (VO_2max) und den Verbrennungsprozess über eine lange Belastungszeit effektiv zu aktivieren, ist bei der Ausdauerleistung ein entscheidender Leistungsfaktor.

Körperliche Leistung wird über die Muskulatur abgegeben. Die Muskulatur benötigt Energie als Voraussetzung, um Arbeit leisten zu können. Die molekularen Nährstoffe Kohlenhydrate, Fettsäuren und Eiweiß (5% max.) werden unter Verbrauch von Sauerstoff in ATP (Adenosin-Triphosphat) gewandelt und so über das Blut der kontrahierenden Muskulatur als Energie zur Verfügung gestellt, die dann in Arbeit umgesetzt wird.

Energiegewinnung

Die Energieverbrennung erfolgt entweder in:
1. **aerober Verbrennung**, wenn ausreichend Sauerstoff vorhanden ist, oder
2. **anaerober Verbrennung**, wenn zu wenig Sauerstoff vorhanden ist.

Bei der anaeroben Energiezerlegung entsteht das unerwünschte und leistungshemmende Laktat, welches den Körper vor Überlastung schützt.

ATP für sehr hohe, kurzzeitige Belastung
Das ATP ist der Energieträger, der nach seiner Aufspaltung zu einer direkten Muskelkontraktion führt. ATP wird biochemisch in das ADP (Adenosin-Diphosphat) und in ein anorganisches Phosphat gespalten. Dadurch wird die Energie freigesetzt und in mechanische Arbeit durch die Muskulatur umgesetzt. Der ATP-Speicher in der Muskulatur reicht jedoch nur für wenige Muskelkontraktionen und muss deshalb ständig neu gebildet werden über:
- **aeroben Stoffwechsel** (langsame Energieaufbereitung aus Glukose und Fettsäuren)
- **anaerob alaktaziden Stoffwechsel** (Kreatinspeicher für max. 20 Sekunden)
- **anaerob laktaziden Stoffwechsel** (Glukoseverbrennung ohne Sauerstoff mit Laktatbildung)

Der vom Organismus gewählte Stoffwechselvorgang ist fließend und abhängig von der Belastungsintensität, der Belastungsdauer sowie von dem Trainingszustand des Athleten.

Bei einer explosiv eingesetzten, sehr hohen Belastung mit maximaler Körperkraft, für die Dauer von ein bis zwei Sekunden, greift der Körper ausschließlich auf den Energiespeicher ATP zurück. Diese Form des Krafteinsatzes wirkt z. B. beim Heben eines schweren Gewichts, das dem ca. 1,5-fachen

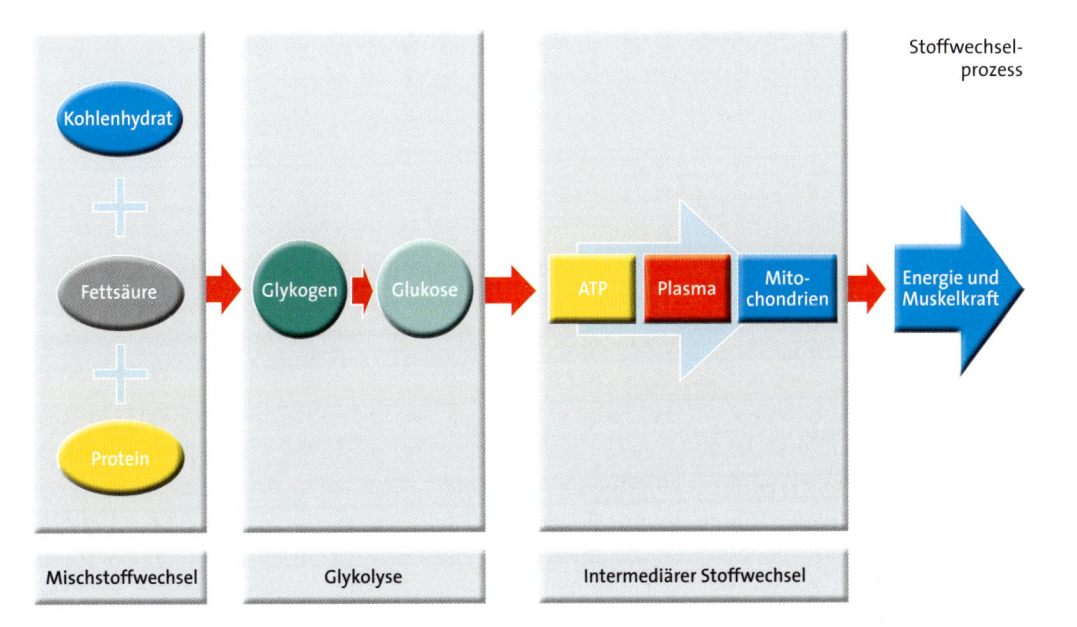

Stoffwechselprozess

| Mischstoffwechsel | Glykolyse | Intermediärer Stoffwechsel |

Kohlenhydrat + Fettsäure + Protein → Glykogen → Glukose → ATP → Plasma → Mitochondrien → Energie und Muskelkraft

Körpergewicht entspricht, beim Kugelstoßen oder bei einem kurzen Antritt. Dieser hohe Krafteinsatz ist maximal zwei- bis dreimal wiederholbar. Die Regenerationszeit beträgt einige Minuten.

Kreatinphosphat und ATP für hohe, kurzzeitige Belastung

Bei einer hohen Belastung mit 90% der max. Kraft, über eine Dauer von maximal 15 Sekunden, verwendet die Muskulatur den Energiespeicher Kreatinphosphat und ATP. Diese Energie wird besonders beim Kraftsport und Sprint bereitgestellt.

Der Kreatinphosphatspeicher kann durch Muskelaufbautraining, bewusste Ernährung und Nahrungsergänzung vergrößert werden. Die Regeneration beträgt wenige Sekunden.

Oxidation aus Kohlenhydraten und Fettsäuren für mittlere und lange Belastung

Für eine mittlere aerobe Belastung unterhalb der anaeroben Schwelle (unter 85% HFmax) greift der Körper zur Energiegewinnung auf die Speicher von Kohlenhydraten und Fettsäuren zurück. Diese werden im Mischstoffwechselprozess als Energie aufbereitet (oxidiert) und erzeugen neues ATP.

Aus einem Gramm Kohlenhydrat werden 4,1 kcal und aus einem Gramm Fett werden 9,3 kcal Energie freigesetzt. Die Energieverbrennung von Fett erfolgt jedoch erheblich langsamer als die von Kohlenhydraten. Daher werden Kohlenhydrate auch als der Kraftstoff »Super-Benzin« und die Fettsäuren als »Diesel« bezeichnet. Je höher die Belastung ist, desto mehr oxidiert der Mischstoffwechsel die schnell verfügbaren Kohlenhydrate und je geringer die Belastung ist, desto mehr langsam verfügbare Fettsäuren werden, relativ betrachtet (in Prozent), oxidiert.

Der Kohlenhydratspeicher wird ohne weitere Energiezuführung beim Dauerlauf meist innerhalb von ca. 90–100 Minuten (bei 85% HFmax) vollständig abgebaut. Durch gezieltes Ausdauertraining (Fettstoffwechsel) werden die Kohlenhydratspeicher langsamer aufgebraucht, weil die arbeitende Muskulatur lernt, mehr Fettsäuren zur Energiegewinnung zu verbrennen.

Die Kohlenhydratspeicher können im Volumen durch gezielte Ernährung in Summe bis zu 50% vergrößert werden. Es

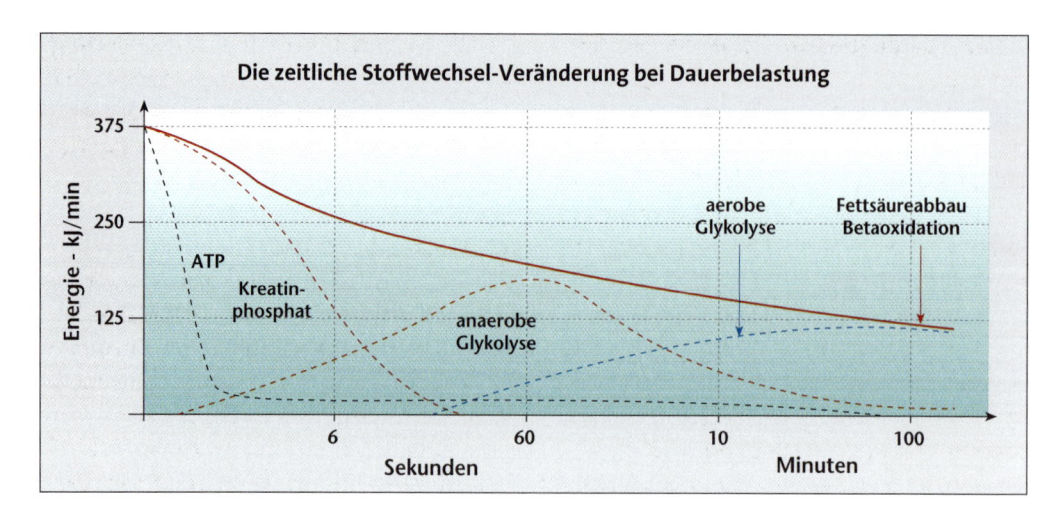

Die zeitliche Stoffwechsel-Veränderung bei Dauerbelastung

Diagramm: Energie (kJ/min) über Zeit (Sekunden/Minuten) mit Kurven für ATP, Kreatinphosphat, anaerobe Glykolyse, aerobe Glykolyse und Fettsäureabbau/Betaoxidation.

ist daher sehr wichtig, bei sehr langem Ausdauersport (z. B. über zwei Stunden) frühzeitig und fortlaufend hoch konzentrierte Kohlenhydrate aufzunehmen. Dies gilt nicht im Training für den langen Lauf. Der erfolgt ohne Energiezufuhr, um den Fettstoffwechsel zu trainieren.

Die Energiebereitstellungszeit für einen hoch konzentrierten Energieriegel beträgt ca. 15 Minuten. Schneller wirken Elektrolytgetränke. Wenn die Energiebilanz durch Zuführung von Kohlenhydraten im Gleichgewicht gehalten wird und ein aerober Stoffwechsel stattfindet, kann ein gut trainierter Athlet in dieser Form theoretisch »ewig« laufen. Ultraläufe und Dreifach-Ironman-Triathlons beweisen dies.

Die Fettreserven reichen normalerweise aus, um damit über 300 Marathons in Folge laufen zu können. Die Belastung des Bewegungsapparates lässt dies natürlich nicht zu, vor allem aber behindert der Schlafmangel, der nach drei Tagen zum k.o. führt.

Ohne Kohlenhydratreserven können nur sehr wenige Fettsäuren verbrannt werden, so dass dabei eine Dauerbelastung nur bei sehr niedriger Intensität erbracht werden kann, entsprechend der niedrigen Energieflussrate durch die Betaoxidation. Deshalb kommt es dann in diesem Zustand oft zum vollständigen Energieeinbruch.

Die Reserven an Fettsäuren sind im Körper nahezu unerschöpflich. Das Fett ver-

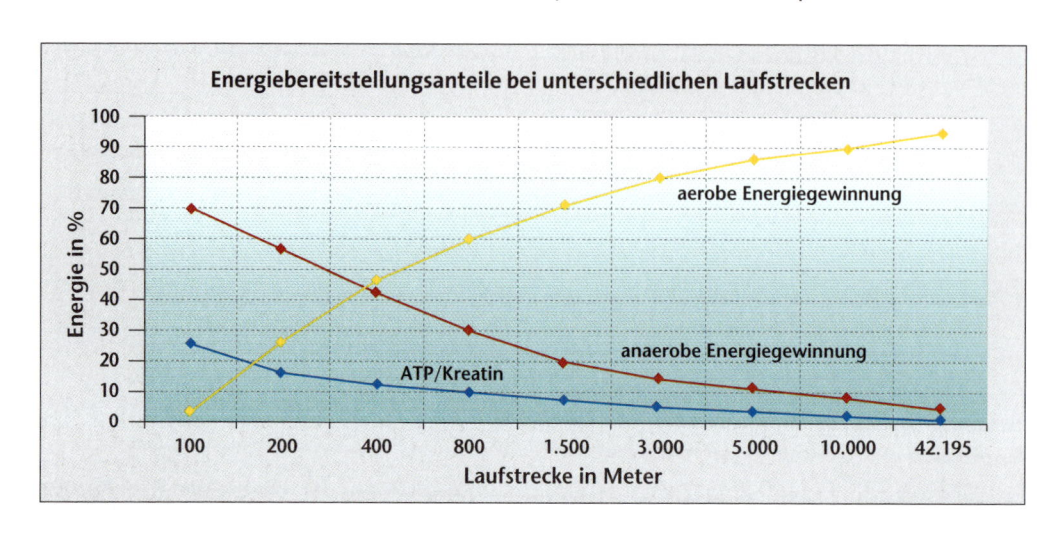

Energiebereitstellungsanteile bei unterschiedlichen Laufstrecken

Diagramm: Energie in % über Laufstrecke in Meter (100 bis 42.195) mit Kurven für ATP/Kreatin, anaerobe Energiegewinnung und aerobe Energiegewinnung.

brennt vorwiegend im Feuer der Kohlenhydrate.

Wenn keine Kohlenhydrate mehr als Energieträger zur Verfügung stehen, dann zerlegt der Körper Muskelprotein in Aminosäuren, wandelt diese in Glukose und verbrennt somit einen Teil seiner eigenen Muskulatur.

Der Verbrennungsprozess von Fetten durch Proteinwandlung erfolgt jedoch sehr langsam und führt deshalb zu einem starken Energieeinbruch. Zur Fettverbrennung benötigt der Verbrennungsprozess sehr viel Sauerstoff. Je höher der VO_2max-Wert ist, desto mehr Energie kann pro Zeiteinheit aufbereitet werden.

Die fünf Energielieferanten der Muskulatur

ATP: Adenosin-Triphosphat

Der Energielieferant im Intermediär-Stoffwechsel und der Treibstoff für alle Körperzellen heißt ATP. Der Energiespeicher reicht dazu jedoch nur für ca. zwei Sekunden bei hoher Belastung, da ATP nur zu einem sehr geringen Teil in den Zellen gespeichert ist. Durch den Abbau der Makronährstoffe (Fett, Kohlenhydrate, Eiweiß) wird es fortlaufend neu gebildet und der kleine Speicher ständig wieder aufgefüllt.

Die Bereitstellung von Energie erfolgt ausschließlich über die Spaltung von ATP, es ist der einzige Energieträger, der nach seiner Aufspaltung die Muskelkontraktion bewirkt.

KP: Kreatinphosphat

Kreatin steht dem Körper für hohe, kurzzeitige Krafteinsätze zur Verfügung. Der Kreatinspeicher hält bis ca. 20 Sekunden im gut trainierten Zustand an. Die sportliche Verwendung liegt besonders im Fitness- und Kraftsportbereich sowie im Laufbereich beim Sprint, Weitsprung oder dem Wurfsport.

Glukose, Glykogen: Kohlenhydrate

Kohlenhydrate sind neben den Fetten der wichtigste Energie-Lieferant beim Ausdauersport. Sie kommen im Organismus als Glykogen und Glukose vor. Glykogen ist die Verbindung von mehreren Glukoseeinheiten zu einem langkettigen Molekül. Durch den Stoffwechsel werden die Kohlenhydrate in Glukose aufgeschlüsselt, diese wird resorbiert und dient der Energiegewinnung oder der Energiespeicherung in Form von Glykogen in der Muskulatur (2/3 bis 3/4) und in der Leber (1/3 bis 1/4). Bei Energiebedarf wird die Glukose durch Sauerstoff in ATP umgewandelt (durch Mitochondrien der Körperzellen).

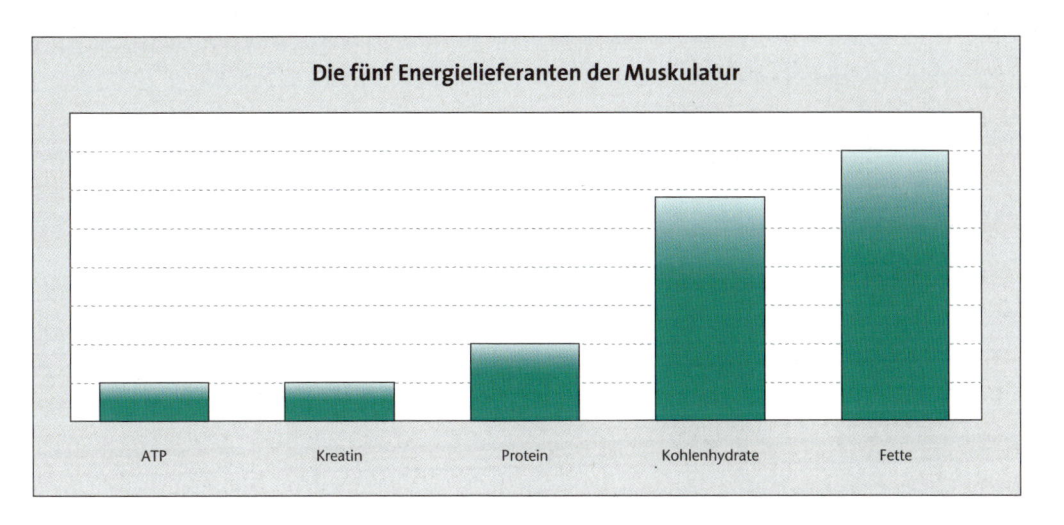

Die fünf Energielieferanten der Muskulatur

| ATP | Kreatin | Protein | Kohlenhydrate | Fette |

Je größer der Glykogenspeicher, desto länger die Ausdauerleistung. Der Glykogenspeicher ist durch Training und »Carbo-Loading« bis zu 60% in der Muskulatur und bis zu 100% in der Leber vergrößerbar. Ein 70-kg-Läufer kann z. B. max. 1.800 kcal als Glykogen speichern (400 Gramm). Davon 80 Gramm in der Leber und 320 Gramm in der Muskulatur. Nach ca. 90–100 Minuten Dauerlauf sind die Glykogenspeicher in Abhängigkeit der Belastungsintensität weitgehend entleert. Daher ist es so wichtig, rechtzeitig Kohlenhydrate nachzuführen.

Von großer Bedeutung sind die komplexen, langkettigen Kohlenhydrate, da sie lang anhaltende Energie liefern, wie z. B. Getreide, Kartoffeln, Nudeln, Reis, Vollkornbrot, Obst und Gemüse.

Fette
Bei Belastungseinheiten ab 20 Sekunden werden zunehmend Fette vom Körper zur Energiegewinnung aufbereitet. Bei einer Dauerbelastung werden Fettsäuren im Mischstoffwechsel mit Kohlenhydraten oxidiert. Ein Ausdauerathlet kommt trotzdem mit einem sehr geringen Anteil an Körperfett aus (8% beim Mann, 12% bei der Frau).

Der Stoffwechsel (Oxidation) von Fett muss regelmäßig durch lange, langsame Läufe trainiert werden, damit der Energiezuführungsprozess mit einem hohen Wirkungsgrad erfolgen kann.

Protein/Eiweiß
Eiweiß besteht aus Aminosäuren und wird hauptsächlich zur Muskelbildung und Muskelerhaltung benötigt. Geringfügig (maximal 5%) wird Protein auch zur Energieversorgung herangezogen, wenn die Kohlenhydratspeicher zu Ende gehen. Protein beeinflusst den Muskelaufbau und damit den Trainingserfolg sehr stark. Es kommt hauptsächlich in Fleisch, Fisch, Milchprodukten und Sojabohnen vor. Der Bedarf an Eiweiß beträgt pro kg Körpergewicht ca. ein Gramm/Tag, bei Kraftsportlern und Aus-

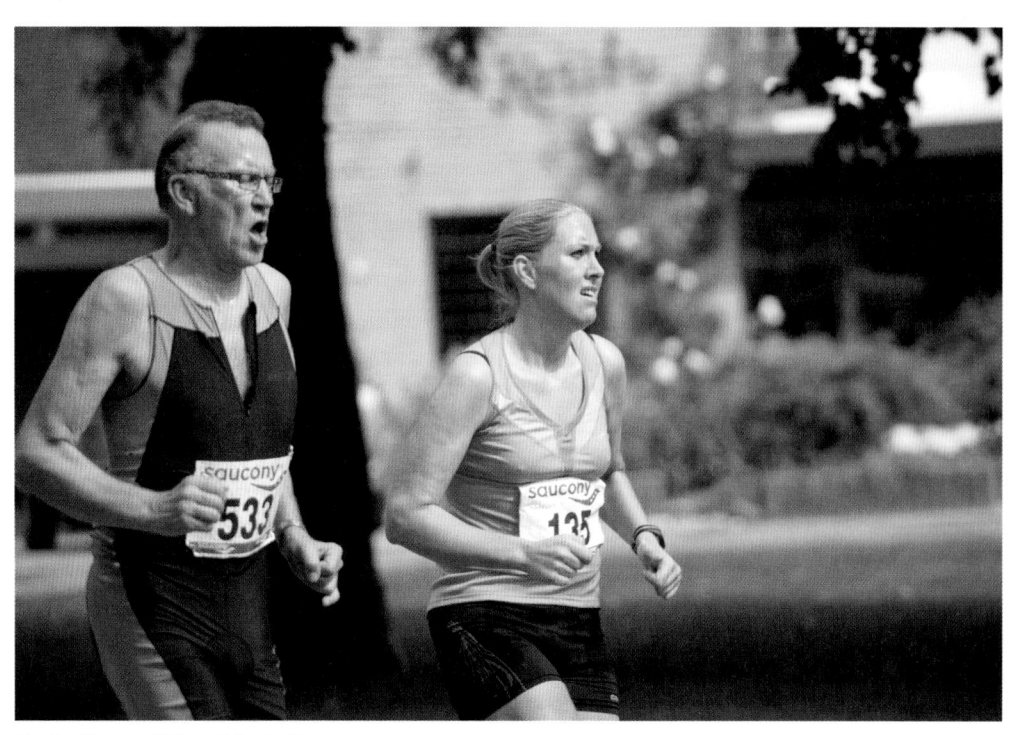

Zweier-Team mit Energiebedarf

Energiequellenbezug in Abhängigkeit zur Belastung

Anaerobe Ausdauer			Aerobe Ausdauer		
Kurzzeit	Mittelzeit	Langzeit	Kurzzeit	Mittelzeit	Langzeit
bis 20 sek	bis 60 sek	bis 2 min	10 bis 30 min	bis 100 min	über 100 min
200 m	400 m	800 m	2,5 bis 5 km	5 bis 15 km	über 15 km
ATP/KP	Glykogen und Glukose		Glykogen/Fett		Fettreserven
anaerob	anaerob		Oxidation		
alaktazid	laktazid		./.		

dauersportlern mit sehr hohem Trainingsumfang bis zu zwei Gramm/Tag. Eiweiß-Unterversorgung macht sich bei Läufern durch Zerrungen, Müdigkeit und auch Muskelkater bemerkbar.

Energiemischung Beim aeroben Training besteht die Energieversorgung, je nach Belastungsdauer, aus einem Gemisch von Kohlenhydraten und Fettsäuren. Das Mischverhältnis ist primär abhängig von der Belastungsintensität.

Beim anaeroben Training besteht die Energieversorgung, im Vergleich zum aeroben Training, nur aus Kohlenhydraten.

Der Bedarf an Kohlenhydraten als Energiequelle steigt mit Erhöhung der Belastung stark an. Es findet ein fließender Energiemischstoffwechsel in Abhängigkeit zu der Belastungsdauer und zu der Belastungsintensität statt.

Glykolyse Der Prozess, bei dem das gespeicherte Glykogen in Glukose umgewandelt wird, nennt sich Glykolyse.

Oxidation Die Verbrennung von Fettsäuren und Glukose zu CO_2 und H_2O unter Bildung von ATP nennt sich Oxidation.

Das Energiespeicher-Volumen für Kreatin, Glykogen und Glukose kann durch Training vergrößert werden. Blut hat einen Sauerstoffanteil von 20%. Bei einem untrainierten Läufer werden ca. 14% des vorliegenden Sauerstoffs zur Energieverbrennung nicht verarbeitet, bei einem trainierten Sportler sind es nur 8%. Somit kann ein trainierter Athlet mehr und schneller Energie aufbereiten.

11. Training allgemein

Sportliches Training ist ein Prozess mit dem Ziel, systematisch eine kontinuierliche, körperliche Leistungsverbesserung zu bewirken. Der größte Trainingserfolg wird durch die planmäßige und zielgerichtete Entwicklung der motorischen, physischen und psychischen Fähigkeiten des Athleten erreicht.

Die sportliche Leistungsfähigkeit und deren Entwicklung ist abhängig von mehreren Faktoren, die sich wechselseitig beeinflussen.

Trainierbarkeit
Dies ist die Summe der persönlichen Voraussetzungen. Vor allem die körperliche Verfassung setzt die Rahmenbedingungen für die Trainierbarkeit und die Trainingsgestaltung.

Trainingsziele
Die Ziele hängen von den Interessen des Athleten ab. Freizeitsportler haben andere Ziele und Interessen als Leistungssportler. Entscheidend für die realistische Zielsetzung ist der aktuelle Leistungsstand und die zur Verfügung stehende Trainingszeit.

Ausdauer
Die Resistenz des Organismus und die Anpassung des Stoffwechsels gegen Ermüdung bei lang andauernder Belastung wird als Ausdauer bezeichnet.

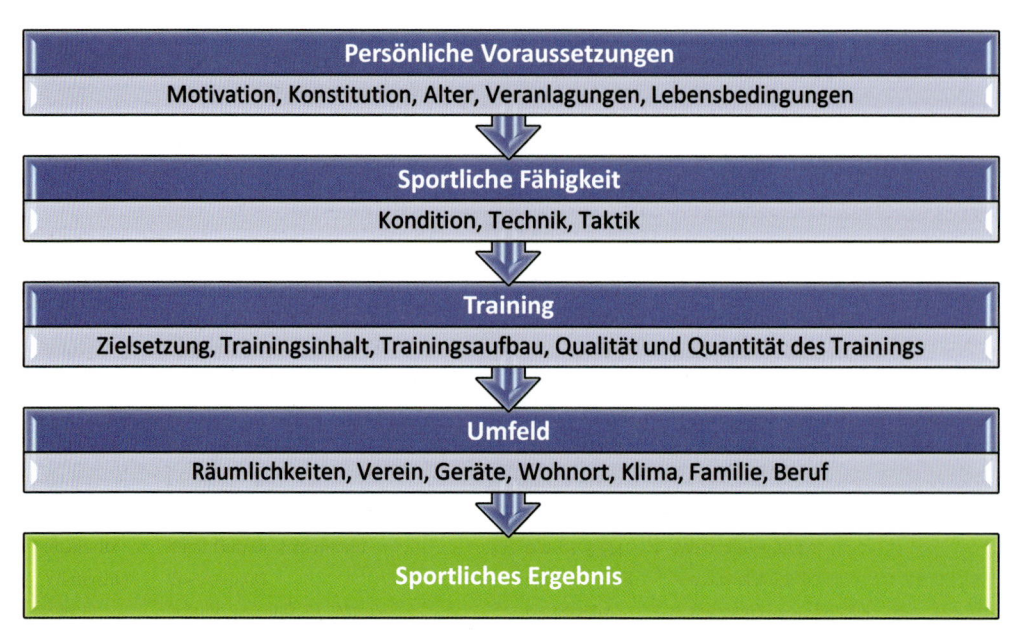

Persönliche Voraussetzungen
Motivation, Konstitution, Alter, Veranlagungen, Lebensbedingungen
Sportliche Fähigkeit
Kondition, Technik, Taktik
Training
Zielsetzung, Trainingsinhalt, Trainingsaufbau, Qualität und Quantität des Trainings
Umfeld
Räumlichkeiten, Verein, Geräte, Wohnort, Klima, Familie, Beruf
Sportliches Ergebnis

Die individuelle Leistungsfähigkeit eines Athleten

Die motorischen Grundeigenschaften eines Langstrecken-Läufers

Wir differenzieren dabei nach der Grundlagenausdauer (GA1) und der Kraftausdauer (GA2).

Die Grundlagenausdauer wirkt sehr stark auf die aerobe Leistungsfähigkeit und auf die Verkürzung der Erholungszeit ein.

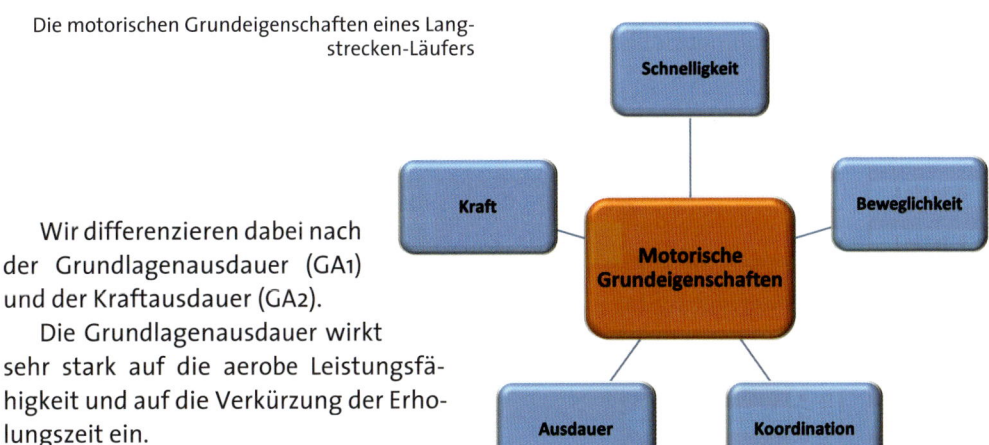

Aus der Kraftausdauer resultiert die Ausdauer-Schnelligkeit.

Das Ausdauertraining steht im Mittelpunkt beim Langstrecken-Training.

Kraft

Die Fähigkeit, Widerstände zu halten (statisch) oder zu überwinden (dynamisch) wird als Körper-Kraft bezeichnet. Sie ist die Voraussetzung aller Bewegungsformen des Körpers. Krafttraining ist die Anpassung der Muskulatur an die spezifische Belastung. Es gibt die Maximalkraft, Explosivkraft, Startkraft, Schnellkraft und die Ausdauerkraft.

Ein gutes Lauftraining wird ergänzt mit einem speziellen Krafttraining für die Bein- und Ganzkörper-Muskulatur.

Schnelligkeit

Die Anpassung des Zusammenspiels von Nerven und Muskulatur, um motorische Aktionen in einer möglichst kurzen Zeit zu vollziehen, wird als Schnelligkeit bezeichnet.

Dabei wird zwischen der Grundschnelligkeit und der Ausdauerschnelligkeit differenziert. Beim Laufsport wird die Schnelligkeit von der Schrittkraft, der Schrittfrequenz und der Schrittlänge bestimmt.

Trainingsformen für die Schnelligkeit sind z. B. Intervall-Läufe, Schwellenläufe, Bergläufe, Wettkämpfe, VO_2max-Optimierung oder anaerobes Ausdauertraining.

Beweglichkeit

Als Beweglichkeit wird die Anpassungsfähigkeit und Dehnfähigkeit von Muskeln, Sehnen und Gelenken bezeichnet. Man unterscheidet die aktive (dynamische Kräftigung) und passive (statisches Stretching) Beweglichkeit. Zur Erhaltung und zum Ausbau der Beweglichkeit ist vor dem Sport eine leichte Dehnung und nach dem Sport eine ausgiebige Dehnung erforderlich.

Koordination

Das Zusammenspiel von Gehirn, Nerven und Muskulatur wird als Koordination bezeichnet. Bei einem Lauf über unebenen Grund oder bei einem Hopserlauf können die Koordinationseigenschaften eines Läufers festgestellt werden.

Bei Bewegungsabläufen stehen die motorischen Lern-, Steuerungs-, Anpassungs- und Umstellungsfähigkeiten im wechselseitigen Zusammenspiel. Übungen für die Koordinationsfähigkeit sollten am Anfang eines jeden Trainings stehen. Dies kann beim Warmlaufen erfolgen durch Hopser-, Seitwärts- und Rückwärtslauf (Lauf-ABC), oder vor dem Hanteltraining mit dem Führen von leichten Gewichten. Zur Koordination zählen die Fähigkeiten für Gleichgewicht, Reaktion, Rhythmus, Koppelung, Differenzierung und Orientierung.

Grundsätzliche Prinzipien eines erfolgreichen Ausdauertrainings

Prinzip des trainingswirksamen Reizes
Um einen Belastungszuwachs und damit einen Trainingseffekt zu erzielen, muss die Muskulatur mind. zu 70% von der Maximalleistung belastet werden. Unter 70% Belastung erfolgt kein Trainingseffekt, sondern Regeneration.

Prinzip der ansteigenden Belastung
Bei einer richtig dosierten Belastungserhöhung, mit einer zeitlich abgestimmten Belastungs- und Erholungsphase, passt sich die Muskulatur der Belastung entsprechend an und wächst. Dieses Prinzip wird auch Superkompensation genannt. Die Trainingsbelastung muss genau definiert, kontrolliert und in einem bestimmten Zeitabstand gesteigert werden.

Zunächst wird die zeitliche Belastungsdauer gesteigert, danach wird die Intensität bei kürzerer Belastungsdauer erhöht. Sobald die gesteigerte Intensität erfolgreich bewältigt werden kann, wird die Belastungsdauer wieder leicht gesteigert.

Beispiel Lauftraining Das Intervalltraining über 1.000 Meter soll zehnmal in der Vorgabezeit gelaufen werden. Zu Beginn des Trainingsplans wird dies noch nicht möglich sein. Daher ist zu Beginn des Trainingsprogramms das Tempo so zu reduzieren, dass die maximale Geschwindigkeit zumindest mit sieben Wiederholungen gleichmäßig gehalten werden kann. Sobald zehn Wiederholungen mit dieser Geschwindigkeit realisiert sind, erfolgt der Versuch über die nächst höhere Geschwindigkeit, wieder mit sieben Wiederholungen beginnend, bis zehn Wiederholungen erreicht werden. Am Ende wird das Zieltempo mit zehn Wiederholungen dann erreicht werden.

Beispiel Fitness Das Bankdrücken mit einem bestimmten Gewicht kann aktuell über sieben Wiederholungen mit drei Sätzen gedrückt werden. Nun wird mit dem gleichen Gewicht versucht, auf acht Wiederholungen zu erhöhen usw., bis dann schließlich 12 Wiederholungen mit drei Sätzen erreicht werden. Danach wird das Gewicht um 1 bis 2 kg erhöht und erneut bei sieben Wiederholungen mit je drei Sätzen begonnen usw.

Prinzip der kontinuierlichen Belastung
Um einen Trainingserfolg erzielen zu können, muss ein Athlet kontinuierlich trainieren. Ein deutlicher Trainingseffekt tritt überwiegend erst bei drei bis vier Trainingstagen pro Woche auf. Eine schnell aufgebaute Leistung baut sich auch schnell wieder ab. Eine langsam aufgebaute Leistung ist stabiler und bleibt länger erhalten.

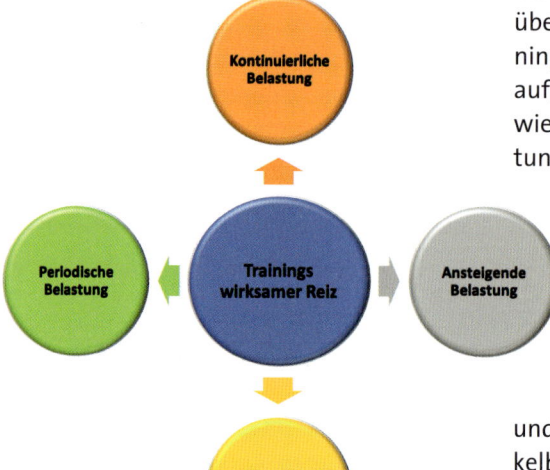

Prinzip der periodischen Belastung und des Muskelreizes
Ein Training soll langfristig erfolgen. Auf ein Training mit starker Intensität muss ein Training mit geringerer Intensität folgen – und umgekehrt. Die unterschiedliche Muskelbelastung führt zu einem Muskelreiz mit Regenerationswirkung. Die darauffolgende Superkompensation bewirkt eine Leistungssteigerung.

Grundsätzliche Prinzipien

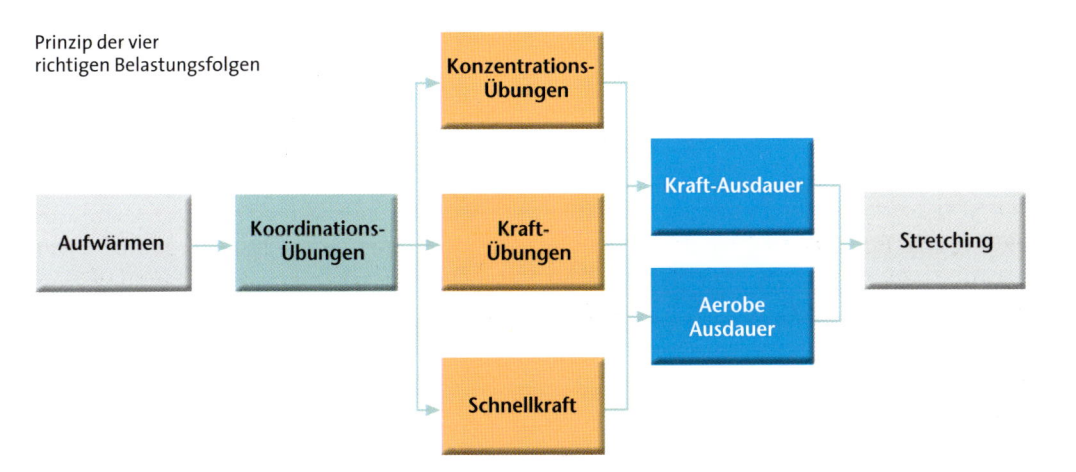

Prinzip der vier richtigen Belastungsfolgen

```
Aufwärmen → Koordinations-Übungen → [Konzentrations-Übungen / Kraft-Übungen / Schnellkraft] → [Kraft-Ausdauer / Aerobe Ausdauer] → Stretching
```

Prinzip der vier richtigen Belastungsfolgen

Die Reihenfolge der Belastung innerhalb des Trainingsablaufes ist für den Trainingserfolg sehr wichtig.

Der Beginn eines Trainings sollte wie folgt sein:

1. Aufwärmen über 10 Minuten.

2. Koordinationsübungen über 5 Minuten.

3. Zuerst Übungen mit hoher Konzentration oder hohem Kraftaufwand oder mit Schnellkraft ausführen. Danach Übungen mit Kraftausdauer oder aerobe Ausdauerbelastung.

4. Langsames Auslaufen am Ende des Trainings.

Stretching 1 Stunde später über ca. 10 Minuten, nachdem der Körper entspannt ist.

Training – und trotzdem kein Erfolg

Die Ursachen für ein erfolgloses Training liegen oftmals darin:
- Der Athlet trainiert in der Trainingsdauer zu lang oder zu kurz.
- Der Athlet trainiert in der Trainingsausführung zu hart oder zu schwach.
- Der Athlet trainiert monoton immer die gleichen Übungen mit der gleichen Intensität.

Die maximale Belastungsfähigkeit

Zu Beginn einer Trainingsaufnahme (z. B. bei Trainings-Neubeginn, neuer Trainingsplan, neue Saison) sollte die aktuelle, maximale Belastungsfähigkeit sowie die anaerobe Schwelle gemessen werden.

Lauftraining: Messung des maximalen Pulses, z. B. am Ende eines 10-km-Wettkampfs, Berglaufs, Intervalllaufs, durch eine Leistungsdiagnostik (Conconi) oder mit einer Laktatmessung.

Fitnesstraining: Maximale Gewichtsbelastung, mit der eine Wiederholung ausgeführt werden kann.

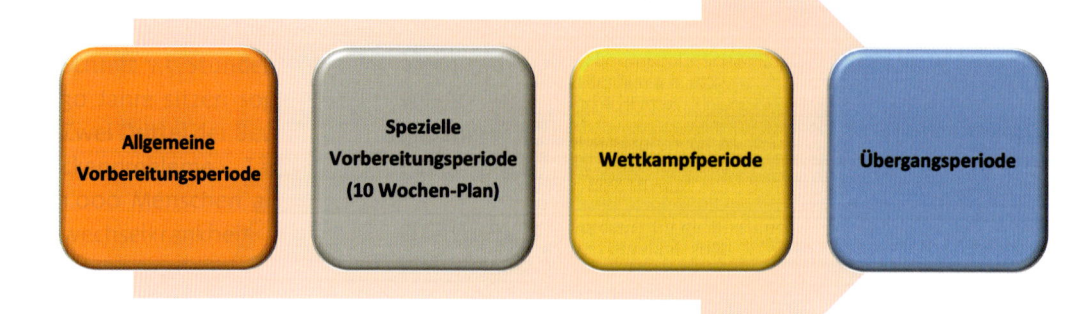

```
[Allgemeine Vorbereitungsperiode] → [Spezielle Vorbereitungsperiode (10 Wochen-Plan)] → [Wettkampfperiode] → [Übergangsperiode]
```

Trainingsperioden

Beim Wettkampfsport wird das Trainingsjahr in vier Perioden unterteilt:

1. Allgemeine Vorbereitungsperiode
Beginnt nach der Übergangsperiode bis zur speziellen Vorbereitungsperiode (z. B. das Wintertraining).

In der allgemeinen Vorbereitungsperiode werden Grundlagenausdauer, Kraft und Technik verstärkt trainiert und Schwächen reduziert. Bei Langstreckenläufern ist die allgemeine Vorbereitungsperiode meist die Zeit zwischen Dezember und Januar.

Der Trainingsplan für die Allgemeine Vorbereitungsperiode beinhaltet eine Unterdistanz des eigentlichen Wettkampf-Ziels.

2. Spezielle Vorbereitungsperiode
Beginnt 10–12 Wochen vor der Wettkampfperiode.

In der speziellen Vorbereitungsperiode wird das Training speziell auf das Wettkampfziel konzentriert, z. B. VO_2max, Ausdauer, Schnellkraft, wettkampfspezifische Ausdauer (WSA), Schwellentraining sowie GA2-Trainingsbelastung.

Der Trainingsplan für die Spezielle Vorbereitungsperiode beinhaltet das eigentliche Wettkampf-Ziel.

3. Wettkampfperiode
Zeit der Wettkampf-Saison, beim Langstreckenlauf meist im Frühjahr und Herbst.

Die Wettkampfperiode ist das reduzierte Training während der Wettkampfsaison.

Der Trainingsumfang wird dabei auf ca. 50% reduziert.

4. Übergangsperiode
Beginnt nach dem Wettkampf sowie zwischen den Wettkämpfen.

Die Übergangsperiode ist die Zeit nach einem Wettkampf oder zwischen Wettkämpfen und dient der Regeneration bei gleichzeitiger Aufrechterhaltung der Leistungsfähigkeit.

Aus der wettkampfspezifischen Ausdauer resultiert maßgeblich das Niveau des Wettkampf-Renntempos (RT). Die Intensität wird dabei von Beginn an zunehmend gesteigert, bis das Renntempo-Ziel erreicht wird.

Das systematische Training beinhaltet alle Belastungsstufen und ist auf die Erreichung einer bestimmten Wettkampfzeit ausgerichtet.

Trainingsprotokoll

Jahr: Monat:

HF : **IAS:** **GA1:** **GA2:**

Woche 1

	Training	Distanz	Zeit	Puls	Strecke	Ergebnis/Kommentar	R-Puls	Fitness / Gewicht
Mo								
Di								
Mi								
Do								
Fr								
Sa								
So								

Summe km: Wochenkommentar:

Woche 2

	Training	Distanz	Zeit	Puls	Strecke	Ergebnis/Kommentar	R-Puls	Fitness / Gewicht
Mo								
Di								
Mi								
Do								
Fr								
Sa								
So								

Summe km: Wochenkommentar:

Woche 3

	Training	Distanz	Zeit	Puls	Strecke	Ergebnis/Kommentar	R-Puls	Fitness / Gewicht
Mo								
Di								
Mi								
Do								
Fr								
Sa								
So								

Summe km: Wochenkommentar:

Woche 4

	Training	Distanz	Zeit	Puls	Strecke	Ergebnis/Kommentar	R-Puls	Fitness / Gewicht
Mo								
Di								
Mi								
Do								
Fr								
Sa								
So								

Summe km: Wochenkommentar:

12. Superkompensation

Die positive und negative Superkompensation

Die Superkompensation beinhaltet das eigentliche Prinzip eines Trainingserfolgs. Superkompensation wird auch als Leistungssprung bezeichnet.

In Folge einer stärkeren, kontrollierten Trainingsbelastung wirkt auf die Muskulatur ein Reiz. Der Körper wird dadurch ermüdet und geschwächt. In einer darauffolgenden Ruhepause regeneriert sich der Körper und versucht, sich der vorangegangenen sportlichen Belastung anzupassen. Er vergrößert deshalb seine Muskulatur und die Energiespeicher gegenüber dem Ausgangsniveau vor der Belastung. Dieser Effekt wird als Superkompensation bezeichnet.

Der Körper muss geschwächt werden, damit er sich stärken kann. Die Ursache liegt in der Anpassung der aktiven Muskelzellen, die durch den positiven Trainingseffekt den Eiweißgehalt und somit die Muskelzellen vergrößert.

Superkompensationseffekte

Das Leistungsniveau steigt durch den Superkompensationseffekt ein bis zwei Tage später an. Wird nun ein neuer, starker Reiz auf die Muskulatur ausgeübt, dann wiederholt sich der Superkompensations-Effekt.

Das Timing für die Folgebelastung ist sehr individuell, kann aber mit einem guten Körpergefühl gespürt werden. Es muss in der Muskulatur positiv kribbeln und das Gefühl vorliegen, vor Kraft zu strotzen, dann ist der Maximalwert der Superkompensation erreicht und der Körper bereit für eine neue, starke Trainingsbelastung.

Zur Orientierung: Die Regenerationszeit nach einer hohen Belastung ist abhängig von der Belastungsdauer im anaeroben Bereich. Pro Kilometer anaerober Belastung wird ca. ein Tag Regeneration benötigt. Eine intensive Trainingsbelastung erfordert ca. zwei Tage Regenerationszeit. Die Regenerationszeit ist individuell und hängt sehr vom Trainingszustand des Athleten ab.

Wenn die Folgebelastung zu früh eintritt, erfolgt eine negative Superkompensation, d. h. die Folgeleistung wird schwächer, da sich der Körper nicht erholen bzw. stärken konnte. Dies wird auch als Übertraining bezeichnet.

Eine Leistungssteigerung kann nur durch die Regeneration und Nutzung eines positiven Superkompensationseffekts erreicht werden.

Ein monotones, gleichförmiges Training, wie z. B. täglich eine Stunde joggen in derselben Geschwindigkeit, sowie Belastungen unterhalb 70% der HFmax bietet für die Muskulatur keinen Belastungsreiz und bleibt deshalb ohne Trainingseffekt. Der Körper stellt sich auf diese wiederkehrende Belastung ein, ohne sein Leistungsniveau zu erhöhen. Es findet somit kein Training bzw. keine physische Weiterentwicklung statt.

Ein positiver Superkompensationseffekt benötigt vor und nach der hohen Belastung einen Belastungswechselreiz durch langsame oder leichte Trainingseinheiten, die

Die positive und negative Superkompensation

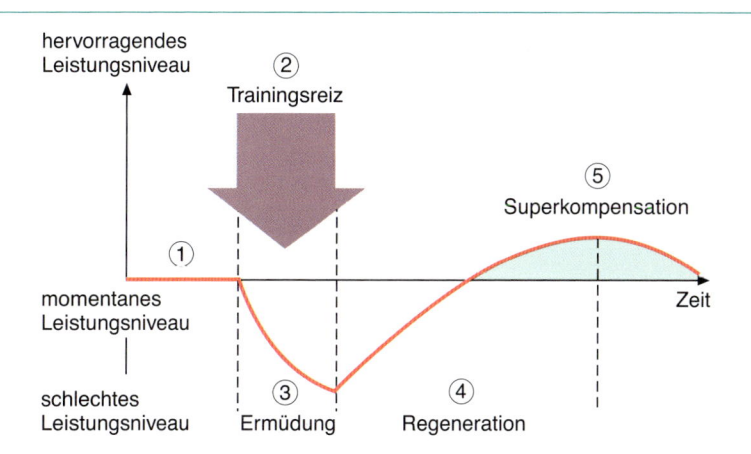

①/②: Belastung durch erhöhten Muskelreiz/Trainingsbeginn
②/③: Abnahme der Leistungsfähigkeit durch die Belastung
③/④: Beginn der Regenerationsphase
④: Regenerationsphase
④/⑤: Wiedererreichung der Ausgangsleistung, danach erhöhte Leistungsfähigkeit = positive Superkompensation

⑤: Phase des maximalen Leistungszuwachses durch Superkompensation. Jetzt muss eine neue Belastung als Muskelreiz gesetzt werden, um die Leistungsfähigkeit weiter zu steigern. Ohne neuen Belastungsreiz klingt der Leistungszuwachs wieder auf das Ausgangsniveau ab.

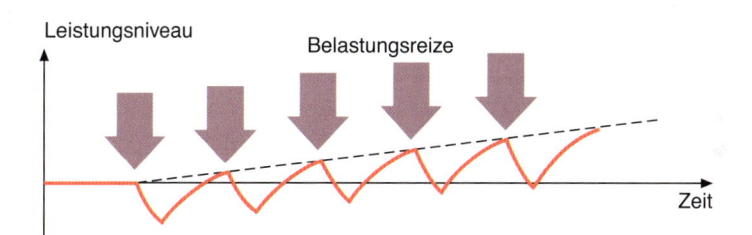

Positive Superkompensation Der Zeitpunkt für den neuen Belastungsreiz wurde optimal am höchsten Niveaupunkt der Leistungskurve gewählt und kontinuierlich fortgesetzt.

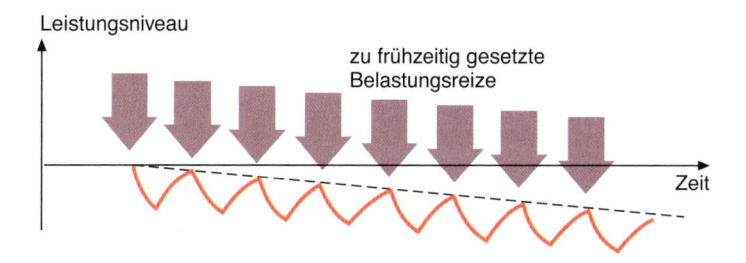

Negative Superkompensation Der Zeitpunkt für einen neuen Belastungsreiz wurde zu früh gewählt, bevor die Regeneration abgeschlossen war.

eine Regeneration ermöglichen (65 bis 75% HFmax).

Beispiel: Auf das 1/2/3/2/1 km Fahrtspiel folgen am nächsten Tag ein langsamer Dauerlauf, danach ein Ruhetag und dann z. B. ein 7x 1.000-m-Intervall im 10-km-Renntempo.

Für fortgeschrittene Athleten eignet sich der Wochen-Belastungszyklus 2/1, 3/1, d.h. auf zwei Tage intensives Training folgt ein Tag Regeneration, danach auf drei Tage intensives Training ein Tag Regeneration.

Fazit: Überschwellige Reize sind richtig, unterschwellige sind wirkungslos, extrem überschwellige Reize sind schädigend.

Trainingsmethoden mit Superkompensationseffekt

Um einen speziellen Trainingseffekt zu erzielen, kommt es auf die richtige Belastungsgestaltung, die Belastungsdauer und den ausgeübten Muskelreiz an.

Reizintensität Die Stärke des einzelnen Reizes in Prozent zur max. persönlichen Leistung wird als Reizintensität bezeichnet.
Beispiel:
Joggen: Prozent vom max. Puls.
Fitness: Prozent vom Maximalgewicht.

Reizdichte Das zeitliche Verhältnis von Belastung und Erholung wird als Reizdichte bezeichnet.
Beispiel:
Joggen: 7x 1.000 m, dazwischen drei Minuten gehen = 3 Minuten Reizdichte.
Fitness: drei Sätze mit 10 Wiederholungen, dazwischen eine Minute Pause = 1 Minute Reizdichte.

Reizdauer Die Dauer des Einzelreizes bzw. einer Serie von Reizen wird als Reizumfang bezeichnet.
Beispiel:
Joggen: 7x 1.000 m in je 4 Minuten = 40 Minuten Reizdauer.
Fitness: Dauer von drei Sätzen Bankdrücken = zwei Minuten Reizdauer.

Reizumfang Die Zahl der Einzelreize pro Trainingseinheit wird als Reizumfang bezeichnet.
Beispiel:
Joggen: 7x 1.000 m in je 4 Minuten = 7 Reize.
Fitness: Drei Sätze Bankdrücken mit 10 Wiederholungen = 30 Reize.

Dauermethode

Die grundlegende Methode zur Verbesserung der Ausdauerfähigkeit ist die Dauermethode. Sie bildet die Grundlage des Langstreckentrainings für Ausdauer, Stoffwechsel und Fettverbrennung.

Es wird differenziert in zwei aerobe Grundlagenausdauerläufe.
1. Extensiver Bereich GA1, der langsame Dauerlauf mit 70–75% HFmax zum Stoffwechsel- und Herz-Kreislauftraining.

Belastungsgestaltung beim Lauftraining

Muskelreiz	Dauermethode	Intervallmethode	Wiederholungsmethode
Reizintensität	70–85%	90%	91–95%
Reizdichte	ohne Pause	lohnende Pause	vollständige Pause
Reizdauer	lang	mittel	kurz
Reizumfang	gering	mittel	sehr hoch

2. Intensiver Bereich GA2, der lockere Dauerlauf mit 75–80% HFmax, zur Steigerung der Kraftausdauer.

Die Dauermethode findet ausschließlich im aeroben Bereich statt und hat große Bedeutung für das Stoffwechseltraining, die Ausdauer und die Herz-Kreislauf-Verbesserung.

Intervallmethode
Das Intervalltraining wird durch definierte Pausen geprägt (lohnende Pause), die zwischen mehreren aufeinander folgenden, hohen Belastungen liegen. Die Pause darf nicht zur vollständigen Erholung führen, sondern nur zu einer Reduzierung des Pulses auf ca. 75% der HFmax. Innerhalb dieser Pause wird im langsamen Dauerlauf über zwei bis drei Minuten weitergelaufen. Danach erfolgt erneut eine hohe Belastung.

Dies fördert den Herz-Kreislauf durch die »Achterbahn-Belastung«, besonders aber die anaerobe Leistungsfähigkeit, VO_2max, sowie eine Stärkung des Muskel- und Herzkreislaufsystems.

Typische Intervallmethoden sind 10x 1.000 m, 5x 2.000 m, die 1-2-3-2-1-km im 10-km-Renntempo oder 10x 400 m, 10x 800 m in max. Tempo und das Pyramidentraining.

Die Stadion-Laufbahn eignet sich für die Intervallübungen aufgrund der exakt messbaren Zwischenzeit-Ergebnisse sehr gut.

Die Intervallmethode ist eine der wirksamsten Methoden, um schneller zu werden, beinhaltet jedoch ein Verletzungsrisiko. (Mehr dazu siehe Kapitel Intervalltraining)

Wiederholungsmethode
Die bei der Wiederholungsmethode eingesetzte Pause (vollständige Pause) soll für eine vollständige Wiederherstellung der Leistungsfähigkeit sorgen, so dass ein neuer Reiz mit höchster Belastung gesetzt werden kann.

Typische Übungen für die Wiederholungsmethode sind z. B. beim Lauftraining der 100-m-Sprint oder beim Fitnesstraining das Bankdrücken mit maximalem Gewicht.

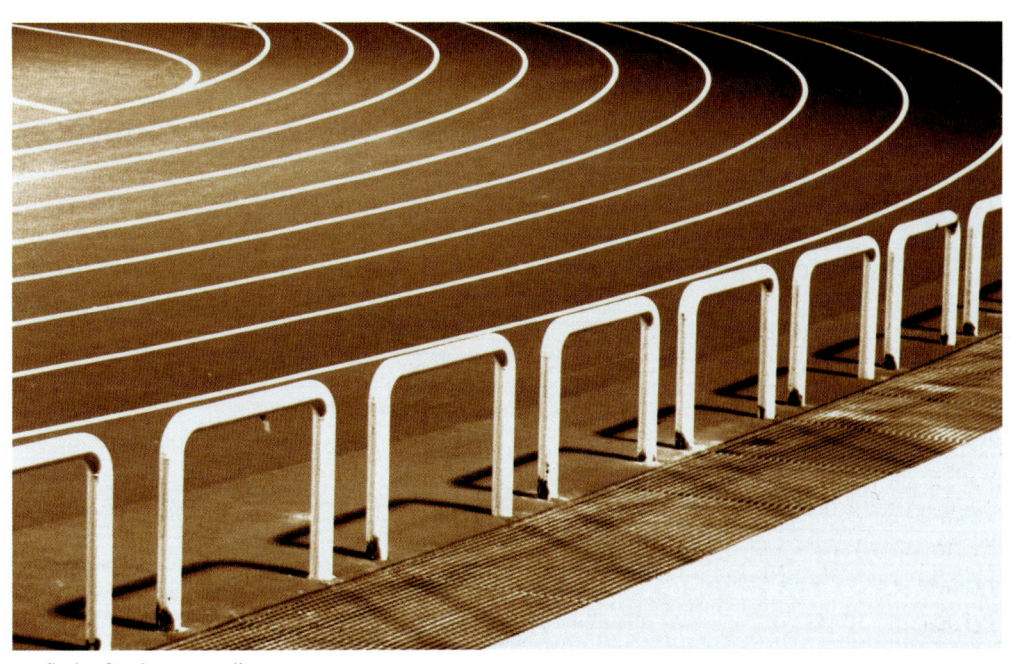

Laufbahn für das Intervalltraining

13. Regeneration

Bei einem Langstrecken-Training sind höhere Laufumfänge und teilweise intensive Trainingseinheiten unumgänglich. Das Training erfolgt nach dem Prinzip der Superkompensation, welches trainingswirksame Reize und klug getimte Regeneration kombiniert.

Nur durch Regeneration nach dem Training kann sich der Körper den Belastungsreizen anpassen und von ihnen profitieren. Da aber ein leistungsorientiertes Training in aller Regel bereits am nachfolgenden Tag fortzusetzen ist, wird fast immer aus einer unvollständigen Regeneration heraus weiter trainiert. Dies geschieht jedoch in einer solch dosierten Belastung, dass der Körper dabei dennoch weiter regenerieren kann, bzw. nicht überlastet wird.

Auch meine Trainingspläne beruhen auf dem Prinzip der Superkompensation. Dabei folgt meist nach einer schweren Belastung eine leichtere Trainingseinheit. Einer Belastungsserie von mehreren Tagen folgt ein Ruhetag, der eine intensive Regeneration ermöglicht.

Jede Trainingswoche enthält mindestens einen Ruhetag sowie einen Tag mit einem kompensierenden Semi-Training in einer anderen Sportart, welche die Laufmuskulatur nicht belastet. In niedriger Intensität ausgeführt bewirkt das Semi-Training eine aktive Regeneration und entlastet zugleich das Nervensystem. Nach je drei Trainingswochen folgt eine spezielle Regenerationswoche mit mehreren Ruhetagen und einer deutlichen Reduzierung des Laufumfangs.

Für den Erfolg eines Langstrecken-Trainings erachte ich die Regeneration als ebenso wichtig wie die Trainingseinheiten selbst. Sie ermöglicht eine wirksamere Verarbeitung der Belastungen und sie überbrückt die Zeit bis zur nächsten intensiven Trainingseinheit. Je besser die Regeneration, desto größer sind die Trainingserfolge.

Maßnahmen zur Regeneration während eines Langstrecken-Trainings
Unmittelbare Regeneration: Eine unmittelbare Erholung bewirken Regenerations-Maßnahmen am selben Trainingstag.

Beispiele dazu sind: Ausgleich der Wasserverluste, Auffüllen der Kohlenhydratspeicher erst zwei Stunden nach dem Training, eine ausgewogene, hochwertige Ernährung, 10 Stunden Schlaf nach einer sehr intensiven Belastung, Stretching, Nahrungsergänzung, Sauna, Whirlpool, heißes Bad mit Fichtennadelöl, Franzbranntwein, Voltarensalbe/-Spray, Regenerationscremes aus ätherischen Ölen und natürlichen Pflanzenextrakten wie Lavendel, Arnika, Kampfer, Minze, Rosmarin, Eukalyptus oder Kiefer.

Fortlaufende Regeneration: Regenerations-Maßnahmen während einer Trainingswoche ermöglichen eine fortlaufende Erholung.

Beispiele dazu sind: ein Ruhetag, zusätzliche Ruhetage, Trainingsumstellung (Umfang oder Intensität reduzieren), Massage und Semi-Training.

Erweiterte Regeneration: Eine durchgreifende bis vollständige Erholung bewirken erweiterte Regenerations-Maßnahmen nach einem mehrwöchigen Training.

Beispiele dazu sind: eine Regenerationswoche, Urlaub.

Folgen einer mangelnden Regeneration: Ein Regenerationsmangel über einen längeren Zeitraum hat vielfältige negative Folgen.

Beispiele sind: Chronische Müdigkeit, Abnahme der Leistungsfähigkeit, erhöhter Ruhepuls, Trainingsunlust, Konzentrationsschwäche, verminderter Appetit, Schlafstörungen. Zur Abhilfe ist dann eine »aktive« Regenerationswoche nötig. Da die genannten Symptome sowohl psychische wie physische Ursachen haben, sind nun eine Woche lang Aktivitäten vonnöten, die besonders viel Freude machen und daher Körper, Geist und Seele gut tun.

Regenerations-Beispiele physischer Art könnten sein: Wandern, Skifahren, Skilanglauf, Surfen, Tennis, Badminton, Schwimmen, Kanufahren, Radfahren, Mountain Biken.

Regenerations-Beispiele psychischer Art könnten sein: Kino, Theater, Museum, Konzert, Musikhören, Fernsehen, aktive Spiele.

Regenerative Flüssigkeits- und Nahrungsaufnahme nach einer Trainingsbelastung

Unmittelbar nach dem Training: Der Ausgleich des Wasserverlustes hat erste Priorität nach dem Training. Da trotz des hohen Flüssigkeitsmangels ein Teil der zugeführten Flüssigkeit durch den Urin wieder ausgeschieden wird, kann die Trinkmenge um den Faktor 1,3 bis 1,5 über dem eigentlichen Defizit liegen. Wasser wird vom Körper besser gespeichert, wenn es Salz enthält. Da ein Zuwenig an Flüssigkeit die Aufnahme von Nahrung im Magen-Darm-Trakt behindert, sollte dieser Mangel zuerst ausgeglichen werden, am besten mit einfachem Mineralwasser.

0 bis 2 Stunden nach dem Training: Nach dem Training besteht ein Nachbrenneffekt, der die Bildung von Mitochondrien weiter begünstigt, sofern kaum Kohlenhydrate zugeführt werden. Deshalb sollte in den ersten zwei Stunden nach dem Training auch auf Fruchtsäfte verzichtet werden. So wird der Trainingsreiz maximal verstärkt.

2 bis 6 Stunden nach dem Training: Die Energiezufuhr sollte überwiegend aus leicht verdaulichem Eiweiß bestehen. Ballaststoffe sind aufgrund des Sättigungs- und Völlegefühls weniger geeignet. Zu empfehlen sind Fisch, Gemüse, Naturreis und Kartoffeln. Zu vermeiden sind Fleisch und Wurst.

Nahrungsergänzung zur Regeneration

Eiweiß Nach einem intensiven Kraftausdauertraining ist eine Zufuhr von Eiweiß mit ca. 2 Gramm/kg Körpergewicht hilfreich. Ein Eiweißshake bietet dazu eine effiziente Möglichkeit. Eiweiß fördert den Muskelaufbau, repariert verletzte Muskelfasern und trägt zu einer schnelleren Regeneration bei.

Die Erprobung von verschiedenen Nahrungsergänzungsmitteln, welche zu einer verbesserten Regeneration führen sollen, hat ergeben, dass es wenige überragende Produkte gibt die wirklich hilfreich sind. Von Nutzen sind:

Ultra Refresher Der Refresher beinhaltet Kohlenhydrate, Aminosäuren, Vitamine, Magnesium, Selen und Zink und trägt zu einer wesentlich schnelleren Regeneration bei.

Kollatin Das Kollatin enthält ein kollagenes Eiweißhydrolysat mit Mandelmehl, Hagebutten- und Pfirsichpulver, Vitamine, Mineralstoffe und einen Traubenschalen-Extrakt. Nach einer langen Belastung führt es zu einer schnelleren Regeneration für Sehnen, Bänder und Gelenke.

Ackerschachtelhalmsaft Der Ackerschachtelhalmsaft besteht aus einem Extrakt von Ackerschachtelhalm und wasserlöslicher Kieselsäure. Er bewirkt eine intensive Regeneration der Sehnen, Bänder, Knorpel, Gelenke und Bandscheiben.

14. Training mit Pulskontrolle

Mehr als 70% der Hobbyläufer trainieren zu intensiv, sie laufen zu schnell oder sie trainieren in zu geringer Intensität und laufen dabei zu langsam. Sie schätzen nach ihrem Gefühl die richtige Belastungsintensität falsch ein und erreichen deshalb nicht den maximalen Trainingserfolg. Daher ist das Training mit Pulskontrolle durch Pulsuhren erfolgsentscheidend.

Die maximale Herzfrequenz gibt an, wie schnell das Herz pro Minute bei maximaler Körperbelastung schlägt. Die Herzfrequenz reagiert unmittelbar auf eine Belastungsänderung (ähnlich einem Drehzahlmesser beim Auto). Sie ist eine sichere Belastungskontrolle für die Steuerung und Definition der Trainingsintensität.

Die Pulsfrequenz unterliegt vielfältigen Einflussfaktoren, wie z.B. Alter, Trainingszustand, Klima, Medikamenteneinnahme. Die Herzfrequenz steigt bei einer Belastungserhöhung im aeroben Bereich linear und im anaeroben Bereich exponentiell an.

Die manuelle Pulsmessung per Fingerdruck und Zählung des Pulses zeigt Nachteile in der Durchführung und der Präzision. Den Puls manuell zu messen erfordert Übung sowie eine Unterbrechung der sportlichen Aktivität. Die Belastungsunterbrechung zwecks Pulsmessung führt zu einer kurzen Regeneration und somit zu einem abklingenden, niedrigeren Messwert.

Die manuelle Pulsmessung erfolgt meist über 6 Sekunden Dauer, der Messwert wird mit 10 multipliziert. Daraus resultiert eine Streuung der Messwerte aufgrund der Rundungsfehler für die Schläge vor oder nach exakt 6 Sekunden um bis zu +/−5 Pulsschläge auf die Hochrechnung von einer Minute.

Um die aktuelle Herzfrequenz ohne Pulsmesser durch das Laufgefühl bestimmen zu können, bedarf es einer langjährigen Erfahrung, die aber selbst dann noch ungenau ist.

Die Pulswerte ändern sich mit dem Lebensalter. Junge Menschen haben z.B. bei 70% Belastung einen viel höheren Puls als ältere Menschen. Ein guter Herzfrequenzmesser ist daher für ein kontrolliertes und effizientes Ausdauer- und Langstreckentraining unverzichtbar.

Pulsuhren
Ein Pulssensor sendet über eine Frequenz die Pulsdaten an einen Empfänger, der in der Pulsuhr integriert ist.

So ist es während des Laufs möglich, über das Uhrendisplay jederzeit eine genaue Kontrolle über die eigene Pulsfrequenz und Belastung zu erhalten. Einige Pulsuhren beinhalten inzwischen eine integrierte Puls-Sensorik, so dass der externe Pulsmess-Brustgurt entfällt.

Wenn das Tragen eines Brustgurtes stört oder die Pulsuhr keine integrierte Pulsmessung bietet, dann können z.B. mit dem Handgelenk-Pulsmesser OH1 von Polar über Bluetooth die Pulswerte auf die Uhr oder das Handy übertragen werden.

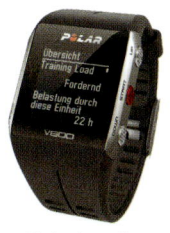

Pulsuhr mit integriertem GPS

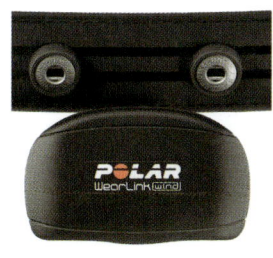

Puls-Sender als Brustgurt

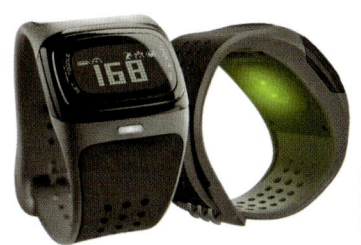

Pulsuhr mit integrierter Pulsmessung

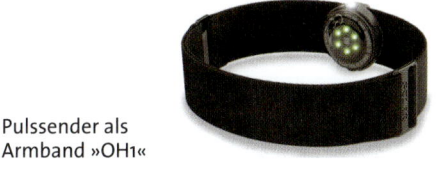

Pulssender als Armband »OH1«

Die Pulsuhr ermöglicht zusätzlich eine Messung der Laufzeiten, speichert die Runden und Zwischenzeiten und sendet ein akustisches Signal bei Abweichung der definierten oberen und unteren Pulswerte. Die Pulsuhr erfasst die gestoppten Rundenzeiten im Speicher, die so nach dem Lauf ausgewertet werden können. Ohne eine Pulskontrolle würden die meisten Läufer viel zu hart oder zu schwach trainieren. Sie erzielen ohne Kontrolle nicht den Trainingserfolg, den ein Läufer mit pulskontrolliertem Training erreicht.

Nur ein geringer Teil des Trainingsumfangs wird mit sehr schnellen Läufen im anaeroben Bereich absolviert. Der Hauptumfang des Lauftrainings erfolgt im mittleren bis langsamen Dauerlauf. Ein Pulsmessgerät wird benötigt, um den Maximalpuls zu messen sowie die spezifischen Herzfrequenz- und Belastungsbereiche, besonders im aeroben und anaeroben Bereich oder beim Schwellentraining, genau treffen und kontrollieren zu können, und in unebenem Gelände die Laufintensität anpassen zu können.

Pulsmesser können störanfällig gegen äußere elektromagnetische Einflüsse wie Hochspannungsanlagen sein. Es ist daher beim Kauf auf eine gute Qualität zu achten.

Einer der Erfolgsfaktoren, wie ein gesunder Laufanfänger innerhalb von nur 10 Wochen Training zu einem Wettkampf-Finisher werden kann, liegt im perfekt dosierten, pulskontrolliertem Training.

Bestimmung der maximalen Puls-/Herzfrequenz

Der maximale Puls wird bei der höchsten körperlichen Belastungsgrenze erreicht. Die genaue maximale Puls-/Herzfrequenz kann nicht berechnet, sondern nur gemessen werden. Die Pulswerte eines Menschen sind wie bei einem Fingerabdruck verschieden und können bei gleicher Belastung und altersbedingt bis zu 50% schwanken.

Der Puls nimmt mit zunehmendem Alter ab. Er erhöht sich bei zunehmender Belastung, bei starkem Anstieg oder Reduzierung der Außentemperatur.

Die genaueste Pulszuordnung erfolgt über die Laktat-Messung unter Belastung. Der bei Laktat 4,0 mmol abgelesene Pulswert entspricht 90% der maximalen Herzfrequenz. Von diesem Punkt ausgehend, werden dann die weiteren Pulswerte und deren Trainingsintensitäten zugeordnet. Die Laktat-Messung ist jedoch aufwändig und erfordert den Besuch in einem Leistungsdiagnosezentrum oder beim Arzt.

Die Messung des Laktat-Schwellenwerts ist eine wichtige Orientierungsmarke zur individuellen Trainingsbelastung. Sie sollte jährlich zu Beginn des Trainings durchgeführt werden, da sich die individuellen

Gruppierung der Herzfrequenz-Belastungszonen			
Herzfrequenz-Zone	HFmaxin %	Traningseffekt	Trainingsform
aerobe Zone	50–59	kein Effekt	sehr langsamer DL
aerobe Zone	60–69	Regeneration	langsamer DL
aerobe Zone	70–80	aerobe Ausdauerfähigkeit	ruhiger, lockerer DL
Schwellenzone	83–89	anaerobe Ausdauerfähigkeit	Intervalle, Bergläufe
anaerobe Zone	90–95	mentale Wettkampfhärte	kurzer Wettkampf

Schwellenwerte, in Abhängigkeit des aktuellen Trainingszustandes, stark verändern können. Die aktuellen Messwerte bieten Präzision für das pulsorientierte Training.

Eine weit verbreitete theoretische Grundorientierung der maximalen Pulsfrequenz mit einer Genauigkeit von +/–30% bietet die Formel: 220 abzüglich des Lebensalters = maximale Herzfrequenz (HFmax).
Beispiel: Alter 30 Jahre, d. h. 220–30 = 190 HFmax.

Die Messung des maximalen Pulses erfolgt bei einer höchst möglichen körperlichen Anstrengung, z. B. beim Zieleinlauf/Endspurt eines Wettkampfes oder nach einer Stunde Laufen mit dem Abschluss von 5 Steigerungsläufen á 100 Meter. Im Moment der totalen Erschöpfung ist dann der Pulswert zu messen.

Die Belastungsobergrenze liegt im Wettkampf bei ca. 80–97% der maximalen Herzfrequenz, je nach Wettkampf-Distanz. Die Pulsfrequenz nimmt bei einer kontinuierlichen Laufgeschwindigkeit mit der Zeit leicht zu, deshalb nimmt die Laufgeschwindigkeit bei gleichbleibendem Puls dann leicht ab.

Die Ursache des Pulsanstiegs liegt, neben dem erhöhten Stoffwechsel, auch an der Zunahme der inneren Körperwärme, die den Körper durch Schwitzen kühlt und somit den Kreislauf zusätzlich beansprucht.

Auch bei einer mangelnden Sauerstoffversorgung steigt der Puls an, weil mehr Blut zur Sauerstoffzuführung generiert werden muss.

Bestimmung der Ruhe-Herzfrequenz
Der Ruhepuls gibt an, wie hoch die Basisherzfrequenz in absoluter körperlicher Ruhe ist. Die Messung der Ruhe-Herzfrequenz erfolgt morgens, liegend im Bett, unmittelbar nach dem Aufwachen. Auf dem Nachttisch sollte daher ein Pulsmessgurt griffbereit sein. Je niedriger der Ruhepuls, desto besser ist der Ausdauertrainingszustand.

Ein Ruhepuls zwischen 40 und 50 Schlägen ist bei gut trainierten Athleten üblich. Top-Profis erreichen einen Ruhepulswert bis zu 32. Unregelmäßigkeiten ab drei Herzschlägen über dem normalen Ruhepuls signalisieren ein Übertraining oder den Auftritt einer Krankheit. In diesem Falle ist eine Trainingspause angebracht, so lange, bis der Ruhepuls wieder seinen Normalwert erreicht hat. Der Ruhepuls sollte täglich gemessen und im Trainingsprotokoll erfasst werden.

Bestimmung der Erholungs-Herzfrequenz
Das Abklingen der Herzfrequenz nach Belastungs-Ende gibt Aufschluss über die Ausdauer und Regenerationsfähigkeit des Läufers. Je höher die Ausdauerfähigkeit, desto schneller klingt der Puls nach der Belastung ab.

Ein Test zur Bestimmung der Erholungs-Herzfrequenz erfolgt nach dem Erreichen der maximalen Herzfrequenz z. B. am Ende eines Intervalls. Dann wird im Stehen oder Gehen gemessen, wie lange es dauert, bis der Puls unter 110 Schläge/Min. (ca. 70% HFmax) liegt. Bei gut trainierten Sportlern beträgt die Erholungszeit weniger als eine Minute.

Theoretische Bestimmung des max. Belastungspulses für die untere anaerobe Schwelle

Ausgehend von der max. Pulsfrequenz wird dieser Bereich mit 80–85% der max. Herzfrequenz zugeordnet.

Eine Faustformel sagt: 170 minus halbes Lebensalter = untere anaerobe Schwelle.
Beispiel: 40 Jahre alt: 170–20 = 150 Pulsfrequenz für die untere anaerobe Schwelle.

Die aerobe Schwellgrenze: Hierbei gilt die Faustformel HFmax minus Lebensalter = aerobe Schwellgrenze.
Beispiel: 40 Jahre, HFmax 185: 185–40 = 145

Die Faustformeln sind theoretisch, d. h. +/–30% Abweichung sind möglich.

Viele Läufer müssen Lehrgeld bezahlen, wenn sie zu Beginn eines Wettkampfs mit einem zu hohen Tempo und zu hohem Puls laufen. Die anaerobe Sauerstoffaufnahme bewirkt eine überhöhte Laktatentwicklung, die zu einer Übersäuerung der Muskulatur führt und den Läufer dadurch in seiner Leistung sehr stark drosselt.

Die Pulsfrequenz und die Laufgeschwindigkeit müssen von Anfang an passen und über den Wettkampf stabil gehalten werden. Zur Kontrolle sollten bei jedem Kilometer die Zwischenzeit und der Puls kontrolliert werden. Deshalb ist jeder Kilometer bei den größeren Wettkampfveranstaltungen markiert. Die Pulsuhren sind deshalb mit einer oberen und unteren Pulsfrequenz-Grenze programmierbar, so dass beim Verlassen der Grenzwerte ein akustisches Warnsignal ertönt.

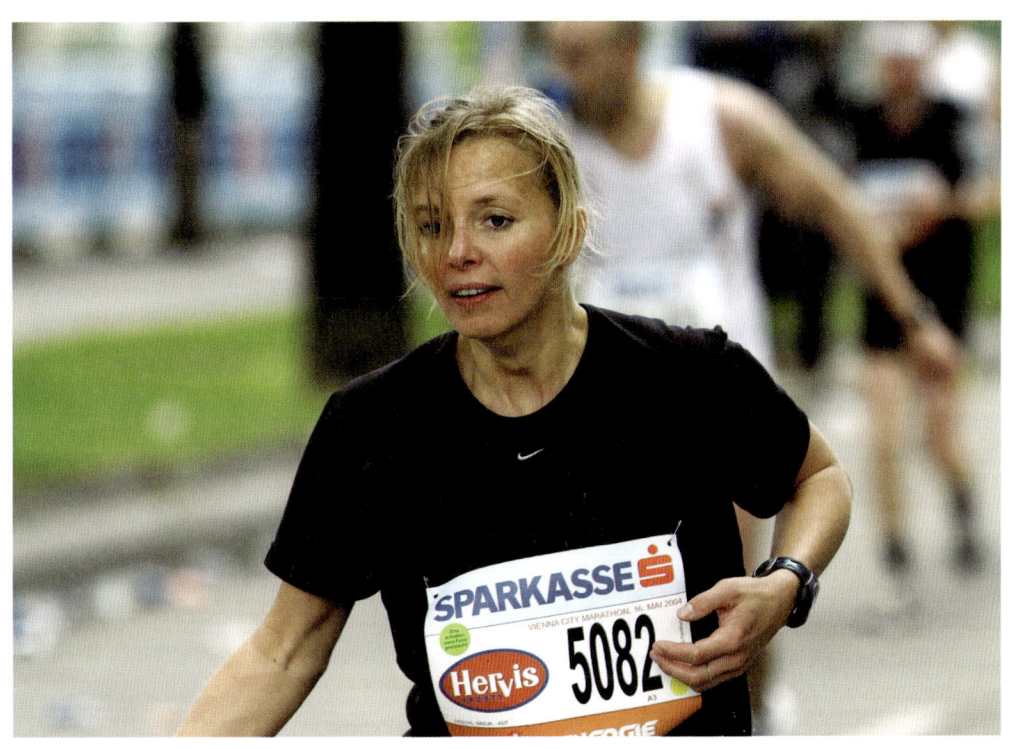

Zwischenzeiten und Pulswerte kontrolliert?

15. Ausdauertraining

Unter Ausdauer versteht man die Widerstandsfähigkeit des Organismus gegen Ermüdung sowie die rasche Erholungsfähigkeit nach einer Belastung. Ein Ausdauertraining dient im Schwerpunkt dazu, die Fähigkeit zu entwickeln, eine lang andauernde Laufbelastung zu bewältigen, die Laufgeschwindigkeit über die lange Distanz konstant beizubehalten sowie die dafür notwendige Energiegewinnung durch eine effiziente Verbrennung von Fettsäuren zu trainieren.

Verbesserung der Ausdauerfähigkeit

Für das Lauf-Ausdauertraining eignen sich vorwiegend sechs Methoden, um die Fähigkeiten für die Laufdistanz und der Laufgeschwindigkeit zu verbessern. Diese Trainingsmethoden werden abwechselnd trainiert und setzen für die Muskulatur die notwendigen Trainings-Reize.

> *Die sechs elementaren Trainingsmethoden für das Ausdauertraining:*
> 1. Regeneration und Kompensation RECOM mit sehr langsamen Läufen, Semi-Training und Ruhetagen
> 2. Grundlagenausdauer GA1 über extensive, längere Läufe
> 3. Kraftausdauer GA2 über intensive, lockere, mittlere Läufe
> 4. Aerobe und anaerobe Ausdauer EB über Intervall-Läufe
> 5. Anaerobe Ausdauer IAS über Schwellen-Läufe
> 6. Wettkampfhärte SB über maximale Belastung

Belastungsbereiche der aeroben und anaeroben Energiegewinnung

Die Energiebereitstellung wird in die aerobe und anaerobe Energiegewinnung gegliedert. Die nachfolgenden Trainingsbereiche sind dementsprechend zugeordnet. Die Laktatwerte dienen zur Orientierung. Der absolute Laktatwert ist abhängig von dem Trainingszustand des Athleten.

Aerober Bereich –
Training RECOM zur Regeneration
Sehr langsame Läufe im Bereich von 60–70% der maximalen Herzfrequenz dienen ausschließlich der Regeneration. Es wird dabei kein Muskelreiz ausgeübt.

Aerober Bereich –
Training GA1 als Grundlagenausdauertraining
Dem Blutkreislauf steht ausreichend Sauerstoff zur Verfügung, um der Muskulatur die abgegebene Energie über vom Sauerstoff aufbereitete Glukose wieder vollständig zuführen zu können. Das Stoffwechselnebenprodukt Laktat wird dabei vollständig abgebaut. Der aerobe Trainingsbereich befindet sich unterhalb von Laktat 2 mmol bzw. von 70–75% der HFmax.
In diesem Bereich wird überwiegend der Marathon gelaufen.

Aerob/anaerober Mischbereich –
Training GA2 und Kraftausdauertraining
Dieser Bereich wird als Übergangsbereich zwischen aerobem und anaerobem Stoff-

wechsel bezeichnet. Dem Blutkreislauf steht hierbei noch ausreichend Sauerstoff zur Verfügung.

Der aerobe/anaerobe Mischbereich befindet sich innerhalb der Belastungszone von Laktat 2 bis 3,5 mmol bzw. zwischen 75–85% der HFmax.

Untere anaerobe Schwelle –
Training EB im Entwicklungsbereich

Die untere anaerobe Schwelle wird der Bereich zwischen 2,5 bis 3,5 mmol Laktat genannt, der sich bei 86% der HFmax befindet. Dem Blutkreislauf wird im unteren aeroben Schwellenbereich gerade noch ausreichend Sauerstoff zur Verfügung gestellt, um Glukose verbrennen zu können. Dies ist der Grenzbereich, um nicht übersäuert zu werden.
In diesem Bereich wird teilweise der Halbmarathon gelaufen.

Obere anaerobe Schwelle –
Training IAS in dem individuellen anaeroben Schwellenbereich

Die obere anaerobe Schwelle verläuft zwischen 3,5 und 4 mmol oder dem Pulswert 85 bis 90%. In diesem Bereich wird die maximale Ausdauerleistung mit dem Schwellentraining trainiert. Dabei wird auch die maximale Sauerstoffaufnahmemenge VO$_2$max verbessert. Ein gezieltes Training im Schwellenbereich bewirkt eine
- Erhöhung der am aeroben Energiestoffwechsel beteiligten Enzyme
- Zunahme und Vergrößerung der Mitochondrien, welche das ATP zur Energiegewinnung verbrennen
- Verbesserung des kapillaren Stoffaufnahmesystems der Muskelzellen
- Vergrößerung der Glykogenspeicher
- effizientere Herz-Kreislauftätigkeit

In diesem Bereich wird überwiegend der 5-km- und 10-km-Wettkampf gelaufen.

Spitzenbelastung
SB
91-95% HFmax
Wettkampfausdauer

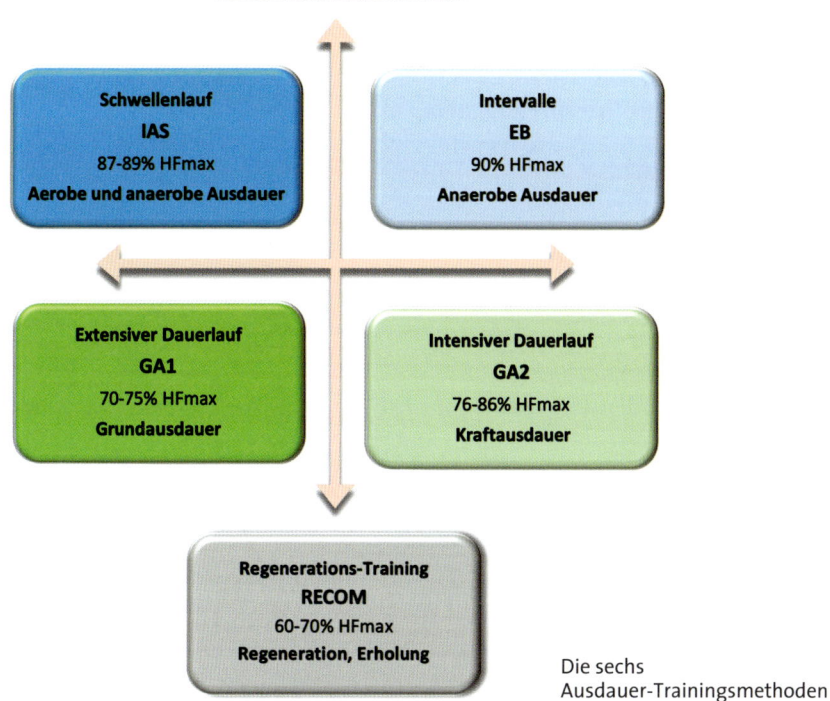

Schwellenlauf
IAS
87-89% HFmax
Aerobe und anaerobe Ausdauer

Intervalle
EB
90% HFmax
Anaerobe Ausdauer

Extensiver Dauerlauf
GA1
70-75% HFmax
Grundausdauer

Intensiver Dauerlauf
GA2
76-86% HFmax
Kraftausdauer

Regenerations-Training
RECOM
60-70% HFmax
Regeneration, Erholung

Die sechs Ausdauer-Trainingsmethoden

Anaerober Bereich –
Training SB kurzzeitige Spitzenbelastung
Der anaerobe Bereich beginnt über Laktat 4,0 mmol ab ca. 90–95% der maximalen Pulsfrequenz. Dem Blutkreislauf steht hierbei zu wenig Sauerstoff zur Verfügung, um der Muskulatur die abgegebene Energie vollständig wieder zuführen zu können.

Bei der anaeroben Belastung wird der Muskulatur Glukose ohne Sauerstoffverbrennung zugeführt. Dabei entsteht exponentiell zunehmend Laktat, das aufgrund mangelnden Sauerstoffs nicht mehr abgebaut werden kann. Die Muskulatur beginnt zu übersäuern, bis nach einer bestimmten Zeit eine Bewegungs- oder Muskulaturhemmung eintritt.
In diesem Bereich bestreiten fortgeschrittene Läufer den Wettkampf in der Endphase.

> **Der 12-Minuten-Cooper-Test**
>
> Der amerikanische Astronauten-Arzt Kenneth Cooper hat zur Fitnessbestimmung einen Lauf-Test entwickelt, bei dem über 12 Minuten so schnell wie möglich gelaufen und die dabei zurückgelegte Strecke bestimmt wird.
>
> Als Faustformel gilt: Wer in 12 Minuten 3.000 Meter zurücklegen kann (1.000 m in 4 Min), dessen Kondition wird als sehr gut bewertet. Zur genauen Bestimmung der zurückgelegten Distanz sollte der Cooper-Test auf der 400-Meter-Bahn durchgeführt werden. Die Leistungsbewertung variiert nach dem Alter und dem Geschlecht.
>
> Wer eine Stunde ununterbrochen joggen kann oder über eine entsprechende Grundausdauer und Sportlichkeit verfügt, sollte den Cooper-Leistungstest mit befriedigend bestehen.

Ausdauertraining
Im Lauf-Ausdauertraining werden viele langsame, längere Läufe absolviert. Erst nach 30 Minuten Dauerlauf erreicht der Körper den Gleichgewichtszustand zwischen Sauerstoffverbrennung und Sauerstoffaufnahme, was die Grundlage für das Ausdauertraining ist.

Der eigentliche Ausdauer-Trainingsbeginn mit aktivem Stoffwechsel erfolgt daher erst nach 30 Minuten Dauerlauf. Läufe, die weniger als 30 Minuten dauern, bewirken keinen Ausdauer-Trainingseffekt. Wer nach 30 Minuten erschöpft ist und deshalb das Laufen abbricht, der läuft zu schnell und muss sein Tempo so weit reduzieren, dass er eine Stunde Dauerlauf bewältigen kann.

Sauerstoffaufnahmefähigkeit VO$_2$max

Die maximale Sauerstoffmenge, die ein Athlet beim Einatmen auf einmal aufnehmen und von den Muskelzellen zur Verar-

Der 12-Minuten-Cooper-Test				
Männer: 12 Minuten Dauerlauf / erreichte Distanz				
Kondition	bis 30 Jahre	31–40 Jahre	41–50 Jahre	über 50 Jahre
sehr gut	2800 m (4:17/km)	2650 m (4:32/km)	2500 m (4:48/km)	2400 m (5:00/km)
gut	2400 m (5:00/km)	2250 m (5:20/km)	2100 m (5:43/km)	2000 m (6:00/km)
befriedigend	2000 m (6:00/km)	1850 m (6:29/km)	1650 m (7:16/km)	1600 m (7:30/km)
Frauen: 12 Minuten Dauerlauf / erreichte Distanz				
Kondition	bis 30 Jahre	31 – 40 Jahre	41 – 50 Jahre	über 50 Jahre
sehr gut	2600 m (4:37/km)	2500 m (4:48/km)	2300 m (5:13/km)	2150 m (5:35/km)
gut	2150 m (5:35/km)	2000 m (6:00/km)	1850 m (6:29/km)	1650 m (7:16/km)
befriedigend	1850 m (6:29/km)	1650 m (7:16/km)	1500 m (8:00/km)	1350 m (8:53/km)

beitung von aerober Energie bereitgestellt werden kann, wird als VO$_2$max bezeichnet.

Ganz entscheidend für die Ausdauerleistung eines Läufers und äquivalent zur Wettkampfzeit ist die Sauerstoffaufnahmefähigkeit VO$_2$max. Mit dem VO$_2$max-Wert eines Läufers kann dessen Laufzeit berechnet werden.

Mehr Sauerstoff im Blut bedeutet mehr aerobe Energieaufbereitung und somit mehr Kraftausdauer sowie niedrigere Laktatwerte. Eine größere Sauerstoffaufnahme bewirkt im Allgemeinen eine niedrigere Pulsfrequenz. Die Messgröße der maximalen Sauerstoffaufnahme VO$_2$max beträgt ml/kg/min (milliliter Sauerstoffaufnahme, pro kg Körpergewicht, innerhalb einer Minute). Die genaue VO$_2$max-Messung erfolgt bei einer Leistungsanalyse. Mit zunehmender Belastung wird die Sauerstoffaufnahme über eine Gesichtsmaske gemessen und protokolliert.

Spitzensportler erreichen einen VO$_2$max-Wert in ml/kg/min von ca. 75–90, gut trainierte Athleten 50–70, untrainierte 30–40.

Theoretische Bestimmung des VO$_2$max-Werts

Der amerikanische Wissenschaftler Dr. David Costill entwickelte eine Formel, mit der ein persönlicher VO$_2$max-Wert theoretisch bestimmt werden kann. Die Berechnung leitet den VO$_2$max-Wert von der aktuellen 10-km-Bestzeit ab.

Der optimale Trainingsbereich zur Steigerung des VO$_2$max-Werts liegt bei dem Belastungspegel von 70% des VO$_2$max-Werts oder bei 85% HFmax.

1. Die 10-km-Bestzeit in Minuten multiplizieren mit 1,54
2. ziehen Sie von 120,8 das erhaltene Ergebnis ab = VO$_2$max in ml/kg/min

Beispiel:
10-km-Bestzeit 36:00 Minuten
36 × 1,54 = 55,44
120,8 − 55,44 = 65,36 ml/kg/min = VO$_2$max

Die Werte für Frauen liegen um etwa 10% niedriger. Daher auch der Leistungsun-

> **Atemtechnik-Übung:** Atmen Sie im Bewegungsablauf, auch unter hoher Belastung, vollständig ein und aus.

terschied bei den Wettkämpfen zwischen Mann und Frau.

Mit zunehmendem Alter nimmt die Sauerstoffaufnahmefähigkeit ab. Ausgehend von 30 Jahren verringert sich das VO$_2$max pro Jahr um ca. 1%, und ab einem Alter von 50 Jahren um ca. 0,5%. Dies ist u.a. auch ein Grund für die Leistungsreduzierung bei zunehmendem Alter.

Durch die Erhöhung der maximalen Sauerstoffaufnahme VO$_2$max kann eine wesentliche Leistungsverbesserung erreicht werden. Der VO$_2$max-Wert beeinflusst die anaerobe Schwelle. Eine Zunahme des VO$_2$max um nur ein Prozent ergibt eine Verbesserung von ca. 15 bis 25 Sekunden bei der 10-km-Wettkampfzeit um ca. eine Minute beim Halbmarathon.

Rauchen beeinflusst den VO$_2$max-Wert negativ durch Verstopfung der Lungenbläschen, die somit den Sauerstoff nicht mehr zu 100% aufnehmen können. Eine maximale Sauerstoffaufnahme führt zu einer maximalen Ausdauerleistung. Auch das Gewicht beeinflusst die maximale Sauerstoffaufnahmefähigkeit. Ein kg Gewichtsverlust bewirkt eine Verbesserung des VO$_2$max-Wertes um 1%.

Das Inhalieren von Asthmaspray bewirkt eine Weitung der Bronchien und eine Erleichterung der Atmung, woraus eine höhere Sauerstoffaufnahme resultiert. Dieses Hilfsmittel ist deshalb ohne medizinische Indikation verboten und fällt unter Doping.

Erhöht wird die Sauerstoffaufnahmefähigkeit VO$_2$max w durch den Ausbau der Trainings- Kilometer pro Woche im GA2-Bereich, durch Schwellentraining und anaero-

Kapitel 15: Ausdauertraining

Berechnung der idealen Trainingsbelastung zur Verbesserung von VO₂max

1. VO₂max Wert multiplizieren mit 0,7
2. Addieren Sie zum Ergebnis + 5,42
3. Dividieren Sie die Zahl 329 durch das vorherige Ergebnis aus (2)
4. Dividieren Sie das Ergebnis aus (3) durch 1,609 = Lauftempo in min/km

Beispiel:
65,36 = VO2₂max
65,36 x 0,7 = 45,75
45,75 + 5,24 = 50,99
329 : 50,99 = 6,45
6,45 : 1,609 = 4,01 min/km

Bei diesem Beispiel entsprechen 70% der maximalen Sauerstoffaufnahmefähigkeit einem Lauftempo von 4:00 min/km. Ein Lauf von 1,5 h bei dieser Geschwindigkeit wäre die ideale Trainingsbelastung zur Steigerung der maximalen Sauerstoffaufnahmefähigkeit.

bes Intervall-Training (z. B. das 1-2-3-2-1 km Fahrtspiel, 10x 400-m- und 1.000-m-Läufe sowie Schwellenläufe). Bei 400-m-Intervallläufen tritt, verglichen zum Dauerlauf im GA1-Bereich, eine vierfach höhere Verbesserung des VO₂max Werts ein.

Die Atemtechnik beeinflusst die Sauerstoffaufnahmemenge erheblich. Die meisten Läufer atmen nicht 100%, sondern nur zu ca. 70 bis 80% des Lungenvolumens ein und aus. Es muss daher die Atemtechnik bewusst trainiert werden, so dass beim Einatmen die Lungen zu 100% gefüllt werden.

Daraus resultiert durch Absenkung des Laktatpegels eine Leistungssteigerung. Die Leistungsfähigkeit im Langstreckenlauf wird zu über 50% von der Sauerstoffaufnahmefähigkeit bestimmt.

Höhentraining (Hypoxie-Training)

Historie

In den 60er Jahren wurde das Höhentraining durch die Olympiade in Mexiko bekannt, bei dem sich viele Nationen auf die Wettkämpfe in über 2.000 m Höhe vorbereiten mussten. Die Vor- und Nachteile des Höhentrainings sind dann über längere Zeit sehr kontrovers diskutiert worden. Von der WADA (world wide anti doping association) wird Höhentraining nicht als Doping gewertet.

Definition des Höhentrainings

Unter Höhentraining (Hypoxie-Training) versteht man das Training unter reduzierter Sauerstoffmenge mit dem Ziel, die Ausdauer-Leistungsfähigkeit eines Athleten durch Körperanpassung zu steigern, vorwiegend durch die Vermehrung von roten Blutkörperchen (Erythrozyten) und von Hämoglobin. Begibt man sich nach dem Höhentraining wieder in das Flachland, dann ist das Leistungsvermögen größer als zuvor. Es gelangt mehr Sauerstoff in die Lunge, der zu den Muskeln transportiert werden kann als vor dem Höhentraining, da nun mehr rote Blutkörperchen zum Sauerstofftransport zur Verfügung stehen als zuvor.

Allgemeines zum Höhentraining

Die aerobe Energieversorgung kann durch eine Verstärkung der Sauerstoffzufuhr in den Muskelzellen erhöht werden. Die Sauerstoffzufuhr erfolgt überwiegend durch die roten Blutkörperchen, welche zu einem großen Teil aus Hämoglobin bestehen, die den Sauerstoff binden. Um die Ausdauer-

Sauerstoffaufnahmefähigkeit nach Leistungsklassen													
VO₂max in ml/kg/min	22	31	42	47	52	56	62	65	70	72	74	75	77
5-km-Zeit in min		30:30	27:40	24:20	22:50	21:30	20:00	18:00	16:40	15:15	14:45	14:20	13:50	13:20
10-km-Zeit in min		64	58	51	48	45	42	38	35	32	31	30	29	28
HM-Zeit in h		2:20	2:09	1:54	1:47	1:40	1:33	1:26	1:18	1:11	1:09	1:07	1:04	1:02

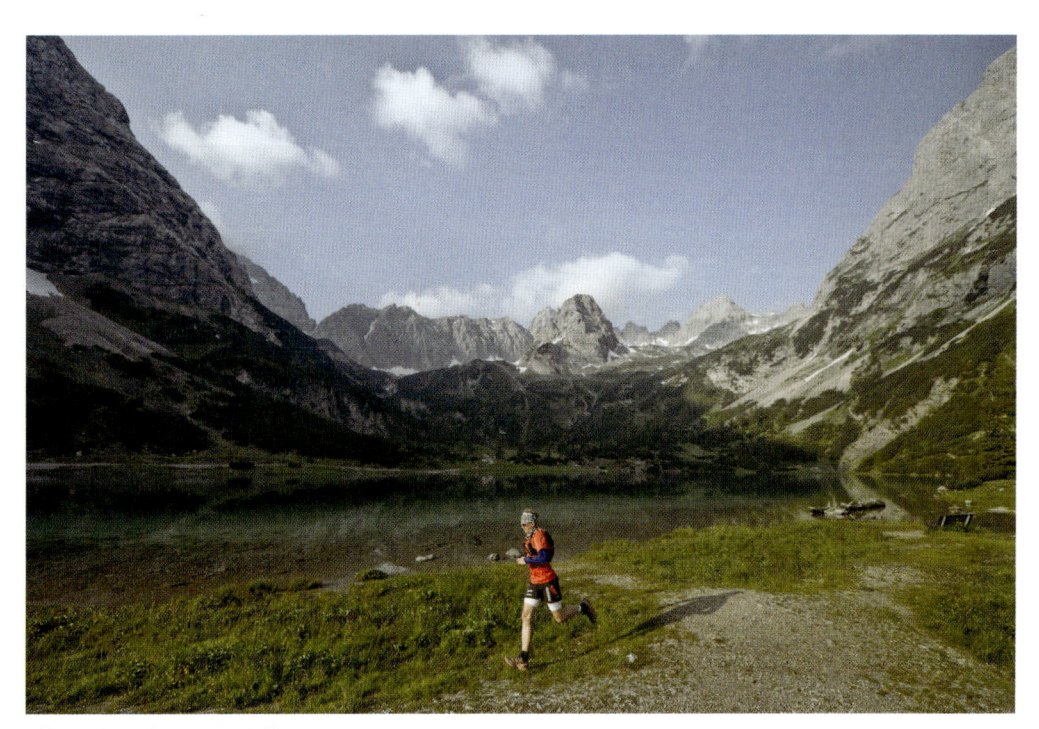

Höhentraining in 2.000 m Höhe

leistung zu verbessern ist es notwendig, die Zahl der roten Blutkörperchen und das Hämoglobin zu erhöhen. Die Leistungsverbesserung durch Höhentraining ist individuell unterschiedlich. Als Freizeitläufer sollte man bereits einige Jahre trainiert haben und über eine sehr gute Grundlagenausdauer verfügen, bevor man sich in die Strapazen eines Höhentrainings begibt.

Der Sauerstoffgehalt der Luft ändert sich bis zu einer Höhe von 15 Kilometern nicht. Der Luftdruck sinkt mit zunehmender Höhe und reduziert den Partialdruck des Sauerstoffs. Dies führt dazu, dass die Sauerstoffaufnahmefähigkeit des Hämoglobins abnimmt und somit auch der Sauerstoffgehalt des Blutes, womit weniger Sauerstoff für den Organismus zur Verfügung steht.

Die maximale Sauerstoffaufnahme sinkt ab 1.500 m Höhe um 1% pro 100 m, die Luft wird »dünner«. Der Körper muss somit mehr Sauerstoff aufnehmen, als ihm zur Verfügung steht. Bei einer ständig sauerstoffreduzierten Belastung passt

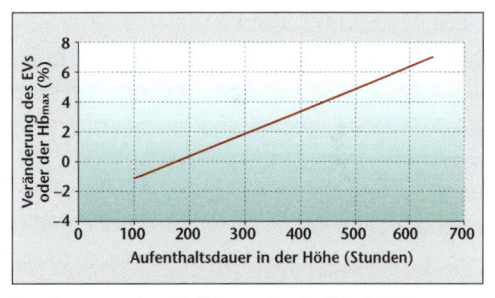

Zunahme an roten Blutkörperchen in % in Relation zur Aufenthaltsdauer bei 2500 m Höhe.

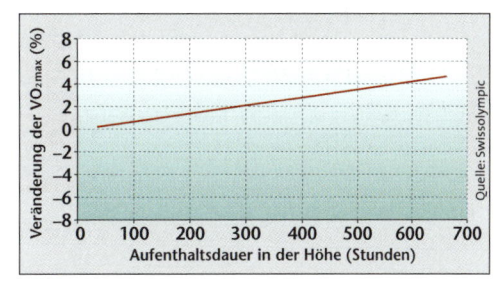

Veränderung der maximalen Sauerstoffaufnahme VO_2max in % Relation zur Aufenthaltsdauer bei 2500 m Höhe.

sich der Körper nach wenigen Tagen durch verstärke Atmung und Vermehrung seiner roten Blutkörperchen an.

Blutzusammensetzung

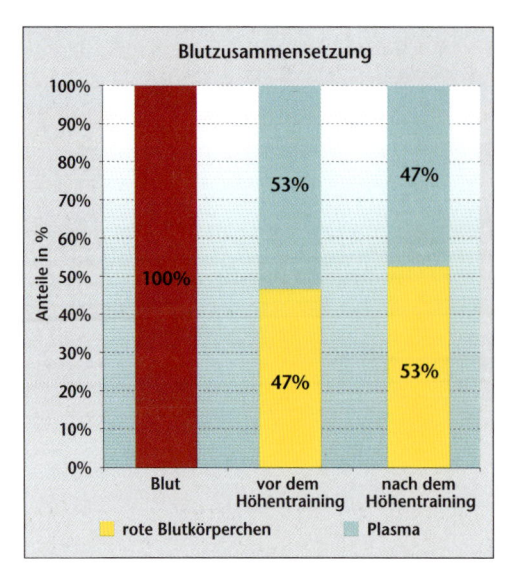

Der Anteil der roten Blutkörperchen zum Gesamtvolumen des Blutes in % wird Hämatokrit genannt. Der Normalwert an Anteilen von roten Blutkörperchen beim Mann beträgt 47%, bei der Frau 42%.

Die Atemventilation beim Höhentraining beginnt je nach Höhe bei ca. 65% der VO_2 max. und erreicht dann durch Anpassung nach ca. 5 Tagen bis zu 95% der VO_2max.

Um die hohe erforderliche Energie bei Sauerstoffmangel zu erzeugen, steigt der Fettstoffwechsel stark an. Zusätzlich erweitern sich beim Höhentraining die Gefäße, die Mitochondrien vermehren sich, was zu einer stärkeren Muskulatur und zu einer höheren Lauf-Effizienz führt.

Empfohlen wird das Höhentraining in 1.800 bis 2.500 Meter über Normalnull. Für Freizeitsportler liegt die Höhenschwelle bei 2.500 m. Für Leistungssportler beträgt die maximale Höhe 3.000 m, jedoch dann nur über eine Dauer von 2 Wochen und nur bei mehrfach vorgelagertem Training in niedrigerer Höhe. Das Höhentraining sollte nicht länger als 5 Wochen betrieben werden, um die Kraftausdauer und die anaeroben Fähigkeiten nicht zu verlieren.

Ich schätze die Leistungsverbesserungen, die durch Höhentraining bewirkt werden, folgendermaßen ein:
Bei Halbmarathonläufern unterhalb der 1:25-h-Marke um 3 Minuten, unter 1:20 h um 2:30 Minuten, unterhalb 1:10 h bis 1 Minute. Für Weltklasseläufer kann daher Höhentraining von großer Bedeutung sein.

Der positive Effekt des Höhentrainings tritt nicht durch den Aufenthalt in der Höhe selbst ein, sondern durch das richtige Training in der richtigen Höhe. Hierbei wird vieles falsch gemacht.

Effekte der Anpassung beim Höhentraining
- Die Atemtätigkeit nimmt stark zu
- Der Plasma-Anteil des Blutes sinkt durch Flüssigkeitsverlust
- Die Laktatwerte verschieben sich um 1 bis 1,5 mmol/l
- Die Anteile an roten Blutkörperchen und Hämoglobin im Blut steigen an
- Die Durchlässigkeit der Lungenmembran erhöht sich
- Die Gefäße in der Muskulatur erweitern und erneuern sich
- Vermehrung der Mitochondrien
- Der Fettstoffwechsel erhöht sich
- Die Pufferkapazität der Muskulatur steigt an

Effekte der Anpassung nach der Rückkehr aus dem Höhentraining
- Die Laktatwerte normalisieren sich nach wenigen Tagen
- Das Plasmavolumen normalisiert sich nach wenigen Tagen
- Verschiebung der aeroben/anaeroben Schwelle nach rechts
- Erhöhung der VO_2max
- Erhöhung der Leistungsfähigkeit

Die Leistungserhöhung durch das Höhentraining macht sich erst ca. 8 Tage nach Beendigung des Höhentrainings vollständig bemerkbar. Die Auswirkungen des Höhentrainings sind individuell unterschiedlich.

Höhentraining (Hypoxie-Training)

Die größte Effektivität bringt eine Höhe bis 2.500 m nach dem Prinzip Ausdauertraining in der Höhe und anaerobes Training im Tal. Diese Höhe bildet den besten Kompromiss zwischen Belastungsfähigkeit, Regenerationsfähigkeit und Sauerstoffmangel. Dazu wird ein Standort benötigt, der es ermöglicht, in ca. 30 Minuten Autofahrt den Weg von der Höhe ins Tal zu bewältigen.

Bei einem Höhentraining von mind. 3 Wochen Dauer erhöhen sich die roten Blutkörperchen zunehmend mit dem Höhenlevel. Im gleichen Maße verbessert sich die Sauerstoffaufnahmefähigkeit VO_2max.

Die körperliche Leistungsfähigkeit und Regenerationsfähigkeit reduziert sich jedoch mit zunehmender Höhe.

Die Laktatwerte erhöhen sich um ca. 1–2 mmol/l, weshalb die Intensität um ca. 10% reduziert werden muss. Der Laktatabbau verlangsamt sich aufgrund der reduzierten Sauerstoffzufuhr, weshalb beim Intervalltraining eine Pausenverlängerung um ca. 50% benötigt wird.

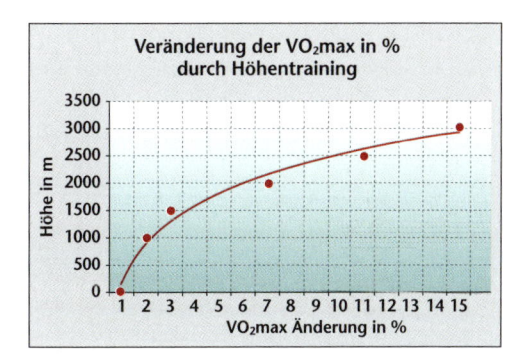

Fehler beim Höhentraining

Ein falsch durchgeführtes Höhentraining reduziert die Leistungsfähigkeit des Athleten:
- zu große Höhe führt zu einer Höhenkrankheit
- fehlende Akklimatisation beim Trainingsbeginn in der Höhe als auch bei der Rückkehr in die Tiefe

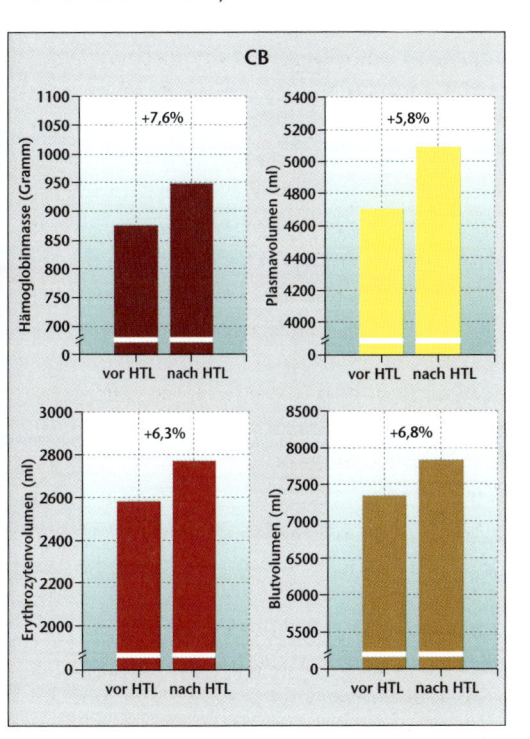

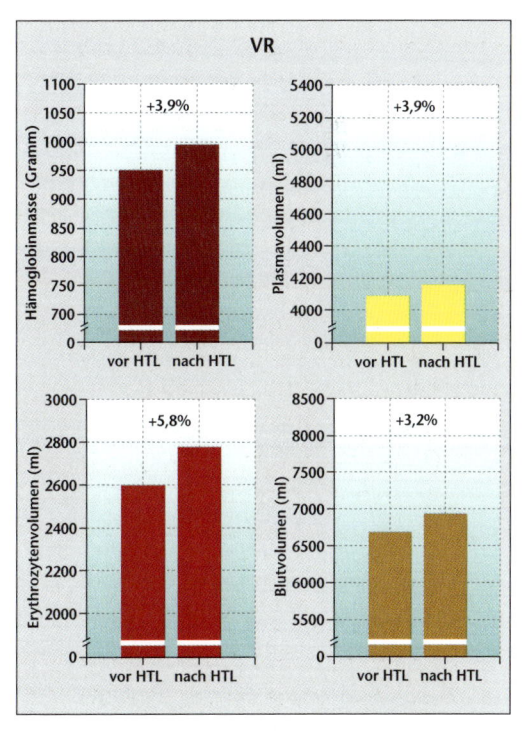

Veränderung von Hämoglobinmasse, Erythrozytenvolumen, Plasmavolumen und Blutvolumen vor und nach einem 4-wöchigen Höhentraining, am Beispiel von zwei Weltklasse-Athleten (Christian Belz und Viktor Röthlin) nach dem LHTH Prinzip (2600 m H/1500 m T). Quelle: Swissolympic

- zu frühe, erhöhte Trainingsbelastung
- anaerobe Trainingsbelastung in der Höhe
- zu kurze Regenerationspausen zwischen den Folgetrainings und den Intervallen

Risiken beim Höhentraining
- erhöhtes Thrombose-Risiko
- Atemwegserkrankung, Infektion
- Schlafstörungen
- erhöhtes Erkältungsrisiko

Voraussetzung für das Höhentraining
Es sollte eine vollständige Gesundheit vorliegen, keine Entzündungen, Zahnbeschwerden, Blinddarmschwierigkeiten, Nasennebenhöhlenprobleme, Mandelentzündung, Erkältung oder Ischias, d. h. keinerlei Verletzung oder Beschwerden. Der Athlet muss in einer sehr guten physischen und psychischen Verfassung sein.

Je nachdem, ob ein Frühjahr- oder Herbst-Wettkampf relevant ist, eignen sich unterschiedliche Orte für das Höhentraining. Klima, Jahreszeit, Entfernung, Kosten und Infrastruktur beeinflussen die Wahl des Ortes. Gerade im Sommer ist das Höhentraining z. B. in den Alpen und im Frühjahr z. B. im Hochland von Portugal/Algarve oder Teneriffa/Teide, meist bei einer Temperatur um 18 bis 22 Grad, hervorragend geeignet für hohe Trainingsumfänge. Nach dem Training kann man sich dann wunderbar entspannen und erholen, auch mit der Familie.

Varianten des Höhentrainings

1. **Live High–Train High (LHTH)**
Dies ist die älteste Form des Höhentrainings. Die Belastungen erfolgen ausschließlich aerob, bei kontinuierlichem Aufenthalt in der Höhe. Die anaerobe Leistungsfähigkeit darf in der Höhe nicht trainiert werden, da die erhöhte Regenerationszeit ein Folgetraining in akzeptablem Zeitabstand nicht ermöglicht. Deshalb kann sich in diesem Zeitraum die anaerobe Leistung reduzieren, was aber durch intensive Belastungen nach Rückkehr in die Tiefe wieder aufgeholt werden kann.

2. **Live High–Train Low (LHTL)**
Dies ist die effizienteste Form des Höhentrainings. Hierbei wird das nicht-aerobe Training in der Tiefe (unter 1.000 m) ausgeführt. In über 2.400 m Höhe werden die langsamen Trainingseinheiten absolviert, dort wird auch gelebt und geschlafen. Dabei kann der Athlet im vollen Leistungsumfang das Training absolvieren und hohe Leistungsreize setzen, was die anaerobe Leistung erhält und verbessert. Der Live High-Effekt kann auch künstlich in einer Unterdruckkammer, im Schlafzelt oder mit Sauerstoffmasken (Sauerstoffreduzierung) erzeugt werden.

3. **Live Low-Train High (LLTH)**
Diese Trainingsmethode zeigt eine geringe und kurze Wirkung. Es bewirkt jedoch während des Trainings eine effizientere Sauerstoffnutzung der Muskelzellen. Als Trainingsergänzung ist diese Methode zu empfehlen, besonders wenn man am Rand eines Mittelgebirges wohnt.

Höhentrainingsketten
Mehrfache Höhenlager in abgestimmter Folge haben den Vorteil, dass der Organismus vorangepasst ist und die Akklimatisation und Anpassung somit schneller erfolgt.

Bei Höhentrainingsketten innerhalb eines Trainingsjahres, kann die Höhe des Lagers jeweils um ca. 500 m erhöht werden. Bei zwei Höhen-Trainingslagern zur Vorbereitung für einen Wettkampf erfolgt das erste Höhentraining gegen Ende der allgemeinen Vorbereitungsperiode und das zweite gegen Ende der speziellen Vorbereitungsperiode.

Regeln für das Höhentraining

- Die Dauer des Höhentrainings sollte mind. über drei Wochen erfolgen. Das Höhentraining kann bis zu max. fünf Wochen erweitert werden (die 4. Woche ist dann eine Regenerationswoche).
- Die richtige Höhe ist individuell abhängig von dem Athleten. Es gibt Athleten, die sich bei 2.000 m Höhe unwohl fühlen und andere, die bei 3.000 m Höhe problemlos trainieren können. Das erste Höhentraining sollte in einer Höhe um 1.800 bis 2.300 m durchgeführt werden.
- Ein sehr gutes Höhentrainingslager bietet eine Infrastruktur, die es ermöglicht, aerobes Training auf der Höhe und anaerobes Training in der Tiefe auf der Laufbahn durchzuführen.
- Das Training sollte individuell auf die persönliche Fitness ausgerichtet sein. Hierzu dient der Trainingsplan, der auf die Belange des Höhentrainings entsprechend verändert wird.
- Inhalt des Trainings: 10–15% schnell/Schwelle, 30–40% GA2, 30–40% GA1 und RECOM
- Beim Höhentraining wird die Trainings-Intensität um ca. 10% reduziert.
- In der Höhe darf keine Belastung in anaerobem Bereich stattfinden.
- Durch die geringere Luftdichte und Lufttrockenheit erhöht sich beim Höhentraining die Atemventilation und Herzfrequenz, was zu einem stark erhöhten Wasserbedarf führt (ein Liter/Tag zusätzlich pro 1000 m Höhe).
- Auch im Sommer sollte die Laufbekleidung für kalte Witterung mitgeführt werden, da sich das Wetter in den Bergen extrem schnell ändern kann. Auch im August ist Schneefall möglich.
- Durch die erhöhte UV-Strahlung ist ein Sonnenschutz wie langärmlige Bekleidung oder Gesichtsschutz nötig. Gegen Erkältung ist eine stärkere Vorsicht notwendig als beim normalen Training.
- Durch die erhöhte Trainingsbelastung beim Höhentraining wird mehr Schlaf benötigt als beim normalen Training (8–10 h).
- Das Hunger- und Durstgefühl reduziert sich beim Höhentraining. Deshalb ist auf ein kontrolliertes Ess- und Trinkverhalten zu achten.
- Zur Bildung von roten Blutkörperchen ist Eisen notwendig. Daher ist während des Trainings eisenhaltige Nahrung wichtig.
- Vitamin C und Eiweiß als Nahrungsergänzung einnehmen.
- Zusätzliches Semi-Training erhöht die Bildung von roten Blutkörperchen und die aerobe Ausdauer.

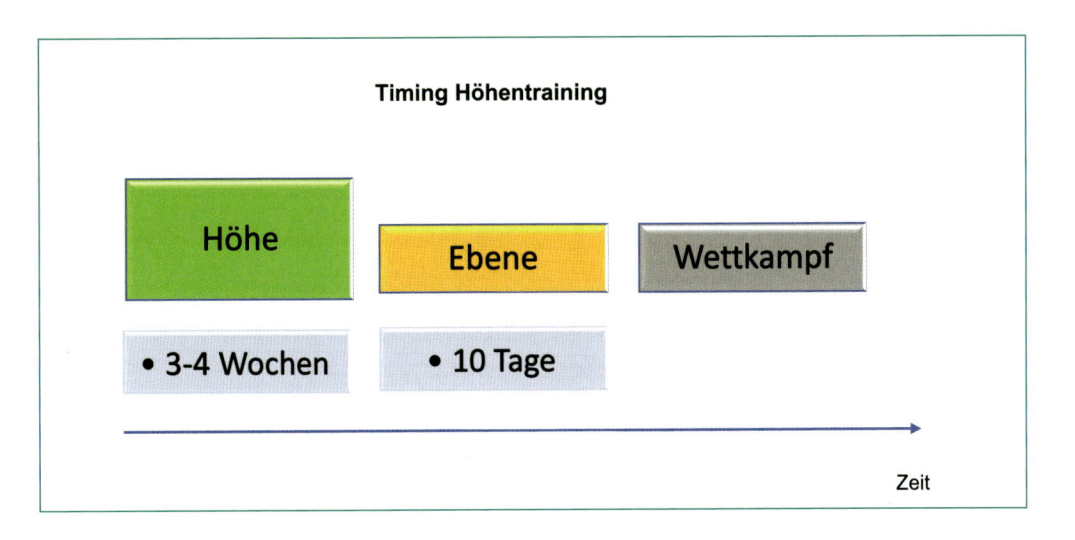

Timing Höhentraining

Höhe (3-4 Wochen) → Ebene (10 Tage) → Wettkampf

Zeit

Der Ruhepuls erhöht sich in den ersten drei Tagen des Höhentrainings und sollte, wie das Gewicht, während des Höhentrainings täglich gemessen werden. Veränderungen sind ein Signal für eine Störung. Dann muss pausiert werden, bis sich die Messwerte wieder normalisiert haben.

Phasen des Höhentrainings
Timing: Das Höhentraining sollte max. 7 Wochen vor dem Wettkampf beginnen und max. 12 Tage vor dem Wettkampf beendet sein. Nach dem Höhentraining erfolgt eine dreitägige Kurzanpassung mit langsamen, langen Dauerläufen. Danach werden überwiegend kurze, hohe Belastungen trainiert, auf die dann der Wettkampf folgt. Beim Langstreckentraining eignet sich daher der Beginn der zweiten Hälfte des Trainingsplans, um mit dem Höhentraining zu beginnen.
Vorbereitungsphase: Ein Gesundheits-Test beim Sportarzt sollte vollkommene Gesundheit und Ausgeglichenheit bestätigen. Vor Beginn des Höhentrainings sollten 3–5 Tage lang die Trainingseinheiten nur in aerober Belastung durchgeführt werden.
Woche 1: Akklimatisationsphase Die erste Woche dient zur Akklimatisierung und Anpassung an die Höhe. Am ersten Tag (Anreisetag) sollte nur ein leichter Spaziergang von 2–3 h Dauer erfolgen. Die nachfolgenden sechs Tage beinhalten nur extensive, langsame bis lockere Dauerläufe mit dem Tageskilometerumfang des Trainingsplans. Durch die geringere Sauerstoffaufnahme VO_2max kommt es anfänglich zu einem Leistungseinbruch, was aber nach der Akklimatisation aufgehoben ist. Wer z. B. am Samstag anreist, hat am Samstag der Folgewoche den ersten richtigen Trainingstag mit höherer und abwechselnder Belastung.
Woche 2–3: Trainingsphase In der zweiten und dritten Woche wird bei der LHTL-Methode das volle Programm des Trainingsplanes absolviert. Die zweite Woche zunehmend mit lockeren Dauerläufen (GA2) und die dritte Woche zunehmend mit Schwellentraining und Schnelligkeitsausdauertraining.

Vor Beendigung des Höhentrainings werden in den letzten zwei Tagen keine hohen Belastungen mehr trainiert, damit die Akklimatisation auf niedriger Höhe schneller erfolgt.

Pro Höhentrainings-Woche sollten 1–2 Tage Regeneration mit Ruhetag oder ein leichtes Semi-Training eingelegt werden.
Woche 4: Reakklimatisationsphase Zurück in der Heimat werden mind. drei Tage zur Akklimatisierung an die niedrige Höhe benötigt, mit langsamen und lockeren Dauerläufen, im Umfang nach dem Trainingsplan. Danach erfolgt die Kompensationszeit mit der Fortsetzung des normalen Trainingsplans unter Berücksichtigung des Taperings bis zum Wettkampftag. Zwischen dem 3. bis 5. Tag nach dem Höhentraining entsteht eine Instabilität in der Leistungsfähigkeit (»Höhenloch«).
Leistungsphase: Ein Wettkampf sollte frühestens nach dem 7. Tag erfolgen, optimal aber 10 Tage nach Beendigung des Höhentrainings. Das Höhentraining, in seiner maximalen Form, kann bis zu 20 Tage anhalten und verflüchtigt sich dann nach ca. 90 Tagen.

Laktat, der Überlastungsschutz

Beim Abbau von Glukose zu ATP ohne Sauerstoff (anaerobe alaktazide Energiegewinnung) entsteht Laktat, das Anion der Milchsäure. Je intensiver eine lang andauernde Muskelarbeit ist, desto mehr wird Energie ohne Sauerstoff verarbeitet und entsprechend mehr Laktat entsteht. Die Laktatanhäufung schützt das Herz-Kreislaufsystem vor Überlastung. Die Messung der Laktatwerte erfolgt über Blutabnahme während oder kurz nach der spezifischen Belastung. Das Laktat kann während der Belastung geringfügig abgebaut werden, in Abhängigkeit vom Trainingszustand. Trainierte können pro Minute ca. 0,5 mmol/l und untrainierte ca. 0,3 mmol/l abbauen.

Die Anteile an Laktat-Molekülen pro Liter Blut in mmol/l (Millimol pro Liter) ergeben den Laktatwert. Je höher der Laktatwert, desto unökonomischer ist der Stoffwechsel. Der Laktatwert im Büroalltag beträgt ca. 1,0 mmol/l und beim langsamen Dauerlauf ca. 2 mmol/l. Der Laktatwert 4,0 mmol/l ist die Orientierung zur persönlichen, anaeroben Schwelle und für die Marke von 88–90% der max. Herzfrequenz. Er ist ein Durchschnittswert, der vom Trainingszustand abhängig ist. Bei Ausdaueruntrainierten liegt der Wert meist über 4, bei gut Ausdauertrainierten deutlich unter 4. Je schneller und länger ein Läufer im anaeroben Bereich läuft, desto mehr Laktat entsteht.

Durch den fehlenden Sauerstoff bei der anaeroben Energieverbrennung kann die Glukose nicht vollständig abgebaut werden. Die Glukosereste werden zu Laktat abgebaut. Dieses häuft sich an und wirkt leistungshemmend. Es kommt dadurch zu einer Muskelübersäuerung, die bis zur Muskellähmung führen kann. Tritt dieser Zustand während eines Wettkampfs ein, dann kann der übersäuerte Zustand nur durch eine Ruhe- oder Geh-Pause abgebaut werden. Danach kann dann im aeroben Bereich wieder weitergelaufen werden.

Die Laktatentwicklung kann durch Training beeinflusst werden: z. B. durch Schwellentraining, Erhöhung der Laufkilometer im intensiven Grundlagentraining GA2 oder Intervall-Läufen in max. Tempo.

Der Übergang vom aeroben (sauerstoffbestimmten) zum anaeroben Stoffwechsel wird als aerobanaerobe Schwelle (kurz: »anaerobe Schwelle«) bezeichnet. Je höher die Laufgeschwindigkeit bei der aerob/anaeroben Schwelle ist, desto schneller kann gelaufen werden. Ein besonders positiver Trainingseffekt kann erreicht werden, wenn die maximale Trainingsbelastung so gewählt wird, dass sich die Laktatkonzentration leicht unterhalb des Schwellenwerts befindet. Die anaerobe Schwelle wird erst bei einer relativ hohen Belastung erreicht. Die Kenntnis über die eigenen Laktatwerte ist daher für ein effizientes Ausdauertraining bedeutend. Die Laktatwerte sind die Bezugsgrößen zur Bestimmung der individuellen Belastungsgrenzen für das Ausdauertraining, zu denen dann die persönlichen Pulswerte zugeordnet werden können.

Die Laktatentwicklung steigt bei zunehmender Belastung an – zunächst langsam und linear bis zur anaeroben Schwelle, dann schnell und exponentiell. Bei intensiver Belastung gibt die Laktatentwicklung Aufschluss über die Ausdauer-Leistungsfähigkeit eines Athleten. Je später die Laktatkurve exponentiell ansteigt, desto besser ist der Ausdauer-Trainingszustand des Athleten.

Ein Sprinter kann im anaeroben Bereich (z. B. 800-m-Lauf) bis zu Laktat 25 mmol erreichen. Das Ergebnis der Laktatbelastung kann z. B. beim Zieleinlauf festgestellt werden, bei dem die 800-m-Läufer noch minutenlang außer Atem und unansprechbar sind. Ein Marathon-Weltbestzeitläufer kann bei Laktat 4 schon 10 Sekunden nach dem Zieleinlauf ein Fernsehinterview geben.

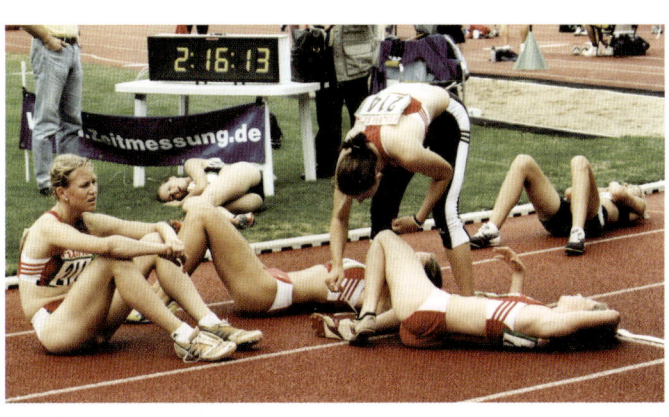

Nach 800 Meter im Ziel mit Laktat 25

Laktat und Sauerstoffaufnahme VO₂max

Ein Langstreckenläufer benötigt eine kontinuierliche, langanhaltende Energieversorgung, um seine Ausdauerleistung aufrechterhalten zu können. Für den Verbrennungsprozess ist eine ausreichende Sauerstoffzufuhr notwendig. Die maximale Sauerstoffaufnahmemenge VO_2max beeinflusst den Wirkungsgrad des Energie-Verbrennungsprozess und damit auch die Laktatentwicklung. Die Laktatentwicklung hält den Langstreckenläufer in seinen Leistungsgrenzen. Wer schneller oder länger läuft, als es seinem Trainingszustand entspricht, bewirkt einen frühen Anstieg des Laktatspiegels auf über 4 mmol Laktatwert. Die Muskulatur wird dann mangels Sauerstoff übersäuert, der Laktatspiegel steigt weiter exponentiell an, so dass kurze Zeit später ein Leistungseinbruch erfolgt. Die Verbesserung der Sauerstoffaufnahmefähigkeit VO_2max wirkt der Laktatentwicklung entgegen, durch eine bessere Verbrennungsleistung und höhere Energiebereitstellung.

Laktatmessung

Das Laktat wird während oder kurz nach einer definierten Belastung durch Abnahme von Blut z. B. am Ohrläppchen oder am Finger gemessen. Beim Stufentest beginnt die Laktatmessung bei einer langsamen Belastung, die dann stufenweise erhöht wird und bei der Erschöpfung endet. Innerhalb einer bestimmten Zeitperiode (z. B. drei Minuten) wird die Belastung (Laufband für Läufer) um eine Stufe höhergestellt (z. B. 1,5 km/h), und während der unterschiedlichen Belastungen das Laktat gemessen. Ziel der Laktatmessung ist es, den Belastungspunkt (Puls und Geschwindigkeit) der anaeroben Schwelle zu definieren. Für den Laktat-Test sollte der Athlet ausgeruht und seine Glykogenspeicher gefüllt sein. Die individuelle Laktatmessung kann an vielen Leistungsdiagnostik-Zentren auf einem Laufband, meist mit VO_2-Messung, durchgeführt werden.

Steady State

Die Belastungsstufe, bei der die aerobe Energiegewinnung und der Energieverbrauch im Gleichgewicht sind, wird Steady State genannt. Es erfolgt dabei keine Laktatanhäufung.

Laktatschwelle 4,0/anaerobe Schwelle

Den Muskeln steht bei dieser speziellen Belastung gerade noch ausreichend Sauerstoff zur Verfügung, so dass kein Laktat angehäuft, sondern gerade noch vollständig abgebaut wird. Das Lauftempo unterhalb der Schwelle wird als aerob, und das darüber als anaerob bezeichnet. Die anaerobe Schwelle ist definiert bei dem Laktatwert 4,0 mmol.

Conconi-Test

Die anaerobe Schwelle kann mit dem Conconi-Test, ohne Blutabnahme, selbst festgestellt werden. Alles, was dazu benötigt wird, ist eine 400-Meter-Bahn und eine Puls-Uhr.

Nach Conconi verlaufen der Puls und die Leistungsfähigkeit/Geschwindigkeit im aeroben Bereich linear miteinander, bis die anaerobe Schwelle erreicht wird. Danach steigt der Puls langsamer an. Der Knickpunkt, an welchem der Puls langsamer ansteigt bzw. abflacht, wird Deflektionspunkt genannt und entspricht der anaeroben Schwelle bzw. dem Laktat 4. Durch die graphische Aufzeichnung von Pulswert und Geschwindigkeit kann Laktat 4 mit dessen Pulswert und Geschwindigkeit am Kurvenknickpunkt abgelesen werden. Dem Laktat 4 werden 90 % des Maximalpulses zugeordnet. Aus dem somit berechenbaren Maximalpuls (100 %) können die verschiedenen Intensitätsbereiche mit den entsprechenden Pulswerten und Laufgeschwindigkeiten zugeordnet werden.
Langsamer Dauerlauf: 70–75 % HFmax, lockerer Dauerlauf: 80–85 % HFmax, Schwellenbereich: 87 % HFmax.

Der Conconi-Test
wird wie folgt durchgeführt:
Auf einer 400-Meter-Bahn werden die Runden langsam steigend, bis zur maximalen Leistungsfähigkeit, gelaufen. Zunächst erfolgt das Einlaufen mit Steigerungsläufen, bis der Körper schwitzt. Alle 200 Meter (halbe Bahnrunde) wird der Puls und die Zeit gemessen und in der Puls-Uhr gespeichert. Danach wird ohne Unterbrechung weitergelaufen und dabei die Intensität um 2–3 Pulsschläge erhöht. Der Puls und die Zeit werden immer nach 200 Metern gemessen. Dies wiederholt sich so lange, bis der Maximalpuls erreicht ist oder bis zur völligen Erschöpfung. So ergeben sich die Messwerte zur Erstellung einer Grafik.

Die Werte von der Geschwindigkeit (km/h) und dem Puls werden in ein Koordinatensystem eingetragen und mit einer Linie verbunden. Die Grafik wird entweder konventionell mit Millimeterpapier oder mit dem Computer erstellt. Die Geschwindigkeit errechnet sich aus dem Verhältnis des gelaufenen Weges (200 Meter) zu der dabei gemessenen Zeit.

Die Formel lautet:
Geschwindigkeit = Weg (in Meter)/Zeit (in Sek.). Jetzt muss nur noch die Geschwindigkeit von m/Sek. mit dem Multiplikator 3,6 in km/h umgerechnet werden.

Beispiel:
Die Laufzeit bei 200 Meter beträgt 67 Sekunden.
Die Geschwindigkeit V = 200 m/67 Sek. = 2,99 m/Sek. x 3,6 = 10,75 km/h.

Conconi-Testauswertung:
Die Grafik bildet den Knick beim Anstieg des Pulses bei 143 ab. Dieser Pulswert entspricht Laktat 4 bzw. 90% des Maximalpulses. Die HFmax (100%) beträgt somit 159.

Nun lassen sich die aktuellen und individuellen Trainingsintensitäten zuordnen:
Langsamer Dauerlauf:
 70–75% HFmax: 111–119
Lockerer Dauerlauf:
 80–85% HFmax: 127–135
Schwellenbereich:
 87% HFmax: 138

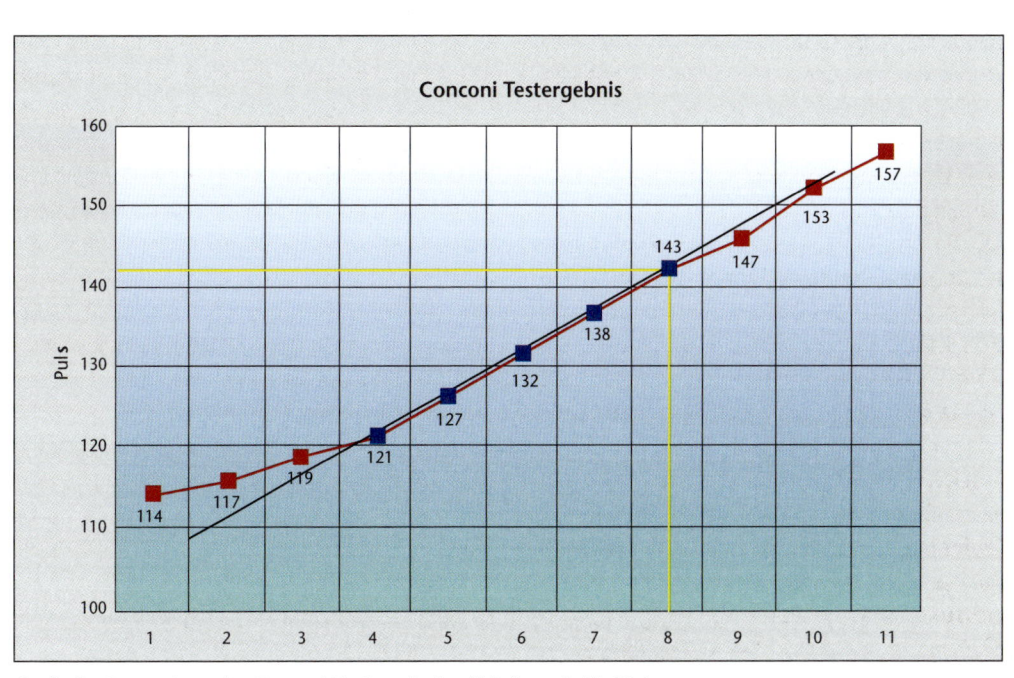

Grafische Auswertung des Conconi-Testergebnis mit Puls 143 bei Laktat 4

Beispiel eines Conconi-Tests

200-m-Runde	1	2	3	4	5	6	7	8	9	10	11
Weg in m		200	200	200	200	200	200	200	200	200	200
Zeit in Sek.		70	67	65	64	60	56	55	52	49	47	45
Puls		114	117	119	121	127	132	138	143	147	153	157
V in m/Sek.		2,86	2,99	3,08	3,13	3,33	3,57	3,64	3,85	4,08	4,26	4,44
V in km/h		10,29	10,75	11,08	11,25	12,00	12,86	13,09	13,85	14,69	15,32	16,00

Auch die mögliche Wettkampfzeit (wenn der Trainingsplan dafür vollständig absolviert wurde) lässt sich daraus ableiten. Der max. Puls für das Renntempo muss nur definiert und die bei dem Puls erreichte Geschwindigkeit abgelesen werden. Bei einem Puls von 85% HFmax zeigt das Beispiel den Wert 135 an mit einer Lauf-Geschwindigkeit von 13,0 km/h. Wenn ein Wettkampf mit 13 km/h gelaufen wird, ergibt sich daraus eine Zeit beim Halbmarathon von 1:37 h, bei 10 km von 46:10 Min und bei 5 km von 23:05 Min. Die Wettkämpfe werden jedoch in unterschiedlicher maximaler Pulsbelastung gelaufen, je kürzer die Distanz, desto höher der Wettkampf-Puls.

Zur Überprüfung des Trainingsfortschritts sollte der Conconi-Test alle 4 bis 8 Wochen unter den gleichen Bedingungen wiederholt werden.

Leistungsdiagnostik

Mit der Leistungsdiagnostik kann für Läufer auf dem Laufband (nicht auf dem Ergometer) bei einer kontinuierlich ansteigenden Belastung die Entwicklung von Puls, Laktat und Sauerstoffaufnahme gemessen und daraus die richtige Trainingsintensität zugeordnet werden.

Ziel der Leistungsdiagnose ist es, das Laktat stufenweise bis mindestens zum Schwellenwert bei Laktat 4,0 mmol zu messen und dabei jeweils dem Pulswert zuzuordnen. Aus der Entwicklung der Laktatkurve und der Zuordnung der Laktatwerte mit den jeweiligen Pulswerten ergibt sich dann die individuelle Belastungsanalyse, aus der die Trainingsschwerpunkte abgeleitet werden können.

Der dafür geeignete Laufband-Stufentest beginnt bei einer niedrigen Belastung, oft bei 7 km/h, mit einer Belastungszeit von fünf Minuten. Danach wird in einer kurzen Unterbrechung das Blut meist vom Ohrläppchen entnommen und daraus das Laktat gemessen. Anschließend wird die Belastung um 1,5 km/h gesteigert und die Testdurchführung so lange erweitert, bis die maximale Belastung erreicht worden ist.

Besonders zu Beginn einer Trainingsperiode ist die Leistungsdiagnostik sehr zu empfehlen, um den individuellen, aktuellen Leistungsstand exakt zu definieren und daraus die aktuellen Belastungsdaten zu-

Laktat und Pulswert-Zuordnung

Laktat in mmol/l	Stoffwechsel	Intensität in % zur HFmax	Training
1,0 - 2,0	aerob	60 - 70	RECOM, GA1 Grundlagenausdauer
2,5 - 3,5	aerob / anaerober Mischbereich	75 - 85	GA2 & GA1 Kraftausdauer
3,0	aerobe Schwellengrenze	80	GA2
3,5 - 4,0	aerob /anaerober Mischbereich	85 - 89	EB, WSA
4,0	anaerobe Schwellengrenze	90	SB, Spitzenbelastung, Schwellentraining
4,5	anaerob	über 90	nein

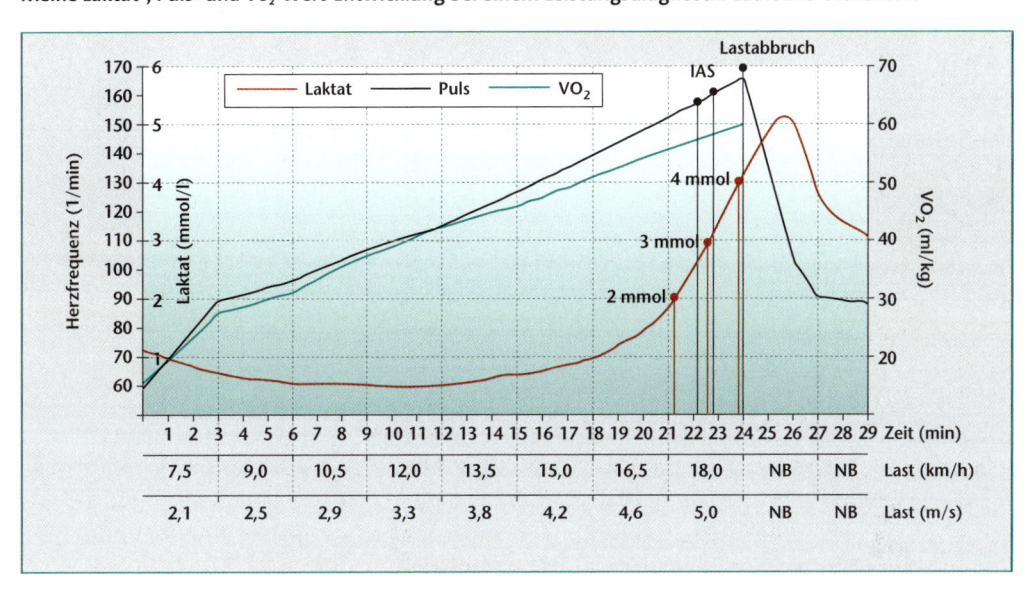

Meine Laktat-, Puls- und VO₂-Wert-Entwicklung bei einem Leistungsdiagnostik-Laufband-Stufentest

ordnen zu können. Leistungssportler analysieren ihre Leistungsfähigkeit und Entwicklung oft zweimal jährlich, um den Leistungsfortschritten gerecht zu werden.

Anmerkung: Die allgemeine Pulswertzuordnung stimmt vielfach nicht überein mit den gemessenen Werten in der Leistungsdiagnostik. Es handelt sich um individuelle Leistungswerte, die sich je nach Trainingszustand verschieben können. Die Verschiebung zu analysieren ist Sinn und Zweck der Leistungsdiagnostik und daraus Trainingsschwerpunkte zu bestimmen.

Die richtige Vorbereitung zur Leistungsdiagnose

Vor einer Leistungsdiagnostik sollte man sich telefonisch erkundigen, welche genauen Tests bei der Leistungsdiagnose durchgeführt werden.

Ob ein Laufband vorhanden ist, ein VO₂max-Test erfolgt, ob der Feldstufentest bis zur maximalen Erschöpfung gemessen, und nicht vorher aus Zeit- oder Gerätemangel abgebrochen wird, ob ein Gespräch zur Auswertung des Tests erfolgt, ob ein Trainingsplan in Bezug auf das Messergebnis erstellt wird, wie hoch die Kosten für den Diagnostiktest sind und welche Zeit dafür beansprucht wird.

Zum Test sollte man ausgeruht erscheinen und max. 3 Stunden vorher die letzte Mahlzeit zu sich genommen haben.

Lauf-Beginner sollten vorher einen medizinischen Basistest gemacht haben.

Meine Ergebnisse aus der Leistungsdiagnostik

Pulsfrequenz/min	105–120	133–148	150–159	161–163	167
in % von 185 HFmax	57–65	72–80	81–86	87–88	90
Laktat in mmol/l	0,5	0,8–1,3	1,4–2,6	2,7–3,2	4,0
Lauf in km/h	10,1–12,4	13,9–15,7	15,8–17,0	17,1–17,4	18,0
Zeit/km in min	5:55–4:50	4:20–3:50	3:49–3:34	3:30–3:27	3:20
VO₂ in ml/kg/min	35,6–43,3	47,4–53,4	53,4–57,5	57,6–58,5	60,1
in %	57–65	72–80	81–86	87–88	90

Folgende Institutionen bieten eine Leistungsdiagnose an:

Deutschland:

Ort	Name	Tel.Nr.	Internet
Bayreuth	Sportmedizinisches Institut Dr. Wittke	0921-515471	www.sportmedizinwittke.de
Bad Wildungen	Sportmedizinisches Zentrum	05621-7030	www.parkhoehe.de
Berlin	Sports personal training J. Schunke-Galley	030-4328695	www.sportspersonaltraining.de
Bietigheim	Praxis für Sportmedizin Dr. Engels	07142-21727	www.dr-tanja-engels.de
Chemnitz	Triagnostik Chemnitz Grit Fischer	0173-9935602	www.triagnostikchemnitz.de
Edelsfeld	Sportmedizinische Praxis Dr. Schlosser	09665-525	
Frankfurt	SMI Sportmedizinisches. Institut Dr. Eifler	069-67800932	www.smi-frankfurt.de
Freiburg	Uni-Klinik	0761-2707473	www.uni-freiburg.de
Friesenheim	Med-Tronik GmbH, Dr. Rasche	07821-633330	www.lactware.de
Hamburg	Institut für Sportmedizin Prof. Dr. Braumann	040-471930-0	www.sportmedizinhamburg.com
Hamburg	Fit im Puls GmbH, Dr. Steinmeier	040-35711164	www.fit-im-puls.de
Hannover	MSG-Medizin Sport Ges. Dr. Maassen	0511-8420415	www.msg-hannover.de
Jena	Sport- und Rehazentrum Dr. Schuh	0361-6464016	www.laufladen.de
Köln	Zentrum für Leistungsdiagnostik	0221-4982518	www.zeld.de
Köln	Sportdiagnostik cms	0221-9345656	www.cms-coaching.de
Konstanz	Laufberatung Bodensee Volker Börsig	0172-6983553	
München	Sportmedizin, Dr. Halle	089-28924445	www.sport.med.tum.de
Offenbach	Institut für Sportdiagnostik Dr. Föhrenbach	069-8383691	www.sportdiagnostik.de
Paderborn	Sportmedizinisches Institut Prof. Dr. Liesen	05251-603180	www.sportmedizin.unipaderborn.de
Rastede	Praxis für Sportmedizin Dr. Ammen	04402-1014	
Regensburg	Institut für Diagnostik IPD Dr. Möckel	0941-464180	www.ipd-regensburg.de
Rüdesheim	Praxis für Präventivmedizin Dr. Scholl	06722-406700	www.praxis-dr-scholl.de
Scheidegg	Diagnosezentrum Prof. Dr. Jung	08381-942850	www.diagnostikzentrumscheidegg.de
Stuttgart	Sportmed. Unters.zentr. Dr. Horstmann	0711-54998130	www.medizin.unituebingen.de
Tegernsee	Mobile Leistungsdiagnostik	08022-271649	www.mld4you.de
Tübingen	Medizinische Klinik, Prof. Dr. Nieß	07071-2986493	www.medizin.unituebingen.de
Wedel	Praxis für Orthopädie Annette Braune	04103-904390	
Würzburg	Predia mbH	0931-804960	www.predia.com
Würzburg	Check & run Laufdiagnostik Dr. Gebel	09366-9801343	

Österreich:

Ort	Name	Tel.Nr.	Internet
Graz	Institut f. Sportmedizin Prof. Dr. Schippinger	031659-62144	www.schippinger.at
Innsbruck	Training & Beratung Dr. Hofmann	0512-262627	www.andreahofmann.at
Telfs	Sportmedizin, Dr. Scheiring	05262-66710	www.sportmed-telfs.at
Wien	Institut für Sportmedizin	0142-77728701	www.sportmedizin.or.at

Schweiz:

Ort	Name	Tel.Nr.	Internet
Bad Ragaz	SOMC, Dr. Villinger	081-3033838	www.resortragaz.ch
Chur	Dr. Zinsli	08125-26622	
Lützelflüh	Sportmedizin Dr. Mosimann	034461-0561	
St. Moritz	Klinik Gut, Dr. Ackermann	081-8363434	www.klinik-gut.ch
Winterthur	Check-up AG	05224-505558	www.check-up.ch
Zürich	Schulthess Klinik, Dr. Warnke	01385-7562	www.schulthess-clinic.ch

Pulstraining und Laktatzuordnung

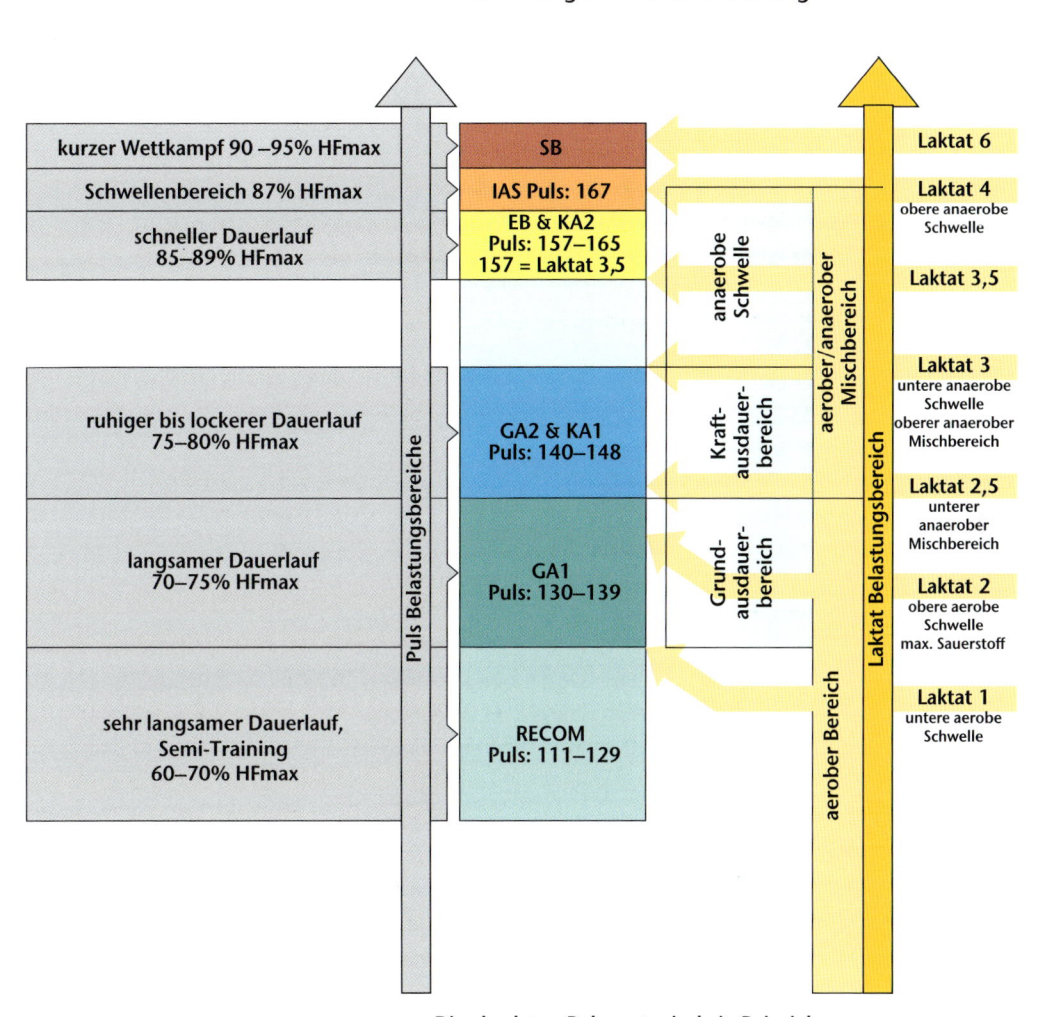

Puls-Belastungsbereiche		Laktat-Belastungsbereich	
kurzer Wettkampf 90–95% HFmax	SB		Laktat 6
Schwellenbereich 87% HFmax	IAS Puls: 167	anaerobe Schwelle	Laktat 4 — obere anaerobe Schwelle
schneller Dauerlauf 85–89% HFmax	EB & KA2 Puls: 157–165 157 = Laktat 3,5	aerober/anaerober Mischbereich	Laktat 3,5
			Laktat 3 — untere anaerobe Schwelle / oberer anaerober Mischbereich
ruhiger bis lockerer Dauerlauf 75–80% HFmax	GA2 & KA1 Puls: 140–148	Kraftausdauerbereich	Laktat 2,5 — unterer anaerober Mischbereich
langsamer Dauerlauf 70–75% HFmax	GA1 Puls: 130–139	Grundausdauerbereich	Laktat 2 — obere aerobe Schwelle, max. Sauerstoff
sehr langsamer Dauerlauf, Semi-Training 60–70% HFmax	RECOM Puls: 111–129	aerober Bereich	Laktat 1 — untere aerobe Schwelle

Die absoluten Pulswerte sind ein Beispiel

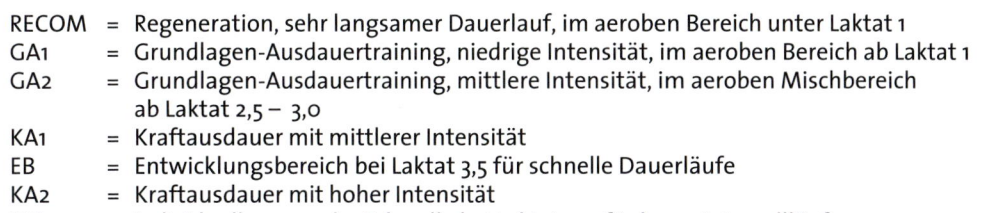

RECOM = Regeneration, sehr langsamer Dauerlauf, im aeroben Bereich unter Laktat 1
GA1 = Grundlagen-Ausdauertraining, niedrige Intensität, im aeroben Bereich ab Laktat 1
GA2 = Grundlagen-Ausdauertraining, mittlere Intensität, im aeroben Mischbereich ab Laktat 2,5 – 3,0
KA1 = Kraftausdauer mit mittlerer Intensität
EB = Entwicklungsbereich bei Laktat 3,5 für schnelle Dauerläufe
KA2 = Kraftausdauer mit hoher Intensität
IAS = Individuelle anaerobe Schwelle bei Laktat 4,0 für kurze Intervallläufe (Halbmarathon-Wettkampf)
SB = Spitzenbereich bei Laktat 6,0 für maximale, kurzzeitige Belastung (5-km- & 10-km-Wettkampf)

16. Wettkampf-Training Langstreckenlauf

Läufer ohne regelmäßiges Training sollten sich vor Trainingsbeginn von einem Arzt untersuchen lassen. Die Untersuchungskriterien zur Eignung eines Langstrecken-Trainings sind: die Wirbelsäule, die Lunge, der Herz-Kreislauf, die Gelenke, der Blutdruck und ein Belastungs-EKG. Die Hauptbelastung beim Lauftraining erfolgt auf das Fußgewölbe, die Achillessehne, das Sprunggelenk und die Knie. Fortgeschrittene Läufer sollten jährlich zu Beginn des Trainings eine Leistungsdiagnose durchführen. So kann die persönliche Leistungsentwicklung erkannt und die aktuellen Belastungsschwellenwerte können neu definiert werden. So erfolgt eine optimale Trainingsintensität, in Abstimmung mit dem aktuellen, persönlichen Leistungsstand.

- 10–15% des Trainingsumfangs erfolgt bei 90% der max. Herzfrequenz.

    Wettkampfspezifisches, sehr schnelles Lauftraining

- 10–30% des Trainingsumfangs erfolgt bei 85–89% der max. Herzfrequenz.

    Mittlere Laufintensität zum Ausbau der Grundschnelligkeit und anaeroben Lauffähigkeit, Schwellentraining.

- 55–80% des Trainingsumfangs erfolgt bei 60–80% der max. Herzfrequenz.

    Langsame Läufe für das Stoffwechseltraining und Grund-Ausdauertraining im RECOM-, GA1- und GA2-Bereich.

Das Lauftraining gliedert sich im Trainingsumfang und der Laufintensität in mehrere Schwerpunkte (siehe Grafik auf der übernächsten Seite): Umfang und Intensität hängen von der Wettkampfdistanz und der Leistungsklasse des Athleten ab. Je kürzer die Wettkampfdistanz und je leistungsstärker der Läufer ist, desto mehr erhöht sich die Laufintensität des Trainings. Je länger die Wettkampfdistanz ist, desto mehr erhöht sich der Laufumfang.

Der Trainingsbeginn
Es sollten von Anfang an gute, leicht gedämpfte Laufschuhe und spezielle Läufersocken verwendet werden. Zu Beginn des Trainings ist es zu empfehlen, noch nicht auf geteerten Straßen zu laufen, um eine Knochenhautentzündung zu vermeiden. Besonders geeignet sind Waldböden oder ungeteerte, nicht abschüssige Straßen. Die Trainingskilometer sollten dann ab der zweiten Woche überwiegend auf Straßen erfolgen, um sich an die Bedingungen des Wettkampfs zu gewöhnen, der ja auf geteerten Straßen stattfindet.

Läufer, die nicht ununterbrochen eine Stunde joggen können, finden in dem Kapitel Lauf-Beginner den richtigen Trainingseinstieg.

Der Trainingsplan
Ein 10-wöchiger Trainingsplan richtet sich in der Intensität und dem Umfang auf die Erreichung einer bestimmten Zielzeit für eine bestimmte Laufstreckenlänge aus. Der

persönliche Leistungsstand zu Beginn des Trainings sollte etwa äquivalent zur angestrebten Zielzeit sein. Der Trainingsplan ermöglicht, die körperliche Leistungsfähigkeit durch aufeinander abgestimmte Muskelreize, innerhalb bestimmter Grenzen, zu steigern. Dazu sollte der Trainingsplan möglichst differenziert auf unterschiedliche Zielzeiten eingehen.

Die Auswahl des Trainingsplans richtet sich meist nach der aktuellen Wettkampfzeit über eine bestimmte Lauf-Distanz.

Erfahrene Läufer wählen einen Plan, der eine Stufe schneller ist als ihre aktuelle Wettkampfzeit. Oder es wird die aktuelle Laufzeit einer beliebigen Distanz äquivalent zur Wettkampfdistanz hochgerechnet, um dann wiederum einen Plan mit der nächst höheren Stufe zu wählen.

Ein Trainingsplan über 5 km, 10 km und Halbmarathon bezieht sich auf ein mindestens 10-wöchiges, ununterbrochenes Training. Der Trainingsplan ist eine sehr wichtige Motivationshilfe, um das Langstreckenlauf-Training kontinuierlich und genau einzuhalten. Den inneren Schweinehund bei Wind und Wetter zu überwinden, oder bei Nacht und Kälte zu laufen, fordert den Athleten nicht nur physisch, sondern auch im starken Maße psychisch. Wer den Trainingsplan einhält, schafft auch das Wettkampfziel.

Im Langstreckenlauf sind deutliche Leistungssteigerungen in Abständen von ca. drei Monaten zu erzielen, z. B. vom Frühjahr zum Herbst. In Abhängigkeit von Leistungsvermögen, Alter, Gesundheit, Training und Talent des Athleten kann eine Zeitverbesserung bewirkt werden, bis die persönliche relative Leistungsgrenze erreicht worden ist. Jenseits der persönlichen relativen Leistungsgrenze verlangsamt sich die Leistungsverbesserung exponentiell.

Die Trainingsqualität
Das Langstrecken-Training ist in unterschiedliche Belastungsbereiche eingeteilt.
- Das RECOM (Regeneration und Kompensation) zur Regenerierung,
- GA1 (Grundlagenausdauer 1) für die Grundlagenausdauer,
- GA2 (Grundlagenausdauer 2) für die Kraftausdauer,
- EB für den Entwicklungsbereich,
- IAS (Individuelle anaerobe Schwelle) für die anaerobe Leistungsverbesserung,
- das SB für die Spitzenbelastung.

Diese Belastungsbereiche sollten sich nach dem Prinzip des Muskelreizes im Training permanent abwechseln, d.h. auf eine schnelle Laufeinheit folgt am nächsten Tag eine langsame Laufeinheit und umgekehrt. So wird ein abwechselnder Reiz auf die Muskulatur und das Herz-Kreislaufsystem ausgeübt, wodurch ein Trainingseffekt entsteht. Die Trainingsqualität wird durch ein »Yin und Yang« der Belastungsgegensätze bewirkt bzw. erhöht.

Das Langstrecken-Lauftraining besteht im Wesentlichen aus langsamen Läufen für die Grundlagen-Ausdauer (langfasrige Muskulatur) im GA1-Bereich und schnellere, lockere Läufe für die Kraft-Ausdauer im GA2-Bereich.

Nur zu ca. 25% besteht das Training aus Intervall-Läufen (kurzfasrige Muskulatur) und dem Entwicklungsbereich EB zur Verbesserung der anaeroben Leistungsfähigkeit. Ein noch geringer Anteil des Trainings von 5-10% erfolgt durch harte, schnelle Läufe in einer hohen Belastung.

Der Trainingsumfang
Die Erhöhung des Trainingsumfangs bewirkt eine Verbesserung der Leistungsfähigkeit. Die erträgliche Grenze liegt bei Freizeitläufern bei bis zu 100 km/Woche und bei Hochleistungssportlern bis zu 200

SB (=Spitzenbelastung)
anaerober Lauf, 5%
91-95% HFmax

IAS (=Individuelle anaerobe Schwelle)
Schwellenbereich, 10%
90% HFmax

EB (=Entwicklungsbereich)
schneller Dauerlauf, 15%
85-89% HFmax

GA2 (=Grundlagenausdauer für die Kraftausdauer)
lockerer Dauerlauf, 30%
75-80% HFmax

GA1 (=Grundlagenausdauer)
langsamer Dauerlauf, 30%
70-75% HFmax

RECOM (=Regeneration und Kompensation)
Semi-Training, 10%
60-70% HFmax

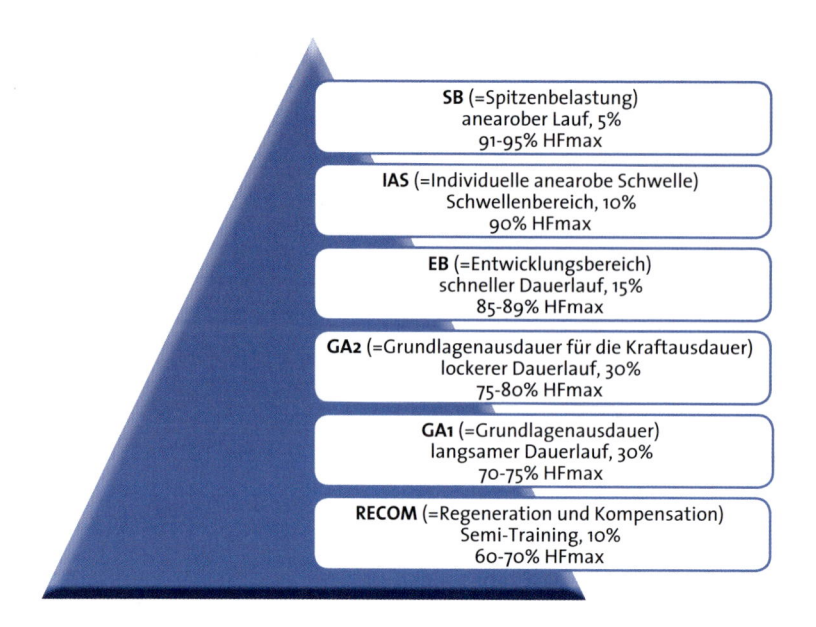

Beispiel eines Langstrecken-Trainings nach Umfang und Intensität

km/Woche. Eine Verbesserung der Laufzeit erfolgt nicht linear, sondern exponentiell absteigend. Eine 10-km-Zeit von 60 Minuten kann z. B. um 10 Minuten verbessert werden, nur durch die Erhöhung des Trainingsumfangs um ca. 10 km pro Woche. Die gleiche Kilometersteigerung würde bei einem 40-Minuten-Läufer eine Verbesserung von nur 3 Minuten bewirken. Die Lauf-Beginner erreichen deshalb sehr schnell Erfolgserlebnisse, da sie schon nach einigen Wochen, bei Einhaltung des Trainingsplanes, kontinuierlich und deutlich schneller werden.

Bei z.B. 38-Minuten-Läufern mit dem Ziel 35 Minuten sind die Trainingspläne sehr stark auf die Verbesserung der Grundschnelligkeit, der anaeroben Leistungsfähigkeit und der VO_2max. ausgerichtet. Dies erfolgt durch Erweiterung von Intervalltraining, Bergläufen, intensivem GA2 sowie einem Ausbau der Laufkilometer auf ca. 90 km. Bei einem 32-Minuten-Läufer mit dem Ziel 31 Minuten sind schon zwei Trainingseinheiten am Tag einzulegen (z.B. vormittags Ausdauerlauf und abends Intervall-Lauf). Der Trainingsumfang beträgt dazu ca. 140 km pro Woche.

Die Gestaltung von Trainingsreizen

Pro Woche sollten beim Langstreckentraining folgende unterschiedliche Reize mit ausreichender Regenerationszeit auf die Muskulatur wirken.

Training von zwei Beinmuskulatur-Gruppen
– Die langfasrige, rote ST-Muskulatur für die Ausdauer über langsame, lange Läufe.
– Die kurzfasrige, weiße FT-Muskulatur für die Schnelligkeit über Intervallläufe.

Mehr dazu siehe unter Äquivalenz der Wettkampfzeiten und im Kapitel Muskulaturaufbau.

Zwei schnelle Trainingseinheiten in Folge
Die Muskulatur kann sich von zwei aufeinander folgenden, harten Belastungen nicht ausreichend erholen. Deshalb tritt dann eine negative Superkompensation ein, d. h. ein Leistungseinbruch und Müdigkeit. Ausnahme ist der fortgeschrittene Leistungssportler, der gelegentlich ganz gezielt einen neuen Muskelreiz (Schock) setzen will. Die Erholungsphase von einer intensiven Belastung beträgt ca. zwei bis drei Tage. Zwei

schnelle Trainingseinheiten in Folge sind daher zu vermeiden.

Ruhetage
Die Regeneration ist so wichtig wie die Belastung selbst. Ruhetage sind zur Regeneration und für das Muskelwachstum sehr wichtig.

Pro Woche empfehle ich mindestens einen Ruhetag, je geringer das Leistungsniveau ist, desto mehr Ruhetage. Der Sinn des Trainings ist, den Körper durch die Belastung zu stärken. Die Muskulatur benötigt Zeit zur Regeneration und Stärkung. Die eigentliche Leistungsverbesserung wird deshalb, nach dem Training, beim Ruhetag erzielt. Je schwächer der Athlet oder je stärker der Trainingsreiz, desto mehr Ruhezeit wird benötigt. Der Körper setzt während und nach dem Training deutlich wahrzunehmende Signale. Daher ist es wichtig zu fühlen, ob man wieder kräftig genug ist für ein neues Training oder ob die Muskulatur noch schmerzt oder sonstige Beschwerden vorliegen.

Ein wenig Schmerz nach dem Training ist aber nicht ungewöhnlich. Bei auftretenden leichten Schmerzen an örtlichen Muskelbereichen hilft das Auftragen einer Salbe wie »Voltaren Dole forte«. Das fördert die Durchblutung und lindert den Schmerz. Im Zweifelsfall wird so lange pausiert, bis sich wieder ein gutes und starkes Körpergefühl einstellt. Bei stärkeren Schmerzen muss sofort pausiert werden, bis sie vollständig abgeklungen sind. Bei anhaltenden Schmerzen einen Arzt aufsuchen.

Vor dem Wettkampf sollte ein Ruhetag eingelegt werden.

Eine Regenerationswoche
In jeder vierten Trainingswoche sollte eine Regenerationswoche eingelegt werden, also mit 30–40% weniger Laufumfang/Woche. Dies führt zu einer zusätzlichen Leistungssteigerung über eine erweiterte, intensive Superkompensation.

Beispiel wöchentliche Trainingsreize:

1. Ein langer, langsamer Lauf zur Förderung der Grundlagenausdauer und des Fettstoffwechsels.

2. Ein schneller Intervall-Lauf zur Förderung der Grundschnelligkeit.

3. Ein schneller Lauf im Renntempo, Schwellentraining oder Fahrtspiel zur Förderung der anaeroben Leistungsfähigkeit.

4. Alle weiteren Läufe sind zur Grundlagenausdauer GA1 und GA2 bestimmt.

5. Das Semi-Training, in einer alternativen Sportart, welche die Laufmuskulatur nicht belastet (z. B. Schwimmen, Radfahren), verstärkt die Regeneration.

Neue Leistungsreize
Das Langstrecken-Training sollte für Körper und Geist mit viel Abwechslung gestaltet werden. Dies erfolgt über die Variantenvielfalt in der jeweiligen Trainingseinheit wie Intensität, Laufdauer und Streckenauswahl.

Schnelle Laufeinheiten
Durch die genaueren Zeitmessungsmöglichkeiten werden die 400-m-, 700-m-, 1.000-m-, 2.000-m-Intervallläufe und der Schwellenlauf idealerweise im Stadion durchgeführt. Wem die Laufbahn im Stadion zu öde ist oder wer kein Stadion nutzen kann, der misst sich einfach eine Strecke auf einem ebenen Weg genau aus (GPS-Uhr, Tachometer vom Auto, Fahrrad oder Vermessungsrad vom Verein) und markiert die Entfernungen für die Zeitmessung.

Trainingsprotokoll
Um den eigenen Leistungsstand und dessen Entwicklung kontrollieren zu können, sollten die jeweiligen Trainingseinheiten differenziert in einer Ergebnisliste erfasst werden. Auch lange Läufe sollten in Entfer-

nung, Strecke und Laufzeit erfasst und verglichen werden. Grafiken über die Intervall- und Laufstrecken-Zeitentwicklung motivieren zusätzlich über die wahrgenommenen Erfolge.

Ein- und Auslaufen
Vor und nach einer Laufeinheit (außer beim langsamen Dauerlauf) erfolgt das Ein- und Auslaufen. Das Einlaufen aktiviert die Muskulatur und den Kreislauf. Neben den Koordinationsübungen schließen fünf Steigerungsläufe das Warmlaufen ab. Das Auslaufen erfolgt zum Abschluss des Lauftrainings über ca. fünf Minuten im langsamen Dauerlauf, um den Herz-Kreislauf und die Muskulatur zu entlasten.

Leichtes Stretching
Nach dem Warmlaufen wird die Muskulatur über drei Minuten leicht gedehnt. Für das Stretching sollte die Muskulatur warm sein. Ein ausgiebiges Stretching ca. eine Stunde nach dem Lauf fördert den Erfolg des Trainings, lockert die Muskulatur auf und verhindert Zerrungen und Muskelkrämpfe. Die Muskulatur verkürzt sich durch die Muskelbelastung und wird durch ein definiertes, nicht zu stark belastendes Dehnen wieder verlängert. Eine gedehnte Muskulatur ist nicht bereit, Höchstleistung zu geben, daher erfolgt vor dem Lauf nur ein leichtes Dehnen. Eine verletzte Muskelgruppe darf nicht gedehnt werden.

Der langsame Dauerlauf
Eine hohe Bedeutung beim Langstrecken-Training, insbesondere für Halb-Marathonläufer, hat der langsame, lange Lauf. Er wird aerob mit 70–75% der max. Herzfrequenz gelaufen. Für das Training ist der lange Lauf neben den Intervall- und Schwellenläufen die wichtigste Grundlage. Die Belastungszeit beim langen Lauf ist wichtiger als die Belastungs-Distanz.

Beim langsamen Lauf wird das Herz-Kreislaufsystem, der Stoffwechselprozess, die Fettverbrennung und die Muskelausdauer trainiert. Zusätzlich werden die Bänder, Sehnen und Knochen, aber auch die Psyche an die Ausdauerleistung gewöhnt.

Ein Tempo-Dauerlauf knapp unterhalb der anaeroben Schwelle kann maximal über 90–100 Minuten erfolgen, dann sind die Kohlenhydratspeicher (ohne Fettverbrennungsanteil) verbraucht und die Energie am Ende. Daher ist es wichtig, eine möglichst effiziente Energiegewinnung aus dem Fettstoffwechsel zu trainieren.

Das Fettstoffwechseltraining führt zu einer Erhöhung des aeroben Leistungspotenzials und einer Zunahme der zur Verfügung stehenden freien Fettsäuren. Somit wird das Laktat erst bei einer höheren Geschwindigkeit gebildet, wodurch mehr freie Fettsäuren verstoffwechselt werden können. Dazu müssen sich aber erst die Mitochondrien der Muskelzellen vergrößern, die sich nach mehrmonatigem Ausdauertraining durch lange Läufe jenseits von 100 Minuten anpassen.

Während des langen, langsamen Dauerlaufs darf keine Energie zugeführt werden, da sonst der Fettstoffwechsel unterbrochen wird.

Beim langen Lauf kann durch den Flüssigkeitsverlust ein Leistungsrückgang eintreten. Deshalb sollte während des langen Laufs alle 15 Minuten Wasser getrunken werden. Das Wasser kann mit einem Getränkeflaschen-Gürtel, einem Trinkrucksack oder über eine vorbereitete Getränkestation bereitgestellt werden. Ich empfehle dazu reines Leitungswasser zu verwenden, da Mixgetränke aus Fruchtsaft/Wasser zur Trinklust anregen. Pro Liter Flüssigkeitsverlust schlägt das Herz um ca. acht Schläge schneller, was dazu führt, dass die Laktatentwicklung erhöht wird und man dadurch frühzeitig in den anaeroben Bereich gelangt.

> **Am Ende eines jeden langsamen Laufes**
> Zur Förderung der kurzfasrigen Muskulatur und Laufdynamik empfehle ich, am Ende eines langen Laufes fünf Steigerungsläufe über je 100 Meter zu absolvieren.

Beim Halbmarathon-Wettkampf werden ca. ein bis zwei Liter Flüssigkeit verloren, die dem Körper während des Laufs wieder zugeführt werden müssen. Deshalb sollte beim langen Lauf auch die Flüssigkeitszufuhr trainiert werden. Der lange Lauf sollte in der zweiten Hälfte etwas schneller gelaufen werden, um sich an die 51/49-Regel für den Wettkampf zu gewöhnen.

Intervalltraining

Intervall-Läufe bestehen aus einem kurzen, sehr schnellen Lauf mit einer Belastung bis zu 90% der HFmax und einem darauf folgenden kurzen, sehr langsamen Lauf, bis sich der Puls auf 70–75% HFmax reduziert hat. Diese Belastungsfolge wird als Intervall bezeichnet, welche mehrfach wiederholt wird. Bei Intervall-Läufen wird der Puls sehr stark belastet und entlastet (Achterbahn fahren) und der Körper an eine schnellere Geschwindigkeit als die Wettkampfgeschwindigkeit in kleinen Einheiten gewöhnt.

Das Intervalltraining bewirkt eine schnellere Pulsabklingzeit und eine gute Pulsstabilität sowie eine Verbesserung der maximalen Sauerstoffaufnahmefähigkeit VO_2max, mit einer Belastung von der kurzfasrigen FT-Schnellkraft-Muskulatur. Daraus resultiert eine Verbesserung der anaeroben Ausdauer und der Kraft-Ausdauer. Der Laktat-Pegelanstieg wird dadurch verzögert, so dass eine höhere Grundschnelligkeit gelaufen werden kann, ohne die Muskeln zu übersäuern.

Die Intensität des Intervalltrainings soll so sein, dass beim letzten Intervall so schnell gelaufen werden kann wie beim Ersten. Die Belastung soll dabei so hoch wie möglich sein. Durch Erhöhung der Laufintensität mit Verlängerung der Erholungszeit oder durch Verkürzung der Intervallanzahl bei gleichzeitiger Erhöhung der Intensität lässt sich die Wirkung des Inter-

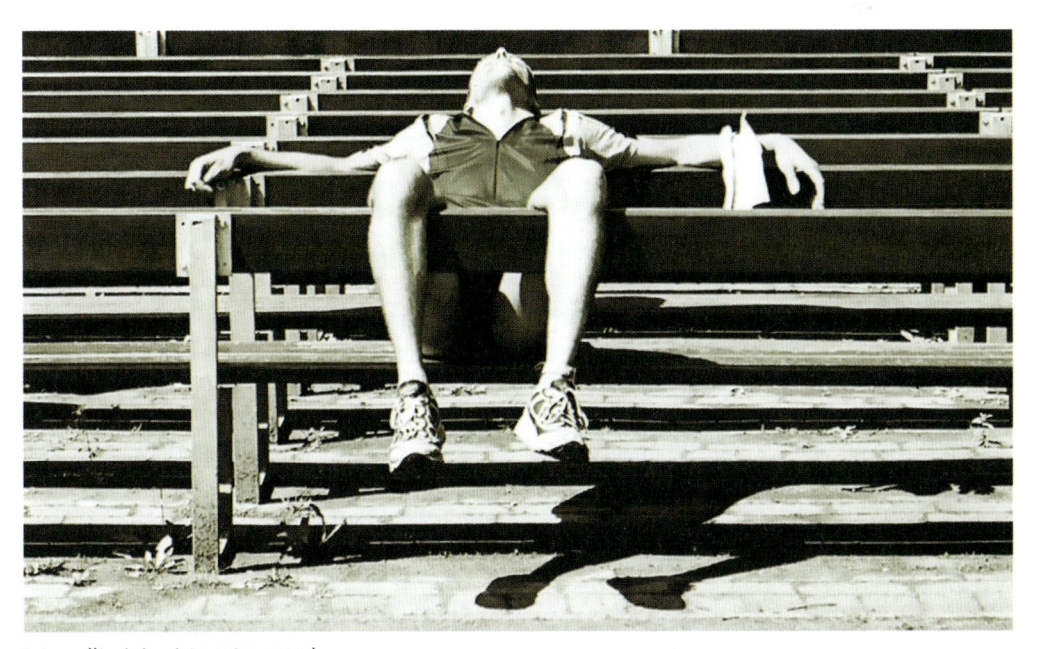

Intervalltraining ist anstrengend

valltrainings im fortgeschrittenen Stadium noch verstärken.
- Je untrainierter ein Läufer ist, desto mehr Wirkung erzeugen Intervall-Läufe zur Verbesserung der VO_2max.
- Intervallläufe bringen einen größeren Trainingserfolg als reine Dauerläufe.
- Vor dem Intervalltraining erfolgt 10 Minuten Warmlaufen mit fünf kurzen Sprints.
- Nach dem Warmlaufen muss man leicht schwitzen.
- Folgende Intervallübungen sind zu empfehlen:
  1. 15x 200 Meter im 5-km-Wettkampftempo (200 m Trabpause)
  2. 10x 400 Meter ca. 3 Sek. langsamer (400 m Trabpause)
  3. 10x 700 Meter (400 m Trabpause)
  4. 10x 1.000 Meter im 10-km-Wettkampftempo (400 m Trabpause)
  5. 5x 2.000 Meter im Schwellentempo (3 Minuten Trabpause)
  6. 1/2/3/2/1 km Fahrtspiel im 10-km-Wettkampftempo (3 Minuten Trabpause)
  7. 10x 1 km leichter Berglauf, im schnellen Dauerlauf
  8. Waldläufe mit langen Sprints bei den Steigungen.

Aufgrund des Verletzungsrisikos beim Intervalltraining empfehle ich Läufern über 40 Jahren, die Anzahl an Wiederholungen des Intervalltrainings um ca. 20% zu reduzieren oder durch ein Fahrtspiel zu ersetzen.

Bei meinen Trainingsplänen sind die Zielzeiten der Intervalle so definiert, dass sie am Ende des Trainings erreicht werden können. Zunächst werden die Intervalle in einem gleichbleibenden, maximalen Tempo gelaufen, mit der 10 Wiederholungen erreicht werden. Ab der 4. Woche wird mit der vorgegebenen Zielzeit und mit so vielen Wiederholungen gelaufen, wie mit der Vorgabezeit möglich sind. Meist sind es zu Beginn 5–6 Intervalle. Jede Woche werden dann ein oder zwei Intervalle mehr erreicht werden, bis schließlich 10 Intervalle in der Vorgabezeit gelaufen werden können. Diese Methodik bietet eine sehr hohe Effizienz und Superkompensation.

Schwellentraining
Schwellentraining sind schnelle, intensive Dauerläufe, die in dem Belastungsbereich der anaeroben Schwelle IAS, d. h. bei knapp unterhalb 4,0 mmol/l (87-89% der HFmax), gelaufen werden. Schwellentraining ist die hohe Kunst des fortgeschrittenen Langstreckentrainings.

Das Tempo der IAS ist etwa 6–12 Sekunden langsamer als die 10-km-Wettkampfgeschwindigkeit. Das Schwellentempo wird dabei für 5-km-Läufer über 20 Minuten, 10-km-Läufer über 30 Minuten

Das theoretische Schwellentempo nach Fitnesslevel					
Fitness Level	Schwellentempo Zeit in Minuten				Pace in Min/km
10 km	800 m	1.000 m	1.500 m	5.000 m	
56:03	4:40	5:50	8:44	29:10	5:50
52:12	4:21	5:27	8:10	27:15	5:27
50:03	4:11	5:15	7:52	26:15	5:15
48:01	4:01	5:02	7:33	25:10	5:02
46:09	3:51	4:50	7:15	24:10	4:50
44:25	3:43	4:40	7:00	23:20	4:40
42:50	3:35	4:30	6:45	22:30	4:30
41:21	3:28	4:21	6:31	21:45	4:21
39:59	3:22	4:14	6:21	21:10	4:14
38:42	3:16	4:06	6:09	20:30	4:06
37:31	3:10	3:58	5:58	19:50	3:58
36:24	3:06	3:52	5:48	19:20	3:52
35:22	3:00	3:45	5:38	18:45	3:45
34:23	2:55	3:40	5:30	18:20	3:40
33:28	2:51	3:34	5:21	17:50	3:34
32:35	2:47	3:29	5:14	17:25	3:29
31:46	2:43	3:24	5:06	17:00	3:24
31:00	2:39	3:20	5:00	16:40	3:20
30:16	2:36	3:15	4:52	16:15	3:15
29:34	2:32	3:11	4:46	15:55	3:11
28:55	2:29	3:07	4:40	15:35	3:07

und Halbmarathonläufer über 40 Minuten Dauer, mit konstanter Geschwindigkeit, gelaufen.

Die persönliche Schwelle kann nach einiger Übung gefühlt werden. Sie liegt da, wo man gerade noch genug Sauerstoff erhält und die Atmung noch gleichmäßig gehalten werden kann. Je nach Fitnesslevel variiert das Schwellentempo.

Beim Schwellentraining werden die maximale Ausdauerleistung und die Sauerstoffaufnahme VO_2max. mit dem Ziel trainiert, die anaerobe Leistungsfähigkeit zu verbessern und die Laktatentwicklung zu reduzieren.

Die Leistungsfähigkeit nimmt zu, bei derselben Pulsbelastung wird eine höhere Geschwindigkeit erzielt. So kann eine höhere Belastung/Geschwindigkeit gelaufen werden, ohne dabei in den anaeroben Bereich zu gelangen.

Beim Schwellentraining erfolgt die maximale Stoffwechselbelastung und Energiebereitstellung.

Pyramidentraining
Mehr dazu unter dem Kapitel Krafttraining.

Das Renntempo
Um sich an das Wettkampf-Renntempo physisch und psychisch zu gewöhnen, muss die konstante Einhaltung der Wettkampfgeschwindigkeit über ca. 30% der Wettkampf-Streckenlänge regelmäßig trainiert werden. Wer das Renntempo zu Beginn des Trainings noch nicht über 30% der Streckenlänge halten kann, beginnt zunächst mit 15% der Strecke, um das Tempo zu halten. Nach jedem Trainingserfolg wird dann die Distanz um 5% verlängert, bis schließlich die Streckenlänge von 30% erreicht wird.

Das Wettkampf-Renntempo variiert je nach Fitnesslevel und Wettkampfdistanz. Der Halbmarathon wird im Schwellentempo anaerob/aerob mit ca. 88% der HFmax gelaufen. Der 10-km-Lauf wird im Spitzenbereich bei ca. 90% der HFmax gelaufen, der 5-km-Lauf bei ca. 92% HFmax.

Um bei einem Wettkampf am Anfang nicht zu schnell loszulaufen, muss der Athlet das richtige Wettkampftempo jederzeit fühlen und kontrollieren können. Daher wird das Wettkampftempo in meinen Trainingsplänen regelmäßig über Unterdistanzen gelaufen.

Wer zu schnell losläuft, verliert in der zweiten Hälfte der Strecke Kraft und Zeit. Er bezahlt dann dafür in der zweiten Hälfte mit der doppelten Zeit-Differenz, die er in der ersten Hälfte zu schnell war.

Beispiel 10-km-Lauf: eine Minute zu schnell bis zur 5-km-Marke verlangsamt den Läufer um zwei Minuten in der zweiten Hälfte. Die Endzeit wird damit um eine Minute langsamer als bei einem gleichmäßigen Lauftempo.

Der Leistungseinbruch erfolgt durch eine Muskelübersäuerung, bedingt durch die anhaltende Überschreitung der anaeroben Grenze. Der mangelnde Sauerstoffgehalt bewirkt eine Reduzierung der Energieverbrennung und eine Anhäufung von Laktat, so dass der Läufer langsamer wird. Grundregel im Wettkampf: Wer langsam losläuft, kommt schneller ans Ziel.

Hügelläufe
Gelenkschonende, anaerobe Trainingsläufe, die durch ihre hohe Belastung die Kraftausdauer verbessern und an einem leichten Berganstieg durchgeführt werden, sind Hügelläufe. Sie werden über eine Distanz von 400 m bis 1.000 m in mittlerer bis hoher Geschwindigkeit mehrfach wiederholt.

Sie fördern Abdruck, Armbewegung, Laufstil, Gelenke, Grundschnelligkeit sowie die anaerobe Leistungsfähigkeit. Dazu wird z.B. der Hügel in einem gleichmäßigen Tempo hochgelaufen und nach dem Wendepunkt im langsamen Dauerlauf an den Ausgangspunkt zurückgelaufen. Diese Übung wird mehrfach wiederholt.

Fahrtspiel

Bei einem Fahrtspiel erfolgen mehrfache Belastungen im schnellen Dauerlauf, dessen Intensität die Schwellengrenze erreichen kann (typisch 10-km-Renntempo). Die Belastungen werden dabei für einige Minuten gehalten, danach erfolgt ein leichter Trab. Typisch ist z. B. ein Geländelauf im 1-2-3-2-1 km Belastungszyklus (jeweils 1 km, dann 2 km, dann 3 km ... im schnellen DL, dazwischen je 3 Minuten langsamer DL), oder ein Hügelanstieg, der sehr schnell und der Abstieg langsam gelaufen wird.

Auch Pyramidenintervalle, deren Belastungszeiten zu- und wieder abnehmen, eignen sich gut. Wichtig ist, Dynamik und Abwechslung in die Belastung einzubringen.

Wie der Name sagt, handelt es sich um ein Spiel mit der Geschwindigkeit. Es ist kein reines Intervalltraining, sondern ein weniger stark belastendes Semi-Intervalltraining. Die Geschwindigkeit beim Fahrtspiel wird, je nach Tagesform, im schnellen Bereich platziert. Das ist somit mindestens GA2, kann aber auch SB sein, oder beides abwechselnd, oder kontinuierlich steigend.

Es soll dabei ein besonderer Reiz auf die Muskulatur ausgeübt werden, der nicht nach der Uhr, sondern nach dem Gefühl platziert wird. Wer sich müde fühlt, gibt weniger Power und umgekehrt.

Dadurch, dass das Fahrtspiel nach Gefühl intensiviert wird, ist es weniger belastend als Intervall-Training und somit besonders geeignet für Lauf-Beginner und ältere Läufer, denen das Intervall-Training zu intensiv wirkt.

Crescendo-Lauf

Das Crescendo-Lauftraining stammt von dem Deutschen Dr. Ernst van Aaken. Es gibt zwei Arten des Crescendo-Laufs:
1. Kontinuierliche Steigerung der Laufgeschwindigkeit über eine Distanz von 10 km bis zu 95% HFmax, was am Ende des Laufes erreicht wird.
2. Laufgeschwindigkeitserhöhung nach der zweiten Hälfte eines langen Laufes, die dann bis zur Wettkampfgeschwindigkeit gesteigert wird.

Für fortgeschrittene Läufer, die bereits über eine sehr gute Grundlagenausdauer verfügen, bietet der Crescendo-Lauf eine Leistungsverstärkung für lange Läufe. Die bereits ermüdete Muskulatur wird dabei sehr stark belastet. Dieses Training ist extrem anstrengend, aber sehr wirksam.

Wettkämpfe

Während des Trainings sollten regelmäßig Wettkämpfe gelaufen werden. Die dabei erhaltene Wettkampferfahrung ist wichtig, um die Krafteinteilung sowie die Zwischenzeitkontrolle zu üben und den Kampfgeist zu fördern. Wettkämpfe erhöhen die Grundschnelligkeit und anaerobe Ausdauer mit einem Turboeffekt. Durch die Wettkampfstimmung kann die Laufgeschwindigkeit bis zu 10% schneller sein als im Training.

Während des Trainings sollte innerhalb von vier Wochen mindestens ein Wettkampf gelaufen werden. Die Regenerationszeit nach einem Wettkampf ist, in Tagen gemessen, die Summe der anaerob gelaufenen Kilometer des Wettkampfes z. B. 10-km-Wettkampf = fünf Tage, Halbmarathon = 7 Tage.

Die Volkslauf-Termine deutschlandweit sind z. B. unter www.leichtathletik.de zu erfahren sowie für Österreich und die Schweiz unter www.laufkalender.de.

Die 51/49 Regel

Die erste Streckenhälfte wird in ca. 51% der Gesamtzeit (also langsamer) und die zweite Streckenhälfte in ca. 49% der Zeit (also schneller) zurückgelegt. So entgeht man der »Laktatfalle«. Zusätzlich wirkt es extrem motivierend, wenn in der zweiten Hälfte Läufer überholt werden können und die Zuschauer dies begeistert applaudieren.

Die meisten Läufer begehen den Wettkampf-Fehler Nummer 1. Sie laufen in der ersten Hälfte schneller als in der zweiten Hälfte. Untersuchungen ergaben: die Schere der beiden Wettkampf-Halbzeiten nimmt zu, je länger die Wettkampfdauer ist.

Mehrere Ursachen führen zu einer Verlangsamung in der zweiten Hälfte. Klassisch ist eine zu geringe Energie- und Flüssigkeitsaufnahme oder ein zu geringer Trainingsumfang, zu wenig wettkampfspezifische Läufe oder aber ein zu hohes Tempo beim Wettkampf-Start. Aber auch die Ermüdung der Haltemuskulatur, aufgrund von ungenügendem Fitnesstraining sowie die Verkürzung der Lauf-Muskulatur wegen zu wenig Dehnungsübungen, können zu einem Leistungsabfall in der zweiten Hälfte führen.

Auch das Laufen mit konstantem Puls führt im Wettkampf zu einer Verlangsamung in der zweiten Hälfte, da sich der Puls durch die zunehmende Körpertemperatur und des Stoffwechsels erhöht. Hierbei hilft die Zwischenzeitmessung jedes einzelnen Kilometers, um die Geschwindigkeit konstant zu halten.

Tapering

Um am Tag des Wettkampfs über die maximale Fitness zu verfügen, wird das Training zwei Wochen vor dem Wettkampf gezielt im Umfang reduziert. Woche 9 enthält etwa 60% und Woche 10 ca. 40% des max. Laufumfangs.

Der Zeitraum, in dem sich ein Athlet von der Trainingsbelastung erholt, um am Tag X über die maximale Kraft zu verfügen, wird Tapering genannt. Bei zu viel Erholung reduziert sich die Leistungsfähigkeit.

Bei zu wenig Erholung liegt nicht die maximale Leistungsfähigkeit vor, weil der Körper noch geschwächt ist.

Beispiel Tapering:
- Zwei Wochen vor Tag X
  Der Kilometertrainingsumfang wird auf 50–75% reduziert. Der letzte längere Lauf erfolgt spätestens 10 Tage vor dem Wettkampf.
- Eine Woche vor Tag X
  Der Kilometertrainingsumfang wird auf ca. 30-40% reduziert.
- 3 Tage vor Tag X
  Eine kurze Einheit im Wettkampftempo
- 2 Tage vor Tag X
  Ruhetag
- 1 Tag vor X
  Ruhetag, am Abend vor dem Tag X ein drei Kilometer langsamer Dauerlauf mit 5 Steigerungsläufen.

Vor dem Wettkampf

In den letzten zwei Wochen vor dem Wettkampf werden die Trainingskilometer fast halbiert. Die Schnelligkeitsläufe sind beizubehalten und deren Intensität ist leicht zu erhöhen. Dies sorgt für eine gute Regeneration und eine weitere Superkompensation für die Grundschnelligkeit.

Carbo-Loading

Eine Woche vor dem Wettkampf sollten die Kohlenhydratreserven im Körper vollständig abgebaut werden und die Ernährung ausschließlich auf Eiweiß und drei Tage vor dem Wettkampf ausschließlich auf Kohlenhydrate umgestellt werden. Dies ermöglicht eine maximale Füllung der Glykogenspeicher mit einem Superkompensationseffekt und damit einer höheren Energiereserve. Diese Maßnahme wird auch Carbo-Loading genannt.

Beispiel: x = Wettkampftag
x minus 6/5/4 = Eiweiß-Tage
x minus 3/2/1 = Kohlenhydrat-Tage

Besonderheit Hitzetraining

Die Außentemperatur beeinträchtigt die Ausdauerleistung und das Herz-Kreislaufsystem erheblich. Die maximale Sauerstoff-

Kapitel 16: Wettkampf-Training Langstreckenlauf

Tempo-Tabelle für den Wettkampf						
1 km Min/km	5 km	10 km	15 km	20 km	Halb-Marathon	km/h
2:45	13:45	27:30	41:15	55:00	58:01	21,82
2:50	14:10	28:20	42:30	56:40	59:47	21,18
2:55	14:35	29:10	43:45	58:20	1:01:32	20,57
3:00	15:00	30:00	45:00	1:00:00	1:03:18	20,00
3:05	15:25	30:50	46:15	1:01:40	1:05:03	19,46
3:10	15:50	31:40	47:30	1:03:20	1:06:49	18,95
3:15	16:15	32:30	48:45	1:05:00	1:08:34	18,46
3:20	16:40	33:20	50:00	1:06:40	1:10:20	18,00
3:25	17:05	34:10	51:15	1:08:20	1:12:05	17,56
3:30	17:30	35:00	52:30	1:10:00	1:13:50	17,14
3:35	17:55	35:50	53:45	1:11:40	1:15:36	16,74
3:40	18:20	36:40	55:00	1:13:20	1:17:21	16,36
3:45	18:45	37:30	56:15	1:15:00	1:19:07	16,00
3:50	19:10	38:20	57:30	1:16:40	1:20:52	15,65
3:55	19:35	39:10	58:45	1:18:20	1:22:38	15,32
4:00	20:00	40:00	1:00:00	1:20:00	1:24:23	15,00
4:05	20:25	40:50	1:01:15	1:21:40	1:26:09	14,69
4:10	20:50	41:40	1:02:30	1:23:20	1:27:54	14,40
4:15	21:15	42:30	1:03:45	1:25:00	1:29:40	14,12
4:20	21:40	43:20	1:05:00	1:26:40	1:31:25	13,85
4:25	22:05	44:10	1:06:15	1:28:20	1:33:11	13,58
4:30	22:30	45:00	1:07:30	1:30:00	1:34:56	13,32
4:35	22:55	45:50	1:08:45	1:31:40	1:36:42	13,00
4:40	23:20	46:40	1:10:00	1:33:20	1:38:27	12,85
4:45	23:45	47:30	1:11:15	1:35:00	1:40:13	12,63
4:50	24:10	48:20	1:12:30	1:36:40	1:41:58	12,41
4:55	24:35	49:10	1:13:45	1:38:20	1:43:44	12,20
5:00	25:00	50:00	1:15:00	1:40:00	1:45:29	12,00
5:05	25:25	50:50	1:16:15	1:41:40	1:47:15	11,80
5:10	25:50	51:40	1:17:30	1:43:20	1:49:00	11,61
5:15	26:15	52:30	1:18:45	1:45:00	1:50:46	11,43
5:20	26:40	53:20	1:20:00	1:46:40	1:52:31	11,25
5:25	27:05	54:10	1:21:15	1:48:20	1:54:17	11,08
5:30	27:30	55:00	1:22:30	1:50:00	1:56:02	10,91
5:35	27:55	55:50	1:23:45	1:51:40	1:57:48	10,75
5:40	28:20	56:40	1:25:00	1:53:20	1:59:33	10,59
5:45	28:45	57:30	1:26:15	1:55:00	2:01:19	10,44
5:50	29:10	58:20	1:27:30	1:56:40	2:03:04	10,29
5:55	29:35	59:10	1:28:45	1:58:20	2:04:50	10,14
6:00	30:00	1:00:00	1:30:00	2:00:00	2:06:35	10,00
6:05	30:25	1:00:50	1:31:15	2:01:40	2:08:21	9,86
6:10	30:50	1:01:40	1:32:30	2:03:20	2:10:06	9,73
6:15	31:15	1:02:30	1:33:45	2:05:00	2:11:52	9,60
6:20	31:40	1:03:20	1:35:00	2:06:40	2:13:37	9,47
6:25	32:05	1:04:10	1:36:15	2:08:20	2:15:23	9,35
6:30	32:30	1:05:00	1:37:30	2:10:00	2:17:08	9,23
6:35	32:55	1:05:50	1:38:45	2:11:40	2:18:54	9,11
6:40	33:20	1:06:40	1:40:00	2:13:20	2:20:39	9,00
6:45	33:45	1:07:30	1:41:15	2:15:00	2:22:24	8,89
6:50	34:10	1:08:20	1:42:30	2:16:40	2:24:10	8,78
6:55	34:35	1:09:00	1:43:00	2:18:00	2:26:00	8,67
7:05	35:25	1:10:50	1:46:15	2:21:40	2:29:26	8,47

aufnahme wird durch Hitze erheblich reduziert.

Es besteht die Gefahr, im Wettkampf mit hohen Temperaturen konfrontiert zu werden. Um dies zu vermeiden, finden die meisten Wettkämpfe im Frühjahr und im Herbst statt. Ein Ironman-Triathlet hat z. B. oft bei 30 °C den Marathon zu laufen, auf Hawaii sogar bei 40 °C. Wer das Laufen bei Hitze nicht trainiert hat, wird von der Hitze in einem Wettkampf erschlagen.

Die Pulsfrequenz steigt oberhalb 18 °C exponentiell mit der Temperatur an. Dadurch wird bei konstantem Renntempo der anaerobe Verbrennungsprozess früher ausgelöst. Der Puls darf bei einem Hitzelauf die Intensität der speziellen Wettkampf-HFmax nicht überschreiten. Bei Hitzeläufen liegt der Puls bis zu 15 Schläge über dem Normalniveau. Hitzeläufe müssen bei Bedarf behutsam mit langen Läufen bei mindestens 30 °C, über mindestens eine Woche, besser zwei Wochen, trainiert werden.

Anaerobes Training über 18 °C bewirkt eine deutliche Leistungsverringerung. Im Sommer sollten Intervallläufe deshalb vor 9 Uhr morgens trainiert werden.

Pulserhöhung durch Temperaturveränderung

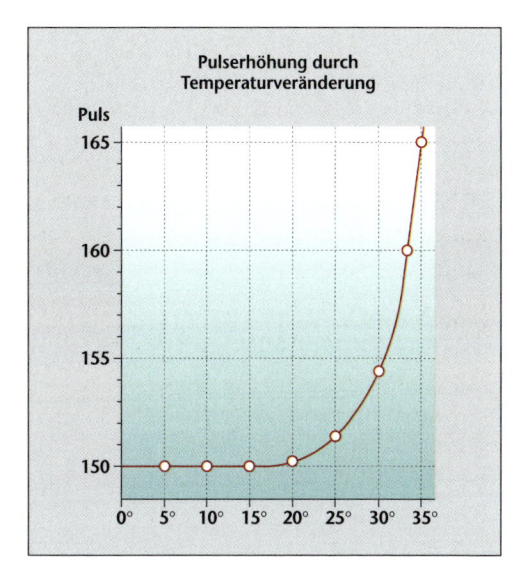

Bei einer Temperatur über 18 °C verlangsamt sich die 10-km-Zeit um ca. 30 Sekunden pro Grad. Bei 28 °C wird das 10-km-Ziel um ca. 5 Minuten langsamer erreicht werden als bei 18 °C, wenn zuvor kein spezielles Hitzetraining absolviert worden ist.

Hitzeschutz bieten eine weiße Funktions-Bekleidung, eine weiße Kopfbedeckung, Kühlung des Kopfs mit Wasser und viel trinken. Bei Wettkämpfen werden mindestens alle 5 km Wasserstände aufgebaut, um sich ausreichend mit Flüssigkeit versorgen zu können.

Für den langen Hitzelauf im Training eignen sich Hüftgürtel mit mindestens sechs Wasserfläschchen, ein Trinkrucksack oder ein Rundkurs, der mit einer Getränkestation vorbereitet wird.

Zielzeitbestimmung der Wettkampfzeiten

Die wahrscheinliche adäquate Wettkampf-Zielzeit lässt sich hochrechnen, mit Bezug auf eine aktuelle Laufzeit, und eine andere Laufstrecken-Distanz. Voraussetzung dafür ist, dass der Trainingsplan eingehalten wird, so dass eine ausreichende Grundausdauer und anaerobe Leistungsfähigkeit trainiert wurde (siehe Tabelle nächste Seite unten).

Beispiel:
Die 10-km-Bestzeit beträgt 39:30 Min.
Welche Halb-Marathonzeit kann erreicht werden?
39,5 x 2,2225 = 87,79 Min. = 1:28 h

Die 10-km-Zeit beträgt 50:00 Min.
Welche 5 km-Zeit kann erreicht werden?
50 x 0,4762 = 23:49 Minuten.

Die Laufzeithochrechnung hat Herbert Steffny in den 70er Jahren bekannt gemacht, der von den Weltrekordzeiten der 10-km-, Halb- und Marathonzeiten die Zeitunterschiede als Laufzeit-Hochrechnungsfaktoren abgeleitet hat. Sein Bruder Manfred hat daraufhin die mathematische Bestimmung über eine Logarithmusfunktion definiert.

Der Amerikaner Pete Riegel hat die mathematische Formel erweitert und die Äquivalenz der Laufzielzeit-Hochrechnung bekannt gemacht. Pete Riegel fand 1977 heraus, dass der Logarithmus der Weltrekordzeiten, bezogen auf den Logarithmus der jeweiligen Laufdistanzen, eine gerade Linie ergab. Damit konnte er aufgrund der Weltrekordzeiten auf einer Distanz die Weltrekorde auf anderen Distanzen gut vorhersagen. Riegel fand auch heraus, dass Laufleistungen auf Strecken von 1.500 Meter bis Marathon in einem konstanten, prozentualen Verhältnis zu den Weltrekordleistungen stehen.

Beispiel: Läuft ein Läufer die 10 Kilometer in einem Tempo, das 75 Prozent des Weltrekordtempos entspricht, dann ist er dazu auch theoretisch über 1.500 m wie auch über die Marathondistanz in der Lage. Dies bedeutet: Bestzeiten auf einer Distanz machen Bestzeiten auf anderen Distanzen vorhersagbar. Voraussetzung dazu ist, dass ein spezielles Training für die relevante Wettkampfdisziplin erfolgt. Läufer über 40 Jahre neigen zum Beispiel dazu, mit einem zunehmend höheren Prozentsatz im Verhältnis zum Weltrekord zu laufen, je länger die Wettkampfdistanz wird.

Die allgemeine Laufzeit-Berechnungsformel lautet:

$$T_2 = T_1 \times (D_2/D_1)^k$$

- T_1 = die gegebene Zeit
- D_1 = die gegebene Distanz
- D_2 = die Distanz, für die eine Zeit errechnet werden soll
- T_2 = die zu kalkulierende Zeit für D_2
- k = 1,07   Der Ermüdungs-Exponent 1,07 ist ein statistischer Mittelwert, der aus Weltbestzeiten abgeleitet worden ist.
- LN = Logarithmus

Mit dieser Formel lässt sich jede beliebige Laufzeit zwischen 5 km, 10 km und Halbmarathon im Verhältnis zu einer aktuellen, persönlichen Referenzzeit theoretisch hochrechnen. Je weiter die Referenzdistanzen zwischen 5 km und Halbmarathon auseinanderliegen, desto ungenauer wird der Ermüdungsexponent 1,07.

Die persönliche Laufzielzeit berechnet sich mit der Bestimmung des persönlichen Ermüdungs-Exponenten anhand zweier persönlicher Referenzzeiten:

$$K = (LN\ T_2/T_1) : (LN\ D_2/D_1)$$

Die Formel für die Lauf-Zielzeitberechnung ist eine Theorie. Die Praxis wird von vielen Faktoren beeinflusst. Aber zu einer guten Praxis gehört auch eine gute Theorie.

Äquivalenz der Wettkampfzeiten

Ausgehend von der stärksten Einzelleistung kann bestimmt werden, zu welchen Wettkampfzeiten ein Athlet auf anderen Distanzen äquivalent fähig ist. Wenn sich die Wettkampfergebnisse in den drei Disziplinen 5 km, 10 km und Halbmarathon nicht äquivalent verteilen, dann sollte sich das Training auf die schwächste Einzelleistung konzentrieren, bis die Leistungen in allen drei Laufdisziplinen zueinander äquivalent sind. Fortgeschrittene Läufer werden schneller, wenn sie sich im Training auf die schwächste Disziplin konzentrieren, da sich die Leistungen im 5 km, 10 km und Halbmarathon gegenseitig beeinflussen.

Bei diesem Beispiel wäre der schnelle Erfolg durch eine Trainingskonzentration auf die 5-km-Zeitverbesserung möglich. Bei einer Dysbalance der Wettkampfzeiten unterschiedlicher Distanzen fehlt es entweder an Ausdauer oder an Schnelligkeit.

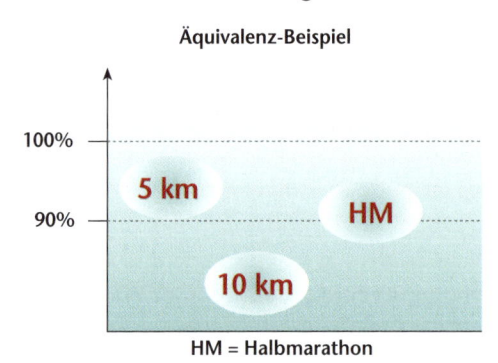

Äquivalenz-Beispiel

HM = Halbmarathon

Beispiel einer Äquivalenz-Schwäche
Äquivalenz besteht, wenn z. B. im 5-km-Lauf 18:28, im 10-km-Lauf 38:47 min und im Halbmarathon 1:26:11 h erreicht werden. Falls eine dieser äquivalenten Zeiten schneller als die tatsächliche Zeit ist, dann empfiehlt es sich, den Schwachpunkt durch ein Intensivtraining zu beheben.

Die Lauf-Muskulatur besteht aus der kurzfasrigen und der langfasrigen Muskelgruppe. Die kurzfasrige Muskulatur, auch FT (Fast Twitch Muskeln) und weiße Mus-

Zielzeit in Min.	Referenz in Min.		Referenz in Min.
5 km	10-km-Zeit x 0,4762	oder	HM-Zeit x 0,2143
10 km	5-km-Zeit x 2,0999	oder	HM-Zeit x 0,4499
Halbmarathon	5-km-Zeit x 4,6664	oder	10-km-Zeit x 2,2225

Äquivalenz der Wettkampfzeiten bei unterschiedlichen Strecken

5 km	10 km	HM	5 km	10 km	HM
12:00	25:12	56:00	21:30	45:09	1:40:20
12:30	26:15	58:20	22:00	46:12	1:42:40
13:00	27:18	1:01:40	22:30	47:15	1:45:14
13:30	28:21	1:03:00	23:00	48:18	1:47:20
14:00	29:24	1:05:20	23:30	49:21	1:49:40
14:30	30:27	1:07:40	24:00	50:24	1:52:00
15:00	31:30	1:10:00	24:30	51:27	1:54:20
15:30	32:33	1:12:20	25:00	52:30	1:56:40
16:00	33:36	1:14:40	25:30	53:33	1:59:00
16:30	34:39	1:17:00	26:00	54:36	2:02
17:00	35:42	1:19:20	26:30	55:39	2:04
17:30	36:45	1:21:40	27:00	56:42	2:06
18:00	37:48	1:24:00	27:30	57:45	2:08
18:30	38:51	1:26:30	28:00	58:48	2:11
19:00	39:54	1:28:40	28:30	59:51	2:13
19:30	40:57	1:31:00	29:00	1:01	2:15
20:00	42:00	1:33:20	29:30	1:02	2:18
20:30	43:03	1:35:40	30:00	1:03	2:20
21:00	44:06	1:38:00	31:00	1:05	2:25

kulatur genannt, ist verantwortlich für die Schnelligkeit. Die langfasrige Muskulatur, auch ST (Slow Twitch Muskeln) und rote Muskulatur genannt, ist für die Ausdauer verantwortlich. Diese beiden Muskelgruppen müssen separat trainiert werden. Eine Dysbalance bei einer Muskelgruppe bewirkt z. B. eine Äquivalenz-Schwäche, ebenso ein einseitiges Training. Dies kann durch eine entsprechende Trainingskonzentration ausgeglichen werden.

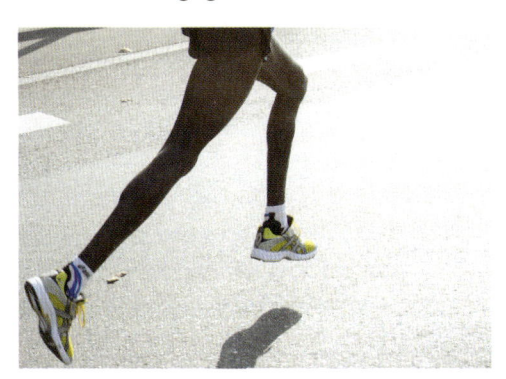

Beinmuskulatur mit der FT- und ST-Muskulatur

Trainingskonzentration zur Verbesserung von Äquivalenz-Schwächen

Bei einer überproportionalen Schwäche in einer Laufdisziplin sollte für 6 bis 8 Wochen eine spezielle Trainingskonzentration auf die schwache Laufdisziplin erfolgen. Beim Einstieg in einen schnelleren Trainingsplan werden bestimmte Laufzeiten als Voraussetzungen gefordert. Wenn die Basis-Zeiten noch nicht erreicht sind, können sie über eine Trainingskonzentration verbessert werden.

Beispiele für eine kurzzeitige Trainingskonzentration
5 km-Konzentration
Wochenumfang sechs Einheiten, ein Ruhetag.
Trainingsumfang 60 km/Woche.
- 2 Tage Intervall-Wiederholungseinheiten oberhalb Schwellentempo
  kurze Intervalle wie 5x 100 m
  und danach

10x 200 m, 10x 400 m, 10x 800 m
lange Intervalle wie 10 x 1.000 m
- 1 Tag Berglauf, im hügeligem Gelände, GA2
- 1 Tag lockerer Lauf, 12 km, GA2
- 1 Tag 8 km Schwellenlauf, IAS
- 1 Tag langsamer Dauerlauf, 10 km, GA1
- alle 14 Tage ein 5-km-Wettkampf

10-km-Konzentration

Wochentrainingsumfang sechs Einheiten, ein Ruhetag.
Trainingsumfang 70 km/Woche.
- 2 Tage Intervall-Wiederholungseinheiten oberhalb Schwellentempo
  kurze Intervalle wie 20x 200 m, 15x 400 m, 7x 700 m
  lange Intervalle wie 10x 1.000 m
- 1 Tag Berglauf, langer Anstieg, GA2
- 1 Tag lockerer Lauf, 15 km, GA2 im hügeligen Cross Gelände
- 1 Tag 12 km Schwellenlauf, IAS
- 1 Tag langsamer Dauerlauf, 15 km, GA1
- alle 14 Tage ein 10-km-Wettkampf

Halbmarathon-Konzentration

Wochentrainingsumfang sechs Einheiten, ein Ruhetag.
Trainingsumfang 80 km/Woche
- 2 Tage Intervall-Läufe
  kurze Intervalle wie 10–15x 800 m
  lange Intervalle wie 10x 1.000 m, 5x 2.000 m, 5x 3.000 m, 2x 5.000 m
- 1 Tag Halbmarathonrenntempo über 6 km, anschließend 10 km langsamer DL
- 1 Tag lockerer Dauerlauf 1,5 h, GA2, im hügeligen Cross-Gelände
- 1 Tag langsamer Dauerlauf 2 h, GA1
- 1 Tag Fahrtspiel, 1-2-3-2-1 km, GA2
- alle 14 Tage ein 10-km-Wettkampf

Leistungs-Check

Die persönliche Leistung, der Trainingszustand und der Fortschritt des Trainings sollten monatlich überprüft und protokolliert werden. Abweichungen im Negativen sind zu analysieren, zu diskutieren und ent-

Kriterium	Ergebnis	Abweichung zum Vormonat	Abweichung zum Best-Ergebnis
Ruhepuls			
Zeit/Schnitt 10x 400 m			
Zeit/Schnitt 10x 1000 m			
10-km-Wettkampfzeit			
Cooper-Test			
Strecke für 60 Min. langsamer Dauerlauf			
Strecke für 90 Min. langsamer Dauerlauf			
Puls-Abklingzeit von 90% HFmax auf 110 HFmax			
Max. Laufgeschwindigkeit bei Laktat 4			
VO_2max bei Laktat 4			

sprechende Maßnahmen zu ergreifen. Folgende Fitnesskriterien geben Aufschluss über den Leistungszustand (siehe Tabelle gegenüber).

Sonstiges zum Wettkampf-Training

Krafttraining
Für lange, schnelle Läufe wird ein ganzheitlich trainierter, belastbarer Körper benötigt. Die meisten Läufer werden in der zweiten Hälfte langsamer, oftmals auch, weil ihre Körperhaltekraft nicht mehr ausreichend ist und sie dadurch im wahrsten Sinne des Wortes in die Knie gehen. Das Krafttraining erfolgt vor dem Lauftraining und nicht danach. Nachfolgende Muskelpartien sind dazu systematisch mit Hanteltraining zwei bis drei Mal pro Woche zu trainieren, am besten im Fitnessstudio unter Anleitung eines Trainers.
- Die Bauchmuskulatur, sie hält und führt den ganzen Oberkörper
- Die Rückenmuskulatur, sie stützt den Oberkörper
- Die Brustmuskulatur, sie führt die Körperhaltung
- Die Oberarme, sie führen eine rhythmische Lauf- und Schwungbewegung aus
- Die Schultern, sie werden durch die Armbewegungen belastet

Die Bauchmuskulatur ist neben der Beinmuskulatur die am meisten belastete Muskulatur beim Joggen.

Folgende Übungen eignen sich hervorragend zum ganzkörperlichen Muskelaufbau und erzeugen dabei eine athletische Figur:
- Bizeps: Langhantel-Curls und Hammer-Curls
- Trizeps: Kickbacks, Dips, Pushdowns
- Schulter: Rudern im Stehen, Seitheben vorgebeugt, Seitheben im Stehen, Schulterheben
- Brust: Schrägbankdrücken, Bankdrücken, Butterflys, Überzüge, Liegestützen
- Rücken: Klimmzüge, Rücken heben, Rudern im Sitzen, Latziehen zum Nacken
- Bauch: Crunches, Beinheben
- Beine: Kniebeugen, Beinpresse, Beincurls im Liegen, Beincurls im Sitzen, Wadenheben

Ein gutes Fitnessstudio eignet sich hervorragend für Krafttraining. Neben den freien Hanteln für Fortgeschrittene bieten sie auch Kraftmaschinen an, bei denen der Bewegungsablauf durch eine mechanische Führung vorgegeben ist. Fitnessstudios verfügen zudem über sehr gute Laufbänder, die gerade bei schlechtem oder kaltem Wetter eine ideale Alternative zum Straßenlauf sind. Zusätzlich bietet ein gutes Fitnessstudio Saunen und Solarien an, die zur Regeneration beitragen. Mehr dazu im Kapitel Krafttraining.

Übertraining
Der Körper ist während des Trainings fortlaufend auf Übermüdung zu prüfen, besonders nach intensiven Belastungen. Anzeichen für Übertraining/Überlastung sind starke Gliederschmerzen, erhöhter Ruhepuls, Muskelkater, Leistungseinbruch, starke Müdigkeit oder das Gefühl, völlig ausgepumpt zu sein. Es ist jedoch normal, zu Beginn eines neuen Trainingsplans eine Müdigkeit zu fühlen, die aber nach einigen Tagen Training nachlässt. Wenn das starke Gefühl eintritt, überlastet zu sein, oder wenn starke Schmerzen auftreten, dann sollten eine ruhige Trainingseinheit oder der Ruhetag vorgezogen werden oder sogar ein bis zwei Tage pausiert werden, um sich zu regenerieren.

Die Pausierung oder die Fortsetzung von langsamen Laufeinheiten ist so lange fortzusetzen, bis sich wieder ein gutes Körpergefühl einstellt oder vorangegangene Schmerzen verschwunden sind.

Vor allem bei Schmerzen ist Vorsicht geboten. Es ist besser, gleich zum Orthopäden zu gehen, wenn die Verletzung noch nicht stark ausgeprägt ist, als umgekehrt.

Beim Lauftraining muss man ständig auf seinen Körper hören und dafür ein Einfühlungsvermögen entwickeln. Ein stures Durchhalten des Trainings bei großer Schwäche oder starken Schmerzen bewirkt das Gegenteil des gewünschten Trainingseffekts. Es kann dann zu einem Totaleinbruch kommen, dessen Regeneration doppelt so lange dauert, wie eine kurze Trainings-Unterbrechung es erfordert hätte.

Übertraining entsteht durch den Mangel von Zellstoffproduktion und kann bei jungen Athleten kaum auftreten.

Körpergewicht

Das Körpergewicht wirkt sich auf die Laufzeit und auf das Laufgefühl sehr stark aus. Große Bedeutung gewinnt das Körpergewicht, wenn eine neue Bestzeit erreicht werden soll.

Jedes Kilogramm Übergewicht (Fett) ist eine unnütze träge Masse, die zusätzlich getragen werden muss. Die Auswirkung von Übergewicht lässt sich leicht erleben, indem man eine Stunde lang mit einem drei Kilo schweren Rucksack joggen geht. Die dabei erfolgte Beeinträchtigung des Laufstils und der Laufzeit bewirken nur drei Kilogramm Zusatzgewicht. Als Faustformel gilt: 1 kg Gewichtsreduzierung führt zu ca. 1% Zeitverbesserung und zu einem um ca. 10% besseren Laufgefühl.

Beispiel: Ein Kilogramm Gewichtsreduzierung bewirkt eine Minute Zeitverbesserung beim Halbmarathon und 30 Sekunden beim 10-km-Lauf und 15 Sekunden beim 5-km-Lauf.

Alternativtraining / Ausgleichssport (Semi-Training)

Alternativtraining, ohne Belastung der Laufmuskulatur, ergänzt ein Lauf- und Krafttraining und trägt zum Ausbau der Leistungsfähigkeit bei. Zusätzliches Ausdauer-Alternativtraining in niedriger Intensität bietet Abwechslung, neue Muskelreize und Entspannung. Es fördert die Regeneration, bietet einen Ausdauer-Trainingseffekt, wenn es die Laufmuskulatur nicht belastet.

- **Radfahren**
Radfahren bewirkt eine Verbesserung der Kraftausdauer, eine Erhöhung des VO_2max, es trainiert die Oberschenkel und das Herz-Kreislaufsystem. Außerdem ist Radfahren gelenkschonend. Die Trittfrequenz für regeneratives Radfahren beträgt 90–110 U/min (Pedalumdrehungen je Minute).

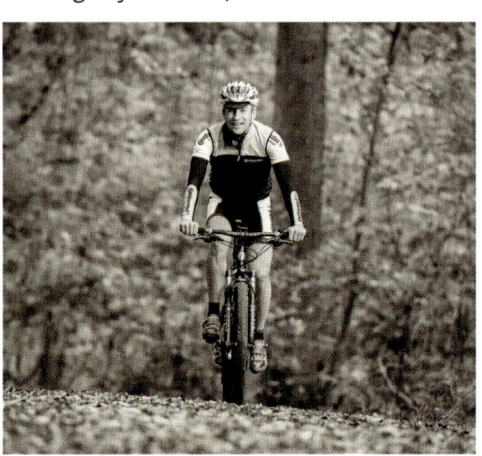

Eine sehr gute Kraftausdauerübung ist das Koppeltraining, bei dem im GA2-Bereich unmittelbar nach dem Radfahren noch eine Stunde gelaufen wird.

- **Schwimmen**
Besonders für den Oberkörper und die Beine ist Schwimmen ein guter Ausgleich zur Regeneration. Sportliches Schwimmen fördert auch die Ausdauerfähigkeit.

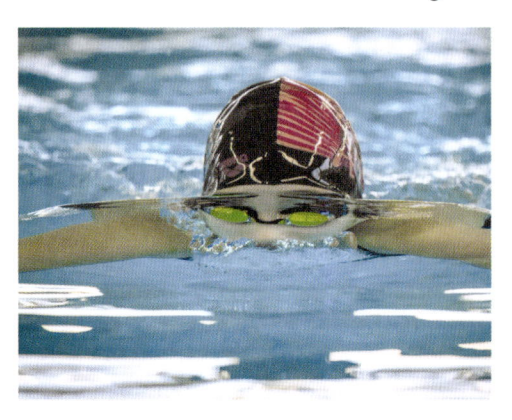

- **Krafttraining**
  Ein spezielles Krafttraining kann eine erhebliche Verbesserung der Kraftausdauer beim Laufen bewirken. Laufspezifische Übungen sind Kniebeugen mit Langhantel, Banksteigen, Krafttraining für Bauch, Oberkörper, Brust und Arme. Mehr dazu im Kapitel Krafttraining.
- **Fußball**
  Das Fußballspielen ist ein sehr gutes Intervalltraining. Es besteht jedoch eine erhöhte Verletzungsgefahr. Daher nur ohne Körperkontakt Fußball spielen.
- **Inlineskating**
  Kein sehr gutes Ausgleichstraining für die Beinmuskulatur und Ausdauer bietet das Inlineskating. Eine einseitige Belastung erfolgt mit einem hohen Verletzungsrisiko durch Sturz.
- **Skilanglauf**
  Ein sehr gutes Ausgleichstraining für die ganze Körpermuskulatur wie Arme, Beine, Rücken und Po bietet der klassische Skilanglauf. Skating sollte vermieden werden.

Seitenstechen

Beim Seitenstechen handelt es sich um einen schmerzhaften Krampf (Zusammenziehen) des Zwerchfells. Oft bewirkt ein voller Magen oder eine zu gering trainierte Bauchmuskulatur das Seitenstechen. Seitenstechen kann auch verursacht werden durch eine Sauerstoffunterversorgung des Zwerchfells oder über das im Laufschritt-Rhythmus bewirkte Reißen der am Zwerchfell aufgehängten Organe. Dieser stechende Schmerz ist meist auf der rechten Seite spürbar. Ursache dafür ist die Leber, welche als schwerstes Organ mit dem Zwerchfell verbunden ist.

Abhilfe gegen Seitenstechen:
- Schrittwechsel, langsamer laufen für mindestens 30 Sekunden.
- Beim Auftreten mit dem der stechenden Seite gegenüberliegenden Bein ausatmen. (Stechen in der rechten Seite, ausatmen, wenn man auf das linke Bein tritt).
- Tief aus dem Bauch ausatmen, dabei die Hände über den Kopf, Oberkörper zurückbeugen.
- Mit der Faust kräftig gegen die schmerzende Stelle pressen, den Oberkörper um 90° abknicken und dabei über mindestens 30 Sekunden gehen.

Krankheit

Ein Training bei Krankheit ist gesundheitsschädlich, da das Immunsystem aufgrund der Abwehrkonzentration auf die Krankheit geschwächt ist. Das Training ist bei Krankheit strikt zu unterlassen und sollte über den doppelten Zeitraum der Krankheit nicht erfolgen. Eine Krankheit über drei Tage benötigt nach der Krankheit noch sechs Ruhetage, bevor das Training wieder beginnen kann, zunächst nur mit langsamem Dauerlauf.

Rauchen

Die Laufleistung wird durch das Rauchen negativ beeinflusst. Das inhalierte Kohlenmonoxid bindet sich etwa 300 Mal besser an den Blutfarbstoff der roten Blutkörperchen als Sauerstoff. Dadurch wird ein Teil des Blutes für den Sauerstofftransport blockiert.

Der Sauerstoff wird über die Lunge bzw. die Lungenbläschen aufgenommen, in das Blut transferiert und vom Herz über die Venen in die Muskeln transportiert. Das Nikotin verstopft einen Teil der Lungenbläschen, wodurch die Sauerstoffaufnahmefähigkeit entsprechend reduziert wird. Im Leistungssport wird durch das Defizit an sauerstoffreichem Blut der anaerobe Zustand früher erreicht, d.h. die maximale Leistung des Körpers wird entsprechend reduziert.

Nikotin verschlechtert die Lungenfunktion durch die negative Einwirkung auf die Gefäßregulation.

Verhalten bei Hunden

Freilaufende Hunde bzw. deren Hundehalter können für Läufer manchmal eine Bedrohung und Belästigung sein. In den letzten Jahren ist es mit der Disziplin der Hundehalter deutlich besser geworden. Viele Hunde werden nun an der Leine geführt oder zu sich gerufen, wenn sich ein Jogger nähert. Ein Jogger kann durch seine »Fluchthaltung« bei einem Hund einen »Beutereiz« oder »Neugier-Instinkt« auslösen, so dass ein frei laufender Hund in letzter Konsequenz unberechenbar ist. Grundsätzlich gilt es, eine positive Einstellung und Haltung gegenüber Hunden zu haben. Schließlich teilen wir uns als Jogger mit dem Hund das Lauf-Revier.

Zur Abwehr von bissigen Hunden sollte ein Jogger ein Hundeabwehrspray bei sich führen. Es ist besser, wenn das Spray den Abwehrstoff als Strahl und nicht als Nebel versprüht, da letzterer vor allem bei Wind wenig Wirkung erzielt und der Hund zu nahe herankommt. Das Abwehrspray wirkt, wenn das Pfeffer-Ölgemisch dem angreifenden Hund in die Augen gesprüht wird. Als Strahl erfolgt die Wirkung auf ca. drei Meter und als Nebel nur auf ca. 1,5 Meter Entfernung, daher vorher für den richtigen Abstand sorgen. Das Abwehrspray sollte ausschließlich im Verteidigungsfall, also wenn der Hund angreift, angewendet werden.

Bei einem frei laufenden Hund müssen das Verhalten und die Körpersprache des Hundes richtig eingeschätzt werden. Die meisten Hunde, die von einem Jogger Notiz nehmen, wollen nur spielen. Sie laufen dabei auf- und abspringend, wedelnd oder bellend dem Jogger entgegen oder hinterher, springen an ihm hoch, ohne dass die geringste Gefahr besteht. Ein frei laufender Hund muss genau beobachtet werden, ohne ihm direkt in die Augen zu sehen. Man sollte gegenüber jedem Hund Respekt zeigen, aber keine Anzeichen von Angst. Dem Hundeführer sollte man Zeit lassen, seinen Hund zu sich zu rufen. Wenn der Läufer unverhofft auftritt, ist es jedoch meist so, dass der Hund den Läufer zuerst sieht.

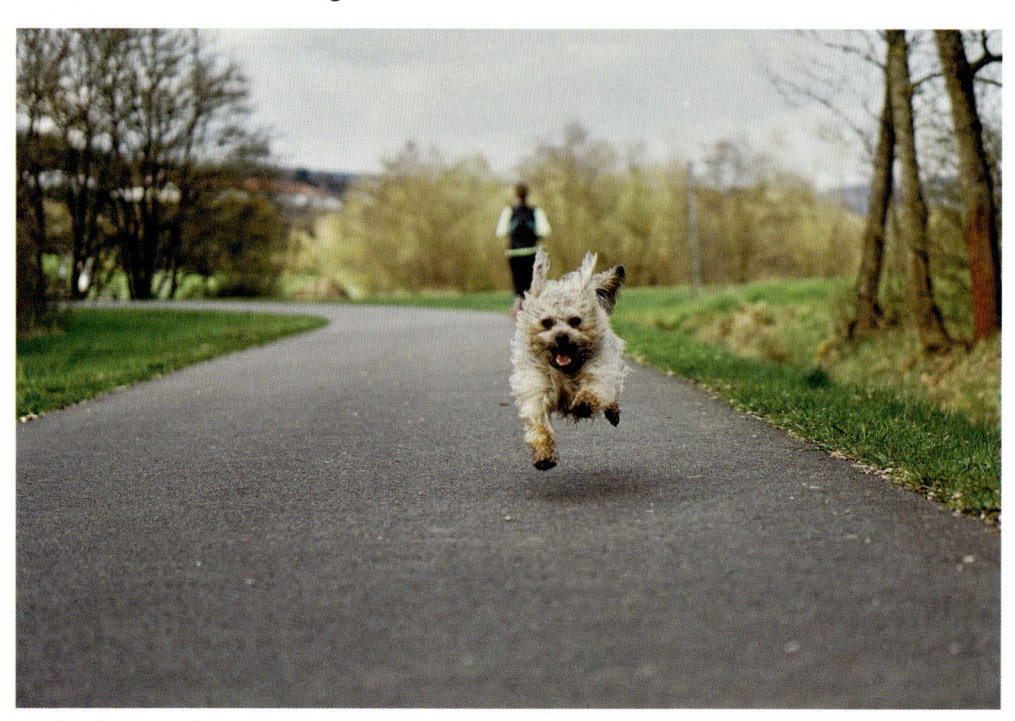

Hund und Jogger teilen sich das Laufrevier.

Verhalten bei einem freilaufenden Hund:
- Dem Hund nicht in die Augen sehen, da jegliche Kontaktaufnahme über den Blick erfolgt.
- Die Laufbewegung und der Atemrhythmus sollten möglichst nicht geändert werden.
- Kommt der Hund an die Beine, stoppt man kurz ab und sagt laut »nein« oder »aus«, danach einfach weiterlaufen. Der Hund wird dann in der Regel verdutzt stehen bleiben.
- Den verantwortungslosen Hundehalter ignorieren, es nützt leider nichts, mit ihm zu diskutieren.

Die Angriffshaltung eines Hundes erkennt man z. B. an seinen gefletschten Zähnen, Knurren, giftigem Bellen mit direktem, schnellen Zuspringen auf den Läufer.

Wenn der Hund in Angriffshaltung herankommt, dann den Sprühstoff und den Fußtritt vorbereiten, so wie beim Fußballspiel, wenn der Ball auf einen zugerollt kommt. Die Hunde beißen meist in die unteren Beinpartien. In allen von mir erlebten Fällen ist der Hund von der Gegenattacke so erschreckt, dass er sich laut heulend davonmacht, auch große Hunde. Das ist nichts Ungewöhnliches, da ein Hund in seinem Instinkt »alphaorientiert« ist, d. h. er unterwirft sich sofort dem Stärkeren.

Der Tritt auf den angreifenden Hund muss wohl überlegt sein. Ohne Zeugen, die den Hundeangriff sehen, kann der Jogger auch wegen Tierquälerei vom Hundehalter angezeigt werden. Daher ist dem Hundeabwehrspray die Priorität zu geben.

Im Bürgerlichen Gesetzbuch wird im Tierhaltergefährdungsgesetz die Haftungsfrage geregelt:
- Der Hundehalter, der seinen Hund frei laufen lässt, ist im Schadensfalle Verursacher aufgrund der Vernachlässigung seiner Sorgfaltspflicht. Für eine Anzeige muss der Name des Hundehalters, die Beschreibung des Hundes (Rasse, Größe, Farbe) sowie der Ort und Datum/Uhrzeit des Geschehens angegeben werden.
- Bei einer Verurteilung muss der Hundehalter für Schadenersatz und Schmerzensgeld aufkommen, außer er ist mittellos.
- Für einen Hundebiss mit Krankenhauseinlieferung und psychischer Folgewirkung kann ein Schmerzensgeld von über 2.550 Euro verlangt werden (LG Zwickau Az.: 6S49/01). Die Höhe des Betrages richtet sich nach der Schwere der Verletzung.
- Alle Kosten und Schäden, die im Zusammenhang mit der eigenen Rettung vor einem Hundeangriff entstehen (auch über Schäden an Dritten), können im Ursachenzusammenhang an den Hundebesitzer geltend gemacht werden (AG Frankfurt Az.: 32 C).

17. Leistungserfassung und Analyse

Die Erfassung der Trainings- und Wettkampfergebnisse über Diagramme ermöglichen einen sehr guten Überblick und Motivationsimpuls über die eigene Leistungsentwicklung.

Besonders die Grundschnelligkeitsentwicklung über 400 m, 1.000 m, Schwellenlauf sowie die km-Zwischenzeit bei Wettkämpfen lässt sich gut festhalten und analysieren. Durch Schwächen und Stärken wird erkannt, auf welche persönlichen Trainingsinhalte oder auf welches Wettkampfverhalten ein besonderer Schwerpunkt gelegt werden muss, um sich zu verbessern.

Nachfolgende Diagramme sind Beispiele und stammen aus meinen Trainings- und Wettkampf-Läufen.

Trainingsergebnisse 12 km Schwellenlauf

1	2	3	4	5	6	7	8	9	10	11	12	Summe
4:03	4:03	4:01	4:02	3:57	4:02	4:01	4:03	4:03	4:04	4:01	3:59	48:19:00
4:00	3:52	4:01	3:59	4:03	4:00	4:03	3:59	4:02	3:58	3:59	3:56	47:59:00
3:51	3:51	3:58	3:50	3:53	3:50	3:55	3:53	3:53	3:57	3:56	3:55	46:42:00

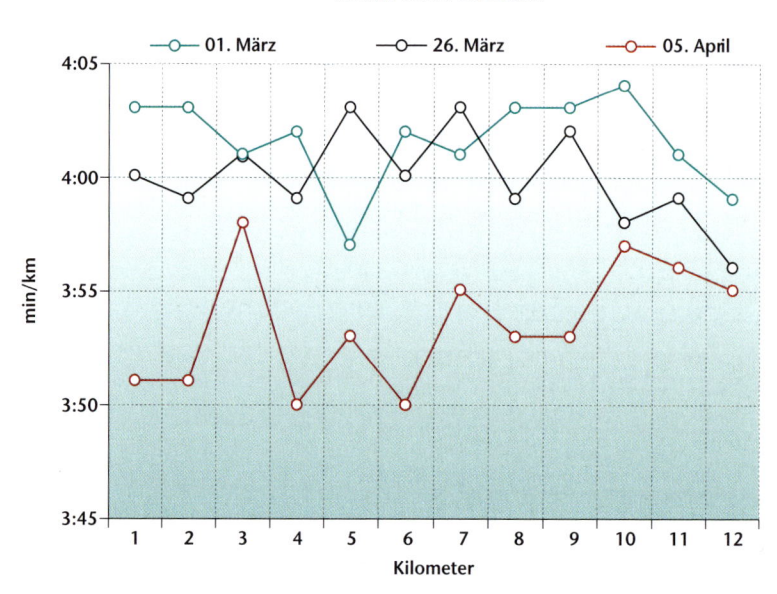

Trainingsergebnisse 10 x 400-m-Läufe

Datum	1	2	3	4	5	6	7	8	9	10	Summe
26. Jan	1:24	1:26	1:22	1:22	1:22	1:21	1:21	1:22	1:22	1:22	13:44
30. Jan	1:21	1:19	1:20	1:19	1:20	1:20	1:20	1:20	1:21	1:22	13:22
06. Feb	1:21	1:21	1:20	1:19	1:18	1:18	1:20	1:21	1:20	1:21	13:19
15. Feb	1:23	1:22	1:22	1:20	1:20	1:20	1:20	1:18	1:19	1:18	13:22
22. Feb	1:19	1:18	1:18	1:17	1:18	1:19	1:17	1:16	1:17	1:17	12:56
03. Apr	1:17	1:16	1:16	1:14	1:15	1:15	1:16	1:16	1:16	1:16	12:37

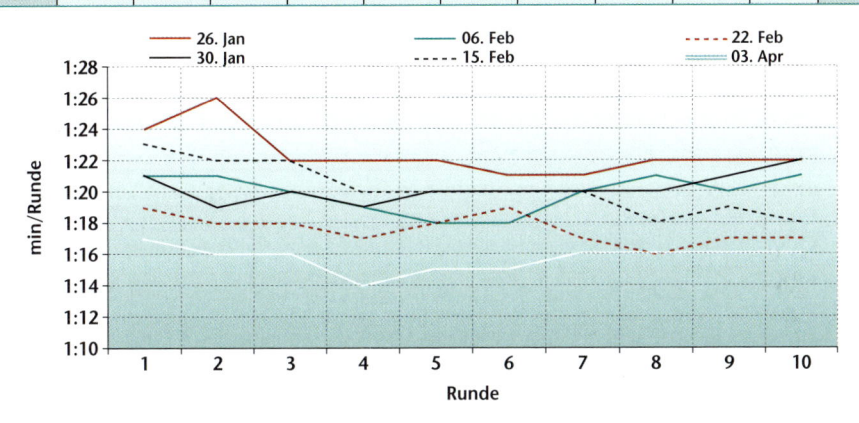

Trainingsergebnisse 10 x 1000-m-Läufe

Datum	1	2	3	4	5	6	7	8	9	10	Summe
23. Jan	3:50	3:49	3:49	3:50	3:52	3:53	3:59				
02. Feb	3:37	3:43	3:42	3:45	3:45	3:43	3:46	3:50	3:49	3:49	37:29
13. Feb	3:44	3:44	3:41	3:41	3:42	3:43	3:41	3:41	3:43	3:42	37:02
27. Feb	3:36	3:36	3:36	3:35	3:35	3:35	3:36	3:36	3:34	3:34	35:53
29. März	3:32	3:28	3:31	3:28	3:29	3:28	3:31	3:28	3:30	3:32	34:57

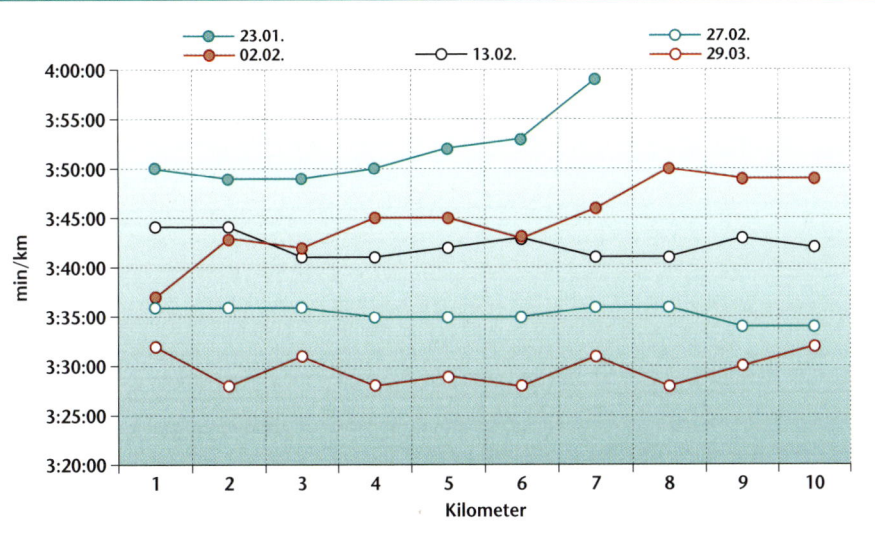

Ergebnisse 10.000-m-Wettkampf

Datum	km	1	2	3	4	5	6	7	8	9	10	Summe
9. Feb	km-Zeit	3:27	3:37	3:36	3:42	3:42	3:47	3:46	3:50	3:46	3:40	36:53
	Puls	154	161	164	164	164	164	164	165	166	175	164
1. Apr	km-Zeit	3:27	3:35	3:38	3:37	3:37	3:41	3:42	3:42	3:39	3:34	36:12

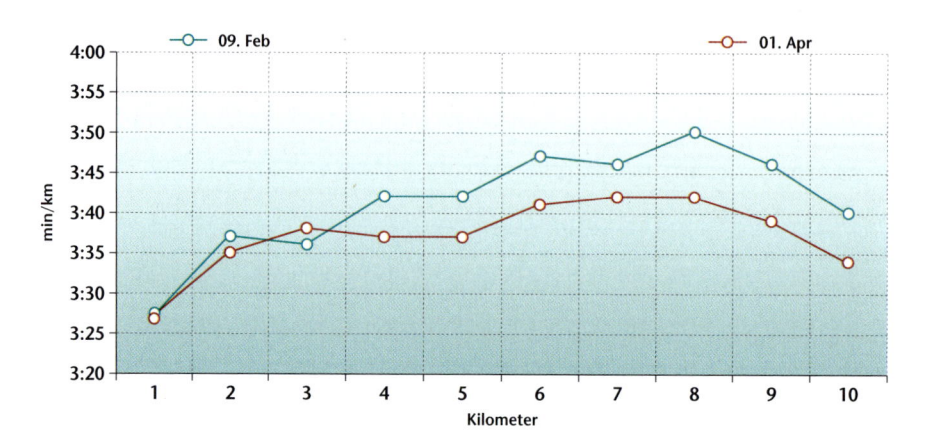

Ergebnisse Halbmarathon-Wettkampf

	km	1	2	3	4	5	6	7	8	9	10	11
10. 3.	km-Zeit	3:33	3:51	3:39	3:37	3:38	3:37	3:47	3:45	3:41	3:50	3:51
	Puls	157	151	159	161	163	162	161	163	165	161	163

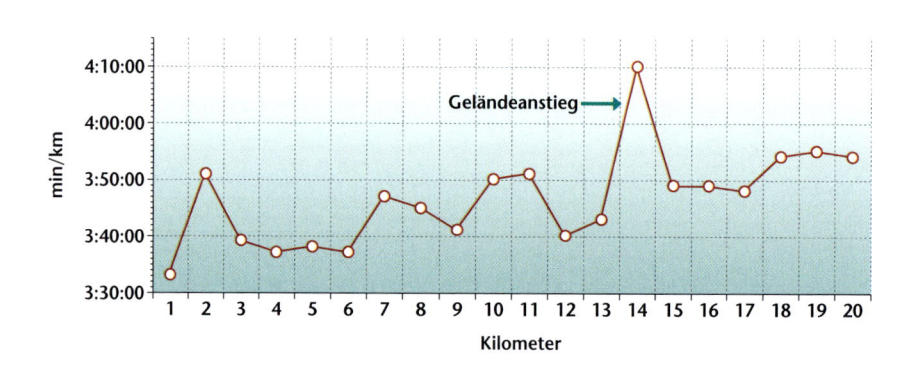

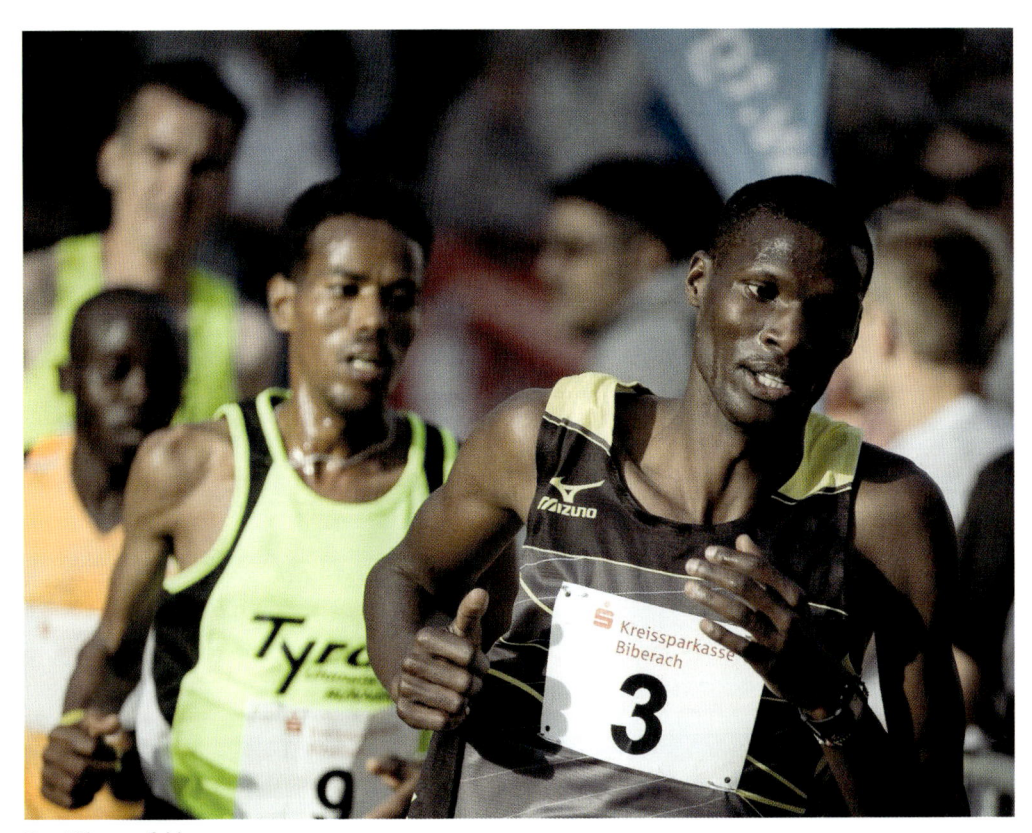

Das Führungsfeld

Fortsetzung Ergebnisse Halbmarathon-Wettkampf

km	12	13	14	15	16	17	18	19	20	21,1	10 km-Zeit 1	10 km-Zeit 2	Halb-marathon
km-Zeit	3:40	3:43	4:10	3:49	3:49	3:48	3:54	3:55	3:54	4:14	36:58	38:33	1:19:45
Puls	161	159	158	160	158	153	157	158	155	161			

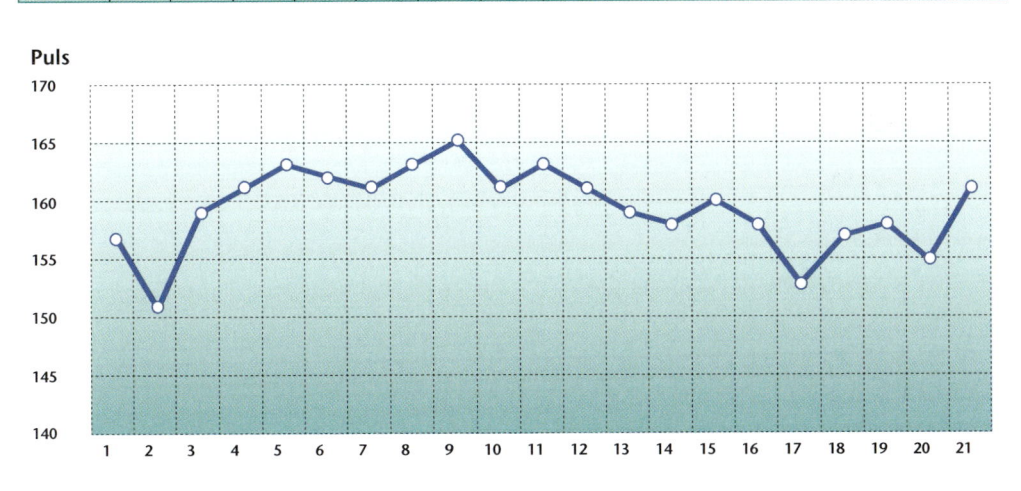

18. Trainingspläne

Die Trainingspläne für die 5-km-, 10-km- und Halbmarathon-Distanz sind auf 10 Wochen begrenzte, systematisch aufgebaute und aufeinander abgestimmte Reizeinwirkungen auf die Muskulatur und das Herz-Kreislaufsystem.

Ziel ist es, am Ende des Trainingsplans, am »Tag X« des Wettkampfs, die auf den Trainingsplan bezogene Zielzeit zu erreichen.

Ein Trainingsplan differenziert sich in seiner Intensität und Quantität auf die Schwerpunkte, die zu dem definierten Leistungsziel führen. Voraussetzung für die erfolgreiche Umsetzung des Trainingsplan-Zeitzieles ist die Definition des persönlichen aktuellen Leistungsstands. Davon ausgehend erfolgt die realistische Zielsetzung, welche in dem Training erreicht werden kann. Für eine längerfristig geplante Leistungssteigerung gilt das Prinzip der Zwischenziele.

Besser ist es, für den Trainingsplan eine zusätzliche Zeit von 1–2 Wochen einzuplanen, um Trainingsausfälle durch Krankheit oder berufliche Verhinderung ausgleichen zu können. Auch kann man sich dadurch am Ende des Trainings auf weitere Schwellenläufe und auf Intervalltraining konzentrieren und damit die Grundschnelligkeit zusätzlich erhöhen.

Ein Trainingsplan ist eine Orientierung und keine Garantie zur Erreichung eines sportlichen Ziels. Jeder Athlet ist mit seinem komplexen Körpersystem ein Individuum. Es ist daher bei der Durchführung des Trainingsplans sehr wichtig, auf den eigenen Körper zu hören und bei Schmerzen oder starker Ermüdung zu pausieren, oder Alternativtraining wie z. B. Radfahren zu betreiben. Ein richtig gewählter Trainingsplan darf den Athleten weder psychisch noch physisch überfordern.

Voraussetzung für den Trainingsbeginn ist, dass mindestens 60 Minuten Dauerlauf bewältigt werden können. Wer das nicht schafft, muss sich die Voraussetzungen dafür erarbeiten, was jedoch in wenigen Wochen möglich ist (siehe Kapitel Lauf-Beginner)

Äquivalenz der Trainingspläne
Wer innerhalb eines Jahres sein Training auch auf Unterdistanzen konzentrieren möchte, findet für 10 km und 5 km die zum individuellen Leistungsstand passenden Trainingspläne.

Wettkampf-Zielzeiten für Laufanfänger
Der Cooper-Test sollte mit befriedigend bestanden und eine Stunde Dauerlauf bewältigt werden können. Das Alter und das Geschlecht spielt dabei keine bedeutende Rolle: Die Trainingspläne sind für Athleten in einem Alter zwischen 25 und 45 Jahren ausgerichtet. Für ältere Läufer empfehle ich das Intervalltraining durch das Fahrtspiel zu ersetzen und den Trainings-Umfang um ca. 10% zu erhöhen. Für jüngere Läufer empfehle ich, das Intervalltraining und die Tempoläufe um ca. 10% auszubauen und den Umfang um ca. 10% zu reduzieren.

Auswahl des Trainingsplans:
Ein Dauerlauf über 10 Kilometer oder ein 10-km-Wettkampf ist erfolgt, die Laufzeit dafür ist definiert.

Auswahl des Trainingsplans mit Bezug auf das 10-km-Wettkampfergebnis			
10-km-Zeit	5-km-Trainingsplan	10-km-Trainingsplan	Halbmarathon-Trainingsplan
1:15	31:00	1:04	2:23
1:04	27:30	58:00	2:10
58:00	24:30	51:30	1:55
51:30	23:00	48:00	1:47
48:00	21:30	45:00	1:40
45:00	20:00	42:00	1:33
42:00	18:30	38:30	1:26
38:30	18:00	37:30	1:23
37:30	17:30	36:30	1:21
36:30	17:00	35:20	1:18
35:20	16:30	34:20	1:16
34:20	16:00	33:20	1:14
33:20	15:30	32:00	1:11
32:00	15:00	31:00	1:09
31:00	14:30	30:00	1:07
30:00	14:00	29:00	1:04
29:00	13:30	27:50	1:02

Erläuterungen zu den folgenden Trainingsplänen:
- Vor und nach dem Laufen sollte die Muskulatur durch Stretching gedehnt werden. Vor dem Lauf erfolgt ein leichtes Dehnen über zwei Minuten und eine Stunde nach dem Lauf ein Stretching über 5 bis 10 Minuten.
- Ein- und Auslaufen vor und nach jedem Lauf über je 10 Minuten (nicht bei langsamem Dauerlauf GA1).
- Koordinationsübungen aus dem Lauf-ABC sollten das Ein- und Auslaufen abschließen.
- Vor dem Intervalltraining erfolgen fünf Sprints über je 50 Meter.
- Am Ende eines langen Laufs sollten fünf Steigerungsläufe über je 100 Meter mit schnellen, langen Schritten erfolgen.
- An den Ruhetagen sollte mind. 1x/Woche über eine Stunde lang ein leichter Ausgleichssport stattfinden (Semi-Training), wie Radfahren oder Schwimmen sowie ein Krafttraining.
- Die Kilometerangaben der Trainingspläne beinhalten jeweils zwei Kilometer Ein- und Auslaufen bei schnellen Laufeinheiten.
- Bei Zeitmangel kann auf das Semi-Training (Schwimmen oder Radfahren) verzichtet werden, die Zielzeit wird dann trotzdem erreicht.
- Beispiel zur Berechnung des Laufumfanges pro Trainingseinheit:
7x 1.000-m-Intervalle: 2 km Einlaufen und 2 km Auslaufen plus 7x 1.000 m schneller DL plus 7x 400 m langsamer DL = 13,8 km
Schwellenlauf 8 km: 2 km Einlaufen und 2 km Auslaufen plus 8 km IAS = 12 km
1-2-3-2-1 km Fahrtspiel: 2 km Einlaufen und 2 km Auslaufen plus 1,2,3,2,1 km schneller DL plus 5x 400 m langsamer DL = 15 km

DL:	Dauerlauf
langsamer Dauerlauf:	GA1, Laufgeschwindigkeit mit 70–75% des Maximalpulses, bzw. so, dass man während des Laufs noch gut sprechen kann.
lockerer Dauerlauf:	GA2, Laufgeschwindigkeit mit 75–80% des Maximalpulses oder so, dass man beim Laufen gerade noch sprechen kann.
schneller Dauerlauf:	Laufgeschwindigkeit mit ca. 10-km-Wettkampftempo oder so, dass die gesamte Trainingsübung mit maximaler, aber konstanter Geschwindigkeit zurückgelegt werden kann.
Renntempo:	Das Tempo, mit dem der Wettkampf zur Erreichung der Zielzeit gelaufen wird.
5-km-Renntempo:	ca. 95% HFmax,
10-km Renntempo:	ca. 90–95% HFmax,
Halbmarathon-Renntempo:	ca. 85–87 HFmax.
Maximalpuls:	Höchster Pulswert, der sich bei max. Anstrengung einstellt. Faustformel: 220 minus Lebensalter = maximaler Pulswert = 100% HFmax.
1-2-3-2-1 km Fahrtspiel:	jeweils 1 km, dann 2 km, dann 3 km … im schnellen DL, dazwischen je 3 Minuten langsamer DL.
10x 1.000 m oder 400 m:	Schneller Intervall-DL im Stadion. Dazwischen 3 Minuten langsamer DL.
Hügelläufe:	im lockeren Dauerlauf einen leichten Berg hochlaufen, über 500 m bis 1 km Länge, ca. 10 Wiederholungen.
Steigerungslauf:	Über 100 Meter langsam beginnend, immer schneller werdend. Bei 80 Meter soll die maximale Geschwindigkeit erreicht sein und für 10 Sekunden gehalten werden. Mit langen und kraftvollen Schritten, Knie dabei hochziehen.
Ruhetage:	mind. einmal/Woche – oder langsames Semi-Training von einer Stunde Dauer, z.B. Radfahren, Schwimmen sowie Krafttraining. Ruhetage erfolgen zusätzlich z.B. bei Müdigkeit, Krankheit, Muskelschmerzen oder Leistungsrückgang.
Intensität:	Die Zielzeiten sind Werte, die gegen Ende des Trainings erreicht werden sollen.

Kapitel 18: Trainingspläne

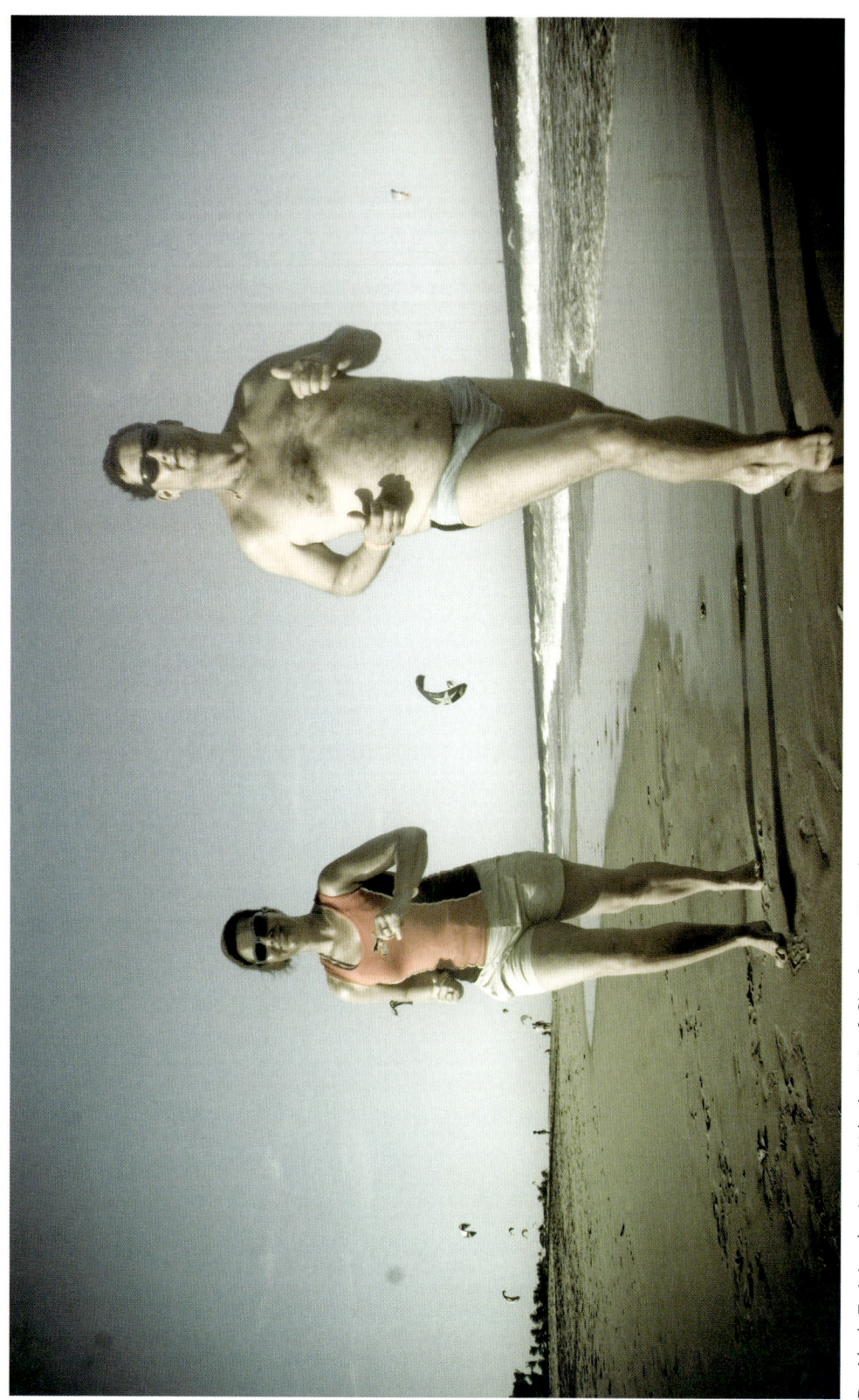

Der ideale Trainingsbeginn: Im Urlaub mit Barfußlaufen am Strand.

Trainingspläne

5-Kilometer-Trainingsumfang max. in Wochen-Kilometer

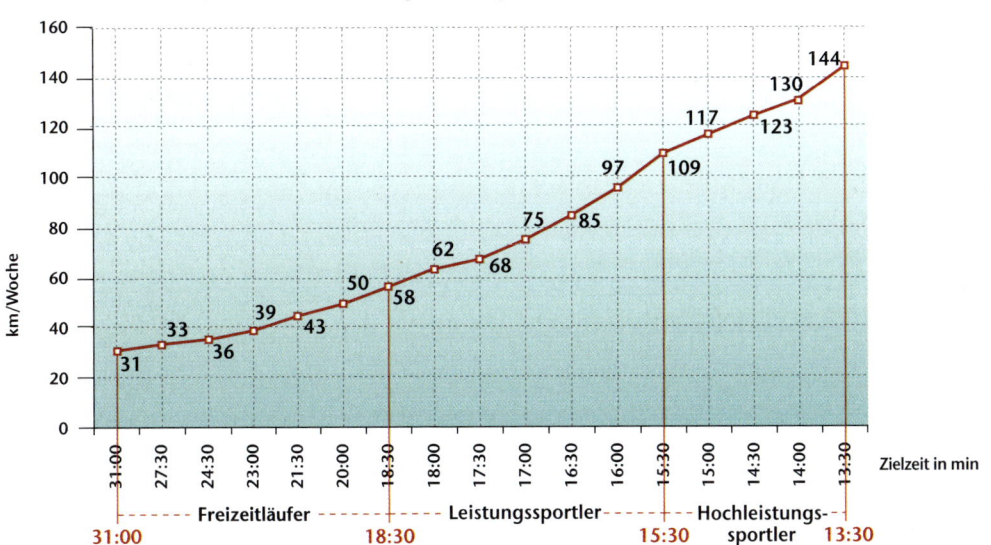

Zielzeit in min	km/Woche
31:00	31
27:30	33
24:30	36
23:00	39
21:30	43
20:00	50
18:30	58
18:00	62
17:30	68
17:00	75
16:30	85
16:00	97
15:30	109
15:00	117
14:30	123
14:00	130
13:30	144

- Freizeitläufer: 31:00 – 18:30
- Leistungssportler: 18:30 – 15:30
- Hochleistungssportler: 15:30 – 13:30

10-Kilometer-Trainingsumfang max. in Wochen-Kilometer

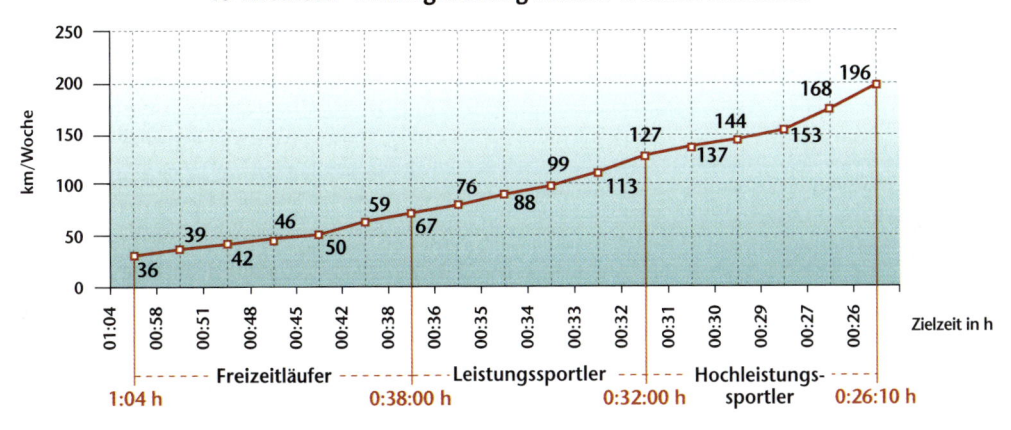

Zielzeit in h	km/Woche
01:04	36
00:58	39
00:51	42
00:48	46
00:45	50
00:42	59
00:38	67
00:36	76
00:35	88
00:34	99
00:33	113
00:32	127
00:31	137
00:30	144
00:29	153
00:27	168
00:26	196

- Freizeitläufer: 1:04 h – 0:38:00 h
- Leistungssportler: 0:38:00 h – 0:32:00 h
- Hochleistungssportler: 0:32:00 h – 0:26:10 h

Halbmarathon-Trainingsumfang max. in Wochen-Kilometer

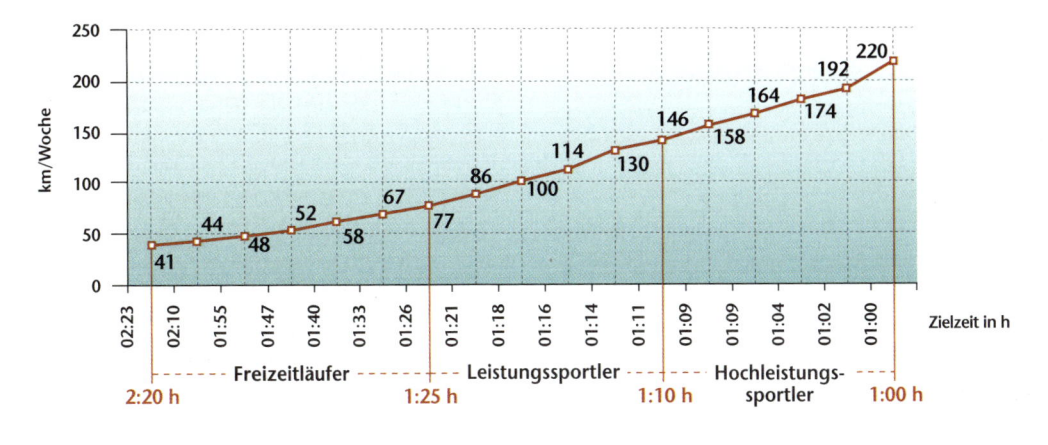

Zielzeit in h	km/Woche
02:23	41
02:10	44
01:55	48
01:47	52
01:40	58
01:33	67
01:26	77
01:21	86
01:18	100
01:16	114
01:14	130
01:11	146
01:09	158
01:09	164
01:04	174
01:02	192
01:00	220

- Freizeitläufer: 2:20 h – 1:25 h
- Leistungssportler: 1:25 h – 1:10 h
- Hochleistungssportler: 1:10 h – 1:00 h

5-km-Training

Zu Beginn des 5-km-Trainings empfehle ich, dass der Athlet über ein Lauf-Niveau von 45 Minuten Dauerlauf ohne Unterbrechung verfügt. Das 5-km-Training eignet sich hervorragend für Lauf-Beginner, um erste Trainings- und Wettkampferfahrungen zu sammeln, für Senioren, die den Lauf- und Trainingsumfang reduzieren wollen und für ambitionierte Läufer, die ihre Grundschnelligkeit verbessern wollen. Die Leistungsfortschritte zu Beginn eines 5-km-Trainings sind enorm, vorausgesetzt, man trainiert mindestens 3 Tage/Woche.

Äquivalenz zur 5-km-Wettkampfzeit

5-km-Zeit = 10-km-Zeit x 0,4762

5-km-Zielzeit = Halbmarathon-Zeit x 0,4499

5-km-Zeit x 2,0999 = 10-km-Zielzeit

5-km-Zeit x 4,667 = Halbmarathon-Zeit

Das Training für den 5-Kilometer-Lauf konzentriert sich im Umfang sehr stark auf schnellere bis anaerobe Laufeinheiten, über kürzere, schnelle Läufe und Intervalle, die sich mit längeren, langsamen Läufen abwechseln. Die Dosierung liegt bei ca. 30 bis 50% schnellen Läufen und 70 bis 50% Läufen im mittleren und langsamen Tempo.

Was beim 10-km-Lauf als Leistungsorientierung die Sub-38-Minuten-Marke bedeutet, entspricht beim 5-km-Lauf der Sub-18-Minuten-Marke.

Der 5.000-m-Lauf ist seit 1912 olympische Disziplin, für Frauen jedoch erst seit 1988. Der erste Weltrekord im 5.000-m-Lauf wurde 1912 von dem Finnen Hannes Kolehmainen in 14:36 Min. gelaufen und die erste Zeit unter 13 Minuten 1987 von dem Marokkaner Said Aouita. Der erste Weltrekord bei den Frauen im 5.000-Meter-Lauf wurde 1981 von der Engländerin Paula Fudge in 15:14 Minuten erzielt.

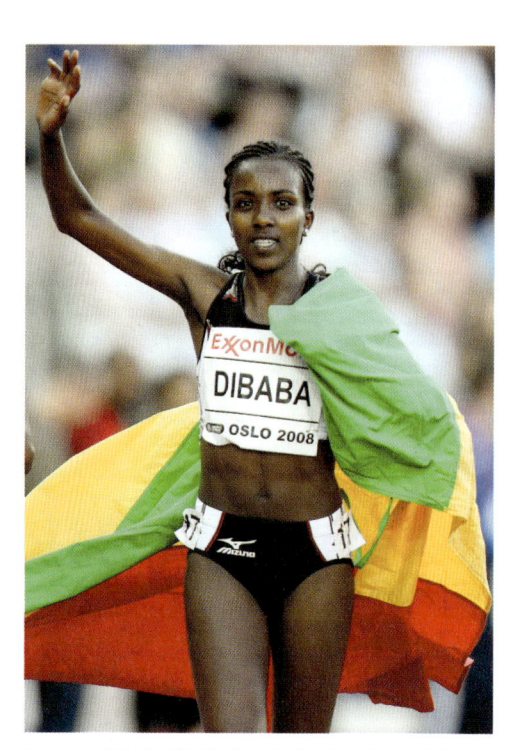

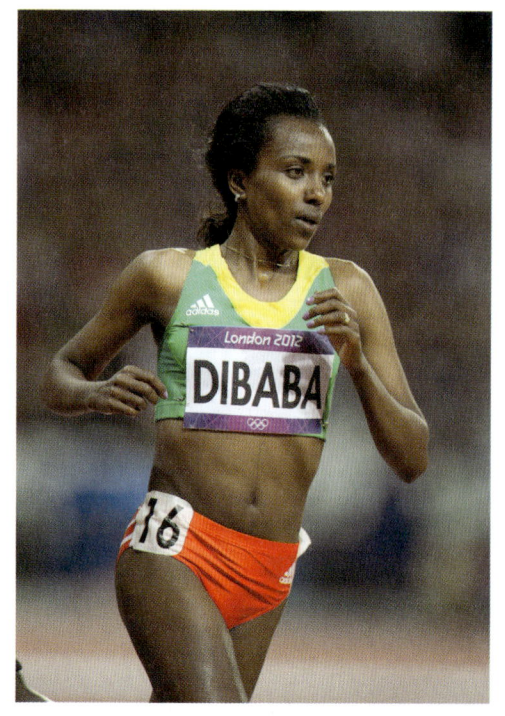

Tirunesh Dibaba Weltrekordhalterin seit 2008 über 5.000 Meter in 14:11,2 Min (links), rechts 2012 in London

5-km-Training

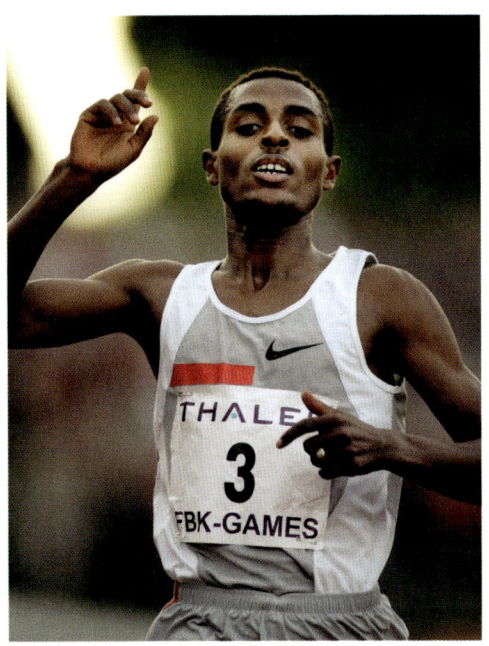

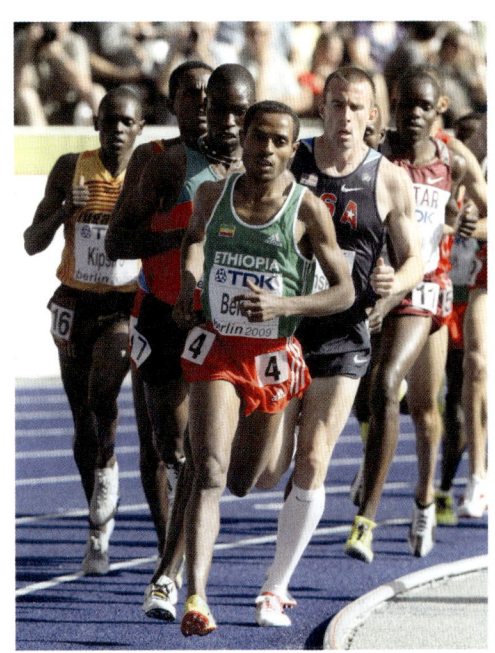

Kenenisa Bekele Weltrekordhalter seit 2004 über 5.000 Meter in 12:37,4 Min (links), rechts 2009 in Berlin

	Die größten Laufveranstaltungen über ca. 5 km in Deutschland 2017			
Rang	Laufveranstaltung	Teilnehmer	Termin	Distanz
1	Frankfurt J.P.Morgan	63.700	Juni	5,6 km
2	München B2Run	35.000	Juli	6 km
3	Köln B2Run	23.000	Sept	5,5 km
4	Koblenz Firmenlauf	17.500	Juni	5 km
5	Nürnberg B2Run	17.500	Juli	6,3 km
6	Berlin IKKBB	17.500	Juni	5 km
7	Dresden Firmenlauf	16.000	Juni	5 km
8	Hockenheim BASF	16.000	Mai	4,8 km
9	Dillingen Firmenlauf	14.000	Juli	6 km
10	Leipzig Firmenlauf	13.500	Juni	5 km
11	Düsseldorf B2Run	12.500	Juni	6 km
12	Dortmund Firmenlauf	12.300	Mai	5 km
13	Bonn Firmenlauf	11.000	Sept	5,7 km
14	Essen B2Run	10.000	Juni	6 km
15	Siegen Firmenlauf	9.000	Juli	5,5 km
16	Karlsruhe B2Run	8.500	Juni	6,1 km
17	Hamburg B2Run	7.800	Mai	5,9 km
18	Heilbronn Firmenlauf	7.000	Sept	5,8 km
19	Bremen Firmenlauf	6.800	Juni	6,2 km
20	Freiburg Firmenlauf	6.500	Juni	5,2 km

Es wird zwischen dem 5.000-Meter-Lauf auf der Bahn über 12,5 Runden und dem 5-km-Lauf auf der Straße sowie zwischen dem 5-km-Crosslauf unterschieden.

Den Weltrekord für 5.000 Meter hält bei den Männern der Äthiopier Kenenisa Bekele mit 12:37,4 Min. aus dem Jahre 2004 und bei den Frauen die Äthiopierin Tirunesh Dibaba mit 14:11,2 Min. aus dem Jahre 2008.

Deutsche Rekorde im 5.000-Meter-Lauf, Männer				
Rang	Name	Zeit	Jahr	Ort
1	Dieter Baumann	12:54,70	1997	Zürich
2	Stephan Franke	13:03,76	1995	Zürich
3	Hansjörg Kunze	13:10,40	1981	Rieti
4	Richard Ringer	13:10,94	2015	Heusden
5	Arne Gabius	13:12,50	2013	Heusden
6	Werner Schildhauer	13:12,54	1982	Zürich
7	Thomas Wessinghage	13:12,78	1982	Zürich
8	Klaus Hildenbrand	13:13,69	1976	Stockholm
9	Karl Fleschen	13:13,88	1977	Stockholm
10	Peter Weigt	13:14,54	1977	Stockholm

Deutsche Rekorde im 5.000-Meter-Lauf, Frauen				
Rang	Name	Zeit	Jahr	Ort
1	Irina Mikitenko	14:42,03	1999	Berlin
2	Konstanze Klosterhalden	14:51,38	2017	Karlsruhe
3	Kristina Da Fonseca Wo.	14:58,43	1999	Berlin
4	Kathrin Ullrich	14:58,71	1991	Berlin
5	Sabrina Mockenhaupt	14:59,88	2009	Koblenz
6	Uta Pippig	15:04,87	1991	Berlin
7	Claudia Lokar	15:07,62	1995	Berlin
8	Alina Reh	15:10,01	2017	London
9	Petra Wassiluk	15:15,17	1996	Köln
10	Dörte Köster	15:16,32	1996	Köln

\	\	\	\	\	\	\	\	\	\	\	\	\	\	\	\	\
\	**5-km-Training**															
5-km-Zielzeit in Min	31:00	27:30	24:30	23:00	21:30	20:00	18:30	18:00	17:30	17:00	16:30	16:00	15:30	15:00	14:30	14:00	13:30
Training Umfang in km	31	33	36	39	43	50	58	62	68	75	85	97	109	117	123	130	144
5-km-Renntempo in Min/km	6:12	5:30	4:54	4:36	4:18	4:00	3:42	3:36	3:24	3:18	3:12	3:06	3:00	2:54	2:48	2:42	
Langsamer DL in Min/km	8:53	7:59	7:06	6:39	6:13	5:46	5:19	5:11	5:02	4:53	4:44	4:35	4:26	4:17	4:08	3:59	3:51
Lockerer DL in Min/km	7:40	6:54	6:08	5:45	5:22	4:59	4:36	4:28	4:21	4:13	4:05	3:58	3:50	3:42	3:35	3:27	3:19
\	**Schwellenlauf**															
Schwelle	6:46	6:05	5:25	5:04	4:44	4:24	4:03	3:57	3:50	3:43	3:36	3:29	3:23	3:16	3:09	3:02	2:56
\	**Intervalle**															
2.000 m	12:02	10:40	9:30	8:55	8:20	7:46	7:11	7:04	6:47	6:36	6:24	6:12	6:01	5:49	5:37	5:26	5:14
1.000 m	5:54	5:14	4:40	4:22	4:05	3:48	3:31	3:26	3:20	3:14	3:08	3:02	2:57	2:51	2:45	2:40	2:34
400 m	2:15	2:00	1:46	1:40	1:33	1:27	1:20	1:18	1:16	1:14	1:12	1:09	1:07	1:05	1:03	1:01	0:58
\	**Äquivalent zum Trainingsplan**															
10 km	64:00	58:00	51:30	48:00	45:00	42:00	38:30	37:30	36:30	35:20	34:20	33:20	32:00	31:00	30:00	29:00	27:50
Halbmarathon	2:23	2:10	1:55	1:47	1:40	1:33	1:26	1:23	1:21	1:18	1:16	1:14	1:11	1:09	1:07	1:04	1:02

5-km-Trainingsplan
Zielzeit 31:00 Minuten

Woche Laufschnitt Summe		Trainingseinheit TE	Intensität HF max.
. Wo.:	Mo	Krafttraining	0%
	Di	6 km langsamer DL, GA1	75%
	Mi	2 h Radfahren, RECOM	65%
	Do	8 km lockerer DL, GA2	80%
	Fr	Ruhetag	0%
7%	Sa	10 km langsamer DL, GA1	75%
4 km	So	2 h Radfahren, RECOM	65%
. Wo.:	Mo	Krafttraining	0%
	Di	1-1-1 km Fahrtspiel, GA2	85%
	Mi	1 h Schwimmen, RECOM	65%
	Do	6 km langsamer DL, GA1	75%
	Fr	6 km lockerer DL, GA2	80%
3%	Sa	Ruhetag	0%
7 km	So	8 km langsamer DL, GA1	70%
. Wo.:	Mo	Krafttraining	0%
	Di	8 km lockerer DL, GA2	80%
	Mi	2 h Radfahren, RECOM	65%
	Do	3 x 400 m Intervalle, SB	90%
	Fr	Ruhetag	0%
9%	Sa	10 km langsamer DL, GA1	70%
0 km	So	5 km langsamer DL, GA1	75%
. Wo.:	Mo	Krafttraining	0%
	Di	1 h Schwimmen, RECOM	65%
	Mi	1-1-1 km Fahrtspiel, GA2	85%
	Do	Ruhetag	0%
	Fr	Ruhetag	0%
3%	Sa	5-km-Wettkampf	95%
1 km	So	5 km langsamer DL, GA1	70%
. Wo.:	Mo	Krafttraining	0%
	Di	1 h Schwimmen, RECOM	65%
	Mi	8 km lockerer DL, GA2	85%
	Do	Ruhetag	0%
	Fr	1-2-2-1 km Fahrtspiel, GA2	85%
2%	Sa	Ruhetag	0%
8 km	So	8 km langsamer DL, GA1	75%

Woche Laufschnitt Summe		Trainingseinheit TE	Intensität HF max.
6. Wo.:	Mo	Krafttraining	0%
	Di	6 km lockerer DL, GA2	80%
	Mi	2 h Radfahren, RECOM	65%
	Do	1-2-2-2-1 km Fahrtspiel, GA2	85%
	Fr	Ruhetag	0%
80%	Sa	10 km langsamer DL, GA1	75%
30 km	So	2 h Radfahren, RECOM	65%
7. Wo.:	Mo	Krafttraining	0%
	Di	10 km lockerer DL, GA2	80%
	Mi	1 h Schwimmen, RECOM	65%
	Do	3 x 2.000 m Renntempo, SB	90%
	Fr	Ruhetag	0%
80%	Sa	10 km langsamer DL, GA1	70%
31 km	So	1 h Schwimmen, RECOM	65%
8. Wo.:	Mo	Krafttraining	0%
	Di	2 h Radfahren, RECOM	65%
	Mi	3 x 2.000 m Renntempo, SB	90%
	Do	Ruhetag	0%
	Fr	1-1-1 km Fahrtspiel, GA2	85%
91%	Sa	Ruhetag	0%
28 km	So	1.500- oder 3.000-m-Wettkampf	97%
9. Wo.:	Mo	1 h Schwimmen, RECOM	65%
	Di	Ruhetag	0%
	Mi	5 km langsamer DL, GA1	75%
	Do	Ruhetag	0%
	Fr	3 x 2.000 m Renntempo, SB	90%
82%	Sa	Ruhetag	0%
22 km	So	6 km lockerer DL, GA2	80%
10. Wo.:	Mo	Ruhetag	0%
	Di	1-1-1 km Fahrtspiel, GA2	85%
	Mi	Ruhetag	0%
	Do	Ruhetag	0%
	Fr	3 km lockerer DL, GA2 & 5 Steigerungen	80%
87%	Sa	Ruhetag	0%
20 km	So	5-km-Wettkampf, in 30:59 min	95%

ainingsvoraussetzung: 1 Stunde langsamer Dauerlauf ohne Unterbrechung
el: La.DL in 8:53 min/km, Lo.DL in 7:40 min/km, 5-km-Renntempo in 6:12 min/km
  Schwellenlauf: 6:46 min/km, Intervalle: 2.000 m in 12:02 min, 1.000 m in 5:54 min, 400 m in 2:15 min

5-km-Trainingsplan
Zielzeit 27:30 Minuten

Woche Laufschnitt Summe		Trainingseinheit TE	Intensität HF max.
1. Wo.:	Mo	Krafttraining	0%
	Di	8 km langsamer DL, GA1	75%
	Mi	Ruhetag	0%
	Do	8 km lockerer DL, GA2	80%
	Fr	Ruhetag	0%
75%	Sa	10 km langsamer DL, GA1	70%
26 km	So	2 h Radfahren, RECOM	65%
2. Wo.:	Mo	Krafttraining	0%
	Di	1-1-1 km Fahrtspiel, GA2	85%
	Mi	1 h Schwimmen, RECOM	65%
	Do	8 km langsamer DL, GA1	75%
	Fr	6 km lockerer DL, GA2	80%
78%	Sa	Ruhetag	0%
29 km	So	8 km langsamer DL, GA1	70%
3. Wo.:	Mo	Krafttraining	0%
	Di	8 km lockerer DL, GA2	80%
	Mi	Ruhetag	0%
	Do	4 x 400 m Intervalle, SB	90%
	Fr	2 h Radfahren, RECOM	65%
79%	Sa	6 km langsamer DL, GA1	75%
31 km	So	10 km langsamer DL, GA 1	70%
4. Wo.:	Mo	Krafttraining	0%
	Di	1 h Schwimmen, RECOM	65%
	Mi	1-2-1 km Fahrtspiel, GA2	85%
	Do	Ruhetag	0%
	Fr	Ruhetag	0%
83%	Sa	5-km-Wettkampf	95%
22 km	So	5 km langsamer DL, GA1	70%
5. Wo.:	Mo	Krafttraining	0%
	Di	2 h Radfahren, RECOM	65%
	Mi	10 km lockerer DL, GA2	80%
	Do	Ruhetag	0%
	Fr	7 x 400 m Intervalle, SB	90%
80%	Sa	Ruhetag	0%
30 km	So	10 km langsamer DL, GA1	70%
6. Wo.:	Mo	Krafttraining	0%
	Di	6 km lockerer DL, GA2	80%
	Mi	Ruhetag	0%
	Do	4 x 1.000 m Intervalle, SB	90%
	Fr	1 h Schwimmen, RECOM	65%
79%	Sa	6 km langsamer DL, GA1	75%
31 km	So	10 km langsamer DL, GA1	70%
7. Wo.:	Mo	Krafttraining	0%
	Di	8 km lockerer DL, GA2	80%
	Mi	Ruhetag	0%
	Do	7 x 1.000 m Intervalle, SB	90%
	Fr	Ruhetag	0%
80%	Sa	2 h Radfahren, RECOM	65%
32 km	So	10 km langsamer DL, GA1	70%
8. Wo.:	Mo	Krafttraining	0%
	Di	Ruhetag	0%
	Mi	3 x 2.000 m Renntempo, SB	90%
	Do	1 h Schwimmen, RECOM	65%
	Fr	1-1-1 km Fahrtspiel, GA2	85%
91%	Sa	Ruhetag	0%
28 km	So	1.500- m oder 3.000-m-Wettkampf	97%
9. Wo.:	Mo	2 h Radfahren, RECOM	65%
	Di	Ruhetag	0%
	Mi	6 km langsamer DL, GA1	70%
	Do	Ruhetag	0%
	Fr	3 x 2.000 m Renntempo, SB	90%
80%	Sa	Ruhetag	0%
23 km	So	6 km lockerer DL, GA2	80%
10. Wo.:	Mo	Ruhetag	0%
	Di	4 x 400 m Intervalle, SB	90%
	Mi	Ruhetag	0%
	Do	Ruhetag	0%
	Fr	3 km lockerer DL, GA2 & 5 Steigerungen	80%
88%	Sa	Ruhetag	0%
19 km	So	5-km-Wettkampf, in 27:30 min	95%

Trainingsvoraussetzung: 5 km in 31:00 min *oder* 10 km in 64 min *oder* **Halbmarathon** in 2:23 h
Ziel: La.DL in 7:59 min/km, Lo.DL in 6:54 min/km, 5-km-Renntempo in 5:30 min/km
  Schwellenlauf: 6:05 min/km, Intervalle: 2.000 m in 10:40 min, 1.000 m in 5:14 min, 400 m in 2:00 min

5-km-Trainingsplan
Zielzeit 24:30 Minuten

Woche Laufschnitt Summe	Tag	Trainingseinheit TE	Intensität HF max.
Wo.:	Mo	Krafttraining	0%
	Di	6 km langsamer DL, GA1	75%
	Mi	2 h Radfahren, RECOM	65%
	Do	8 km lockerer DL, GA2	80%
	Fr	Ruhetag	0%
%	Sa	1-1-1 km Fahrtspiel	80%
km	So	8 km langsamer DL, GA1	70%

Wo.:	Mo	Krafttraining	0%
	Di	1-2-1 km Fahrtspiel, GA2	85%
	Mi	1 h Schwimmen, RECOM	65%
	Do	8 km langsamer DL, GA1	75%
	Fr	4 x 400 m Intervalle, SB	90%
%	Sa	Ruhetag	0%
km	So	8 km langsamer DL, GA1	70%

Wo.:	Mo	Krafttraining	0%
	Di	8 km lockerer DL, GA2	80%
	Mi	2 h Radfahren, RECOM	65%
	Do	5x100 m & 10x200 m Intervalle, danach 4 km la DL	80%
	Fr	Ruhetag	0%
%	Sa	8 km langsamer DL, GA1	70%
km	So	8 km lockerer DL, GA2	80%

Wo.:	Mo	Krafttraining	0%
	Di	Ruhetag	0%
	Mi	1-2-1 km Fahrtspiel, GA2	85%
	Do	1 h Schwimmen, RECOM	65%
	Fr	Ruhetag	0%
%	Sa	5-km-Wettkampf	95%
km	So	5 km langsamer DL	70%

Wo.:	Mo	Krafttraining	0%
	Di	2 h Radfahren, RECOM	65%
	Mi	1-2-2-1 km Fahrtspiel, GA2	85%
	Do	Ruhetag	0%
	Fr	7 x 400 m Intervalle, SB	90%
%	Sa	Ruhetag	0%
km	So	10 km langsamer DL, GA1	75%

Woche Laufschnitt Summe	Tag	Trainingseinheit TE	Intensität HF max.
6. Wo.:	Mo	Krafttraining	0%
	Di	5x100 m & 10x200 m Intervalle, danach 4 km la DL	80%
	Mi	1 h Schwimmen, RECOM	65%
	Do	8 km langsamer DL, GA1	75%
	Fr	3 x 1.000 m Intervalle, SB	90%
79%	Sa	Ruhetag	0%
34 km	So	8 km langsamer DL, GA1	70%

7. Wo.:	Mo	Krafttraining	0%
	Di	8 km langsamer DL, GA1	70%
	Mi	Ruhetag	0%
	Do	2 x 2.000 m Renntempo & 4 km langsamer DL	85%
	Fr	2 h Radfahren, RECOM	65%
78%	Sa	6 km Schwellenlauf, IAS	87%
36 km	So	7 km langsamer DL, GA1, 70%	70%

8. Wo.:	Mo	1 h Schwimmen, RECOM	65%
	Di	Ruhetag	0%
	Mi	3 x 2.000 m Renntempo, SB	90%
	Do	Ruhetag	0%
	Fr	1-1-1 km Fahrtspiel, GA2	85%
91%	Sa	Ruhetag	0%
28 km	So	1.500- oder 3.000-m-Wettkampf	97%

9. Wo.:	Mo	2 h Radfahren, RECOM	65%
	Di	Ruhetag	0%
	Mi	6 km lockerer DL, GA2	80%
	Do	Ruhetag	0%
	Fr	3 x 2.000 m Renntempo, SB	90%
80%	Sa	Ruhetag	0%
25 km	So	8 km langsamer DL, GA1	70%

10. Wo.:	Mo	Ruhetag	0%
	Di	4 x 400 m Intervalle, SB	90%
	Mi	Ruhetag	0%
	Do	Ruhetag	0%
	Fr	4 km lockerer DL, GA2 & 5 Steigerungen	80%
88%	Sa	Ruhetag	0%
20 km	So	5-km-Wettkampf, in 24:30 min	95%

Trainingsvoraussetzung: 5 km in 27:30 min *oder* 10 km in 58:00 min *oder* Halbmarathon in 2:10 h

La.DL in 7:06 min/km, Lo.DL in 6:08 min/km, 5-km-Renntempo in 4:54 min/km

Schwellenlauf: 5:25 min/km, **Intervalle:** 2.000 m in 9:30 min, 1.000 m in 4:40 min, 400 m in 1:46 min, 200 m in 49 Sek, 100 m in 22 Sek

5-km-Trainingsplan
Zielzeit 23:00 Minuten

Woche Laufschnitt Summe		Trainingseinheit TE	Intensität HF max.
1. Wo.:	Mo	Krafttraining	0%
	Di	8 km langsamer DL, GA1	75%
	Mi	2 h Radfahren, RECOM	65%
	Do	6 km lockerer DL, GA2	80%
	Fr	Ruhetag	0%
78%	Sa	1-2-1 km Fahrtspiel, GA2	85%
31 km	So	8 km langsamer DL, GA1	70%
2. Wo.:	Mo	Krafttraining	0%
	Di	1-2-2-1 km Fahrtspiel, GA2	85%
	Mi	1 h Schwimmen, RECOM	65%
	Do	8 km langsamer DL, GA1	75%
	Fr	4 x 400 m Intervalle, SB	90%
80%	Sa	Ruhetag	0%
35 km	So	10 km langsamer DL, GA1	70%
3. Wo.:	Mo	Krafttraining	0%
	Di	8 km lockerer DL, GA2	80%
	Mi	2 h Radfahren, RECOM	65%
	Do	5x100 m & 10x200 m Intervalle, danach 5 km la. DL	80%
	Fr	Ruhetag	0%
78%	Sa	10 km langsamer DL, GA1	70%
37 km	So	10 km lockerer DL, GA 2	80%
4. Wo.:	Mo	Krafttraining	0%
	Di	Ruhetag	0%
	Mi	1-2-1 km Fahrtspiel, GA2	85%
	Do	1 h Schwimmen, RECOM	65%
	Fr	Ruhetag	0%
83%	Sa	5-km-Wettkampf	95%
22 km	So	5 km langsamer DL	70%
5. Wo.:	Mo	Krafttraining	0%
	Di	8 km langsamer DL, GA1	75%
	Mi	1-2-2-1 km Fahrtspiel, GA2	85%
	Do	2 h Radfahren, RECOM	65%
	Fr	3 x 1.000 m Intervalle, SB	90%
81%	Sa	Ruhetag	0%
35 km	So	8 km langsamer DL, GA1	75%
6. Wo.:	Mo	Krafttraining	0%
	Di	5x100 m & 10x200 m Intervalle, danach 5 km la. DL	80%
	Mi	1 h Schwimmen, RECOM	65%
	Do	6 km langsamer DL, GA1	75%
	Fr	7 x 1.000 m Intervalle, SB	90%
79%	Sa	Ruhetag	0%
37 km	So	6 km langsamer DL, GA1	70%
7. Wo.:	Mo	Krafttraining	0%
	Di	8 km langsamer DL, GA1	70%
	Mi	Ruhetag	0%
	Do	2 x 2.000 m Renntempo & 5 km langsamer DL	85%
	Fr	1 h Radfahren, RECOM	65%
78%	Sa	6 km Schwellenlauf, IAS	87%
39 km	So	10 km langsamer DL, GA1	70%
8. Wo.:	Mo	Krafttraining	0%
	Di	Ruhetag	0%
	Mi	3 x 2.000 m Renntempo, SB	90%
	Do	1 h Schwimmen, RECOM	65%
	Fr	1-2-1 km Fahrtspiel, GA2	85%
91%	Sa	Ruhetag	0%
29 km	So	1.500- oder 3.000-m-Wettkampf	97%
9. Wo.:	Mo	2 h Radfahren, RECOM	65%
	Di	4 km langsamer DL, GA1	70%
	Mi	1-2-1 km Fahrtspiel, GA2	85%
	Do	2 h Radfahren, RECOM	65%
	Fr	3 x 2.000 m Renntempo, SB	90%
80%	Sa	Ruhetag	0
28 km	So	5 km langsamer DL, GA1	75%
10. Wo.:	Mo	Ruhetag	0
	Di	4 x 400 m Intervalle, SB	90%
	Mi	Ruhetag	0
	Do	Ruhetag	0
	Fr	4 km lockerer DL, GA2 & 5 Steigerungen	80%
88%	Sa	Ruhetag	0
20 km	So	5-km-Wettkampf, in 22:59 min	95

Trainingsvoraussetzung: 5 km in 24:30 min *oder* 10 km in 51:30 min *oder* **Halbmarathon** in 1:55 h

langsamer Dauerlauf: am Ende immer 5 x 100 m Steigerungsläufe

Ziel: **La.DL** in 6:39 min/km, **Lo.DL** in 5:45 min/km, **5-km-Renntempo** in 4:36 min/km

Schwellenlauf: 5:04 min/km, Intervalle: **2.000 m** in 8:55 min, **1.000 m** in 4:22 min, **400 m** in 1:40 min, **200 m** in 46 Sek, **100 m** in 21 Sek

5-km-Trainingsplan
Zielzeit 21:30 Minuten

Woche Laufschnitt Summe		Trainingseinheit TE	Intensität HF max.
Wo.:	Mo	Krafttraining	0%
	Di	8 km langsamer DL, GA1	75%
	Mi	2 h Radfahren, RECOM	65%
	Do	5 x 400 m Intervalle, SB	90%
	Fr	Ruhetag	0%
%	Sa	8 km lockerer DL, GA2	80%
km	So	10 km langsamer DL	70%

Wo.:	Mo	Krafttraining	0%
	Di	1-2-2-1 km Fahrtspiel, GA2	85%
	Mi	1 h Schwimmen, RECOM	65%
	Do	10 km langsamer DL, GA1	75%
	Fr	7 x 400 m Intervalle, SB	90%
%	Sa	Ruhetag	0%
km	So	10 km langsamer DL, GA1	75%

Wo.:	Mo	Krafttraining	0%
	Di	8 km lockerer DL, GA2	80%
	Mi	5 km langsamer DL, GA 1	75%
	Do	5x100 m & 10x200 m Intervalle, danach 5 km la. DL	80%
	Fr	2 h Radfahren, RECOM	65%
%	Sa	3 x 1.000 m Intervalle, SB	90%
km	So	8 km langsamer DL, GA1	70%

Wo.:	Mo	Ruhetag	0%
	Di	1 h Schwimmen, RECOM	65%
	Mi	1-2-1 km Fahrtspiel, GA2	85%
	Do	Ruhetag	0%
	Fr	Ruhetag	0%
%	Sa	**5-km-Wettkampf**	**95%**
km	So	5 km langsamer DL, GA 1	70%

Wo.:	Mo	Krafttraining	0%
	Di	8 km langsamer DL, GA 1	75%
	Mi	1-2-2-1 km Fahrtspiel, GA2	85%
	Do	2 h Radfahren, RECOM	65%
	Fr	7 x 1.000 m Intervalle, SB	90%
%	Sa	Ruhetag	0%
km	So	8 km lockerer DL, GA2	80%

Woche Laufschnitt Summe		Trainingseinheit TE	Intensität HF max.
6. Wo.:	Mo	Krafttraining	0%
	Di	5x100 m & 10x200 m Intervalle, danach 5 km la. DL	80%
	Mi	1 h Schwimmen, RECOM	65%
	Do	10 km langsamer DL, GA1	75%
	Fr	2 x 2.000 m Renntempo, SB	90%
80%	Sa	Ruhetag	0%
40 km	So	10 km langsamer DL, GA1	75%

7. Wo.:	Mo	Krafttraining	0%
	Di	10 km langsamer DL, GA1	70%
	Mi	9 km Schwellenlauf, IAS	87%
	Do	Ruhetag	0%
	Fr	8 km langsamer DL, GA1	70%
79%	Sa	3 x 2.000 m Renntempo, SB	90%
43 km	So	2 h Radfahren, RECOM	65%

8. Wo.:	Mo	Krafttraining	0%
	Di	Ruhetag	0%
	Mi	3 x 2.000 m Renntempo, SB	90%
	Do	1 h Schwimmen, RECOM	65%
	Fr	1-2-1 km Fahrtspiel, GA2	85%
91%	Sa	Ruhetag	0%
29 km	So	**1.500- m oder 3.000-m-Wettkampf**	**97%**

9. Wo.:	Mo	2 h Radfahren, RECOM	65%
	Di	6 km langsamer DL, GA1	75%
	Mi	1-2-1 km Fahrtspiel, GA2	85%
	Do	Ruhetag	0%
	Fr	3 x 2.000 m Renntempo, SB	90%
84%	Sa	Ruhetag	0%
31 km	So	6 km lockerer DL, GA2	85%

10. Wo.:	Mo	Ruhetag	0%
	Di	5 x 400 m Intervalle, SB	90%
	Mi	Ruhetag	0%
	Do	Ruhetag	0%
	Fr	4 km lockerer DL, GA2 & 5 Steigerungen	80%
88%	Sa	Ruhetag	0%
21 km	So	**5-km-Wettkampf, in 21:29 min**	**95%**

Trainingsvoraussetzung: 5 km in 23:00 min *oder* 10 km in 48:00 min *oder* Halbmarathon in 1:47 h
langsamer Dauerlauf: am Ende immer 5 x 100 m Steigerungsläufe
La.DL in 6:13 min/km, Lo.DL in 5:22 min/km, 5-km-Renntempo in 4:18 min/km
Schwellenlauf: 4:44 min/km, Intervalle: 2.000 m in 8:20 min, 1.000 m in 4:05 min, 400 m in 1:33 min, 200 m in 43 Sek, 100 m in 19 Sek

5-km-Trainingsplan
Zielzeit 20:00 Minuten

Woche Laufschnitt Summe		Trainingseinheit TE	Intensität HF max.
1. Wo.:	Mo	Krafttraining	0%
	Di	8 km langsamer DL, GA1	75%
	Mi	8 km lockerer DL, GA2	80%
	Do	2 h Radfahren, RECOM	65%
	Fr	4 km Schwellenlauf, IAS	87%
79%	Sa	8 km langsamer DL, GA1	70%
40 km	So	8 km lockerer DL	85%
2. Wo.:	Mo	Krafttraining	0%
	Di	1-2-3-2-1 km Fahrtspiel, GA2	85%
	Mi	10 km langsamer DL, GA1	70%
	Do	1 h Schwimmen, RECOM	65%
	Fr	7 x 400 m Intervalle, SB	90%
81%	Sa	Ruhetg	0%
45 km	So	10 km lockerer DL, GA2	80%
3. Wo.:	Mo	Krafttraining	0%
	Di	8 km langsamer DL, GA1	75%
	Mi	5x100 m & 10x200 m Intervalle, danach 5 km la. DL	80%
	Do	2 h Radfahren, RECOM	65%
	Fr	8 km lockerer DL, GA 2	80%
79%	Sa	10 x 400 m Intervalle, SB	90%
48 km	So	8 km langsamer DL, GA 1	70%
4. Wo.:	Mo	Ruhetag	0%
	Di	Ruhetag	0%
	Mi	3 x 1.000 m Intervalle, SB	90%
	Do	1 h Schwimmen, RECOM	65%
	Fr	Ruhetag	0%
85%	Sa	5-km-Wettkampf	95%
22 km	So	5 km langsamer DL, GA 1	70%
5. Wo.:	Mo	Krafttraining	0%
	Di	1-2-3-2-1 km Fahrtspiel, GA 2	85%
	Mi	8 km langsamer DL, GA1	70%
	Do	2 h Radfahren, RECOM	65%
	Fr	7 x 1.000 m Intervalle, SB	90%
81%	Sa	Ruhetag	0%
45 km	So	8 km lockerer DL, GA2	80%

Woche Laufschnitt Summe		Trainingseinheit TE	Intensität HF m
6. Wo.:	Mo	Krafttraining	0%
	Di	5x100 m & 10x200 m Intervalle, danach 5 km la. DL	80%
	Mi	1 h Schwimmen, RECOM	65%
	Do	10 km langsamer DL, GA1	75%
	Fr	1-2-3-2-1 km Fahrtspiel, GA2	85%
80%	Sa	Ruhetag	0%
48 km	So	12 km lockerer DL, GA2	80%
7. Wo.:	Mo	Krafttraining	0%
	Di	9 km Schwellenlauf, IAS	87%
	Mi	8 km langsamer DL, GA 1	70%
	Do	7 km lockerer DL, GA 2	80%
	Fr	3 x 2.000 m Renntempo, SB	90%
79%	Sa	2 h Radfahren, RECOM	65%
50 km	So	10 km langsamer DL, GA2	70%
8. Wo.:	Mo	Krafttraining	0%
	Di	Ruhetag	0%
	Mi	4 x 2.000 m Renntempo, SB	90%
	Do	1 h Schwimmen, RECOM	65%
	Fr	1-2-1 km Fahrtspiel, GA2	85%
91%	Sa	Ruhetag	0%
31 km	So	1.500- oder 3.000-m-Wettkampf	97%
9. Wo.:	Mo	2 h Radfahren, RECOM	65%
	Di	8 km langsamer DL, GA 1	75%
	Mi	1-2-2-1 km Fahrtspiel, GA2	85%
	Do	Ruhetag	0%
	Fr	3 x 2.000 m Renntempo, SB	90%
84%	Sa	Ruhetag	0%
35 km	So	6 km lockerer DL, GA2	85%
10. Wo.:	Mo	Ruhetag	0%
	Di	7 x 400 m Intervalle, SB	90%
	Mi	Ruhetag	0%
	Do	Ruhetag	0%
	Fr	4 km lockerer DL, GA2 & 5 Steigerungen	80%
88%	Sa	Ruhetag	0%
23 km	So	5-km-Wettkampf, in 19:59 min	95%

Trainingsvoraussetzung: 5 km in 21:30 min *oder* 10 km in 45:00 min *oder* Halbmarathon in 1:40 h
langsamer Dauerlauf: am Ende immer 5 x 100 m Steigerungsläufe
Ziel: La.DL in 5:46 min/km, Lo.DL in 4:59 min/km, 5-km-Renntempo in 4:00 min/km
Schwellenlauf: 4:24 min/km, Intervalle: 2.000 m in 7:46 min, 1.000 m in 3:48 min, 400 m in 1:27 min, 200 m in 40 Sek, 100 m in 18 Sek

5-km-Trainingsplan
Zielzeit 18:30 Minuten

Woche Laufschnitt Summe		Trainingseinheit TE	Intensität HF max.	Woche Laufschnitt Summe		Trainingseinheit TE	Intensität HF max.
. Wo.:	Mo	8 km langsamer DL, GA1 & Krafttraining	75%	6. Wo:	Mo	Krafttraining	0%
	Di	10 km lockerer DL, GA2	80%		Di	10 km lockerer DL, GA2	85%
	Mi	2 h Radfahren, RECOM	65%		Mi	5x100 m & 10x200 m Intervalle, danach 5 km la.DL	80%
	Do	8 km langsamer DL, GA1	75%		Do	1 h Schwimmen, RECOM	65%
	Fr	6 km Schwellenlauf, IAS	87%		Fr	1-2-3-2-1 km Fahrtspiel, GA2	85%
3%	Sa	Ruhetag	0%	80%	Sa	8 km langsamer DL, GA1	70%
7 km	So	10 km langsamer DL, GA1	75%	55 km	So	12 km lockerer DL, GA1	80%
. Wo.:	Mo	8 km lockerer DL, GA2 & Krafttraining	80%	7. Wo.:	Mo	Krafttraining	0%
	Di	7 x 400 m Intervalle, SB	90%		Di	12 km lockerer DL, GA2	80%
	Mi	1 h Schwimmen, RECOM	65%		Mi	9 km Schwellenlauf, IAS	87%
	Do	10 km langsamer DL, GA1	75%		Do	10 km langsamer DL, GA 1	70%
	Fr	8 km lockerer DL, GA2	80%		Fr	3 x 2.000 m Renntempo, SB & 5 km langsamer DL	80%
%	Sa	7 km Schwellenlauf, IAS	87%	78%	Sa	2 h Radfahren, RECOM	65%
2 km	So	8 km langsamer DL, GA1	70%	57 km	So	10 km lockerer DL, GA2	75%
Wo.:	Mo	Krafttraining	0%	8. Wo.:	Mo	Krafttraining	0%
	Di	10 km langsamer DL, GA1	75%		Di	Ruhetag	0%
	Mi	10 x 400 m Intervalle, SB	90%		Mi	4 x 2.000 m Renntempo, SB	90%
	Do	10 km langsamer DL, GA1	70%		Do	1 h Schwimmen, RECOM	65%
	Fr	5x100 m & 10x200 m Intervalle, danach 5 km la.DL	80%		Fr	1-2-2-1 km Fahrtspiel, GA2	85%
%	Sa	2 h Radfahren, RECOM	65%	91%	Sa	Ruhetag	0%
km	So	10 km lockerer DL, GA2	80%	33 km	So	1.500- oder 3.000-m-Wettkampf	97%
Wo.:	Mo	Ruhetag	0%	9. Wo.:	Mo	2 h Radfahren, RECOM	65%
	Di	Ruhetag	0%		Di	Ruhetag	0%
	Mi	3 x 1.000 m Intervalle, SB	90%		Mi	1-2-3-2-1 km Fahrtspiel, GA2	85%
	Do	1 h Schwimmen, RECOM	65%		Do	5 km langsamer DL, GA1	75%
	Fr	Ruhetag	0%		Fr	3 x 2.000 m Renntempo, SB & 5 km langsamer DL	90%
%	Sa	5-km-Wettkampf	95%	84%	Sa	Ruhetag	0%
km	So	5 km langsamer DL, GA1	70%	41 km	So	10 km lockerer DL, GA2	85%
Wo.:	Mo	Krafttraining	0%	10. Wo.:	Mo	Ruhetag	0%
	Di	8 km lockerer DL, GA2	80%		Di	7 x 400 m Intervalle, SB	90%
	Mi	7 x 1.000 m Intervalle, SB	90%		Mi	6 km langsamer DL, GA1	75%
	Do	2 h Radfahren, RECOM	65%		Do	Ruhetag	0%
	Fr	1-2-3-2-1 km Fahrtspiel, GA2	85%		Fr	4 km lockerer DL, GA2 & 5 Steigerungen	80%
%	Sa	8 km langsamen DL, GA1	70%	85%	Sa	Ruhetag	0%
km	So	8 km lockerer DL, GA2	85%	29 km	So	5-km-Wettkampf, in 18:29 min	95%

iningsvoraussetzung: **5 km** in 20:00 min *oder* **10 km** in 42:00 min *oder* **Halbmarathon** in 1:33 h

gsamer Dauerlauf: am Ende immer 5 x 100 m Steigerungsläufe

l: La.DL in 5:19 min/km, Lo.DL in 4:36 min/km, **5-km-Renntempo**: 3:42 min/km

Schwellenlauf: 4:03 min/km, Intervalle: **2.000 m** in 7:11 min, **1.000 m** in 3:31 min, **400 m** in 1:20 min, **200 m** in 37 Sek, **100 m** in 17 Sek

5-km-Trainingsplan
Zielzeit 18:00 Minuten

Woche Laufschnitt Summe	Tag	Trainingseinheit TE	Intensität HF max.
1. Wo.:	Mo	8 km langsamer DL, GA1 & Krafttraining	75%
	Di	10 km lockerer Dauerlauf, GA2	80%
	Mi	2 h Radfahren, RECOM	65%
	Do	10 km langsamer DL, GA1	75%
	Fr	6 km Schwellenlauf, IAS	87%
78%	Sa	Ruhetag	0%
49 km	So	10 km langsamer DL, GA1	75%
2. Wo.:	Mo	1 h Schwimmen, RECOM	65%
	Di	7 x 400 m Intervalle, SB	90%
	Mi	8 km langsamer DL, GA1	70%
	Do	Ruhetag	0%
	Fr	10 km langsamer DL, GA1	75%
78%	Sa	1-2-2-1 km Fahrtspiel, GA2	85%
50 km	So	10 km langsamer DL, GA1	70%
3. Wo.:	Mo	2 h Radfahren, RECOM	65%
	Di	10 km lockerer DL, GA2	80%
	Mi	5 x 100 m & 10 x 200 m Intervalle, danach 5 km la.DL	80%
	Do	12 km langsamer DL	70%
	Fr	8 km Schwellenlauf, IAS	87%
78%	Sa	Ruhetag	0%
58 km	So	12 km langsamer DL, GA1	75%
4. Wo.:	Mo	Ruhetag	0%
	Di	Ruhetag	0%
	Mi	5 x 1.000 m Intervalle, SB	90%
	Do	1 h Schwimmen, RECOM	65%
	Fr	Ruhetag	0%
85%	Sa	5-km-Wettkampf	95%
25 km	So	5 km langsamer DL, GA1	70%
5. Wo.:	Mo	2 h Radfahren, RECOM	65%
	Di	10 km lockerer DL, GA2	80%
	Mi	10 x 400 m Intervalle, SB	90%
	Do	Ruhetag	0%
	Fr	10 km lockerer DL, GA2	80%
82%	Sa	8 km Schwellenlauf, IAS	87%
54 km	So	10 km langsamer DL, GA1	75%
6. Wo.:	Mo	Krafttraining	0%
	Di	10 km lockerer DL, GA2	85%
	Mi	5x100 m & 10x200 m Intervalle, danach 5 km la.DL	80%
	Do	1 h Schwimmen, RECOM	65%
	Fr	1-2-3-2-1 km Fahrtspiel, GA2	85%
81%	Sa	10 km langsamer DL, GA 1	75%
59 km	So	12 km lockerer DL, GA2	80%
7. Wo.:	Mo	Krafttraining	0%
	Di	10 km lockerer DL, GA2	80%
	Mi	10 x 1.000 m Intervalle, SB	90%
	Do	10 km langsamer DL, GA1	70%
	Fr	3 x 2.000 m Renntempo, SB	90%
80%	Sa	Ruhetag	0%
62 km	So	12 km langsamer DL, GA2	70%
8. Wo.:	Mo	Krafttraining	0%
	Di	Ruhetag	0%
	Mi	4 x 2.000 m Renntempo, SB	90%
	Do	2 h Radfahren, RECOM	65%
	Fr	1-2-2-1 km Fahrtspiel, GA2	85%
91%	Sa	Ruhetag	0%
33 km	So	1.500- oder 3.000-m-Wettkampf	97%
9. Wo.:	Mo	1 h Schwimmen, RECOM	65%
	Di	Ruhetag	0%
	Mi	8 km lockerer DL, GA2	80%
	Do	1-2-3-2-1 km Fahrtspiel, GA2	85%
	Fr	Ruhetag	0%
83%	Sa	3 x 2.000 m Renntempo, SB	90%
43 km	So	8 km langsamer DL, GA1	75%
10. Wo.:	Mo	Ruhetag	0%
	Di	7 x 400 m Intervalle, SB	90%
	Mi	8 km langsamer DL, GA1	75%
	Do	Ruhetag	0%
	Fr	4 km lockerer DL, GA2 & 1 x 400 m Intervall	80%
85%	Sa	Ruhetag	0%
31 km	So	5-km-Wettkampf, in 18:00 min	95%

Trainingsvoraussetzung: 5 km in 18:30 min *oder* 10 km in 38:30 min *oder* Halbmarathon in 1:26 h
langsamer Dauerlauf: am Ende immer 5 x 100 m Steigerungsläufe
Ziel: La.DL in 5:11 min/km, Lo.DL in 4:28 min/km, 5-km-Renntempo in 3:36 min/km
  Schwellenlauf: 3:50 min/km, Intervalle: 2.000 m in 7:04 min, 1.000 m in 3:26 min, 400 m in 1:18 min, 200 m in 36 Sek, 100 m in 16 Sek

5-km-Trainingsplan
Zielzeit 17:30 Minuten

Woche Laufschnitt Summe		Trainingseinheit TE	Intensität HF max.
Wo.:	Mo	8 km langsamer DL, GA1 & Krafttraining	75%
	Di	6 km lockerer Dauerlauf, GA2	80%
	Mi	1-2-2-1 km Fahrtspiel, GA2	85%
	Do	2 h Radfahren, RECOM	65%
	Fr	6 km lockerer DL, GA1	80%
%	Sa	6 km Schwellenlauf, IAS	87%
2 km	So	10 km langsamer DL, GA1	70%
Wo.:	Mo	1 h Schwimmen, RECOM	65%
	Di	7 x 400 m Intervalle, SB	90%
	Mi	8 km langsamer DL, GA1	70%
	Do	8 km lockerer DL, GA2	80%
	Fr	10 km langsamer DL, GA1	75%
%	Sa	1-2-2-1 km Fahrtspiel, GA2	85%
3 km	So	10 km langsamer DL, GA1	70%
Wo.:	Mo	2 h Radfahren, RECOM	65%
	Di	8 km lockerer DL, GA2	80%
	Mi	5x100 m & 10x200 m Intervalle, danach 5 km la.DL	80%
	Do	10 km langsamer DL	70%
	Fr	8 km Schwellenlauf, IAS	87%
7%	Sa	8 km langsamer DL, GA1	70%
2 km	So	12 km langsamer DL, GA1	75%
Wo.:	Mo	Ruhetag	0%
	Di	Ruhetag	0%
	Mi	7 x 1.000 m Intervalle, SB	90%
	Do	1 h Schwimmen, RECOM	65%
	Fr	Ruhetag	0%
5%	Sa	5-km-Wettkampf	95%
3 km	So	5 km langsamer DL, GA1	70%
Wo.:	Mo	2 h Radfahren, RECOM	65%
	Di	10 km lockerer DL, GA2	80%
	Mi	10 x 400 m Intervalle, SB	90%
	Do	5 km langsamer DL, GA1	70%
	Fr	10 km lockerer DL, GA2	80%
%	Sa	8 km Schwellenlauf, IAS	87%
9 km	So	10 km langsamer DL, GA1	75%

Woche Laufschnitt Summe		Trainingseinheit TE	Intensität HF max.
6. Wo.:	Mo	Krafttraining	0%
	Di	10 km lockerer DL, GA2	85%
	Mi	5x100 m & 10x200 m Intervalle, danach 5 km la.DL	80%
	Do	1 h Schwimmen, RECOM	65%
	Fr	1-2-3-2-1 km Fahrtspiel, GA2	85%
81%	Sa	15 km langsamer DL, GA 1	75%
64 km	So	12 km lockerer DL, GA2	80%
7. Wo.:	Mo	Krafttraining	0%
	Di	12 km lockerer DL, GA2	80%
	Mi	10 x 1.000 m Intervalle, SB	90%
	Do	12 km langsamer DL, GA1	70%
	Fr	3 x 2.000 m Renntempo, SB	90%
80%	Sa	Ruhetag	0%
69 km	So	15 km langsamer DL, GA2	70%
8. Wo.:	Mo	Krafttraining	0%
	Di	Ruhetag	0%
	Mi	4 x 2.000 m Renntempo, SB	90%
	Do	2 h Radfahren, RECOM	65%
	Fr	1-2-2-1 km Fahrtspiel, GA2	85%
91%	Sa	Ruhetag	0%
33 km	So	1.500- oder 3.000-m-Wettkampf	97%
9. Wo.:	Mo	1 h Schwimmen, RECOM	65%
	Di	Ruhetag	0%
	Mi	8 km lockerer DL, GA2	80%
	Do	1-2-3-2-1 km Fahrtspiel, GA2	85%
	Fr	Ruhetag	0%
83%	Sa	4 x 2.000 m Renntempo, SB	90%
45 km	So	8 km langsamer DL, GA1	75%
10. Wo.:	Mo	Ruhetag	0%
	Di	7 x 400 m Intervalle, SB	90%
	Mi	8 km langsamer DL, GA1	75%
	Do	Ruhetag	0%
	Fr	4 km lockerer DL, GA2 & 1 x 400 m Intervall	80%
85%	Sa	Ruhetag	0%
31 km	So	5-km-Wettkampf, in 17:29 min	95%

Trainingsvoraussetzung: 5 km in 18:00 min *oder* 10 km in 37:30 min *oder* Halbmarathon in 1:23 h

langsamer Dauerlauf: am Ende immer 5 x 100 m Steigerungsläufe

el: La.DL in 5:02 min/km, Lo.DL in 4:21 min/km, 5-km-Renntempo in 3:30 min/km

Schwellenlauf: 3:50 min/km, Intervalle: 2.000 m in 6:47 min, 1.000 m in 3:20 min, 400 m in 1:16 min, 200 m in 35 Sek, 100 m in 16 Sek

5-km-Trainingsplan
Zielzeit 17:00 Minuten

Woche / Laufschnitt Summe	Tag	Trainingseinheit TE	Intensität HF max.
1. Wo.:	Mo	8 km langsamer DL, GA1 & Krafttraining	75%
	Di	8 km lockerer DL, GA2	80%
	Mi	1-2-3-2-1 km Fahrtspiel, GA2	85%
	Do	10 km langsamer DL, GA1	75%
	Fr	2 h Radfahren, RECOM	65%
79%	Sa	7 x 400 m Intervalle, SB	90%
61 km	So	10 km langsamer DL, GA1	70%
2. Wo.:	Mo	Krafttraining und 1 h Schwimmen, RECOM	65%
	Di	10 km langsamer DL, GA1	75%
	Mi	10 x 400 m Intervalle, SB	90%
	Do	12 km langsamer DL, GA1	70%
	Fr	8 km Schwellenlauf, IAS	87%
79%	Sa	12 km langsamer DL, GA1	70%
68 km	So	10 km lockerer DL, GA2	80%
3. Wo.:	Mo	Krafttraining und 2 h Radfahren, RECOM	65%
	Di	10 km langsamer DL, GA1	75%
	Mi	5x100 m & 10x200 m Intervalle, danach 8 km la.DL	80%
	Do	10 km langsamer DL	75%
	Fr	1-2-3-2-1 km Fahrtspiel, GA2	85%
78%	Sa	10 km langsamer DL, GA1	75%
72 km	So	12 km lockerer DL, GA2	80%
4. Wo.:	Mo	Krafttraining	0%
	Di	Ruhatag	0%
	Mi	7 x 1.000 m Intervalle, SB	90%
	Do	1 h Schwimmen, RECOM	65%
	Fr	Ruhetag	0%
85%	Sa	**5-km-Wettkampf**	**95%**
28 km	So	5 km langsamer DL, GA1	70%
5. Wo.:	Mo	2 h Radfahren, RECOM	65%
	Di	10 km langsamer DL, GA1	75%
	Mi	1-2-3-2-1 km Fahrtspiel	85%
	Do	10 km langsamer DL, GA1	75%
	Fr	3x2.000 m Renntempo & 5 km langsamer DL, GA1	80%
78%	Sa	10 km lockerer DL, GA2	80%
68 km	So	12 km langsamer DL, GA1	75%
6. Wo.:	Mo	Krafttraining und 1 h Schwimmen, RECOM	65%
	Di	12 km langsamer DL, GA1 & 2 h Radfahren	75%
	Mi	5x100 m & 10x200 m Intervalle, danach 8 km la.DL	80%
	Do	10 km langsamer DL, GA1	70%
	Fr	10 km lockerer DL, GA2	80%
77%	Sa	8 km Schwellenlauf, IAS	87%
71 km	So	12 km langsamer DL, GA1	70%
7. Wo.:	Mo	Krafttraining und 2 h Radfahren, RECOM	65%
	Di	12 km lockerer DL, GA2	80%
	Mi	10 x 1.000 m Intervalle, SB	90%
	Do	10 km langsamer DL, GA1	70%
	Fr	4 x 2.000 m Renntempo & 5 km la. DL, GA1	80%
78%	Sa	10 km langsamer DL, GA1	70%
76 km	So	12 km langsamer DL, GA2	80%
8. Wo.:	Mo	Krafttraining	0%
	Di	Ruhetag	0%
	Mi	4 x 2.000 m Renntempo, SB	90%
	Do	1 h Schwimmen, RECOM	65%
	Fr	1-2-2-1 km Fahrtspiel, GA2	85%
91%	Sa	Ruhetag	0%
33 km	So	**1.500- m oder 3.000-m-Wettkampf**	**97%**
9. Wo.:	Mo	2 h Radfahren, RECOM	65%
	Di	Ruhetag	0%
	Mi	1-2-3-2-1 km Fahrtspiel	85%
	Do	12 km langsamer DL, GA1	70%
	Fr	5 x 2.000 m Renntempo	90%
81%	Sa	Ruhetag	0%
53 km	So	10 km lockerer DL, GA2	80%
10. Wo.:	Mo	Ruhetag	0%
	Di	7 x 400 m Intervalle, SB	90%
	Mi	8 km langsamer DL, GA1	75%
	Do	Ruhetag	65%
	Fr	4 km lockerer DL, GA2 & 1 x 400 m Intervall	80%
85%	Sa	Ruhetag	0%
32 km	So	**5-km-Wettkampf, in 16:59 min**	**95%**

Trainingsvoraussetzung: 5 km in 17:30 min *oder* 10 km in 36:30 min *oder* Halbmarathon in 1:21 h

langsamer Dauerlauf: am Ende immer 5 x 100 m Steigerungsläufe

Ziel: La.DL in 4:53 min/km, Lo.DL in 4:13 min/km, 5-km-Renntempo in 3:24 min/km

Schwellenlauf: 3:43 min/km, Intervalle: 2.000 m in 6:36 min, 1.000 m in 3:14 min, 400 m in 1:14 min, 200 m in 34 Sek, 100 m in 15 Sek

5-km-Trainingsplan
Zielzeit 16:30 Minuten

Woche Laufschnitt Summe		Trainingseinheit TE	Intensität HF max.
Wo.:	Mo	Krafttraining und 2 h Radfahren, RECOM	65%
	Di	10 km langsamer DL, GA1	75%
	Mi	10 km lockerer DL, GA2	80%
	Do	1-2-3-2-1 km Fahrtspiel, GA2	85%
	Fr	10 km langsamer DL, GA1	70%
%	Sa	8 km Schwellenlauf, IAS	87%
km	So	12 km langsamer DL, GA1	75%
Wo.:	Mo	Krafttraining und 1 h Schwimmen, RECOM	65%
	Di	12 km lockerer DL, GA2	80%
	Mi	7x400 m Intervalle, SB & 5 km langsamer DL, GA 1	80%
	Do	10 km langsamer DL, GA1	70%
	Fr	10 km lockerer DL, GA2	80%
%	Sa	1-2-3-2-1 km Fahrtspiel, GA2	85%
km	So	12 km langsamer DL	70%
Wo.:	Mo	Krafttraining und 2 h Radfahren, RECOM	65%
	Di	12 km langsamer DL, GA1	75%
	Mi	5x100 m & 10x200 m Intervalle, danach 10 km la. DL	80%
	Do	12 km langsamer DL, GA1	75%
	Fr	8 km Schwellenlauf, IAS	87%
%	Sa	12 km langsamer DL, GA1	70%
km	So	15 km lockerer DL, GA2	80%
Wo.:	Mo	Krafttraining	0%
	Di	Ruhetag	0%
	Mi	7 x 1.000 m Intervalle, SB	90%
	Do	1 h Schwimmen, RECOM	65%
	Fr	Ruhetag	0%
%	Sa	5-km-Wettkampf	95%
km	So	5 km langsamer DL, GA1	70%
Wo.:	Mo	Krafttraining und 2 h Radfahren, RECOM	65%
	Di	12 km langsamer DL, GA1	75%
	Mi	1-2-3-2-1 km Fahrtspiel, GA2	85%
	Do	12 km langsamer DL, GA1	75%
	Fr	3 x 2.000 m Renntempo + 5 km langsamer DL	80%
%	Sa	12 km langsamen DL, GA1	75%
km	So	15 km lockerer DL, GA2	85%

Woche Laufschnitt Summe		Trainingseinheit TE	Intensität HF max.
6. Wo.:	Mo	Krafttraining und 1 h Schwimmen, RECOM	65%
	Di	12 km lockerer DL, GA2	80%
	Mi	5x100 m & 10x200 m Intervalle, danach 10 km la.DL	80%
	Do	12 km langsamer DL, GA1	70%
	Fr	12 km lockerer DL, GA2	80%
78%	Sa	8 km Schwellenlauf, IAS	87%
80 km	So	15 km langsamer DL, GA1	70%
7. Wo.:	Mo	Krafttraining und 2 h Radfahren, RECOM	65%
	Di	12 km lockerer DL, GA2	80%
	Mi	10 x 1.000 m Intervalle, SB	90%
	Do	12 km langsamer DL, GA1	70%
	Fr	4 x 2.000 m Renntempo & 5 km langsamer DL	80%
77%	Sa	12 km langsamer DL, GA1	70%
83 km	So	12 km langsamer DL, GA2	70%
8. Wo.:	Mo	Krafttraining	0%
	Di	Ruhetag	0%
	Mi	4 x 2.000 m Renntempo, SB	90%
	Do	1 h Schwimmen, RECOM	65%
	Fr	1-2-2-1 km Fahrtspiel, GA2	85%
91%	Sa	Ruhetag	0%
33 km	So	1.500- oder 3.000-m-Wettkampf	97%
9. Wo.:	Mo	2 h Radfahren, RECOM	65%
	Di	Ruhetag	0%
	Mi	1-2-3-2-1 km Fahrtspiel, GA2	85%
	Do	12 km langsamer DL, GA1	75%
	Fr	4 x 2.000 m Renntempo & 5 km langsamer DL, GA1	80%
80%	Sa	Ruhetag	0%
58 km	So	12 km lockerer DL, GA2	80%
10. Wo.:	Mo	Ruhetag	0%
	Di	5 x 1.000 m Intervalle, SB	90%
	Mi	8 km langsamer DL, GA1	75%
	Do	1 h Schwimmen, RECOM	65%
	Fr	4 km lockerer DL, GA2 & 1 x 400 m Intervall	80%
85%	Sa	Ruhetag	0%
33 km	So	5-km-Wettkampf, in 16:29 min	95%

ningsvoraussetzung: 5 km in 17:00 min *oder* 10 km in 35:20 min *oder* Halbmarathon in 1:18 h
gsamer Dauerlauf: am Ende immer 5 x 100 m Steigerungsläufe
: La.DL in 4:44 min/km, Lo.DL in 4:05 min/km, 5-km-Renntempo in 3:18 min/km
Schwellenlauf: 3:36 min/km, Intervalle: 2.000 m in 6:24 min, 1.000 m in 3:08 min, 400 m in 1:12 min, 200 m in 33 Sek, 100 m in 15 Sek

5-km-Trainingsplan
Zielzeit 16:00 Minuten

Woche Laufschnitt Summe		Trainingseinheit TE	Intensität HF max.
	Mo	Krafttraining und 2 h Radfahren, RECOM	65%
	Di	12 km langsamer DL, GA1	75%
1. Wo.:	Mi	1-2-3-2-1 km Fahrtspiel, GA2	85%
	Do	12 km langsamer DL, GA1	75%
	Fr	8 km Schwellenlauf, IAS, danach 5 km langs. DL	80%
78%	Sa	12 km langsamer DL, GA1	70%
80 km	So	12 km lockerer DL, GA2	85%
	Mo	Krafttraining und 1 h Schwimmen, RECOM	65%
	Di	10x1.000 m Intervalle, SB, danach 5 km langs.DL	80%
2. Wo.:	Mi	12 km langsamer DL, GA1	70%
	Do	12 km lockerer DL, GA2	80%
	Fr	5x100m & 10x200m Intervalle, danach 10 km la. DL	80%
77%	Sa	10 km langsamer DL, GA1	70%
86 km	So	12 km lockerer DL, GA2	80%
	Mo	Krafttraining und 2 h Radfahren, RECOM	65%
	Di	15 km lockerer DL, GA2	80%
3. Wo.:	Mi	10x400 m Intervalle, SB danach 5 km langsamer DL	80%
	Do	15 km langsamer DL, GA1	75%
	Fr	8 km Schwellenlauf, IAS danach 5 km langsamer DL	80%
78%	Sa	15 km langsamer DL, GA1	70%
90 km	So	15 km lockerer DL, GA2	85%
	Mo	Krafttraining	0%
	Di	1 h Schwimmen, RECOM	65%
4. Wo.:	Mi	7x400 m Intervalle, SB danach 5 km langsamer DL	80%
	Do	8 km langsamer DL, GA1	70%
	Fr	Ruhetag	0%
79%	Sa	5-km-Wettkampf	95%
35 km	So	5 km langsamer DL, GA1	70%
	Mo	Krafttraining und 2 h Radfahren, RECOM	65%
	Di	12 km lockerer DL, GA2	80%
5. Wo.:	Mi	1-2-3-3-2-1 km Fahrtspiel, GA2	85%
	Do	12 km langsamer DL, GA1	75%
	Fr	4x (1.000m -800m -600m -400m) Intervalle,SB	90%
80%	Sa	12 km langsamen DL, GA1	70%
88 km	So	12 km lockerer DL, GA2	80%

Woche Laufschnitt Summe		Trainingseinheit TE	Intensität HF m.
	Mo	Krafttraining danach 5 km langsamer DL GA1	75%
	Di	1-2-3-3-2-1 km Fahrtspiel, GA2	85%
6. Wo.:	Mi	5x100m & 10x200m Intervalle, danach 10 km la. DL	80%
	Do	12 km langs.DL, GA1 und 1 h Schwimmen RECOM	75%
	Fr	8 km Schwellenlauf, IAS, danach 5 km langs.DL	80%
79%	Sa	12 km langsamer DL, GA1	75%
92 km	So	7 x 400 m Intervalle IAS, danach 5 km la. DL, GA1	80%
	Mo	Krafttraining und 2 h Radfahren, RECOM	65%
	Di	15 km lockerer DL, GA2	80%
7. Wo.:	Mi	4x (400m -600m -800m -1.000m) Intervalle, SB	90%
	Do	12 km langsamer Dauerlauf, GA1	70
	Fr	5 x 2.000 m Renntempo & 5 km langsamer DL	80%
78%	Sa	12 km langsamer DL, GA1	70
95 km	So	15 km lockerer DL, GA2	80
	Mo	Krafttraining	0
	Di	Ruhetag	0
8. Wo.:	Mi	4 x 2.000 m Renntempo, SB	90
	Do	1 h Schwimmen, RECOM	65
	Fr	1-2-2-1 km Fahrtspiel, GA2	85
91%	Sa	Ruhetag	0
35 km	So	1.500- oder 3.000-m-Wettkampf	97
	Mo	5 km langsamer DL	70
	Di	2 h Radfahren, RECOM	65
9. Wo.:	Mi	1-2-3-2-1 km Fahrtspiel, GA2	85
	Do	12 km lockerer DL, GA2	80
	Fr	5x2.000 m Renntempo danach 8 km langsamer DL	80
79%	Sa	Ruhetag	0
68 km	So	12 km lockerer DL, GA2	80
	Mo	Ruhetag	0
	Di	5 x 1.000 m Intervalle, SB	90
10. Wo.:	Mi	8 km langsamer DL, GA1	75
	Do	Ruhetag	65
	Fr	4 km lockerer DL, GA2 & 1 x 400 m Intervall	80
85%	Sa	Ruhetag	0
33 km	So	5-km-Wettkampf, in 15:59 min	95

Trainingsvoraussetzung: 5 km in 16:30 min *oder* 10 km in 34:20 min *oder* Halbmarathon in 1:16 h

langsamer Dauerlauf: am Ende immer 5 x 100 m Steigerungsläufe

Ziel: La.DL in 4:35 min/km, Lo.DL in 3:58 min/km, 5-km-Renntempo in 3:12 min/km

Schwellenlauf: 3:29 min/km, Intervalle: 2.000 m in 6:12 min, 1.000 m in 3:02 min, 800 m in 2:24 min, 600 m in 1:46 min, 400 m in 1:09 min, 200 m in 32 Sek, 100 m in 14 Sek

5-km-Trainingsplan
Zielzeit 15:30 Minuten

Woche Laufschnitt Summe		Trainingseinheit TE	Intensität HF max.
. Wo.:	Mo	Krafttraining danach 12 km langsamer DL, GA1	75%
	Di	12 km lockerer DL, GA2	80%
	Mi	1-2-3-2-1 km Fahrtspiel, GA2	85%
	Do	12 km langsamer DL, GA1	75%
	Fr	8 km Schwellenlauf, IAS, danach 5 km langsamer DL	80%
%	Sa	15 km langsamer DL, GA1	70%
km	So	12 km lo. DL, GA2 danach 2 h Radfahren, RECOM	80%

6. Wo.:	Mo	Krafttraining, danach 10 km langsamer DL, GA1	75%
	Di	12 km lockerer DL, GA2	85%
	Mi	5x100 m & 10x200 m Intervalle, danach 10 km la. DL	80%
	Do	12 km langs. DL, GA1 & 1 h Schwimmen, RECOM	70%
	Fr	8 km Schwellenlauf, IAS, danach 8 km langs. DL	80%
78%	Sa	12 km langsamer DL, GA1	75%
103 km	So	10 x 800 m Intervalle, IAS, danach 8 km langs. DL	80%

Wo.:	Mo	Krafttraining danach 10 km langsamer DL, GA1	75%
	Di	10x1.000 m Intervalle, SB, danach 5 km langs. DL	80%
	Mi	12 km langsamer DL, GA1	70%
	Do	12 km lockerer DL, GA2	85%
	Fr	5x100 m & 10x200 m Intervalle, danach 10 km la. DL	80%
%	Sa	12 km langsamer DL, GA1	70%
km	So	12 km lo. DL, GA2, danach 1 h Schwimmen, RECOM	80%

7. Wo.:	Mo	Krafttraining danach 12 km langsamer DL	70%
	Di	12 km lockerer DL, GA2	80%
	Mi	4x(400 -600 -800 -1.000 m) Intervalle, SB	90%
	Do	12 km langsamer Dauerlauf, GA1	70%
	Fr	5 x 2.000 m Renntempo & 6 km la. DL, 70%	80%
77%	Sa	15 km langsamer DL, GA1	70%
106 km	So	12 km lo. DL, GA2, danach 2 h Radfahren, RECOM	80%

Wo.:	Mo	Krafttraining danach 15 km langsamer DL, GA1	70%
	Di	12 km lockerer DL, GA2	80%
	Mi	10 x 400 m Intervalle, SB danach 6 km langs. DL	80%
	Do	15 km langsamer DL, GA1	70%
	Fr	8 km Schwellenlauf, IAS, danach 6 km langs. DL	80%
%	Sa	15 km langsamer DL, GA1	70%
4 km	So	15 km lo. DL, GA2, danach 2 h Radfahren, RECOM	80%

8. Wo.:	Mo	Krafttraining	0%
	Di	Ruhetag	0%
	Mi	4 x 2.000 m Renntempo, SB	90%
	Do	1 h Schwimmen, RECOM	65%
	Fr	1-2-3-2-1 km Fahrtspiel, GA2	85%
91%	Sa	Ruhetag	0%
35 km	So	1.500- oder 3.000-m-Wettkampf	97%

Wo.:	Mo	Krafttraining	0%
	Di	1 h Schwimmen, RECOM	65%
	Mi	10 x 800 m Intervalle, danach 5 km langsamer DL	80%
	Do	10 km langsamer DL, GA1 & 5 Steigerungen	75%
	Fr	Ruhetag	0%
%	Sa	5-km-Wettkampf	95%
km	So	5 km langsamer DL, GA1	70%

9. Wo.:	Mo	5 km langsamer DL, GA1	70%
	Di	2 h Radfahren, RECOM	65%
	Mi	1-2-3-2-1 km Fahrtspiel, GA2	85%
	Do	12 km langsamer DL, GA1	75%
	Fr	5x2.000 m Renntempo, danach 8 km langsamer DL	80%
78%	Sa	Ruhetag	0%
72 km	So	15 km lockerer DL, GA2	80%

Wo.:	Mo	Krafttraining danach 10 km langsamer DL, GA1	75%
	Di	12 km lockerer DL, GA2	80%
	Mi	1-2-3-3-2-1 km Fahrtspiel, GA2	85%
	Do	15 km langsamer DL, GA1	75%
	Fr	4x(1.000m -800m -600m -400m) Intervalle, SB	90%
%	Sa	10 km langsamer DL, GA1	70%
km	So	12 km lo. DL, GA1, danach 2 h Radfahren, RECOM	80%

10. Wo.:	Mo	Ruhetag	0%
	Di	5 x 1.000 m Intervalle, SB	90%
	Mi	10 km langsamer DL, GA1	75%
	Do	Ruhetag	0%
	Fr	4 km lockerer DL, GA2 & 1 x 400 m Intervall	80%
85%	Sa	Ruhetag	0%
35 km	So	5-km-Wettkampf, in 15:29 min	95%

iningsvoraussetzung: 5 km in 16:00 min *oder* 10 km in 33:20 min *oder* Halbmarathon in 1:14 h

gsamer Dauerlauf: am Ende immer 5 x 100 m Steigerungsläufe

: La.DL: in 4:26 min/km, Lo.DL in 3:50 min/km, 5-km-Renntempo in 3:06 min/km

Schwellenlauf: 3:23 min/km, Intervalle: 2.000 m in 6:01 min, 1.000 m in 2:57 min, 800 m in 2:19 min, 600 m in 1:43 min, 400 m in 1:07 min, 200 m in 31 Sek, 100 m in 14 Sek

5-km-Trainingsplan
Zielzeit 15:00 Minuten

Woche Laufschnitt Summe		Trainingseinheit TE morgens	abends	Intensität HF max.
1. Wo.:	Mo		Krafttraining	
			12 km langsamer DL, GA1, 75%	75%
	Di	8 km la. DL, GA1, 75%	12 km lockerer DL, GA2, 85%	80%
	Mi		1-2-3-3-2-1 km Fahrtspiel, GA2, 85%	85%
	Do		2 h Radfahren, RECOM	65%
	Fr	8 km la. DL, GA1, 75%	10x400 m Intervalle, SB, danach 5 km la.DL	78%
79%	Sa		15 km langsamer DL, GA1, 70%	70%
100 km	So		12 km lockerer DL, GA2, 85%	85%
2. Wo.:	Mo		Krafttraining	
			12 km langsamer DL, GA1, 75%	75%
	Di	10 km la. DL, GA1, 70%	12 km lockerer DL, GA2, 80%	75%
	Mi		10x1.000 m Interv., SB 90% danach 5 km la.DL	80%
	Do		1 h Schwimmen, RECOM	65%
	Fr	10 km la. DL, GA1, 75%	8 km Schwellenlauf, IAS, 87%	81%
78%	Sa		15 km langsamer DL, GA1, 70%	70%
106 km	So		12 km lockerer DL, GA2, 85%	85%
3. Wo.:	Mo		Krafttraining	
			10 km langsamer DL, GA1, 70%	70%
	Di	12 km la. DL, GA1, 70%	15 km lockerer DL, GA2, 80%	75%
	Mi		2x(1.000-800-600-400-200-100 m) lv.& 5 km la.DL	80%
	Do		2 h Radfahren, RECOM	65%
	Fr	12 km la. DL, GA1, 75%	1-2-3-3-2-1 km Fahrtspiel, GA2, 85%	80%
77%	Sa		15 km langsamer DL, GA1, 70%	70%
111 km	So		12 km lockerer DL, GA2, 85%	85%
4. Wo.:	Mo		Krafttraining	0%
	Di		1 h Schwimmen, RECOM	65%
	Mi		10 x 800 m Intervalle danach 5 km la.DL, GA1	80%
	Do		5 km lockerer DL, GA2, 80% & 5 Steigerungen	85%
	Fr		Ruhetag	0%
83%	Sa		5-km-Wettkampf	95%
38 km	So		5 km langsamer DL, GA1, 70%	70%
5. Wo.:	Mo		Krafttraining	
			12 km langsamer DL, GA1, 75%	75%
	Di		12 km lockerer DL, GA2, 80%	80%
	Mi	10 km la. DL, GA1, 70%	4x(100-200-400-600-800-1.000 m) Interv., SB, 90%	80%
	Do		2 h Radfahren, RECOM	65%
	Fr		4 x 2.000 m Renntempo, SB, 90%	90%
81%	Sa	10 km la. DL, GA1, 70%	12 km langsamer DL, GA1, 75%	73%
105 km	So		12 km lockerer DL, GA2, 85%	85%
6. Wo.:	Mo		Krafttraining	
			10 km langsamer DL, GA1, 75%	75%
	Di	10 km la. DL, GA1, 70%	4x (1.000-800-600-400-200-100 m) Interv., SB, 90%	80%
	Mi		12 km langsamer DL, GA1, 75%	75%
	Do	10 km la. DL, GA1, 75%	8 km Schwellenlauf, IAS, 87%	81%
	Fr		1 h Schwimmen, RECOM	65%
79%	Sa		15 km langsamer DL, GA1, 75%	75%
111 km	So		15 km lockerer DL, GA2, 85%	85%
7. Wo.:	Mo		Krafttraining	
			12 km langsamer DL, GA1, 70%	70%
	Di	10 km la. DL, GA1, 70%	12 km lockerer DL. GA2, 80%	75%
	Mi		4x (100-200-400-600-800-1.000 m) Interv., SB, 90%	80%
	Do		2 h Radfahren, RECOM	65%
	Fr	12 km la. DL, GA1, 75%	5 x 2.000 m Renntempo, SB, 90%	83%
78%	Sa		15 km langsamer DL, GA1, 70%	70%
117 km	So		15 km lockerer DL, GA2, 80%	80%
8. Wo.:	Mo		Krafttraining	0
	Di		Ruhetag	0
	Mi		4 x 2.000 m Renntempo danach 5 km la. DL	80%
	Do		1 h Schwimmen, RECOM	65%
	Fr		1-2-2-1 km Fahrtspiel, GA2, 85%	85%
87%	Sa		Ruhetag	0
34 km	So		1.500- oder 3.000-m-Wettkampf	97%
9. Wo.:	Mo		5 km langsamer DL, 70%	70%
	Di		2 h Radfahren, RECOM	65%
	Mi		1-2-3-3-2-1 km Fahrtspiel, GA2, 85%	85%
	Do		10 km langsamer DL, GA1, 75%	75%
	Fr		5 x 2.000 m Renntempo, SB, 90%	90%
81%	Sa		Ruhetag	0
64 km	So		15 km lockerer DL, GA2, 85%	85%
10. Wo.:	Mo		Ruhetag	0
	Di		5 x 1.000 m Intervalle, SB, 90%	90%
	Mi		12 km langsamer DL, GA1, 75%	75%
	Do		Ruhetag	0
	Fr		4 km lockerer DL, GA2, 80% & 1x 400 m Intervall	80%
85%	Sa		Ruhetag	0
40 km	So		5-km-Wettkampf in 14:59 min	95%

Trainingsvoraussetzung: 5 km in 15:30 min *oder* 10 km in 32:00 min *oder* **Halbmarathon** in 1:11 h
langsamer Dauerlauf: am Ende immer 5 x 100 m Steigerungsläufe
Ziel: La.DL in 4:17 min/km, Lo.DL in 3:42 min/km, **5-km-Renntempo** in 3:00 min/km
   Schwellenlauf: 3:16 min/km, **Intervalle: 2.000 m** in 5:49 min, **1.000 m** in 2:51 min, **800 m** in 2:15 min, **600 m** in 1:40 min, **400 m** in 1:05 min, **200 m** in 30 Sek, **100 m** in 13 Sek

5-km-Trainingsplan
Zielzeit 14:30 Minuten

Woche Laufschnitt Summe		Trainingseinheit TE morgens	abends	Intensität HF max.
	Mo	Krafttraining	12 km langsamer DL, GA1, 75%	75%
	Di	10 km la. DL, GA1, 75%	3 x (8 x 200 m) Intervalle, SB, 90%	83%
	Mi		8 km Schwellenlauf, IAS, 87%	87%
	Do	10 km la. DL, GA1, 70%	12 km Langsamer DL, GA1, 75%	73%
	Fr		1-2-3-2-1 km Fahrtspiel, GA2, 85%	85%
	Sa		2 h Radfahren, RECOM	65%
km	So		15 km langsamer DL, GA1, 75%	75%
	Mo	Krafttraining	12 km langsamer DL, GA1, 75%	75%
	Di	12 km la. DL, GA1, 75%	12 km lockerer DL, GA2, 85%	80%
	Mi		3x (1.000-800-600-400-200-100 m) Interv., SB, 90%	90%
	Do		1 h Schwimmen, RECOM	65%
	Fr	12 km la. DL, GA1, 75%	3 x 2.000 m Renntempo, danach 6 km la. DL, GA1	78%
	Sa		15 km langsamer DL, GA1, 70%	70%
km	So		12 km lockerer DL, GA2, 80%	80%
	Mo	Krafttraining	Ruhetag	0%
	Di		10 x 400 m Intervalle, SB, 90%	90%
	Mi		2 h Radfahren, RECOM	65%
	Do		8 km Schwellenlauf, IAS, 87%	87%
	Fr		15 km lockerer DL, GA2, 80%	80%
	Sa		Ruhetag	0%
km	So		12 km lockerer DL, GA2, 80%	80%
	Mo	Krafttraining	15 km langsamer DL, GA1, 75%	75%
	Di	12 km la. DL, GA1, 70%	12 x 800 m Intervalle, SB, 90%	80%
	Mi	10 km la. DL, GA1, 70%	15 km lockerer DL, GA2, 80%	75%
	Do		3 x (6 x 200 m) SB, danach 6 km la. DL	90%
	Fr		Ruhetag	0%
	Sa		5-km-Wettkampf	95%
km	So		5 km langsamer DL, GA1, 70%	70%
	Mo	Krafttraining	12 km langsamer DL, GA1, 75%	75%
	Di	12 km la. DL, GA1, 70%	15 km lockerer DL, GA2, 80%	75%
	Mi		1-2-3-3-2-1 km Fahrtspiel, GA2, 85%	85%
	Do		2 h Radfahren, RECOM	65%
	Fr	12 km la. DL, GA1, 70%	4 x 2.000 m Renntempo, SB, danach 6 km la.DL	75%
	Sa		15 km langsamer DL, GA1, 75%	75%
km	So		15 km lockerer DL, GA2, 80%	80%

Woche Laufschnitt Summe		Trainingseinheit TE morgens	abends	Intensität HF max.
6. Wo.:	Mo	Krafttraining	Ruhetag	0%
	Di		3x(100-200-400-600-800-1.000 m) Interv., SB, 90%	90%
	Mi		Ruhetag	0%
	Do		8 km Schwellenlauf, IAS, 87%	87%
	Fr		Ruhetag	0%
87%	Sa		1-2-3-3-2-1 km Fahrtspiel, GA2, 85%	85%
50 km	So		2 h Radfahren, RECOM	65%
7. Wo.:	Mo	Krafttraining	Ruhetag	0%
	Di	12 km la. DL, GA1, 75%	15 km lockerer DL, GA2, 85%	80%
	Mi	10 km la. DL, GA1, 75%	4x400-4x600-4x800-4x1000 m Intervalle, SB, 90%	83%
	Do		1 h Schwimmen, RECOM	65%
	Fr	12 km la. DL, GA1, 75%	6 x 2.000 m Renntempo, danach 8 km la.DL	78%
79%	Sa		10 km langsamer DL, GA1, 75%	75%
119 km	So		15 km lockerer DL, GA2, 80%	80%
8. Wo.:	Mo	12 km la. DL, GA1, 70%	12 km lockerer DL, GA2, 80%	75%
	Di	12 km la. DL, GA1, 70%	12 km lockerer DL, GA2, 80%	75%
	Mi	12 km la. DL, GA1, 70%	10 x 800 m Interv., IAS, 90%, danach 8 km la. DL	75%
	Do		15 km lockerer DL, GA2, 80%	80%
	Fr		Ruhetag	0%
79%	Sa		1.500- oder 3.000-m-Wettkampf	97%
111 km	So		5 km langsamer DL, GA1, 70% & 1 h Schwimmen, RECOM	70%
9. Wo.:	Mo	Krafttraining	Ruhetag	0%
	Di		15 km lockerer DL, GA2, 80%	80%
	Mi		10x400- 3x1.000-5x200 m Intervalle, SB, 90%	90%
	Do		2 h Radfahren, RECOM	65%
	Fr		8 km Schwellenlauf, IAS, 87%	87%
87%	Sa		Ruhetag	0%
62 km	So		5 x 2.000 m Renntempo, SB, 90%	90%
10. Wo.:	Mo		Ruhetag	0%
	Di		5 x 1.000 m Intervalle, SB, 90%	90%
	Mi		12 km langsamer DL, GA1, 75%	75%
	Do		Ruhetag	0%
	Fr		4 km lockerer DL, GA1, 80% & 1 x 400 m Intervall	80%
85%	Sa		Ruhetag	0%
40 km	So		5-km-Wettkampf in 14:29 min	95%

Trainingsvoraussetzung: 5 km in 15:00 min *oder* 10 km in 31:00 min *oder* Halbmarathon in 1:09 h
Langsamer Dauerlauf: am Ende immer 5 x 100 m Steigerungsläufe
La.DL in 4:08 min/km, Lo.DL in 3:35 min/km, 5-km-Renntempo in 2:54 min/km
Schwellenlauf: 3:09 min/km, Intervalle: 2.000 m in 5:37 min, 1.000 m in 2:45 min, 800 m in 2:10 min, 600 m in 1:36 min, 400 m in 1:03 min, 200 m in 29 Sek, 100 m in 13 Sek

5-km-Trainingsplan
Zielzeit 14:00 Minuten

Woche Laufschnitt Summe		Trainingseinheit TE morgens	abends	Intensität HF max.
1. Wo.:	Mo		Krafttraining	15 km langsamer DL, GA1, 75%	75%
	Di	10 km la. DL, GA1, 75%	3 x (8 x 200 m) Intervalle, 90%	83%
	Mi		8 km Schwellenlauf, IAS, 87%	87%
	Do	12 km la. DL, GA1, 70%	12 km langsamer DL, GA1, 75%	73%
	Fr		1-2-3-2-1 km Fahrtspiel, GA2, 85%	85%
81%	Sa		2 h Radfahren, RECOM	65%
108 km	So		15 km lockerer DL, GA2, 80%	80%
2. Wo.:	Mo	Krafttraining	15 km langsamer DL, GA1, 75%	75%
	Di	12 km la. DL, GA1, 75%	12 x 1.000 m Intervalle, SB, 90%	78%
	Mi		15 km langsamer DL, GA1, 70%	70%
	Do		1 h Schwimmen, RECOM	65%
	Fr	12 km la. DL, GA1, 75%	8 km Schwellenlauf, IAS, 87%	81%
77%	Sa		15 km langsamer Dauerlauf, GA1, 75%	75%
117 km	So		15 km lockerer DL, GA2, 80%	80%
3. Wo.:	Mo	Krafttraining	Ruhetag	0%
	Di		12 km lockerer DL, GA2, 85%	85%
	Mi		2 h Radfahren, RECOM	65%
	Do		8 km Schwellenlauf, IAS, 87%	87%
	Fr		Ruhetag	0%
83%	Sa		3x(1.000-800-600-400-200-100 m) Interv., SB, 90%	90%
53 km	So		10 km langsamer DL, GA1, 70%	70%
4. Wo.:	Mo	12 km la. DL, GA1, 70%	15 km lockerer DL, GA2, 80%	75%
	Di	12 km la. DL, GA1, 70%	1-2-3-3-2-1 km Fahrtspiel, GA2, 85%	78%
	Mi		15 km langsamer DL, GA1, 75%	75%
	Do		3 x (6 x 200 m) SB, danach 5 km la. DL	80%
	Fr		Ruhetag	0%
81%	Sa		5-km-Wettkampf	95%
108 km	So	5 km langsamer DL, GA1, 70%, danach 1 h Schwimmen, RECOM		70%
5. Wo.:	Mo	Krafttraining	12 km lockerer DL, GA2, 80%	80%
	Di	10 km la. DL, GA1, 70%	12 km langsamer DL, GA1, 75%	73%
	Mi	10 km la. DL, GA1, 70%	1-2-3-2-1 km Fahrtspiel, GA2, 85%	78%
	Do		2 h Radfahren, RECOM	65%
	Fr	12 km la. DL, GA1, 70%	8 km Schwellenlauf, IAS, 87%	79%
78%	Sa		15 km langsamer DL, GA1, 75%	75%
131 km	So		12 km lockerer DL, GA2, 80%	80%
6. Wo.:	Mo	Krafttraining	Ruhetag	
	Di		3x (1.000-800-600-400-200-100 m) Intervalle, 90%	9
	Mi		1 h Schwimmen, RECOM	6
	Do		8 km Schwellenlauf, IAS, 87%	8
	Fr		Ruhetag	
84%	Sa		4 x 2.000 m Renntempo, SB, 90%	9
54 km	So		10 km langsamer DL, GA1, 70%	7
7. Wo.:	Mo	Krafttraining	12 km lockerer DL, GA2, 80%	8
	Di	12 km la. DL, GA1, 75%	15 km lockerer DL, GA2, 85%	8
	Mi	10 km la. DL, GA1, 75%	4x(400-600-800-1.000 m) Intervalle, SB, 90%	9
	Do		2 h Radfahren, RECOM	6
	Fr	10 km la. DL, GA1, 75%	5 x 2.000 m Renntempo, SB, 90%	9
80%	Sa		15 km langsamer DL, GA1, 70%	7
124 km	So		12 km lockerer DL, GA2, 80%	8
8. Wo.:	Mo	12 km la. DL, GA1, 70%	15 km langsamer DL, GA1, 75%	7
	Di	12 km la. DL, GA1, 75%	12 x 800 m Interv., SB, 90% & 6 km la. DL	7
	Mi	12 km la. DL, GA1, 70%	12 km lockerer DL, GA2, 80%	7
	Do		1-2-3-3-2-1 km Fahrtspiel, GA2, 85%	8
	Fr		Ruhetag	
80%	Sa		1.500- oder 3.000-m-Wettkampf	9
118 km	So	6 km langsamer DL, GA1, 70%, danach 1 h Schwimmen, RECOM		
9. Wo.:	Mo	Krafttraining	Ruhetag	
	Di		15 km lockerer DL, GA2, 80%	8
	Mi		10x400- 3x1.000-5x200 m Intervalle, SB, 90%	9
	Do		2 h Radfahren, RECOM	6
	Fr		8 km Schwellenlauf, IAS, 87%	8
87%	Sa		Ruhetag	
62 km	So		5 x 2.000 m Renntempo, SB, 90%	9
10. Wo.:	Mo		Ruhetag	
	Di		6 x 1.000 m Intervalle, SB, 90%	9
	Mi		Ruhetag	
	Do		12 km langsamer DL, GA1, 75%	7
	Fr		Ruhetag	
85%	Sa		4 km lockerer DL, GA2, 80% & 1 x 400 m Intervall	8
42 km	So		5-km-Wettkampf in 13:59 min	9

Trainingsvoraussetzung: 5 km in 14:30 min *oder* 10 km in 30:00 min *oder* Halbmarathon in 1:07 h
langsamer Dauerlauf: am Ende immer 5 x 100 m Steigerungsläufe
Ziel: La.DL in 3:59 min/km, Lo.DL in 3:27 min/km, 5-km-Renntempo in 2:48 min/km
Schwellenlauf: 3:02 min/km, Intervalle: 2.000 m in 5:26 min, 1.000 m in 2:40 min, 800 m in 2:06 min, 600 m in 1:33 min, 400 m in 1:01 min, 200 m in 28 Sek, 100 m in 12 Sek

5-km-Trainingsplan
Zielzeit 13:30 Minuten

Woche Laufschnitt Summe	Trainingseinheit TE morgens	abends	Intensität HF max.
1. Wo.: Mo	Krafttraining	15 km langsamer DL, GA1, 70%	70%
Di	12 km la. DL, GA1, 75%	3 x (10 x 200 m) Intervalle, SB, 90%	78%
Mi	12 km la. DL, GA1, 70%	8 km Schwellenlauf, IAS, 87%	79%
Do		12 km Langsamer DL, GA1, 75%	75%
Fr	12 km la. DL, GA1, 70%	1-2-3-2-1 km Fahrtspiel, GA2, 85%	78%
Sa		2 h Radfahren, RECOM	65%
92 km So		15 km lockerer DL, GA2, 85%	85%
2. Wo.: Mo	Krafttraining	15 km langsamer DL, GA1, 70%	70%
Di	12 km la. DL, GA1, 75%	12 x 1.000 m Intervalle, IAS, 90%	83%
Mi	12 km la. DL, GA1, 70%	15 km lockerer DL, GA2, 80%	75%
Do		1 h Schwimmen, RECOM	65%
Fr	12 km la. DL, GA1, 70%	8 km Schwellenlauf, IAS, 87%	79%
Sa		15 km langsamer DL, GA1, 70%	70%
99 km So		15 km lockerer DL, GA2, 85%	85%
3. Wo.: Mo	Krafttraining	Ruhetag	0%
Di		15 km lockerer DL, GA2, 85%	85%
Mi		2 h Radfahren, RECOM	65%
Do		8 km Schwellenlauf, IAS, 87%	87%
Fr		Ruhetag	0%
Sa		3x (1.000-800-600-400-200-100 m) Intervalle, 90%	90%
? km So		10 km langsamer DL, GA1, 70%	70%
4. Wo.: Mo	12 km la. DL, GA1, 70%	15 km lockerer DL, GA2, 80%	75%
Di	12 km la. DL, GA1, 70%	1-2-3-2-1 km Fahrtspiel, GA2, 85%	78%
Mi	12 km la. DL, GA1, 70%	15 km lockerer DL, GA2, 80%	75%
Do		3 x (6 x 200 m) SB, danach 5 km la. DL	80%
Fr		Ruhetag	0%
Sa		5-km-Wettkampf	95%
? km So		5 km langsamer DL, GA1, 70%, danach 1 h Schwimmen, RECOM	70%
5. Wo.: Mo	10 km la. DL, GA1, 70%	15 km lockerer DL, GA2, 80%	75%
Di	12 km la. DL, GA1, 70%	15 km lockerer DL, GA2, 80%	75%
Mi	12 km la. DL, GA1, 70%	1-2-3-2-1 km Fahrtspiel, GA2, 85%	78%
Do		2 h Radfahren, RECOM	65%
Fr	12 km la. DL, GA1, 70%	4 x 2.000 m Renntempo, SB, 90%	80%
Sa	10 km la. DL, GA1, 70%	15 km langsamer DL, GA1, 75%	73%
? km So		12 km lockerer DL, GA2, 80%	80%
6. Wo.: Mo	Krafttraining	Ruhetag	0%
Di		3x (1.000-800-600-400-200-100 m) Interv., SB, 90%	90%
Mi		1 h Schwimmen, RECOM	65%
Do		5 x 2.000 m Renntempo, SB, 90%	90%
Fr		Ruhetag	0%
84% Sa		8 km Schwellenlauf, IAS, 87%	87%
61 km So		15 km langsamer DL, GA1, 70%	70%
7. Wo.: Mo	Krafttraining	12 km lockerer DL, GA2, 80%	80%
Di	12 km la. DL, GA1, 75%	15 km lockerer DL, GA2, 85%	80%
Mi	12 km la. DL, GA1, 75%	4x(400-600-800-1.000 m) Intervalle, SB, 90%	83%
Do		2 h Radfahren, RECOM	65%
Fr	12 km la. DL, GA1, 75%	5 x 2.000 m Renntempo, SB, 90%	83%
80% Sa	10 km la. DL, GA1, 70%	15 km lockerer DL, GA2, 80%	75%
138 km So		12 km lockerer DL, GA2, 80%	80%
8. Wo. Mo	12 km la. DL, GA1, 75%	15 km lockerer DL, GA2, 80%	78%
Di	12 km la. DL, GA1, 75%	12 x 1.000 m Interv., SB, 90%, danach 8 km la. DL	78%
Mi	12 km la. DL, GA1, 70%	15 km lockerer DL, GA2, 80%	75%
Do		1-2-3-3-2-1 km Fahrtspiel, GA2, 85%	85%
Fr		Ruhetag	0%
81% Sa		1.500- oder 3.000-m-Wettkampf	97%
133 km So		10 km langsamer DL, GA1, 70%, danach 1 h Schwimmen, RECOM	70%
9. Wo.: Mo	Krafttraining	Ruhetag	0%
Di		15 km lockerer DL, GA2, 80%	80%
Mi		10x400- 3x1.000-5x200 m Intervalle, SB, 90%	90%
Do		2 h Radfahren, RECOM	65%
Fr		8 km Schwellenlauf, IAS, 87%	78%
87% Sa		Ruhetag	0%
62 km So		5 x 2.000 m Renntempo, SB, 90%	90%
10. Wo.: Mo		Ruhetag	0%
Di		7 x 1.000 m Intervalle, SB, 90%	90%
Mi		Ruhetag	0%
Do		12 km langsamer DL, GA1, 75%	75%
Fr		Ruhetag	0%
85% Sa		4 km langsamer DL, GA1, 75% & 1 x 400 m Interv.	80%
43 km So		5-km-Wettkampf in 13:29 min	95%

Trainingsvoraussetzung: 5 km in 14:00 min *oder* 10 km in 29:00 min *oder* Halbmarathon in 1:04 h
langsamer Dauerlauf: am Ende immer 5 x 100 m Steigerungsläufe
La.DL in 3:51 min/km, Lo.DL in 3:19 min/km, 5-km-Renntempo in 2:42 min/km
Schwellenlauf: 2:56 min/km, **Intervalle: 2.000 m** in 5:14 min, **1.000 m** in 2:34 min, **800 m** in 2:01 min, **600 m** in 1:30 min, **400 m** in 0:58 min, **200 m** in 27 Sek, **100 m** in 12 Sek

10-km-Training

Zu Beginn des 10-km-Trainings wird empfohlen, dass der Athlet über ein Lauf-Niveau von einer Stunde Dauerlauf ohne Unterbrechung verfügt. Das 10-km-Training eignet sich hervorragend, um die Grundschnelligkeit zu verbessern und es ist bei weitem nicht so zeitintensiv wie das Halbmarathon-Training, bewirkt aber eine ca. 50% bessere Schnelligkeitsentwicklung gegenüber dem reinen Halbmarathon-Training.

Die Leistungsfortschritte zu Beginn eines 10-km-Trainings stellen sich am Anfang sehr schnell ein, vorausgesetzt, man trainiert 4–5 Tage/Woche und das Überge-

Äquivalenz zur 10-km-Wettkampfzeit

10-km-Zielzeit = 5-km-Zeit x 2,0999

10-km-Zielzeit = Halbmarathon-Zeit x 0,4499

10-km-Zeit x 0,4762 = 5-km-Zielzeit

10-km-Zeit x 2,2225 = Halbmarathon-Zielzeit

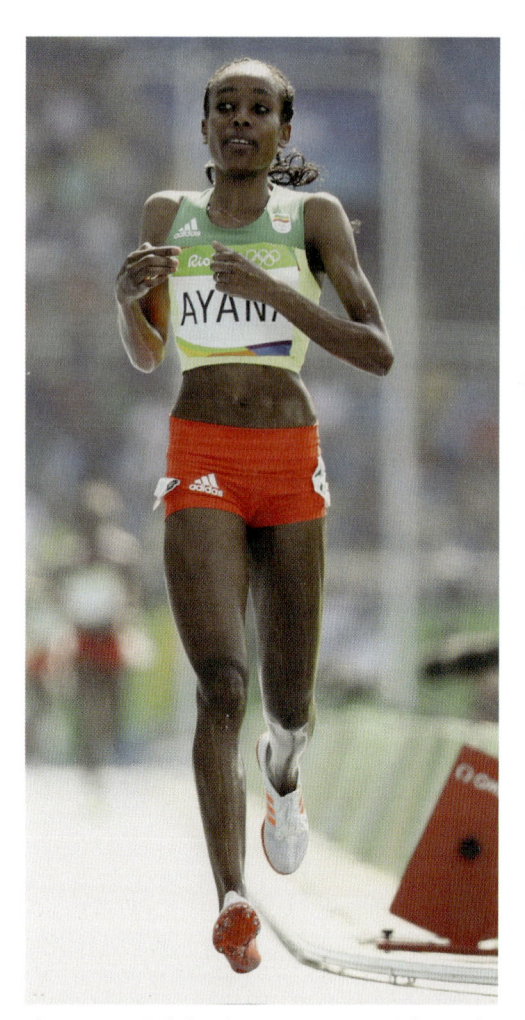

Almaz Ayana hält bei den Frauen seit 2016 den Weltrekord über 10.000 m in 29:17,4 Minuten.

wicht ist nicht über BMI 25. Im fortgeschrittenen Stadium muss man jedoch für weitere Fortschritte hart trainieren.

Das Training für den 10-Kilometer-Lauf konzentriert sich auf kürzere, schnellere Läufe und Intervalle, die sich mit vielen mittleren und längeren Läufen von langsamer und mittlerer Intensität abwechseln. Die Dosierung liegt bei ca. 20% schnellen Läufen und 80% Läufen im mittleren und langsamen Tempo. Überdurchschnittlich lange Läufe sind hierbei nicht notwendig, sehr wohl aber ein relativ hoher Laufumfang. Was beim Halbmarathon als Leis-

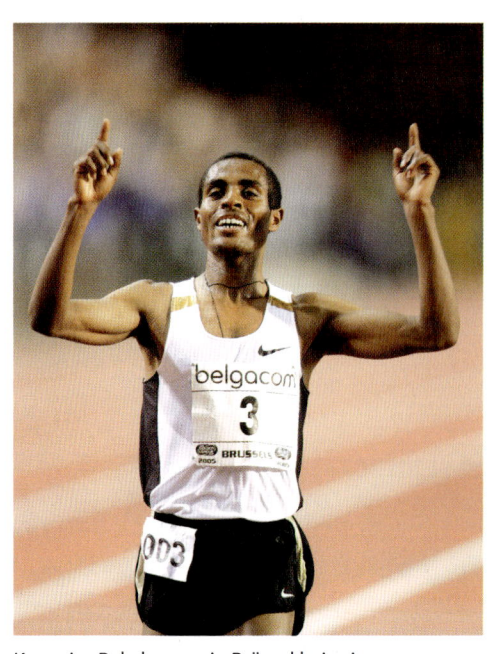

Kenenisa Bekele 2005 in Brüssel bei seinem 10.000-m-Weltrekord in 26:17,5 Minuten.

tungsorientierung die Sub-1:25h-Marke bedeutet, entspricht beim 10-km-Lauf der Sub-38-Minuten-Marke.

Für jüngere Läufer ist die 10-Kilometer-Distanz aufgrund der im hohen Maße verfügbaren Kraft die ideale Langstreckendistanz. Im Alter von Ende 20 wechseln diese Athleten dann oft zur Halbmarathon- und Marathondistanz und nutzen ihre hohe Grundschnelligkeit zum Marathon-Erfolg.

Der 10-km-Lauf ist seit 1912 olympische Disziplin, für Frauen jedoch erst seit 1988. Die erste Laufzeit im 10-km-Wettkampf unter 30 Minuten wurde 1939 von dem Finnen Taisto Mäki gelaufen und die erste Zeit unter 27 Minuten 1993 von dem Kenianer Yobes Ondieki.

Es wird zwischen dem 10.000-Meter-Lauf auf der Bahn über 25 Runden und dem 10-Kilometer-Lauf auf der Straße sowie zwischen dem 10-Kilometer-Crosslauf unterschieden.

Den Weltrekord für 10.000 Meter hält bei den Männern der Äthiopier Kenenisa Bekele mit 26:17,5 Min. aus dem Jahre 2005 und bei den Frauen die Äthiopierin Almaz Ayana mit 29:17,4 Min. aus dem Jahre 2016.

Den Weltrekord für 10 km Straße hält bei den Männern der Kenianer Leonard Komon mit 26:44 Min. aus dem Jahre 2010 und bei den Frauen die Kenianerin Joyciline Jepkosgei mit 29:43 Min. aus dem Jahre 2017.

Keine Lauf-Wettkampfveranstaltung wird öfter als der 10-km-Wettkampf auf der Straße angeboten. Fast jedes Wochenende findet auf regionalem Umfeld ein 10-km-Volkslauf statt. Man unterscheidet hierbei

Die größten 10-km-Läufe in Deutschland 2017			
Rang	Laufveranstaltung	Teilnehmer	Termin
1	Citynacht Berlin	5.538	Juli
2	Grand 10 Berlin	5.208	Okt
3	Stadtlauf München	4.678	Juni
4	Paderborner Osterlauf	3.935	März
5	Kiel-Lauf	3.756	Sept
6	Marathon Hannover	3.671	Mai
7	Berliner Frauenlauf	3.638	Mai
8	Alsterlauf Hamburg	3.365	Sept
9	Airport Run Berlin	3.365	April
10	Bonner Nachtlauf	2.931	Juni
11	Big 25 Berlin	2.924	Mai
12	Einsteinlauf Ulm	2.886	Sept
13	München Marathon	2.699	Okt
14	Winterlaufs. Duisburg 1. Lauf	2.537	Jan
15	Nachtlauf Hannover	2.307	Sept
16	Marathon Dresden	2.061	Okt
17	Stadtlauf Nürnberg	2.055	Okt
18	Marathon Bremen	1.964	Okt
19	Ludwigsburger Citylauf	1.756	Juli
20	Citylauf Dresden	1.637	März

Deutsche Rekorde im 10.000-Meter-Lauf (Bahn), Männer				
Rang	Name	Zeit	Jahr	Ort
1	Dieter Baumann	27:21,53	1997	Barakaldo
2	Werner Schildhauer	27:24,95	1983	Jena
3	Hansjörg Kunze	27:26,00	1988	Oslo
4	Karl Fleschen	27:36,80	1979	Troisdorf
5	Carsten Eich	27:41,94	1997	Barakaldo
6	Detlef Uhlemann	27:42,09	1977	Stockholm
7	Frank Zimmermann	27:42,80	1979	Troisdorf
8	Frank Heine	27:43,89	1986	Jena
9	Arne Gabius	27:43,93	2015	Eugene
10	Stephane Franke	27:48,88	1995	Göteborg

Deutsche Rekorde im 10-km-Lauf (Straße), Männer				
Rang	Name	Zeit	Jahr	Ort
1	Carsten Eich	27:47	1993	Paderborn
2	Homiyu Tesfaye	27:51	2015	Paderborn
3	Jens Karras	27:53	1991	Pittsburgh
4	Arne Gabius	28:07	2015	Berlin
5	Stephane Franke	28:23	1997	Paderborn
6	Dieter Baumann	28:46	2002	Neuss
7	André Pollmächer	28:46	2013	Düsseldorf
8	Amanal Petros	28:49	2015	Bad Liebenzell
9	Musa Roba-Kinkal	28:50	2010	Paderborn
10	Oliver Dietz	28:54	2003	Troisdorf

Deutsche Rekorde im 10.000-Meter-Lauf (Bahn), Frauen				
Rang	Name	Zeit	Jahr	Ort
1	Kathrin Ullrich	31:03,62	1991	Frankfurt
2	Sabrina Mockenhaupt	31:14,21	2008	Peking
3	Ulrike Bruns	31:19,76	1986	Stuttgart
4	Uta Pippig	31:21,36	1992	Jena
5	Irina Mikitenko	31:29,55	2001	Barakaldo
6	Iris Biba	31:32,09	1989	Oslo
7	Petra Wassiluk	31:52,2	2000	Straßburg
8	Kerstin Pressler	31:55,51	1990	Dortmund
9	Claudia Lokar	31:57,90	1995	Minden
10	Charlotte Teske	32:00,26	1983	Knarvik

Deutsche Rekorde im 10-km-Lauf (Straße), Frauen				
Rang	Name	Zeit	Jahr	Ort
1	Irina Mikitenko	30:57	2008	Karlsruhe
2	Alina Reh	31:35	2017	Berlin
3	Uta Pippig	31:39	1990	Boston
4	Kathrin Wessel	31:44	1990	Djarkarta
5	Luminita Zaituc	31:45	2005	Otterndorf
6	Sabrina Mockenhaupt	31:49	2009	Berlin
7	Kathrin Dörre-Heinig	31:52	1996	Paderborn
8	Claudia Lokar	32:11	1993	Paderborn
9	Susanne Hahn	32:12	2012	Tessenderlo
10	Eleni Gebrehiwot	32:12	2013	Paderborn

die Wettkämpfe mit vermessener Strecke, deren Distanz exakt 10 km entspricht oder den allgemeinen 10-km-Veranstaltungen, deren Distanz um bis zu einem Kilometer abweichen kann.

Für viele Freizeitläufer ist das erste Ziel, die 1-h-Marke zu knacken über 10 km. Top-Läufer gewinnen meist um 32 Minuten die meisten 10-km-Volksläufe in Deutschland.

10-km-Training																
10-km-Zielzeit in Min	64:00	58:00	51:30	48:00	45:00	42:00	38:30	37:30	36:30	35:20	34:20	33:20	32:00	31:00	30:00	29:00	27:50
Training Umfang in km	36	39	42	46	50	59	67	71	76	88	99	113	127	137	144	153	168
10-km-Renntempo in Min/km	6:26	5:48	5:09	4:48	4:30	4:11	3:51	3:45	3:39	3:32	3:26	3:19	3:13	3:06	3:00	2:54	2:47
Langsamer DL in Min/km	8:53	7:59	7:06	6:39	6:13	5:46	5:19	5:11	5:02	4:53	4:44	4:35	4:26	4:17	4:08	3:59	3:51
Lockerer DL in Min/km	7:40	6:54	6:08	5:45	5:22	4:59	4:36	4:28	4:21	4:13	4:05	3:58	3:50	3:42	3:35	3:27	3:19
Schwellenlauf																	
Schwelle	6:46	6:05	5:25	5:04	4:44	4:24	4:03	3:57	3:50	3:43	3:36	3:29	3:23	3:16	3:09	3:02	2:56
Intervalle																	
2.000 m	12:29	11:14	9:59	9:22	8:44	8:07	7:29	7:17	7:04	6:52	6:39	6:27	6:14	6:02	5:49	5:37	5:25
1.000 m	6:07	5:31	4:54	4:35	4:17	3:59	3:40	3:34	3:28	3:22	3:16	3:10	3:04	2:58	2:51	2:45	2:39
400 m	2:20	2:06	1:52	1:45	1:38	1:31	1:24	1:22	1:19	1:17	1:15	1:12	1:10	1:08	1:05	1:03	1:01
Äquivalent zum Trainingsplan																	
5 km	31:00	27:30	24:30	23:00	21:30	20:00	18:30	18:00	17:30	17:00	16:30	16:00	15:30	15:00	14:30	14:00	13:30
Halbmarathon	2:23	2:10	1:55	1:47	1:40	1:33	1:26	1:23	1:21	1:18	1:16	1:14	1:11	1:09	1:07	1:04	1:02

10-km-Trainingsplan
Zielzeit 64:00 Minuten

Woche Laufschnitt Summe		Trainingseinheit TE	Intensität HF max.		Woche Laufschnitt Summe		Trainingseinheit TE	Intensität HF max.
Wo.:	Mo	Krafttraining	0%		6. Wo.:	Mo	Krafttraining	0%
	Di	6 km langsamer DL, GA1	70%			Di	6 km lockerer DL, GA2	80%
	Mi	Ruhetag	0%			Mi	Ruhetag	0%
	Do	8 km langsamer DL, GA1	75%			Do	8 km langsamer DL, GA1	75%
	Fr	2 h Radfahren, RECOM	65%			Fr	5 x 1000 m Renntempo, GA2	90%
%	Sa	6 km langsamer DL, GA1	75%		79%	Sa	1 h Schwimmen, RECOM	65%
km	So	8 km langsamer DL, GA1	70%		37 km	So	12 km la. DL, GA1 & 2 h Radfahren	70%
Wo.:	Mo	Krafttraining	0%		7. Wo.:	Mo	Krafttraining	0%
	Di	1-2-2-1 km Fahrtspiel	80%			Di	8 km lockerer DL, GA2	80%
	Mi	Ruhetag	0%			Mi	Ruhetag	0%
	Do	10 km langsamer DL, GA1	75%			Do	2 x 2000 m Renntempo & 4 km langsamer DL	85%
	Fr	8 km lockerer DL, GA2	80%			Fr	Ruhetag	0%
%	Sa	1 h Schwimmen, RECOM	65%		82%	Sa	2 h Radfahren, RECOM	65%
km	So	10 km langsamer DL, GA1	70%		29 km	So	10 km lockerer DL, GA2	80%
Wo.:	Mo	Krafttraining	0%		8. Wo.:	Mo	Krafttraining	0%
	Di	8 km lockerer DL, GA2	80%			Di	1-2-2-1 km Fahrtspiel	85%
	Mi	Ruhetag	0%			Mi	6 km langsamer DL, GA1	70%
	Do	10 km lockerer DL, GA2	80%			Do	1 h Schwimmen, RECOM	65%
	Fr	Ruhetag	0%			Fr	6 km langsamer DL, GA1	70%
%	Sa	10 km lockerer DL, GA2	85%		80%	Sa	Ruhetag	0%
km	So	2 h Radfahren, RECOM	65%		31 km	So	5-km-Wettkampf	95%
Wo.:	Mo	6 km langsamer DL, GA1	75%		9. Wo.:	Mo	2 h Radfahren, RECOM	65%
	Di	8 km lockerer DL, GA2	80%			Di	Ruhetag	0%
	Mi	Ruhetag	0%			Mi	5 km langsamer DL, GA2	80%
	Do	8 km langsamer DL, GA1 und Krafttraining	70%			Do	Ruhetag	0%
	Fr	Ruhetag	0%			Fr	2 x 2000 m Renntempo, SB	90%
%	Sa	5-km-Wettkampf	90%		82%	Sa	Ruhetag	0%
km	So	1 h Schwimmen, RECOM	65%		19 km	So	5 km langsamer DL, GA1	75%
Wo.:	Mo	6 km langs. DL, GA1 und Krafttraining	70%		10. Wo.:	Mo	Ruhetag	0%
	Di	8 km lockerer DL, GA2	80%			Di	6 km lockerer DL, GA2	80%
	Mi	Ruhetag	0%			Mi	Ruhetag	0%
	Do	4 x 1000 m Renntempo	90%			Do	Ruhetag	0%
	Fr	Ruhetag	0%			Fr	4 km langsamer DL, GA1 & 5 Steigerungen	75%
%	Sa	2 h Radfahren, RECOM	65%		82%	Sa	Ruhetag	0%
km	So	12 km langsamer DL, GA1	75%		24 km	So	10-km-Wettkampf, in 64:00 min	90%

Trainingsvoraussetzung: 1 Stunde langsamer Dauerlauf ohne Unterbrechung

La.DL in 8:53 min/km, Lo.DL in 7:40 min/km, **10-km-Renntempo** in 6:26 min/km

Schwellenlauf: 6:46 min/km, **Intervalle: 2.000 m** in 12:29 min, **1.000 m** in 6:07 min, **400 m** in 2:20 min

10-km-Trainingsplan
Zielzeit 58:00 Minuten

Woche Laufschnitt Summe		Trainingseinheit TE	Intensität HF max.
1. Wo.:	Mo	Krafttraining	0%
	Di	6 km langsamer DL, GA1	75%
	Mi	Ruhetag	0%
	Do	8 km lockerer DL, GA2	80%
	Fr	2 h Radfahren, RECOM	65%
75%	Sa	8 km langsamer DL, GA1	75%
32 km	So	10 km langsamer DL, GA1	70%
2. Wo.:	Mo	Krafttraining	0%
	Di	1-2-2-1 km Fahrtspiel	85%
	Mi	Ruhetag	0%
	Do	10 km langsamer DL, GA1	75%
	Fr	8 km lockerer DL, GA2	80%
78%	Sa	1 h Schwimmen, RECOM	65%
38 km	So	12 km langsamer DL, GA1	70%
3. Wo.:	Mo	Krafttraining	0%
	Di	8 km lockerer DL, GA2	80%
	Mi	Ruhetag	0%
	Do	5 km Schwellenlauf, IAS	87%
	Fr	Ruhetag	0%
84%	Sa	10 km lockerer DL, GA2	85%
27 km	So	2 h Radfahren, RECOM	65%
4. Wo.:	Mo	6 km langsamer DL, GA1	75%
	Di	1-2-2-1 km Fahrtspiel, GA2	85%
	Mi	Ruhetag	0%
	Do	8 km langsamer DL, GA1 und Krafttraining	70%
	Fr	Ruhetag	0%
80%	Sa	5-km-Wettkampf	90%
35 km	So	1 h Schwimmen, RECOM	65%
5. Wo.:	Mo	6 km la.DL, GA1 und Krafttraining	70%
	Di	8 km lockerer DL, GA2	80%
	Mi	Ruhetag	0%
	Do	2 x 2000 m Renntempo & 4 km langsamer DL	85%
	Fr	2 h Radfahren, RECOM	65%
78%	Sa	6 km lockerer DL, GA2	80%
41 km	So	10 km langsamer DL, GA1	75%
6. Wo.:	Mo	Krafttraining	0%
	Di	6 km lockerer DL, GA2	80%
	Mi	Ruhetag	0%
	Do	8 km langsamer DL, GA1	75%
	Fr	2 x 2000 m Renntempo & 4 km langsamer DL	85%
78%	Sa	1 h Schwimmen, RECOM	65%
39 km	So	15 km langsamer DL, GA1	70%
7. Wo.:	Mo	Krafttraining	0%
	Di	10 km lockerer DL, GA2	80%
	Mi	Ruhetag	0%
	Do	2 x 2000 m Renntempo & 4 km langsamer DL	85%
	Fr	Ruhetag	0%
80%	Sa	2 h Radfahren, RECOM	65%
31 km	So	10 km langsamer DL, GA1	75%
8. Wo.:	Mo	Krafttraining	0%
	Di	1-2-2-1 km Fahrtspiel	85%
	Mi	8 km langsamer DL, GA1	70%
	Do	1 h Schwimmen, RECOM	65%
	Fr	6 km langsamer DL, GA1	70%
80%	Sa	Ruhetag	0%
33 km	So	5-km-Wettkampf	95%
9. Wo.:	Mo	2 h Radfahren, RECOM	65%
	Di	Ruhetag	0%
	Mi	5 km langsamer DL, GA2	80%
	Do	Ruhetag	0%
	Fr	2 x 2000 m Renntempo	90%
82%	Sa	Ruhetag	0%
19 km	So	5 km langsamer DL, GA1	75%
10. Wo.:	Mo	Ruhetag	
	Di	5 x 400 m Intervalle, SB	90%
	Mi	Ruhetag	
	Do	Ruhetag	
	Fr	4 km langsamer DL, GA1 & 5 Steigerungen	75%
85%	Sa	Ruhetag	
26 km	So	10-km-Wettkampf, in 58:00 min	90%

Trainingsvoraussetzung: 5 km in 31 min *oder* 10 km in 64 min *oder* Halbmarathon in 2:23 h
Ziel: La.DL in 7:59 min/km, Lo.DL in 6:54 min/km, **10-km-Renntempo** in 5:47 min/km
Schwellenlauf: 6:05 min/km, Intervalle: **2.000 m** in 11:14 min, **1.000 m** in 5:31 min, **400 m** in 2:06 min

10-km-Trainingsplan
Zielzeit 51:30 Minuten

Woche Laufschnitt Summe		Trainingseinheit TE	Intensität HF max.	Woche Laufschnitt Summe		Trainingseinheit TE	Intensität HF max.
. Wo.:	Mo	Krafttraining	0%	6. Wo.:	Mo	Krafttraining	0%
	Di	8 km langsamer DL, GA1	75%		Di	1-2-3-2-1 km Fahrtspiel, GA2	85%
	Mi	Ruhetag	0%		Mi	Ruhetag	0%
	Do	8 km lockerer DL, GA2	80%		Do	8 km langsamer DL, GA1	75%
	Fr	2 h Radfahren, RECOM	65%		Fr	2 x 2000 m Renntempo & 4 km langsamer DL	85%
5%	Sa	8 km langsamer DL, GA1	75%	79%	Sa	1 h Schwimmen, RECOM	65%
4 km	So	10 km langsamer DL, GA1	70%	42 km	So	12 km langsamer DL, GA1	70%
. Wo.:	Mo	Krafttraining	0%	7. Wo.:	Mo	Krafttraining	0%
	Di	1-2-2-1 km Fahrtspiel	85%		Di	8 km lockerer DL, GA2	85%
	Mi	1 h Schwimmen, RECOM	65%		Mi	2 h Radfahren, RECOM	65%
	Do	8 km langsamer DL, GA1	75%		Do	2 x 2000 m Renntempo & 4 km langsamer DL	85%
	Fr	Ruhetag	0%		Fr	Ruhetag	0%
0%	Sa	5-km-Wettkampf	90%	83%	Sa	6 km Schwellenlauf, IAS	87%
6 km	So	4 km langsamer DL, GA1	70%	29 km	So	Ruhetag	0%
. Wo.:	Mo	Krafttraining	0%	8. Wo.:	Mo	Krafttraining	0%
	Di	8 km lockerer DL, GA2	80%		Di	1-2-3-2-1 km Fahrtspiel, GA2	85%
	Mi	Ruhetag	0%		Mi	10 km langsamer DL, GA1	70%
	Do	6 km Schwellenlauf, IAS	87%		Do	1 h Schwimmen, RECOM	65%
	Fr	Ruhetag	0%		Fr	8 km langsamer DL, GA1	70%
4%	Sa	10 km lockerer DL, GA2	85%	80%	Sa	Ruhetag	0%
8 km	So	2 h Radfahren, RECOM	65%	36 km	So	5-km-Wettkampf	95%
. Wo.:	Mo	10 km langsamer DL, GA1	75%	9. Wo.:	Mo	2 h Radfahren, RECOM	65%
	Di	1-2-1 km Fahrtspiel, GA2	85%		Di	Ruhetag	0%
	Mi	Ruhetag	0%		Mi	6 km lockerer DL, GA2	80%
	Do	8 km langsamer DL, GA1 und Krafttraining	70%		Do	Ruhetag	0%
	Fr	Ruhetag	0%		Fr	2 x 2000 m Renntempo, SB	90%
0%	Sa	10-km-Wettkampf	90%	82%	Sa	Ruhetag	0%
9 km	So	1 h Schwimmen, RECOM	65%	21 km	So	6 km langsamer DL, GA1	75%
. Wo.:	Mo	6 km la. DL, GA1 und Krafttraining	70%	10. Wo.:	Mo	Ruhetag	0%
	Di	8 km lockerer DL, GA2	80%		Di	5 x 400 m Intervalle, SB	90%
	Mi	Ruhetag	0%		Mi	Ruhetag	0%
	Do	1-2-1 km Fahrtspiel, GA2	85%		Do	Ruhetag	0%
	Fr	2 h Radfahren, RECOM	65%		Fr	5 km langsamer DL, GA1 & 5 Steigerungen	75%
8%	Sa	6 km lockerer DL, GA2	80%	85%	Sa	Ruhetag	0%
1 km	So	10 km langsamer DL, GA1	75%	27 km	So	10-km-Wettkampf, in 51:30 min	90%

ainingsvoraussetzung: 5 km in 27:30 min *oder* 10 km in 58:00 min *oder* Halbmarathon in 2:09 h
el: La.DL in 7:06 min/km, Lo.DL in 6:08 min/km, 10-km-Renntempo in 5:09 min/km,
   Schwellenlauf: 5:25 min/km, Intervalle: 2.000 m in 9:59 min, 1.000 m in 4:54 min, 400 m in 1:52 min,
   200 m in 51 Sek, 100 m in 24 Sek

10-km-Trainingsplan
Zielzeit 48:00 Minuten

Woche Laufschnitt Summe		Trainingseinheit TE	Intensität HF max.
1. Wo.:	Mo	Krafttraining	0%
	Di	8 km langsamer DL, GA1	75%
	Mi	Ruhetag	0%
	Do	8 km lockerer DL, GA2	80%
	Fr	2 h Radfahren, RECOM	65%
75%	Sa	8 km langsamer DL, GA1	75%
36 km	So	12 km langsamer DL, GA1	70%
2. Wo.:	Mo	Krafttraining	0%
	Di	1-2-2-1 km Fahrtspiel	85%
	Mi	1 h Schwimmen, RECOM	65%
	Do	8 km langsamer DL, GA1	75%
	Fr	Ruhetag	0%
80%	Sa	5-km-Wettkampf	90%
40 km	So	8 km langsamer DL, GA1	70%
3. Wo.:	Mo	Krafttraining	0%
	Di	8 km lockerer DL, GA2	80%
	Mi	Ruhetag	0%
	Do	6 km Schwellenlauf, IAS	87%
	Fr	Ruhetag	0%
84%	Sa	10 km lockerer DL, GA2	85%
28 km	So	2 h Radfahren, RECOM	65%
4. Wo.:	Mo	10 km langsamer DL, GA1	75%
	Di	7 x 400 m Intervalle, SB	90%
	Mi	Ruhetag	0%
	Do	12 km langsamer DL, GA1 und Krafttraining	70%
	Fr	2 h Radfahren, RECOM	65%
81%	Sa	10-km-Wettkampf	90%
45 km	So	1 h Schwimmen, RECOM	65%
5. Wo.:	Mo	8 km langs. DL, GA1 und Krafttraining	70%
	Di	8 km lockerer DL, GA2	80%
	Mi	Ruhetag	0%
	Do	2 x 2000 m Renntempo & 5 km langsamer DL	85%
	Fr	2 h Radfahren, RECOM	65%
78%	Sa	8 km lockerer DL, GA2	80%
46 km	So	10 km langsamer DL, GA1	75%
6. Wo.:	Mo	Krafttraining	0%
	Di	5x100 m & 10x200 m Interv., danach 5 km la. DL	85%
	Mi	Ruhetag	0%
	Do	8 km langsamer DL, GA1	75%
	Fr	1-2-1 km Fahrtspiel, GA2	85%
79%	Sa	1 h Schwimmen, RECOM	65%
46 km	So	15 km langsamer DL, GA1	70%
7. Wo.:	Mo	Krafttraining	0%
	Di	8 km lockerer DL, GA2	85%
	Mi	2 h Radfahren, RECOM	65%
	Do	2 x 2000 m Renntempo & 4 km langsamer DL	85%
	Fr	Ruhetag	0%
83%	Sa	6 km Schwellenlauf, IAS	87%
37 km	So	8 km langsamer DL, GA1	75%
8. Wo.:	Mo	Krafttraining	0%
	Di	7 x 400 m Intervalle, SB	90%
	Mi	8 km langsamer DL, GA1	70%
	Do	6 km lockerer DL, GA2	80%
	Fr	8 km langsamer DL, GA1	70%
81%	Sa	Ruhetag	0%
41 km	So	5-km-Wettkampf	95%
9. Wo.:	Mo	1 h Schwimmen, RECOM	65%
	Di	Ruhetag	0%
	Mi	6 km lockerer DL, GA2	80%
	Do	Ruhetag	0%
	Fr	2 x 2000 m Renntempo, SB	90%
82%	Sa	Ruhetag	0%
23 km	So	8 km langsamer DL, GA1	75%
10. Wo.:	Mo	Ruhetag	0%
	Di	5 x 400 m Intervalle, SB	90%
	Mi	Ruhetag	0%
	Do	Ruhetag	0%
	Fr	5 km langsamer DL, GA1 & 5 Steigerungen	75%
86%	Sa	Ruhetag	0%
29 km	So	10-km-Wettkampf, in 48:00 min	90%

Trainingsvoraussetzung: 5 km in 24:30 min *oder* 10 km in 51:30 min *oder* Halbmarathon in 1:55 h
langsamer Dauerlauf: am Ende immer 5 x 100 m Steigerungsläufe
Ziel: La.DL in 6:39 min/km, Lo.DL in 5:45 min/km, 10-km-Renntempo in 4:48 min/km
   Schwellenlauf: 5:04 min/km, Intervalle: 2.000 m in 9:22 min, 1.000 m in 4:35 min, 400 m in 1:45 min, 200 m in 48 Sek, 100 m in 22 Sek

10-km-Trainingsplan
Zielzeit 45:00 Minuten

Woche Laufschnitt Summe		Trainingseinheit TE	Intensität HF max.
Wo.:	Mo	Krafttraining	0%
	Di	8 km langsamer DL, GA1	75%
	Mi	Ruhetag	0%
	Do	10 km lockerer DL, GA2	80%
	Fr	2 h Radfahren, RECOM	65%
%	Sa	8 km lockerer DL, GA2	80%
km	So	10 km langs. DL, GA1	70%

Wo.:	Mo	Krafttraining	0%
	Di	1-2-3-2-1 km Fahrtspiel	85%
	Mi	1 h Schwimmen, RECOM	65%
	Do	10 km langsamer DL, GA1	75%
	Fr	Ruhetag	0%
%	Sa	5-km-Wettkampf	90%
km	So	8 km langsamer DL, GA1	70%

Wo.:	Mo	Krafttraining	0%
	Di	8 km lockerer DL, GA2	80%
	Mi	Ruhetag	0%
	Do	8 km Schwellenlauf, IAS	87%
	Fr	Ruhetag	0%
%	Sa	10 km lockerer DL, GA2	85%
km	So	2 h Radfahren, RECOM	65%

Wo.:	Mo	10 km langsamer DL, GA1	75%
	Di	7 x 1000 m Intervalle, SB	90%
	Mi	Ruhetag	0%
	Do	12 km langsamer DL, GA1 und Krafttraining	70%
	Fr	Ruhetag	0%
%	Sa	10-km-Wettkampf	90%
km	So	1 h Schwimmen, RECOM	65%

Wo.:	Mo	10 km langsamer DL, GA1 und Krafttraining	70%
	Di	1-2-3-2-1 km Fahrtspiel, GA2	85%
	Mi	Ruhetag	0%
	Do	5 x 1000 m Renntempo & 5 km langsamer DL	80%
	Fr	2 h Radfahren, RECOM	65%
%	Sa	10 km lockerer DL, GA2	80%
km	So	12 km langsamer DL, GA1	75%

Woche Laufschnitt Summe		Trainingseinheit TE	Intensität HF max.
6. Wo.:	Mo	Krafttraining	0%
	Di	5x100 m & 10x200 m Interv., d. 5 km la. DL	85%
	Mi	Ruhetag	0%
	Do	12 km langsamer DL, GA1	75%
	Fr	3 x 2000 m Renntempo & 5 km langs. DL	85%
79%	Sa	1 h Schwimmen, RECOM	65%
53 km	So	15 km langsamer DL, GA1	70%

7. Wo.:	Mo	Krafttraining	0%
	Di	1-2-3-2-1 km Fahrtspiel, GA2	85%
	Mi	Ruhetag	0%
	Do	3 x 2000 m Renntempo & 5 km langsamer DL	85%
	Fr	2 h Radfahren, RECOM	65%
83%	Sa	8 km Schwellenlauf, IAS	87%
36 km	So	8 km langsamer DL, GA1	75%

8. Wo.:	Mo	Krafttraining	0%
	Di	1-2-3-2-1 km Fahrtspiel, GA2	85%
	Mi	10 km langsamer DL, GA1	70%
	Do	8 km lockerer DL, GA2	85%
	Fr	10 km langsamer DL, GA1	70%
81%	Sa	Ruhetag	0%
47 km	So	5-km-Wettkampf	95%

9. Wo.:	Mo	2 h Radfahren, RECOM	65%
	Di	Ruhetag	0%
	Mi	5 x 400 m Intervalle, SB	90%
	Do	1 h Schwimmen, RECOM	65%
	Fr	3 x 2000 m Renntempo	90%
85%	Sa	Ruhetag	0%
26 km	So	8 km langsamer DL, GA1	75%

10. Wo.:	Mo	Ruhetag	0%
	Di	1-2-3-2-1 km Fahrtspiel, GA2	85%
	Mi	Ruhetag	0%
	Do	Ruhetag	0%
	Fr	5 km langsamer DL, GA1 & 5 Steigerungen	75%
83%	Sa	Ruhetag	0%
29 km	So	10-km-Wettkampf, in 45:00 min	90%

iningsvoraussetzung: 5 km in 23:00 min *oder* 10 km in 48:00 min *oder* Halbmarathon in 1:47 h
gsamer Dauerlauf: am Ende immer 5 x 100 m Steigerungsläufe
: La.DL in 6:13 min/km, Lo.DL in 5:22 min/km, **10-km-Renntempo** in 4:30 min/km,
Schwellenlauf: 4:44 min/km, **Intervalle: 2.000 m** in 8:44 min, **1.000 m** in 4:17 min, **400 m** in 1:38 min,
200 m in 45 Sek, **100 m** in 21 Sek

10-km-Trainingsplan
Zielzeit 42:00 Minuten

Woche Laufschnitt Summe		Trainingseinheit TE	Intensität HF max.
1. Wo.:	Mo	Krafttraining	0%
	Di	8 km langsamer DL, GA1	75%
	Mi	Ruhetag	0%
	Do	10 km lockerer DL, GA2	80%
	Fr	2 h Radfahren, RECOM	65%
76%	Sa	10 km lockerer DL, GA2	80%
45 km	So	12 km langsamer DL, GA1	70%
2. Wo.:	Mo	Krafttraining	0%
	Di	1-2-3-2-1 km Fahrtspiel	85%
	Mi	1 h Schwimmen, RECOM	65%
	Do	15 km langsamer DL, GA1	75%
	Fr	Ruhetag	0%
80%	Sa	5-km-Wettkampf	90%
50 km	So	8 km langsamer DL, GA1	70%
3. Wo.:	Mo	Krafttraining	0%
	Di	8 km lockerer DL, GA2	80%
	Mi	Ruhetag	0%
	Do	8 km Schwellenlauf, IAS	87%
	Fr	Ruhetag	0%
84%	Sa	12 km lockerer DL, GA2	85%
32 km	So	2 h Radfahren, RECOM	65%
4. Wo.:	Mo	12 km langsamer DL, GA1	70%
	Di	10 x 1000 m Intervalle, SB	90%
	Mi	Ruhetag	0%
	Do	12 km langsamer DL, GA1 und Krafttraining	70%
	Fr	Ruhetag	0%
80%	Sa	10-km-Wettkampf	90%
56 km	So	1 h Schwimmen, RECOM	65%
5. Wo.:	Mo	12 km langsamer DL, GA1 und Krafttraining	70%
	Di	1-2-3-2-1 km Fahrtspiel, GA2	85%
	Mi	2 h Radfahren, RECOM	65%
	Do	5 x 1000 m Renntempo & 5 km langsamer DL	80%
	Fr	Ruhetag	0%
79%	Sa	10 km lockerer DL, GA2	80%
57 km	So	15 km langsamer DL, GA1	75%
6. Wo.:	Mo	Krafttraining	0
	Di	5x100 m & 10x200 m Interv., danach 6 km la. DL	85
	Mi	Ruhetag	0
	Do	12 km langsamer DL, GA1	70
	Fr	3 x 2000 m Renntempo & 5 km langsamer DL	85
78%	Sa	2 h Radfahren, RECOM	65
59 km	So	20 km langs. DL, GA1 & 2 h Radfahren	70
7. Wo.:	Mo	Krafttraining	0
	Di	1-2-3-2-1 km Fahrtspiel, GA2	85
	Mi	Ruhetag	0
	Do	3 x 2000 m Renntempo & 5 km langsamer DL	80
	Fr	1 h Schwimmen, RECOM	65
82%	Sa	10 km Schwellenlauf, IAS	87
41 km	So	10 km langsamer DL, GA1	75
8. Wo.:	Mo	Krafttraining	0
	Di	10 x 400 m Intervalle, SB	90
	Mi	10 km langsamer DL, GA1	70
	Do	12 km lockerer DL, GA2	80
	Fr	10 km langsamer DL, GA1	70
81%	Sa	Ruhetag	0
53 km	So	5-km-Wettkampf	95
9. Wo.:	Mo	2 h Radfahren, RECOM	65
	Di	Ruhetag	0
	Mi	8 km lockerer DL, GA2	80
	Do	Ruhetag	0
	Fr	3 x 2000 m Renntempo, SB	90
82%	Sa	Ruhetag	0
30 km	So	10 km langsamer DL, GA1	75
10. Wo.:	Mo	Ruhetag	0
	Di	10 x 400 m Intervalle, SB	90
	Mi	Ruhetag	0
	Do	Ruhetag	0
	Fr	5 km langsamer DL, GA1 & 5 Steigerungen	75
85%	Sa	Ruhetag	0
31 km	So	10-km-Wettkampf, in 42:00 min	90

Trainingsvoraussetzung: 5 km in 21:30 min *oder* 10 km in 45:00 min *oder* **Halbmarathon** in 1:40 h

langsamer Dauerlauf: am Ende immer 5 x 100 m Steigerungsläufe

Ziel: La.DL in 5:46 min/km, Lo.DL in 4:59 min/km, **10-km-Renntempo** in 4:11 min/km,
Schwellenlauf: 4:24 min/km, **Intervalle: 2.000 m** in 8:07 min, **1.000 m** in 3:59 min, **400 m** in 1:31 min, **200 m** in 42 Sek, **100 m** in 19 Sek

10-km-Trainingsplan
Zielzeit 38:30 Minuten

Wo.	Tag	Trainingseinheit TE	Intensität HF max.
1. Wo.:	Mo	8 km langsamer DL, GA1 & Krafttraining	75%
	Di	10 km lockerer DL, GA2	80%
	Mi	Ruhetag	0%
	Do	8 km langsamer DL, GA1	75%
	Fr	8 km Schwellenlauf, IAS	87%
	Sa	2 h Radfahren, RECOM	65%
	So	15 km langsamer DL, GA1	70%
2. Wo.:	Mo	10 km lockerer DL, GA2 & Krafttraining	80%
	Di	7 x 1000 m Intervalle, SB	90%
	Mi	1 h Schwimmen, RECOM	65%
	Do	15 km langsamer DL, GA1	70%
	Fr	Ruhetag	0%
	Sa	5-km-Wettkampf	90%
	So	8 km langsamer DL, GA1	70%
3. Wo.:	Mo	Krafttraining	0%
	Di	10 km lockerer DL, GA2	80%
	Mi	10 x 400 m Intervalle, SB	90%
	Do	2 h Radfahren, RECOM	65%
	Fr	10 km Schwellenlauf, IAS	87%
	Sa	Ruhetag	0%
	So	8 km lockerer DL, GA2	80%
4. Wo.:	Mo	15 km langsamer DL, GA1	75%
	Di	1 h Schwimmen, RECOM	65%
	Mi	7 x 1000 m Intervalle, SB	90%
	Do	10 km lockerer DL, GA2	80%
	Fr	Ruhetag	0%
	Sa	10-km-Wettkampf	90%
	So	10 km langsamer DL, GA1	70%
5. Wo.:	Mo	Krafttraining	0%
	Di	12 km langsamer DL, GA1	75%
	Mi	1-2-3-2-1 km Fahrtspiel	85%
	Do	2 h Radfahren, RECOM	65%
	Fr	3 x 2000 m Renntempo + 5 km langsamer DL	80%
	Sa	12 km langsamer DL, GA1	70%
	So	15 km lockerer DL, GA2	80%
6. Wo.:	Mo	Krafttraining	0%
	Di	12 km lockerer DL, GA2	80%
	Mi	5x100m & 10x200m Interv., danach 5 km la. DL	85%
	Do	1 h Schwimmen, RECOM	65%
	Fr	12 km langsamer DL, GA1	75%
	Sa	10 km lockerer DL, GA2	80%
	So	20 km langsamer DL, GA1	75%
7. Wo.:	Mo	Krafttraining	0%
	Di	10 km lockerer DL, GA2	85%
	Mi	7 x 400 m Intervalle, SB	90%
	Do	2 h Radfahren, RECOM	65%
	Fr	3 x 2000 m Renntempo & 5 km langsamer DL	80%
	Sa	Ruhetag	0%
	So	10 km lockerer DL, GA2	80%
8. Wo.:	Mo	Krafttraining	0%
	Di	15 km langsamer DL, GA1	70%
	Mi	10 x 400 m Intervalle, SB	90%
	Do	8 km langsamer DL, GA1	70%
	Fr	1-2-3-2-1 km Fahrtspiel	85%
	Sa	Ruhetag	0%
	So	5-km-Wettkampf	95%
9. Wo.:	Mo	1 h Schwimmen, RECOM	65%
	Di	Ruhetag	0%
	Mi	7 x 400 m Intervalle, SB	90%
	Do	Ruhetag	0%
	Fr	3 x 2000 m Renntempo	90%
	Sa	Ruhetag	0%
	So	12 km langsamer DL, GA1	75%
10. Wo.:	Mo	Ruhetag	0%
	Di	10 x 400 m Intervalle, SB	90%
	Mi	10 km langsamer DL, GA1	75%
	Do	Ruhetag	0%
	Fr	5 km langsamer DL, GA1 & 5 Steigerungen	75%
	Sa	Ruhetag	0%
	So	10-km-Wettkampf, in 38:30 min	90%

Trainingsvoraussetzung: 5 km in 20:00 min *oder* 10 km in 42:00 min *oder* Halbmarathon in 1:33 h

langsamer Dauerlauf: am Ende immer 5 x 100 m Steigerungsläufe

La.DL in 5:19 min/km, Lo.DL in 4:36 min/km, 10-km-Renntempo in 3:51 min/km, Schwellenlauf: 4:03 min/km, Intervalle: 2.000 m in 7:29 min, 1.000 m in 3:40 min, 400 m in 1:24 min, 200 m in 39 Sek, 100 m in 18 Sek

10-km-Trainingsplan
Zielzeit 37:30 Minuten

Woche Laufschnitt Summe		Trainingseinheit TE	Intensität HF max.
1. Wo.:	Mo	10 km langsamer DL, GA1 & Krafttraining	75%
	Di	10 km lockerer DL, GA2	80%
	Mi	2 h Radfahren, RECOM	65%
	Do	10 km langsamer DL, GA1	75%
	Fr	8 km Schwellenlauf, IAS	87%
77%	Sa	Ruhetag	0%
58 km	So	15 km langsamer DL, GA1	70%
2. Wo.:	Mo	8 km lockerer DL, GA2 & Krafttraining	80%
	Di	7 x 1000 m Intervalle, SB	90%
	Mi	10 km langsamer DL, GA1	70%
	Do	15 km langsamer DL, GA1	75%
	Fr	Ruhetag	0%
80%	Sa	5-km-Wettkampf	95%
66 km	So	10 km langs. DL, GA1 & 1 h Schwimmen, RECOM	70%
3. Wo.:	Mo	Krafttraining	0%
	Di	12 km lockerer DL, GA2	80%
	Mi	10 x 400 m Intervalle, SB	90%
	Do	2 h Radfahren, RECOM	65%
	Fr	12 km Schwellenlauf, IAS	87%
84%	Sa	Ruhetag	0%
55 km	So	15 km lockerer DL, GA2	80%
4. Wo.:	Mo	15 km langsamer DL, GA1	75%
	Di	10 km lockerer DL, GA2	80%
	Mi	7 x 1000 m Intervalle, SB	90%
	Do	10 km langsamer DL, GA1	75%
	Fr	Ruhetag	0%
80%	Sa	10-km-Wettkampf	90%
71 km	So	10 km langs. DL, GA1 & 1 h Schwimmen, RECOM	70%
5. Wo.:	Mo	Krafttraining	0%
	Di	12 km langsamer DL, GA1	75%
	Mi	1-2-3-2-1 km Fahrtspiel	85%
	Do	2 h Radfahren, RECOM	65%
	Fr	4 x 2000 m Renntempo + 5 km langsamer DL	80%
80%	Sa	12 km langsamer DL, GA1	70%
73 km	So	20 km lockerer DL	80%
6. Wo.:	Mo	Krafttraining	0
	Di	12 km lockerer DL, GA2	80
	Mi	5x100 m & 10x200 m Interv., danach 5 km la. DL	85
	Do	1 h Schwimmen, RECOM	65
	Fr	15 km langsamer DL, GA1	75
80%	Sa	10 km Schwellenlauf, IAS	87
72 km	So	20 km langsamer DL, GA1	75
7. Wo.:	Mo	Krafttraining	0
	Di	12 km lockerer DL, GA2	85
	Mi	10 x 1000 m Intervalle, SB	90
	Do	2 h Radfahren, RECOM	65
	Fr	3 x 2000 m Renntempo & 5 km langsamer DL	80
84%	Sa	Ruhetag	0
57 km	So	15 km lockerer DL, GA2	80
8. Wo.:	Mo	Krafttraining	0
	Di	15 km langsamer DL, GA1	70
	Mi	10 x 400 m Intervalle, SB	90
	Do	12 km langsamer DL, GA1	70
	Fr	1-2-3-2-1 km Fahrtspiel	85
82%	Sa	Ruhetag	0
66 km	So	5-km-Wettkampf	95
9. Wo.:	Mo	1 h Schwimmen, RECOM	65
	Di	Ruhetag	0
	Mi	7 x 1000 m Intervalle, SB	90
	Do	Ruhetag	0
	Fr	3 x 2000 m Renntempo	90
85%	Sa	Ruhetag	0
36 km	So	10 km langsamer DL, GA1	75
10. Wo.:	Mo	Ruhetag	0
	Di	10 x 400 m Intervalle, SB	90
	Mi	5 km langsamer DL, GA1	75
	Do	Ruhetag	0
	Fr	5 km langsamer DL, GA1 & 5 Steigerungen	75
83%	Sa	Ruhetag	0
41 km	So	10-km-Wettkampf, in 37:30 min	90

Trainingsvoraussetzung: 5 km in 18:30 min *oder* 10 km in 38:30 min *oder* Halbmarathon in 1:26 h
langsamer Dauerlauf: am Ende immer 5 x 100 m Steigerungsläufe
Ziel: La.DL in 5:11 min/km, Lo.DL in 4:28 min/km, 10-km-Renntempo in 3:45 min/km,
 Schwellenlauf: 3:57 min/km, Intervalle: 2.000 m in 7:17 min, 1.000 m in 3:34 min, 400 m in 1:22 min,
 200 m in 37 Sek, 100 m in 17 Sek

10-km-Trainingsplan
Zielzeit 36:30 Minuten

Woche Laufschnitt Summe		Trainingseinheit TE	Intensität HF max.
. Wo.:	Mo	12 km langsamer DL, GA1 & Krafttraining	75%
	Di	10 km lockerer Dauerlauf, GA2	80%
	Mi	Ruhetag	0%
	Do	12 km langsamer DL, GA1	75%
	Fr	8 km Schwellenlauf, IAS	87%
7%	Sa	2 h Radfahren, RECOM	65%
2 km	So	15 km langsamer DL, GA1	70%

. Wo.:	Mo	10 km lockerer DL, GA2 & Krafttraining	80%
	Di	7 x 1000 m Intervalle, SB	90%
	Mi	12 km langsamer DL, GA1	70%
	Do	15 km langsamer DL, GA1	75%
	Fr	Ruhetag	0%
%	Sa	5-km-Wettkampf	95%
4 km	So	10 km langs. DL, GA1 & 1 h Schwimmen, RECOM	70%

Wo.:	Mo	Krafttraining	0%
	Di	12 km lockerer DL, GA2	80%
	Mi	10 x 400 m Intervalle, SB	90%
	Do	10 km langsamer DL	75%
	Fr	12 km Schwellenlauf, IAS	87%
%	Sa	Ruhetag	0%
2 km	So	12 km lockerer DL, GA2	80%

Wo.:	Mo	15 km langsamer DL, GA1	75%
	Di	12 km lockerer DL, GA2	80%
	Mi	10 x 1000 m Intervalle, SB	90%
	Do	10 km langsamer DL, GA1	75%
	Fr	Ruhetag	0%
%	Sa	10-km-Wettkampf	90%
km	So	10 km langs. DL, GA1 & 1 h Schwimmen, RECOM	70%

Wo.:	Mo	Krafttraining	0%
	Di	15 km langsamer DL, GA1	75%
	Mi	1-2-3-2-1 km Fahrtspiel	85%
	Do	2 h Radfahren, RECOM	65%
	Fr	5 x 2000 m Renntempo + 5 km langsamer DL	80%
%	Sa	12 km langsamer DL, GA1	70%
km	So	20 km lockerer DL, GA2	80%

Woche Laufschnitt Summe		Trainingseinheit TE	Intensität HF max.
6. Wo.:	Mo	Krafttraining	0%
	Di	12 km lockerer DL, GA2	80%
	Mi	5x100 m & 10x200 m Interv., danach 10 km la.DL	85%
	Do	1 h Schwimmen, RECOM	65%
	Fr	15 km langsamer DL, GA1	75%
80%	Sa	12 km Schwellenlauf, IAS	87%
79 km	So	20 km langsamer DL, GA1	75%

7. Wo.:	Mo	Krafttraining	0%
	Di	12 km lockerer DL, GA2	85%
	Mi	10 x 1000 m Intervalle, SB	90%
	Do	2 h Radfahren, RECOM	65%
	Fr	5 x 2000 m Renntempo & 5 km langsamer DL	80%
84%	Sa	Ruhetag	0%
62 km	So	15 km lockerer DL, GA2	80%

8. Wo.:	Mo	Krafttraining	0%
	Di	12 km langsamer DL, GA1	70%
	Mi	10 x 400 m Intervalle, SB & 10 km langs. DL	90%
	Do	12 km langsamer DL, GA1	70%
	Fr	1-2-2-3-2-2-1 km Fahrtspiel	85%
82%	Sa	Ruhetag	0%
71 km	So	5-km-Wettkampf	95%

9. Wo.:	Mo	2 h Radfahren, RECOM	65%
	Di	Ruhetag	0%
	Mi	7 x 1000 m Intervalle, SB	90%
	Do	Ruhetag	0%
	Fr	4 x 2000 m Renntempo & 5 km langs. DL, GA1	80%
82%	Sa	Ruhetag	0%
40 km	So	10 km langsamer DL, GA1	75%

10. Wo.:	Mo	Ruhetag	0%
	Di	10 x 400 m Intervalle, SB	90%
	Mi	10 km langsamer DL, GA1	75%
	Do	Ruhetag	0%
	Fr	5 km langsamer DL, GA1 & 5 Steigerungen	75%
82%	Sa	Ruhetag	0%
43 km	So	10-km-Wettkampf, in 36:30 min	90%

iningsvoraussetzung: 5 km in 18:00 min *oder* 10 km in 37:30 min *oder* Halbmarathon in 1:23 h
gsamer Dauerlauf: am Ende immer 5 x 100 m Steigerungsläufe
: La.DL in 5:02 min/km, Lo.DL in 4:21 min/km, **10-km-Renntempo** in 3:39 min/km,
Schwellenlauf: 3:50 min/km, **Intervalle:** 2.000 m in 7:04 min, 1.000 m in 3:28 min, 400 m in 1:19 min,
200 m in 36 Sek, 100 m in 17 Sek

10-km-Trainingsplan
Zielzeit 35:20 Minuten

Woche Laufschnitt Summe	Tag	Trainingseinheit TE	Intensität HF max.
1. Wo.:	Mo	10 km langsamer DL, GA1 & Krafttraining	75%
	Di	10 km lockerer DL, GA2	80%
	Mi	2 h Radfahren, RECOM	65%
	Do	12 km langsamer DL, GA1	75%
	Fr	8 km Schwellenlauf, IAS	87%
79%	Sa	10 km langsamer DL, GA1	75%
67 km	So	10 km lockerer DL, GA2	80%
2. Wo.:	Mo	1 h Schwimmen, RECOM	65%
	Di	10 x 1000 m Intervalle, SB	90%
	Mi	15 km langsamer DL, GA1	70%
	Do	15 km langsamer DL, GA1	75%
	Fr	Ruhetag	0%
80%	Sa	5-km-Wettkampf	95%
68 km	So	10 km langsamer DL, GA1	70%
3. Wo.:	Mo	Krafttraining	0%
	Di	15 km lockerer DL, GA2	80%
	Mi	10 x 400 m Intervalle, SB	90%
	Do	15 km langsamer DL	75%
	Fr	12 km Schwellenlauf, IAS	87%
82%	Sa	2 h Radfahren, RECOM	65%
70 km	So	12 km lockerer DL, GA2	80%
4. Wo.:	Mo	15 km langsamer DL, GA1	75%
	Di	15 km lockerer DL, GA2	80%
	Mi	10 x 1000 m Intervalle, SB	90%
	Do	15 km langsamer DL, GA1	75%
	Fr	Ruhetag	0%
80%	Sa	10-km-Wettkampf	90%
87 km	So	12 km langs. DL, GA1 & 1 h Schwimmen, RECOM	70%
5. Wo.:	Mo	Krafttraining	0%
	Di	15 km langsamer DL, GA1	75%
	Mi	1-2-3-2-1 km Fahrtspiel	85%
	Do	2 h Radfahren, RECOM	65%
	Fr	5 x 2000 m Renntempo + 5 km langsamer DL	80%
79%	Sa	15 km langsamer DL, GA1	70%
88 km	So	22 km lockerer DL, GA2	80%
6. Wo.:	Mo	Krafttraining	0%
	Di	12 km lockerer DL, GA2	80%
	Mi	5x100 m & 10x200 m Interv., danach 10 km la.DL	85%
	Do	10 km langsamer DL, GA1	70%
	Fr	15 km lockerer DL, GA2	80%
79%	Sa	12 km Schwellenlauf, IAS	87%
89 km	So	20 km langs. DL, GA1 & 1 h Schwimmen, RECOM	75%
7. Wo.:	Mo	Krafttraining	0%
	Di	15 km lockerer DL, GA2	85%
	Mi	10 x 1000 m Intervalle, SB	90%
	Do	2 h Radfahren, RECOM	65%
	Fr	5 x 2000 m Renntempo & 5 km langsamer DL	80%
84%	Sa	Ruhetag	0%
70 km	So	20 km lockerer DL, GA2	80%
8. Wo.:	Mo	10 km langsaner DL, GA1	70%
	Di	15 km langsamer DL, GA1	75%
	Mi	10 x 400 m Intervalle, SB & 10 km langs. DL	80%
	Do	12 km langsamer DL, GA1	70%
	Fr	1-2-2-3-2-2-1 km Fahrtspiel	85%
79%	Sa	Ruhetag	0%
84 km	So	5-km-Wettkampf	95%
9. Wo.:	Mo	1 h Schwimmen, RECOM	65%
	Di	Ruhetag	0
	Mi	10 x 1000 m Intervalle, SB	90%
	Do	Ruhetag	0%
	Fr	5 x 2000 m Renntempo & 5 km langs. DL, GA1	80%
82%	Sa	Ruhetag	0%
46 km	So	10 km langsamer DL, GA1	75%
10. Wo.:	Mo	Ruhetag	0%
	Di	10 x 400 m Intervalle, SB	90%
	Mi	12 km langsamer DL, GA1	75%
	Do	Ruhetag	0
	Fr	5 km langsamer DL, GA1 & 5 Steigerungen	75%
81%	Sa	Ruhetag	0
43 km	So	10-km-Wettkampf, in 35:20 min	90%

Trainingsvoraussetzung: **5 km** in 17:30 min *oder* **10 km** in 36:30 min *oder* **Halbmarathon** in 1:21 h
langsamer Dauerlauf: am Ende immer 5 x 100 m Steigerungsläufe
Ziel: La.DL in 4:53 min/km, Lo.DL in 4:13 min/km, **10-km-Renntempo** in 3:32 min/km,
   Schwellenlauf: 3:43 min/km, **Intervalle:** 2.000 m in 6:52 min, 1.000 m in 3:22 min, 400 m in 1:17 min,
   200 m in 35 Sek, 100 m in 16 Sek

10-km-Trainingsplan
Zielzeit 34:20 Minuten

		Trainingseinheit TE	Intensität HF max.	Woche Laufschnitt Summe		Trainingseinheit TE	Intensität HF max.
Wo.:	Mo	10 km langsamer DL, GA1 & Krafttraining	75%	6. Wo.:	Mo	Krafttraining	0%
	Di	10 km lockerer DL, GA2	80%		Di	15 km lockerer DL, GA2	80%
	Mi	2 h Radfahren, RECOM	65%		Mi	5x100 m & 10x200 m Interv., danach 10 km la.DL	85%
	Do	12 km langsamer DL, GA1	75%		Do	15 km langsamer DL, GA1	70%
	Fr	10 km Schwellenlauf, IAS	87%		Fr	15 km lockerer DL, GA2	80%
%	Sa	10 km langsamer DL, GA1	70%	80%	Sa	12 km Schwellenlauf, IAS	87%
km	So	15 km langsamer DL, GA1	75%	99 km	So	22 km langs. DL, GA1 & 1 h Schwimmen, RECOM	75%
Wo.:	Mo	1 h Schwimmen, RECOM	65%	7. Wo.:	Mo	Krafttraining	0%
	Di	10 x 1000 m Intervalle, SB	90%		Di	15 km lockerer DL, GA2	85%
	Mi	15 km langsamer DL, GA1	70%		Mi	10 x 1000 m Intervalle, SB	90%
	Do	20 km langsamer DL, GA1	75%		Do	2 h Radfahren, RECOM	65%
	Fr	Ruhetag	0%		Fr	5 x 2000 m Renntempo & 10 km langsamer DL	80%
%	Sa	5-km-Wettkampf	95%	84%	Sa	Ruhetag	0%
km	So	10 km langsamer DL, GA1	70%	77 km	So	22 km lockerer DL, GA2	80%
Wo.:	Mo	Krafttraining	0%	8. Wo.:	Mo	15 km langsamer DL, GA1	70%
	Di	15 km lockerer DL, GA2	80%		Di	15 km lockerer DL, GA2	80%
	Mi	10 x 400 m Intervalle, SB	90%		Mi	10 x 400 m Intervalle, SB & 12 km langsamer DL	80%
	Do	15 km langsamer DL	75%		Do	15 km langsamer DL, GA1	70%
	Fr	12 km Schwellenlauf, IAS	87%		Fr	1-2-2-3-2-2-1 km Fahrtspiel	85%
	Sa	2 h Radfahren, RECOM	65%	80%	Sa	Ruhetag	0%
km	So	20 km lockerer DL, GA2	80%	94 km	So	5-km-Wettkampf	95%
Wo.:	Mo	15 km langsamer DL, GA1	75%	9. Wo.:	Mo	2 h Radfahren, RECOM	65%
	Di	15 km lockerer DL, GA2	80%		Di	Ruhetag	0%
	Mi	10 x 1000 m Intervalle, SB	90%		Mi	10 x 1000 m Intervalle, SB	90%
	Do	15 km langsamer DL, GA1	70%		Do	Ruhetag	0%
	Fr	Ruhetag	0%		Fr	5 x 2000 m Renntempo & 5 km langs. DL, GA1	80%
%	Sa	10-km-Wettkampf	90%	82%	Sa	Ruhetag	0%
km	So	12 km langs. DL, GA1 & 1 h Schwimmen, RECOM	70%	51 km	So	15 km langsamer DL, GA1	75%
Wo.:	Mo	Krafttraining	0%	10. Wo.:	Mo	Ruhetag	0%
	Di	15 km langsamer DL, GA1	75%		Di	5 x 1000 m Intervalle, SB	90%
	Mi	1-2-3-2-1 km Fahrtspiel	85%		Mi	12 km langsamer DL, GA1	75%
	Do	10 km lockerer DL, GA2	80%		Do	Ruhetag	0%
	Fr	5 x 2000 m Renntempo + 5 km langsamer DL	80%		Fr	5 km langsamer DL, GA1 & 5 Steigerungen	75%
%	Sa	15 km langsamer DL, GA1	70%	83%	Sa	Ruhetag	0%
km	So	22 km langs. DL, GA1 & 2 h Radfahren, RECOM	75%	42 km	So	10-km-Wettkampf, in 34:20 min	90%

iningsvoraussetzung: **5 km** in 17:00 min *oder* **10 km** in 35:20 min *oder* **Halbmarathon** in 1:18 h

gsamer Dauerlauf: am Ende immer 5 x 100 m Steigerungsläufe

: **La.DL** in 4:44 min/km, **Lo.DL** in 4:05 min/km, **10-km-Renntempo** in 3:26 min/km,
Schwellenlauf: 3:36 min/km, **Intervalle:** 2.000 m in 6:39 min, 1000 m in 3:16 min, 400 m in 1:15 min,
200 m in 34 Sek, **100 m** in 16 Sek

10-km-Trainingsplan
Zielzeit 33:20 Minuten

Woche Laufschnitt Summe		Trainingseinheit TE	Intensität HF max.
1. Wo.:	Mo	12 km langsamer DL, GA1 & Krafttraining	75%
	Di	15 km langsamer DL, GA1	70%
	Mi	2 h Radfahren, RECOM	65%
	Do	12 km langsamer DL, GA1	75%
	Fr	10 km Schwellenlauf, IAS	87%
75%	Sa	15 km langsamer DL, GA1	70%
88 km	So	20 km langsamer DL, GA1	75%
2. Wo.:	Mo	Ruhetag	0%
	Di	10 x 1000 m Intervalle, SB	90%
	Mi	15 km langsamer DL, GA1	70%
	Do	20 km langsamer DL, GA1	75%
	Fr	12 km langsamer DL, GA1	70%
78%	Sa	5-km-Wettkampf	95%
91 km	So	15 km langs. DL, GA1 & 1 h Schwimmen, RECOM	70%
3. Wo.:	Mo	Krafttraining	0%
	Di	15 km lockerer DL, GA2	80%
	Mi	10 x 400 m Intervalle, SB & 6 km langsamer DL	80%
	Do	20 km langsamer DL	75%
	Fr	12 km Schwellenlauf, IAS	87%
80%	Sa	2 h Radfahren, RECOM	65%
89 km	So	20 km lockerer DL, GA2	80%
4. Wo.:	Mo	15 km langsamer DL, GA1	75%
	Di	20 km lockerer DL, GA2	80%
	Mi	10 x 1000 m Intervalle, SB & 5 km langsamer DL	85%
	Do	15 km langsamer DL, GA1	70%
	Fr	Ruhetag	0%
78%	Sa	10-km-Wettkampf	90%
100 km	So	15 km langs. DL, GA1 & 1 h Schwimmen, RECOM	70%
5. Wo.:	Mo	Krafttraining	0%
	Di	15 km langsamer DL, GA1	75%
	Mi	1-2-3-3-2-1 km Fahrtspiel	85%
	Do	15 km lockerer DL, GA2	80%
	Fr	5 x 2000 m Renntempo + 10 km langsamer DL	80%
78%	Sa	15 km langsamer DL, GA1	70%
113 km	So	22 km langs. DL, GA1 & 2 h Radfahren, RECOM	75%
6. Wo.:	Mo	15 km langsamer DL, GA1 & Krafttraining	70%
	Di	15 km lockerer DL, GA2	80%
	Mi	5x100 m & 10x200 m Interv., dan. 10 km la. DL	85%
	Do	15 km langsamer DL, GA1	70%
	Fr	15 km lockerer DL, GA2	80%
78%	Sa	12 km Schwellenlauf, IAS	87%
114 km	So	22 km langsamer DL, GA1 & 2 h Radfahren	75%
7. Wo.:	Mo	Krafttraining	0
	Di	15 km lockerer DL, GA2	85%
	Mi	4x400-4x600-4x800-4x1000 m Intervalle, SB	90%
	Do	10 km lockerer Dauerlauf, GA2	80%
	Fr	5 x 2000 m Renntempo & 10 km langsamer DL	80%
83%	Sa	2 h Radfahren, RECOM	65%
91 km	So	20 km lockerer DL, GA2 & 2 h Radfahren	80%
8. Wo.:	Mo	15 km langsaner DL, GA1	70%
	Di	20 km lockerer DL, GA2	80%
	Mi	4x1000-4x800-4x600-4x400 m Intervalle, SB	90%
	Do	15 km langsamer DL, GA1	70%
	Fr	1-2-3-2-1 km Fahrtspiel	85%
82%	Sa	Ruhetag	0
90 km	So	5-km-Wettkampf	95%
9. Wo.:	Mo	2 h Radfahren, RECOM	65%
	Di	Ruhetag	0
	Mi	10 x 1000 m Intervalle, SB	90%
	Do	Ruhetag	0
	Fr	5 x 2000 m Renntempo & 10 km langs. DL, GA1	80%
82%	Sa	Ruhetag	0
56 km	So	15 km langsamer DL, GA1	75%
10. Wo.:	Mo	10 x 200 m Intervalle, SB	95%
	Di	10 km langsamer DL, GA1, 75%	75%
	Mi	Ruhetag	0
	Do	3 km Renntempo, SB	90%
	Fr	Ruhetag	0
87%	Sa	5 km la. DL, GA1, danach 1x1000 m Intervall, SB	80%
48 km	So	10-km-Wettkampf, in 33:20 min	90%

Trainingsvoraussetzung: 5 km in 16:30 min *oder* 10 km in 34:20 min *oder* **Halbmarathon** in 1:16 h
langsamer Dauerlauf: am Ende immer 5 x 100 m Steigerungsläufe
Ziel: La.DL in 4:35 min/km, Lo.DL in 3:58 min/km, 10-km-Renntempo in 3:19 min/km,
Schwellenlauf: 3:29 min/km, **Intervalle:** 2.000 m in 6:27 min, 1.000 m in 3:10 min, 800 m in 2:30 min, 600 m in 1:51 min, 400 m in 1:12 min, 200 m in 33 Sek, 100 m in 15 Sek

10-km-Trainingsplan
Zielzeit 32:00 Minuten

Woche Laufschnitt Summe		Trainingseinheit TE	Intensität HF max.
Wo.:	Mo	15 km langsamer DL, GA1 & Krafttraining	70%
	Di	15 km langsamer DL, GA1	75%
	Mi	2 h Radfahren, RECOM	65%
	Do	15 km langsamer DL, GA1	75%
	Fr	12 km Schwellenlauf, IAS	87%
%	Sa	15 km langsamer DL, GA1	70%
km	So	22 km langsamer DL, GA1	75%
Wo.:	Mo	15 km langsamer DL, GA1	70%
	Di	10 x 1000 m Intervalle, SB & 10 km la. DL, 70%	80%
	Mi	15 km langsamer DL, GA1	70%
	Do	22 km langsamer DL, GA1	75%
	Fr	Ruhetag	0%
%	Sa	5-km-Wettkampf	95%
6 km	So	15 km langs. DL, GA1 & 1 h Schwimmen, RECOM	70%
Wo.:	Mo	Krafttraining	0%
	Di	15 km lockerer DL, GA2	80%
	Mi	10 x 400 m Intervalle, SB & 6 km la. DL, 75%	83%
	Do	20 km langsamer DL	75%
	Fr	12 km Schwellenlauf, IAS	87%
	Sa	2 h Radfahren, RECOM	65%
km	So	22 km lockerer DL, GA2	80%
Wo.:	Mo	15 km langsamer DL, GA1	75%
	Di	15 km lockerer DL, GA2	80%
	Mi	12 x 1000 m Intervalle, SB & 8 km la. DL, 70%	80%
	Do	22 km langsamer DL, GA1	70%
	Fr	Ruhetag	0%
%	Sa	10-km-Wettkampf	90%
8 km	So	15 km langs. DL, GA1 & 1 h Schwimmen, RECOM	70%
Wo.:	Mo	Krafttraining	0%
	Di	20 km langsamer DL, GA1	75%
	Mi	1-2-3-2-1 km Fahrtspiel & 12 km la. DL, 70%	80%
	Do	15 km lockerer DL, GA2	80%
	Fr	5 x 2000 m Renntempo + 10 km la. DL, 75%	80%
%	Sa	15 km langsamer DL, GA1	70%
3 km	So	22 km langsamer DL, GA1 & 2 h Radfahren	75%

Woche Laufschnitt Summe		Trainingseinheit TE	Intensität HF max.
6. Wo.:	Mo	15 km langsamer DL, GA1 & Krafttraining	70%
	Di	18 km lockerer DL, GA2	80%
	Mi	5x100 m & 10x200 m Interv., dan. 15 km la. DL	85%
	Do	15 km langsamer DL, GA1	70%
	Fr	20 km lockerer DL, GA2	80%
78%	Sa	12 km Schwellenlauf, IAS	87%
127 km	So	22 km langs. DL, GA1 & 2 h Radfahren, RECOM	75%
7. Wo.:	Mo	Krafttraining	0%
	Di	18 km lockerer DL, GA2	85%
	Mi	4x400-4x600-4x800-4x1000 m Intervalle, SB	90%
	Do	15 km lockerer Dauerlauf, GA2	80%
	Fr	5 x 2000 m Renntempo & 10 km la. DL, 70%	80%
83%	Sa	1 h Schwimmen, RECOM	65%
101 km	So	22 km lockerer DL, GA2	80%
8. Wo.:	Mo	15 km langsaner DL, GA1	70%
	Di	20 km lockerer DL, GA2	80%
	Mi	4x1000-4x800-4x600-4x400 m Intervalle, SB	90%
	Do	18 km langsamer DL, GA1	70%
	Fr	1-2-3-2-1 km Fahrtspiel, GA2	85%
82%	Sa	Ruhetag	0%
95 km	So	5-km-Wettkampf	95%
9. Wo.:	Mo	2 h Radfahren, RECOM	65%
	Di	10 km lockerer DL, GA2	80%
	Mi	10 x 1000 m Intervalle, SB	90%
	Do	Ruhetag	0%
	Fr	5 x 2000 m Renntempo & 10 km langs. DL, GA1	80%
82%	Sa	Ruhetag	0%
66 km	So	15 km langsamer DL, GA1	75%
10. Wo.:	Mo	10 x 200 m Intervalle, SB	95%
	Di	12 km langsamer DL, GA1, 75%	75%
	Mi	Ruhetag	0%
	Do	3 km Renntempo, SB	90%
	Fr	Ruhetag	0%
87%	Sa	5 km la. DL, GA1, danach 1x1000 m Intervall, SB	80%
50 km	So	10-km-Wettkampf, in 32:00 min	90%

ningsvoraussetzung: 5 km in 16:00 min *oder* 10 km in 33:20 min *oder* **Halbmarathon** in 1:14 h
samer Dauerlauf: am Ende immer 5 x 100 m Steigerungsläufe
La.DL in 4:26 min/km, Lo.DL in 3:50 min/km, **10-km-Renntempo** in 3:13 min/km,
Schwellenlauf: 3:23 min/km, Intervalle: **2.000 m** in 6:14 min, **1000 m** in 3:04 min, **800 m** in 2:25 min, **600 m** in 1:47 min, **400 m** in 1:10 min, **200 m** in 32 Sek, **100 m** in 15 Sek

10-km-Trainingsplan
Zielzeit 31:00 Minuten

Woche Laufschnitt Summe	Trainingseinheit TE morgens	abends	Intensität HF max.
1. Wo.: Mo	Krafttraining	15 km langsamer DL, GA1, 70%	70%
Di		15 km langsamer DL, GA1, 75%	75%
Mi	12 km la. DL, GA1, 70%	15 km lockerer DL, GA2, 80%	75%
Do		2 h Radfahren, RECOM	65%
Fr	12 km la. DL, GA1, 70%	12 km langsamer DL, GA1, 75%	73%
Sa		1-2-3-2-1 km Fahrtspiel, GA2, 85%	85%
75% So		22 km langsamer DL, GA1, 70%	70%
109 km			

2. Wo.: Mo	Krafttraining	15 km langsamer DL, GA1, 75%	75%
Di	12 km la. DL, GA1, 75%	15 km lockerer DL, GA2, 80%	78%
Mi	12 km la. DL, GA1, 75%	12 x 400 m Intervalle, SB 90%	83%
Do	12 km la. DL, GA1, 70%	15 km lockerer DL, GA2, 80%	75%
Fr		Ruhetag	0%
79% Sa		5-km-Wettkampf	95%
119 km So		15 km langsamer DL, GA1, 70% & 1 h Schwimmen RECOM	70%

3. Wo.: Mo	Krafttraining	Ruhetag	0%
Di	12 km la. DL, GA1, 75%	15 km lockerer DL, GA2, 80%	78%
Mi		12 km Schwellenlauf, IAS, 87%	87%
Do		2 h Radfahren, RECOM	65%
Fr	12 km la. DL, GA1, 75%	1-2-3-3-2-1 km Fahrtspiel, GA2, 85%	80%
80% Sa		15 km lockerer DL, GA2, 80%	80%
109 km So		22 km langsamer DL, GA1, 75%	75%

4. Wo.: Mo	Krafttraining	10 km lockerer DL, GA2, 80%	80%
Di	12 km la. DL, GA1, 70%	15 km langsamer DL, GA1, 75%	73%
Mi	10 km la. DL, GA1, 70%	12 x 1000 m Intervalle, SB, 90%	80%
Do	12 km la. DL, GA1, 70%	15 km lockerer DL, GA2, 80%	75%
Fr	10 km la. DL, GA1, 70%		70%
77% Sa		10-km-Wettkampf	90%
129 km So		10 km langsamer DL, GA1, 70% und 1 h Schwimmen, RECOM	70%

5. Wo.: Mo	Krafttraining	Ruhetag	0%
Di	12 km la. DL, GA1, 70%	15 km lockerer DL, GA2, 80%	75%
Mi		2 x(100-200-400-600-800-1000 m) Interv., 90%	90%
Do	10 km la. DL, GA1, 70%	15 km lockerer DL, GA2, 80%	75%
Fr		5 x 2000 m Renntempo, SB 90%	90%
80% Sa	12 km la. DL, GA1, 70%	15 km lockerer DL, GA2, 80%	75%
136 km So		22 km langsamer DL, GA1, 75%, danach 2 h Radfahren, RECOM	75%

Woche Laufschnitt Summe	Trainingseinheit TE morgens	abends	Intensität HF
6. Wo.: Mo	Krafttraining	15 km langsamer DL, GA1, 75%	75
Di	12 km la. DL, GA1, 70%	2x (1000-800-600-400-200-100 m) Interv., 90%	80
Mi		15 km langsamer DL, GA1, 75%	75
Do	12 km la. DL, GA1, 70%	5 x 100 - 10 x 200 - 5 x 400 m Interv., 90%	80
Fr		18 km lockerer DL, GA2, 85%	85
78% Sa		15 km langsamer DL, GA1, 75%	75
138 km So		22 km langsamer DL, GA1, 75%, danach 2 h Radfahren, RECOM	75

7. Wo.: Mo	Krafttraining	Ruhetag	
Di	12 km la. DL, GA1, 75%	15 km lockerer DL. GA2, 85%	80
Mi	12 km la. DL, GA1, 75%	4x400-4x600-4x800-4x1000 m Interv., 90%	
Do		1h Schwimmen, RECOM	65
Fr	12 km la. DL, GA1, 75%	6 x 2000 m Renntempo, 95%	85
82% Sa		Ruhetag	
107 km So		22 km lockerer DL, GA2, 80%	80

8. Wo.: Mo	Krafttraining	12 km lockerer DL, GA2, 80%	80
Di	10 km la. DL, GA1, 75%	15 km lockerer DL, GA2, 80%	78
Mi	10 km la. DL, GA1, 70%	4x1000-4x800-4x600-4x400 m Interv., 90%	80
Do	10 km la. DL, GA1, 75%	15 km lockerer DL, GA2, 80%	78
Fr	12 km la. DL, GA1, 75%		75
79% Sa		5-km-Wettkampf	95
130 km So		15 km langsamer DL, GA1, 70%, danach 2 h Radfahren, RECOM	70

9. Wo.: Mo	Krafttraining	Ruhetag	
Di		15 km lockerer DL, GA2, 80%	80
Mi		10x400- 3x1000-5x200 m Intervalle, 90%	90
Do		1h Schwimmen, RECOM	65
Fr		5 x 2000 m Renntempo, SB, 90%	90
85% Sa		Ruhetag	
70 km So		18 km lockerer DL, GA2, 80%	80

10. Wo.: Mo		Ruhetag	
Di		5 x 1000 m Intervalle, SB, 90%	90
Mi		12 km langsamer DL, GA1, 75%	75
Do		Ruhetag	
Fr		8 km langsamer DL, GA1, 75%	75
83% Sa		Ruhetag	
45 km So		10-km-Wettkampf in 31:00 min	95

Trainingsvoraussetzung: 5 km in 15:30 min *oder* 10 km in 32:00 min *oder* **Halbmarathon** in 1:11 h

langsamer Dauerlauf: am Ende immer 5 x 100 m Steigerungsläufe

Ziel: La.DL in 4:17 min/km, Lo.DL in 3:42 min/km, **10-km-Renntempo** in 3:06 min/km,
  Schwellenlauf: 3:16 min/km, **Intervalle: 2.000 m** in 6:02 min, **1000 m** in 2:58 min, **800 m** in 2:20 min, **600 m** in 1:44 min, **400 m** in 1:08 min, **200 m** in 31 Sek, **100 m** in 14 Sek

10-km-Trainingsplan
Zielzeit 30:00 Minuten

Woche Laufschnitt Summe	Trainingseinheit TE morgens	abends	Intensität HF max.
1. Wo.: Mo	Krafttraining	15 km langsamer DL, GA1, 70%	70%
Di	10 km la. DL, GA1, 75%	12 km langsamer DL, GA1, 75%	75%
Mi	12 km la. DL, GA1, 70%	15 km lockerer DL, GA2, 80%	75%
Do		2 h Radfahren, RECOM	65%
Fr	12 km la. DL, GA1, 70%	12 km langsamer DL, GA1, 75%	73%
Sa		1-2-3-2-1 Fahrtspiel, GA2, 85%	85%
... km So		22 km langsamer DL, GA1, 70%	70%
2. Wo.: Mo	Krafttraining	15 km langsamer DL, GA1, 75%	75%
Di	12 km la. DL, GA1, 75%	18 km lockerer DL, GA2, 80%	78%
Mi	12 km la. DL, GA1, 75%	12 x 400 m Intervalle, SB 90%	83%
Do	12 km la. DL, GA1, 70%	15 km lockerer DL, GA2, 80%	75%
Fr		Ruhetag	0%
Sa		5-km-Wettkampf	95%
... km So		15 km langsamer DL, GA1, 70% & 1 h Schwimmen RECOM	70%
3. Wo.: Mo	Krafttraining	Ruhetag	0%
Di	12 km la. DL, GA1, 75%	15 km lockerer DL, GA2, 80%	78%
Mi	10 km la. DL, GA1, 75%	12 km Schwellenlauf, IAS, 87%	81%
Do		2 h Radfahren, RECOM	65%
Fr	12 km la. DL, GA1, 75%	1-2-3-2-1 km Fahrtspiel, GA2, 85%	80%
Sa		15 km lockerer DL, GA2, 80%	80%
... km So		22 km langsamer DL, GA1, 75%	75%
4. Wo.: Mo	Krafttraining	12 km lockerer DL, GA2, 80%	80%
Di	12 km la. DL, GA1, 70%	18 km langsamer DL, GA1, 75%	73%
Mi	12 km la. DL, GA1, 70%	12 x 1000 m Intervalle, SB, 90%	80%
Do	12 km la. DL, GA1, 70%	15 km lockerer DL, GA2, 80%	75%
Fr	12 km la. DL, GA1, 70%		70%
Sa		10-km-Wettkampf	90%
... km So		15 km langsamer DL, GA1, 70% & 1 h Schwimmen, RECOM	70%
5. Wo.: Mo	Krafttraining	Ruhetag	0%
Di	12 km la. DL, GA1, 70%	15 km lockerer DL, GA2, 80%	75%
Mi		3 x(100-200-400-600-800-1000 m) Interv., 90%	90%
Do	12 km la. DL, GA1, 70%	15 km lockerer DL, GA2, 80%	75%
Fr		5 x 2000 m Renntempo, SB 90%	90%
Sa	12 km la. DL, GA1, 70%	15 km lockerer DL, GA2, 80%	75%
... km So		22 km la. DL, GA1, 75% & 2 h Radfahren, RECOM	75%

Woche Laufschnitt Summe	Trainingseinheit TE morgens	abends	Intensität HF max.
6. Wo.: Mo	Krafttraining	15 km lockerer DL, GA2, 80%	80%
Di	12 km la. DL, GA1, 70%	3x (1000-800-600-400-200-100 m) Interv., 90%	80%
Mi		15 km langsamer DL, GA1, 75%	75%
Do	12 km la. DL, GA1, 70%	5 x 100 - 10 x 200 - 5 x 400 m Interv., SB, 90%	80%
Fr		15 km langsamer DL, GA1, 70%	70%
77% Sa		12 km Schwellenlauf, IAS, 87%	87%
143 km So		22 km langsamer DL, GA1, 70% & 1 h Schwimmen, RECOM	70%
7. Wo.: Mo	Krafttraining	Ruhetag	0%
Di	10 km la. DL, GA1, 75%	15 km lockerer DL, GA2, 85%	80%
Mi	12 km la. DL, GA1, 75%	4x400-4x600-4x800-4x1000 m Interv., SB, 90%	83%
Do		2 h Radfahren, RECOM	65%
Fr	12 km la. DL, GA1, 75%	6 x 2000 m Renntempo, 95%	85%
82% Sa		10 km lockerer DL, GA2, 80%	80%
115 km So		22 km lockerer DL, GA2, 80%	80%
8. Wo.: Mo	Krafttraining	12 km lockerer DL, GA2, 80%	80%
Di	10 km la. DL, GA1, 75%	18 km lockerer DL, GA2, 80%	78%
Mi	12 km la. DL, GA1, 70%	4x100-4x800-4x600-4x400 m Interv., SB, 90%	80%
Do	12 km la. DL, GA1, 75%	15 km lockerer DL, GA2, 80%	78%
Fr	12 km la. DL, GA1, 75%		75%
79% Sa		5-km-Wettkampf	95%
137 km So		15 km langsamer DL, GA1, 70% & 1 h Schwimmen, RECOM	70%
9. Wo.: Mo	Krafttraining	Ruhetag	0%
Di		15 km lockerer DL, GA2, 80%	80%
Mi		10x400- 3x1000-5x200 m Interv., SB, 90%	90%
Do		2 h Radfahren, RECOM	65%
Fr		5 x 2000 m Renntempo, SB, 90%	90%
85% Sa		Ruhetag	0%
70 km So		18 km lockerer DL, GA2, 80%	80%
10. Wo.: Mo		2x (10x 200 m Intervalle), SB	95%
Di		12 km langsamer DL, GA1, 75%	75%
Mi		Ruhetag	0%
Do		3 km Renntempo, SB	90%
Fr		Ruhetag	0%
86% Sa		5 km la. DL, GA1, danach 1x1000m Intervall, SB	80%
56 km So		10-km-Wettkampf in 30:00 min	90%

Trainingsvoraussetzung: 5 km in 15:00 min *oder* 10 km in 31:00 min *oder* Halbmarathon in 1:09 h
langsamer Dauerlauf: am Ende immer 5 x 100 m Steigerungsläufe
La.DL in 4:08 min/km, Lo.DL in 3:35 min/km, 10-km-Renntempo in 3:00 min/km,
Schwellenlauf: 3:09 min/km, Intervalle: 2.000 m in 5:49 min, 1000 m in 2:51 min, 800 m in 2:15 min, 600 m in 1:40 min, 400 m in 1:05 min, 200 m in 30 Sek, 100 m in 14 Sek

10-km-Trainingsplan
Zielzeit 29:00 Minuten

Woche Laufschnitt Summe		Trainingseinheit TE morgens	abends	Intensität HF max.
1. Wo.:	Mo	Krafttraining	15 km langsamer DL, GA1, 70%	70%
	Di	10 km la. DL, GA1, 75%	18 km langsamer DL, GA1, 75%	75%
	Mi	12 km la. DL, GA1, 70%	15 km lockerer DL, GA2, 80%	75%
	Do		2 h Radfahren, RECOM	65%
	Fr	12 km la. DL, GA1, 70%	15 km langsamer DL, GA1, 75%	73%
75%	Sa		1-2-3-2-1 Fahrtspiel, GA2, 85%	85%
123 km	So		22 km langsamer DL, GA1, 70%	70%
2. Wo.:	Mo	12 km la. DL, GA1, 70%	15 km langsamer DL, GA1, 75%	73%
	Di	12 km la. DL, GA1, 75%	18 km lockerer DL, GA2, 80%	78%
	Mi	12 km la. DL, GA1, 75%	12 x 400 m Intervalle, SB 90%	83%
	Do	12 km la. DL, GA1, 70%	15 km lockerer DL, GA2, 80%	75%
	Fr		Ruhetag	0%
79%	Sa		5-km-Wettkampf	95%
134 km	So		15 km langsamer DL, GA1, 70%	70%
3. Wo.:	Mo	Krafttraining	Ruhetag	0%
	Di	12 km la. DL, GA1, 75%	18 km lockerer DL, GA2, 80%	78%
	Mi	10 km la. DL, GA1, 75%	12 km Schwellenlauf, IAS, 87%	81%
	Do		2 h Radfahren, RECOM	65%
	Fr	12 km la. DL, GA1, 75%	1-2-3-3-2-1 Fahrtspiel, GA2, 85%	80%
79%	Sa		15 km lockerer DL, GA2, 80%	80%
121 km	So		22 km langsamer DL, GA1, 75%	75%
4. Wo.:	Mo	Krafttraining	12 km lockerer DL, GA2, 80%	80%
	Di	12 km la. DL, GA1, 70%	18 km langsamer DL, GA1, 75%	73%
	Mi	12 km la. DL, GA1, 70%	14 x 1000 m Intervalle, SB, 90%	80%
	Do	12 km la. DL, GA1, 70%	18 km lockerer DL, GA2, 80%	75%
	Fr	12 km la. DL, GA1, 70%		70%
77%	Sa		10-km-Wettkampf	90%
152 km	So		18 km langsamer DL, GA1, 70% & 1 h Schwimmen, RECOM	70%
5. Wo.:	Mo	Krafttraining	Ruhetag	0%
	Di	12 km la. DL, GA1, 70%	15 km lockerer DL, GA2, 80%	75%
	Mi		3 x(100-200-400-600-800-1000 m) Interv., 90%	90%
	Do	12 km la. DL, GA1, 70%	15 km lockerer DL, GA2, 80%	75%
	Fr	10 km la. DL, GA1, 70%	5 x 2000 m Renntempo, SB 90%	80%
78%	Sa	12 km la. DL, GA1, 70%	15 km lockerer DL, GA2, 80%	75%
153 km	So		22 km langsamer DL, GA1, 75% & 2 h Radfahren, RECOM	75%
6. Wo.:	Mo	Krafttraining	15 km lockerer DL, GA2, 80%	80%
	Di	12 km la. DL, GA1, 70%	3x (1000-800-600-400-200-100 m) Interv., 90%	80%
	Mi		15 km langsamer DL, GA1, 75%	75%
	Do	12 km la. DL, GA1, 70%	5 x 100 - 10 x 200 - 5 x 400 m Interv., SB, 90%	80%
	Fr		15 km langsamer DL, GA1, 70%	70%
77%	Sa	10 km la. DL, GA1, 75%	12 km Schwellenlauf, IAS, 87%	81%
153 km	So		22 km langsamer DL, GA1, 70%, danach 2 h Radfahren, RECOM	70%
7. Wo.:	Mo	Krafttraining	Ruhetag	0%
	Di	10 km la. DL, GA1, 75%	15 km lockerer DL, GA2, 85%	80%
	Mi	12 km la. DL, GA1, 75%	4x400-4x600-4x800-4x1000 m Interv., SB, 90%	83%
	Do		1h Schwimmen, RECOM	65%
	Fr	12 km la. DL, GA1, 75%	6 x 2000 m Renntempo, 95%	85%
81%	Sa	8 km la. DL, GA1, 70%	10 km lockerer DL, GA2, 80%	75%
123 km	So		22 km lockerer DL, GA2, 80%	80%
8. Wo.:	Mo	Krafttraining	12 km lockerer DL, GA2, 80%	80%
	Di	10 km la. DL, GA1, 75%	18 km lockerer DL, GA2, 80%	78%
	Mi	12 km la. DL, GA1, 70%	4x100-4x800-4x600-4x400 m Interv., SB, 90%	83%
	Do	12 km la. DL, GA1, 75%	15 km lockerer DL, GA2, 80%	78%
	Fr	12 km la. DL, GA1, 75%		75%
79%	Sa		5-km-Wettkampf	95%
138 km	So		15 km langsamer DL, GA1, 70%, danach 2 h Radfahren, RECOM	70%
9. Wo.:	Mo	Krafttraining	Ruhetag	0%
	Di		15 km lockerer DL, GA2, 80%	80%
	Mi		10x400- 3x1000-5x200 m Interv., SB, 90%	90%
	Do		1 h Schwimmen, RECOM	65%
	Fr		5 x 2000 m Renntempo, SB, 90%	90%
85%	Sa		6 km Schwellenlauf	87%
80 km	So		18 km lockerer DL, GA2, 80%	80%
10. Wo.:	Mo		2x (10x 200 m Intervalle), SB	95%
	Di		12 km langsamer DL, GA1, 75%	75%
	Mi		Ruhetag	0%
	Do		3 km Renntempo, SB	90%
	Fr		Ruhetag	0%
86%	Sa		5 km la. DL, GA1, danach 1x1000m Intervall, SB	80%
56 km	So		**10-km-Wettkampf in 29:00 min**	90%

Trainingsvoraussetzung: 5 km in 14:30 min *oder* 10 km in 30:00 min *oder* Halbmarathon in 1:07 h
langsamer Dauerlauf: am Ende immer 5 x 100 m Steigerungsläufe
Ziel: La.DL in 3:59 min/km, Lo.DL in 3:27 min/km, **10-km-Renntempo** in 2:54 min/km,
Schwellenlauf: 3:02 min/km, Intervalle: **2.000 m** in 5:37 min, **1000 m** in 2:45 min, **800 m** in 2:10 min, **600 m** in 1:36 min, **400 m** in 1:03 min, **200 m** in 29 Sek, **100 m** in 13 Sek

10-km-Trainingsplan
Zielzeit 27:50 Minuten

Woche Laufschnitt Summe		Trainingseinheit TE morgens	abends	Intensität HF max.
1. Wo.:	Mo	Krafttraining	15 km langsamer DL, GA1, 70%	70%
	Di	10 km la. DL, GA1, 75%	18 km langsamer DL, GA1, 75%	75%
	Mi	12 km la. DL, GA1, 70%	15 km lockerer DL, GA2, 80%	75%
	Do		2 h Radfahren, RECOM	65%
	Fr	12 km la. DL, GA1, 70%	15 km langsamer DL, GA1, 75%	73%
	Sa	10 km la. DL, GA1, 75%	1-2-3-2-1 km Fahrtspiel, GA2, 85%	80%
143 km	So	22 km langsamer DL, GA1, 70%		70%
2. Wo.:	Mo	12 km la. DL, GA1, 70%	15 km langsamer DL, GA1, 75%	73%
	Di	12 km la. DL, GA1, 75%	18 km lockerer DL, GA2, 80%	78%
	Mi	12 km la. DL, GA1, 70%	15 x 400 m Intervalle, SB 90%	80%
	Do	12 km la. DL, GA1, 70%	15 km lockerer DL, GA2, 80%	75%
	Fr	10 km la. DL, GA1, 70%		70%
	Sa		5-km-Wettkampf	95%
149 km	So	15 km langsamer DL, GA1, 70% & 1 h Schwimmen RECOM		70%
3. Wo.:	Mo	Krafttraining	Ruhetag	0%
	Di	12 km la. DL, GA1, 75%	18 km lockerer DL, GA2, 80%	78%
	Mi	10 km la. DL, GA1, 75%	12 km Schwellenlauf, IAS, 87%	81%
	Do		2 h Radfahren, RECOM	65%
	Fr	12 km la. DL, GA1, 75%	1-2-3-3-2-1 km Fahrtspiel, GA2, 85%	80%
	Sa	10 km la. DL, GA1, 75%	15 km lockerer DL, GA2, 80%	78%
141 km	So	22 km langsamer DL, GA1, 75%		75%
4. Wo.:	Mo	12 km la. DL, GA1, 70%	15 km lockerer DL, GA2, 80%	75%
	Di	12 km la. DL, GA1, 70%	18 km langsamer DL, GA1, 75%	73%
	Mi	12 km la. DL, GA1, 70%	14 x 1000 m Intervalle, SB, 90%	80%
	Do	12 km la. DL, GA1, 70%	18 km lockerer DL, GA2, 80%	75%
	Fr	12 km la. DL, GA1, 70%		70%
	Sa		10-km-Wettkampf	90%
117 km	So	18 km langsamer DL, GA1, 70% & 1 h Schwimmen, RECOM		70%
5. Wo.:	Mo	Krafttraining	Ruhetag	0%
	Di	12 km la. DL, GA1, 70%	15 km lockerer DL, GA2, 80%	75%
	Mi	12 km la. DL, GA1, 70%	3 x(100-200-400-600-800-1000 m) Interv., 90%	80%
	Do	10 km la. DL, GA1, 70%	15 km lockerer DL, GA2, 80%	75%
	Fr	12 km la. DL, GA1, 70%	6 x 2000 m Renntempo, SB 90%	80%
	Sa	12 km la. DL, GA1, 70%	15 km lockerer DL, GA2, 80%	75%
148 km	So	22 km langsamer DL, GA1, 75% & 2 h Radfahren, RECOM		75%
6. Wo.:	Mo	Krafttraining	15 km lockerer DL, GA2, 80%	80%
	Di	12 km la. DL, GA1, 70%	3x (1000-800-600-400-200-100 m) Interv., 90%	80%
	Mi		15 km langsamer DL, GA1, 75%	75%
	Do	12 km la. DL, GA1, 70%	5 x 100 - 10 x 200 - 5 x 400 m Interv., SB, 90%	80%
	Fr	12 km la. DL, GA1, 70%	15 km langsamer DL, GA1, 75%	73%
	Sa	12 km la. DL, GA1, 75%	12 km Schwellenlauf, IAS, 87%	81%
167 km	So	22 km langsamer DL, GA1, 70% & 2 h Radfahren, RECOM		70%
7. Wo.:	Mo	Krafttraining	Ruhetag	0%
	Di	12 km la. DL, GA1, 75%	15 km lockerer DL, GA2, 85%	80%
	Mi	12 km la. DL, GA1, 75%	4x400-4x600-4x800-4x1000 m Interv., SB, 90%	83%
	Do		1 h Schwimmen, RECOM	65%
	Fr	12 km la. DL, GA1, 75%	6 x 2000 m Renntempo, 90%	83%
	Sa	12 km la. DL, GA1, 70%	15 km lockerer DL, GA2, 80%	75%
134 km	So	22 km lockerer DL, GA2, 80%		80%
8. Wo.:	Mo	10 km la. DL, GA1, 75%	12 km lockerer DL, GA2, 80%	78%
	Di	10 km la. DL, GA1, 75%	18 km lockerer DL, GA2, 80%	78%
	Mi	12 km la. DL, GA1, 70%	4x100-4x800-4x600-4x400 m Interv., SB, 90%	80%
	Do	12 km la. DL, GA1, 70%	15 km lockerer DL, GA2, 80%	75%
	Fr	12 km la. DL, GA1, 75%		80%
	Sa		5-km-Wettkampf	95%
148 km	So	15 km langsamer DL, GA1, 70%, danach 2 h Radfahren, RECOM		70%
9. Wo.:	Mo	Krafttraining	Ruhetag	0%
	Di		12 km lockerer DL, GA2, 80%	80%
	Mi		10x400- 3x1000-5x200 m Interv., SB, 90%	90%
	Do		1h Schwimmen, RECOM	65%
	Fr	8 km lo. DL, GA2, 80%	5 x 2000 m Renntempo, SB, 90%	85%
	Sa		6 km Schwellenlauf	87%
85 km	So	18 km lo. DL, GA2, 80%		80%
10. Wo.:	Mo		2x (10x 200 m Intervalle), SB	95%
	Di		12 km langsamer DL, GA1, 75%	75%
	Mi		Ruhetag	0%
	Do		3 km Renntempo, SB	90%
	Fr		Ruhetag	0%
	Sa		5 km la. DL, GA1, danach 1x1000m Intervall, SB	80%
56 km	So	10-km-Wettkampf in 27:50 min		90%

Trainingsvoraussetzung: 5 km in 14:00 min *oder* 10 km in 29:00 min *oder* Halbmarathon in 1:04 h
langsamer Dauerlauf: am Ende immer 5 x 100 m Steigerungsläufe
La.DL in 3:51 min/km, Lo.DL in 3:19 min/km, **10-km-Renntempo** in 2:47 min/km,
Schwellenlauf: 2:56 min/km, **Intervalle**: 2.000 m in 5:25 min, 1000 m in 2:39 min, 800 m in 2:06 min, 600 m in 1:33 min, 400 m in 1:01 min, 200 m in 28 Sek, 100 m in 13 Sek

Halbmarathon-Training

Einen Halbmarathon über die Distanz von 21,097 Kilometer zu laufen ist eine Herausforderung, der sich zunehmend eine Vielzahl von Freizeitläufern stellen. Fast jede Marathon-Veranstaltung und auch viele 10-km-Volksläufe bieten zusätzlich einen Halbmarathon-Wettkampf an. In Deutschland gibt es derzeit über 300 Halbmarathon-Veranstaltungen und über 150.000 Halbmarathon-Läufer pro Jahr, Tendenz stark steigend.

Die Attraktivität des Halbmarathons ist auch aufgrund des um ca. 20–30% geringeren Trainingsaufwands gegenüber einem vergleichbaren Marathon-Training sehr hoch. Die Leidenszeit und Regenerationszeit beim Halbmarathon ist um 50% kürzer als beim Marathon.

Hinzu kommt die Möglichkeit, beim Massenstart bei einer der großen Marathon-Veranstaltungen auch die berühmte Atmosphäre zu genießen, wenn auch kürzer.

Äquivalenz zur Halbmarathon-Wettkampfzeit

Halbmarathon-Zielzeit = 10-km-Zeit x 2,2225

Halbmarathon-Zielzeit = 5-km-Zeit x 4,6664

10-km-Zielzeit = Halbmarathon-Zeit x 0,4499

5-km-Zielzeit = Halbmarathon-Zeit x 0,2143

Mit z. B. nur 90 km Trainingsumfang pro Woche kann man beim Halbmarathon mit einer Zeit um 1:20 h bereits zu den regionalen Eliteläufern zählen.

Das Halbmarathon-Training beinhaltet, je nach Leistungsklasse, pro Woche einen längeren langsamen Lauf bis zu 25 km sowie ein bis zwei Tempoläufe und/oder Laufintervalle.

Das Wettkampftempo beim Halbmarathon wird mit 85–88% HFmax gelaufen. Voraussetzung für das Halbmarathon-Training sind 60 Minuten ununterbrochenen Dauerlauf bewältigen zu können. Für diese Zielgruppe steht das Finish nach 10 Wochen

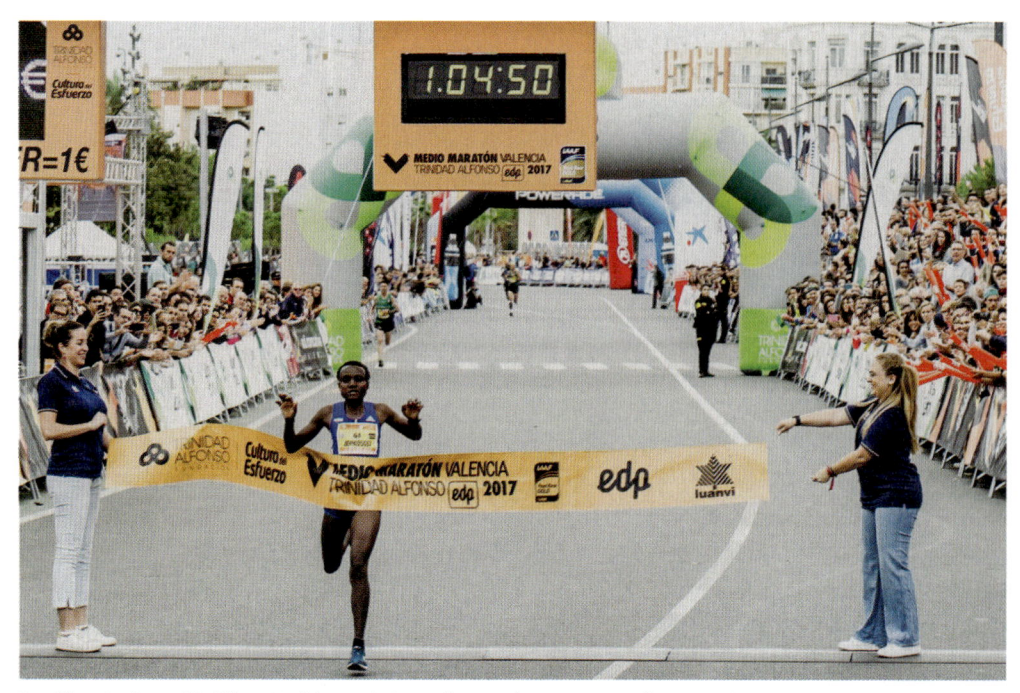

Joycilime Jepkosgei bei ihrer Weltbestzeit im Halbmarathon 2017 in Valencia in 64:51 Minuten.

Deutsche Rekorde im Halbmarathon, Männer			
Rang	Name	Zeit	Jahr	Ort
1	Carsten Eich	1:00:34	1993	Berlin
2	Kurt Stenzel	1:01:02	1988	Grevenmacher
3	Stephan Freigang	1:01:14	1992	Berlin
4	Michael Fietz	1:01:18	1997	Kosice
5	Rainer Wachenbrunner	1:01:50	1992	Berlin
6	Michael Scheytt	1:01:53	1987	Ay
7	Martin Bremer	1:01:59	1994	Griesheim
8	Arne Gabius	1:02:09	2014	New York
9	Hansjörg Kunze	1:02:20	1990	Rom
10	Oliver Dietz	1:02:38	2004	Paderborn

Deutsche Rekorde im Halbmarathon, Frauen			
Rang	Name	Zeit	Jahr	Ort
1	Uta Pippig	1:07:58	1995	Kyoto
2	Sabrina Mockenhaupt	1:08:45	2009	Berlin
3	Irina Mikitenko	1:08:51	2008	Paderborn
4	Katrin Dörre-Heinig	1:09:15	1998	Grevenmacher
5	Luminita Zaituc	1:09:35	2004	Grevenmacher
6	Melanie Kraus	1:09:36	1999	Grevenmacher
7	Fate Tola Geleto	1:09:48	2016	Paderborn
8	Claudia Lokar	1:10:09	1996	Paderborn
9	Sonja Krolik	1:10:13	1996	Grevenmacher
10	Petra Wassiluk	1:10:36	2001	Arnstadt

Training mit einer Zielzeit um 2:10 h in Aussicht.

Erfahrenere Läufer nehmen vor Beginn des Halbmarathon-Trainings an einem 10-km-Wettkampf teil und multiplizieren ihre Laufzeit in Minuten mit 2,2. Daraus resultieren dann die Zielzeit und die Auswahl des Halbmarathon-Trainingsplans.

Beispiel: bei einer 10-km-Zeit von 47 Minuten, multipliziert mit 2,2 = 103 Minuten oder 1:43 h. Als Trainingsplan wäre der Halbmarathon-Trainingsplan mit der Zielzeit 1:40 h relevant.

Die reale Zielzeit für den Halbmarathon-Wettkampf errechnet sich aus der 10-km-

Die größten Halbmarathon-Läufe in Deutschland 2017			
Rang	Laufveranstaltung	Teilnehmer	Termin
1	Berlin Halbmarathon	25.596	April
2	Köln Marathon	11.619	Okt
3	Hamburg Halbmarathon	8.296	Juni
4	Hannover Marathon	7.548	Mai
5	Rennsteig Lauf	6.495	Mai
6	München Marathon	6.424	Okt
7	Bonn Marathon	5.945	April
8	Mainz Marathon	5.721	Juni
9	Stuttgart Zeitungslauf	5.698	Juni
10	Frankfurt Halbmarathon	5.397	März
11	Freiburg Marathon	5.389	April
12	München Stadtlauf	4.841	Juni
13	Ulm Marathon	4.369	Sept
14	Trollinger Marathon Heilbronn	3.876	Mai
15	Tegernsee-Lauf	3.488	Sept
16	Karlsruhe Marathon	3.384	Juni
17	Heidelberg Halbmarathon	3.361	April
18	Marathon Bremen	3.226	Okt
19	Mannheim Marathon	2.920	Mai
20	Dresden Marathon	2.915	Okt

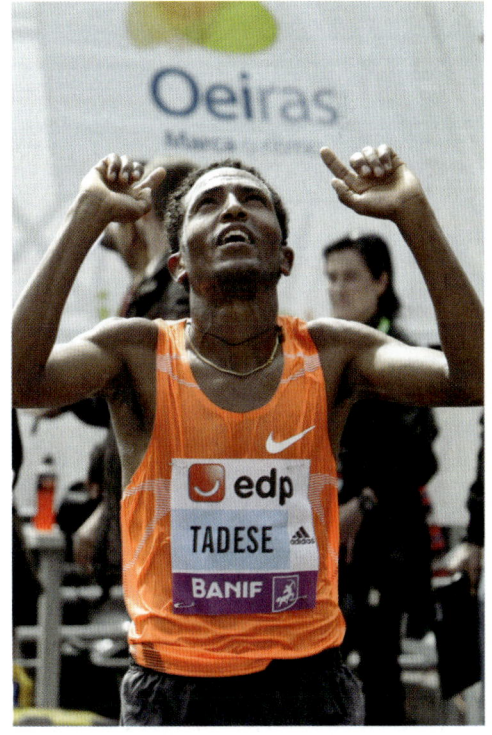

Zersenay Tadese beim Lissabon-Halbmarathon 2010 mit neuer Weltbestzeit in 58:23 Minuten.

Wettkampfzeit, die zwei Wochen vor dem Halbmarathon gelaufen wird. Diese wird mit 2,2225 multipliziert. Aus der Zielzeit wird dann das Wettkampftempo bestimmt mit der Kilometer-Zeit, die gleichmäßig gelaufen wird.

Für 10.000-m-Spitzenläufer bietet der Halbmarathon eine Möglichkeit, die Ausdauerfähigkeit zu steigern und neue Trainingsreize zu setzen. Meist geht die Läuferkarriere eines 10.000-m-Läufers mit zunehmendem Alter über den Halbmarathon und dann zum Marathon. Für ältere Marathonläufer bietet der Halbmarathon eine neue Perspektive mit weniger körperlicher Belastung.

Für viele Freizeitläufer ist es ein erstes Ziel, den Halbmarathon unter 2 Stunden zu laufen. Der Beginn des Leistungssports liegt bei der 1:25 h Marke, vergleichbar zum 10-km-Niveau über 38 Minuten. Die meisten regionalen Halbmarathons werden mit einer Zeit um 1:10 h gewonnen.

Der Halbmarathon ist keine Standarddistanz bei Leichtathletik-Weltmeisterschaften oder Olympischen Spielen.

Die Weltbestzeit im Halbmarathon wird derzeit bei den Männern von Zersenay Tadese (ERI) mit 58:23 Min (Februar 2010) und bei den Frauen von Joycilime Jepkosgei (KEN) mit 1:04:51 h (Oktober 2017) gehalten.

\multicolumn{17}{c}{Halbmarathon-Training}
Halbmarathon-Zielzeit in h	2:23	2:10	1:55	1:47	1:40	1:33	1:26	1:23	1:21	1:18	1:16	1:14	1:11	1:09	1:07	1:04	1:02
Training Umfang in km	41	44	48	52	58	67	77	82	86	100	114	130	146	158	164	174	192
HM-Renntempo in Min/km	6:47	6:10	5:27	5:04	4:44	4:24	4:05	3:56	3:50	3:42	3:36	3:30	3:23	3:16	3:11	3:02	2:58
Langsamer DL in Min/km	8:53	7:59	7:06	6:39	6:13	5:46	5:19	5:11	5:02	4:53	4:44	4:35	4:26	4:17	4:08	3:59	3:51
Lockerer DL in Min/km	7:40	6:54	6:08	5:45	5:22	4:59	4:36	4:28	4:21	4:13	4:05	3:58	3:50	3:42	3:35	3:27	3:19
\multicolumn{17}{c}{Schwellenlauf}
Schwelle	6:46	6:05	5:25	5:04	4:44	4:24	4:03	3:57	3:50	3:43	3:36	3:29	3:23	3:16	3:09	3:02	2:56
\multicolumn{17}{c}{Intervalle}
2.000 m	13:10	11:58	10:35	9:51	9:12	8:34	7:55	7:41	7:27	7:11	7:00	6:49	6:35	6:21	6:10	5:53	5:42
1.000 m	6:20	5:46	5:06	4:44	4:26	4:07	3:49	3:42	3:35	3:27	3:22	3:17	3:10	3:03	2:58	2:50	2:45
400 m	2:24	2:11	1:58	1:48	1:41	1:34	1:27	1:25	1:22	1:19	1:17	1:14	1:12	1:09	1:07	1:04	1:02
\multicolumn{17}{c}{Äquivalent zum Trainingsplan}
5 km	31:00	27:30	24:30	23:00	21:30	20:00	18:30	18:00	17:30	17:00	16:30	16:00	15:30	15:00	14:30	14:00	13:00
10 km	64:00	58:00	51:30	48:00	45:00	42:00	38:30	37:30	36:30	35:20	34:20	33:20	32:00	31:00	30:00	29:00	27:50

Halbmarathon-Trainingsplan
Zielzeit 2:23 Stunden

Wo.:	Tag	Trainingseinheit TE	Intensität HF max.
Wo.:	Mo	5 km langsamer DL, GA1	70%
	Di	Krafttraining	0%
	Mi	5 km langsamer DL, GA 1	75%
	Do	Ruhetag	0%
	Fr	7 km lockerer DL, GA2	80%
	Sa	2 h Radfahren RECOM	65%
	So	8 km langsamer DL, GA1	70%
Wo.:	Mo	Krafttraining	0%
	Di	8 km langsamer DL, GA1	75%
	Mi	Ruhetag	0%
	Do	8 km lockerer DL, GA2	80%
	Fr	Ruhetag	0%
	Sa	1 h Schwimmen, RECOM	65%
	So	12 km langsamer DL, GA1	70%
Wo.:	Mo	Krafttraining	0%
	Di	10 km langsamer DL, GA1	75%
	Mi	Ruhetag	0%
	Do	1-2-2-1 km Fahrtspiel, GA2	80%
	Fr	2 h Radfahren, RECOM	65%
	Sa	Ruhetag	0%
	So	12 km langsamer DL, GA1	75%
Wo.:	Mo	Ruhetag	0%
	Di	Krafttraining	0%
	Mi	Ruhetag	0%
	Do	6 km lockerer DL, GA2	80%
	Fr	1 h Schwimmen, RECOM	65%
	Sa	Ruhetag	0%
	So	10-km-Wettkampf	90%
Wo.:	Mo	2 h Radfahren, RECOM	65%
	Di	Ruhetag	0%
	Mi	12 km langsamer DL, GA1	70%
	Do	Krafttraining	0%
	Fr	1-2-1 km Fahrtspiel, GA2	85%
	Sa	Ruhetag	0%
	So	14 km langsamer DL, GA1	70%
6. Wo.:	Mo	1 h Schwimmen, RECOM	65%
	Di	Ruhetag	0%
	Mi	5 km Halbmarathon-Renntempo, EB	85%
	Do	Ruhetag	0%
	Fr	10 km lockerer DL, GA2	80%
	Sa	Ruhetag	0%
37 km	So	18 km langsamer DL, GA1	70%
7. Wo.:	Mo	2 h Radfahren, RECOM	65%
	Di	Krafttraining	0%
	Mi	7 km Halbmarathon-Renntempo, EB	85%
	Do	Ruhetag	0%
	Fr	10 km lockerer DL, GA2	80%
	Sa	Ruhetag	0%
41 km	So	20 km langsamer DL	75%
8. Wo.:	Mo	Ruhetag	0%
	Di	8 km Halbmarathon-Renntempo, EB	85%
	Mi	Ruhetag	0%
	Do	6 km langsamer DL, GA1	70%
	Fr	Ruhetag	0%
	Sa	10-km-Wettkampf in 64:12 min	90%
32 km	So	1 h Schwimmen, RECOM	65%
9. Wo.:	Mo	Krafttraining	0%
	Di	6 km langsamer DL, GA1	70%
	Mi	Ruhetag	0%
	Do	4 km Halbmarathon-Renntempo, EB	85%
	Fr	Ruhetag	0%
	Sa	1-2-1 km Fahrtspiel, GA2	85%
20 km	So	2 h Radfahren, RECOM	65%
10. Wo.:	Mo	Ruhetag	0%
	Di	4 km Halbmarathon-Renntempo, EB	85%
	Mi	Ruhetag	0%
	Do	4 km lockerer DL, GA2	80%
	Fr	Ruhetag	0%
	Sa	3 km lockerer DL, 5 x 100 m, SB	85%
40 km	So	Halbmarathon-Wettkampf in 2:22 h	85%

Trainingsvoraussetzung: 1 Stunde Dauerlauf ohne Unterbrechung
Langsamer Dauerlauf: ab der 5. Woche am Ende jeweils 5 x 100 m Steigerungsläufe
La.DL in 8:53 min/km, Lo.DL in 7:40 min/km, **HM-RT** in 6:47 min/km, **1.000 m** in 6:20 min, **400 m** in 2:24 min

Halbmarathon-Trainingsplan
Zielzeit 2:10 Stunden

Woche Laufschnitt Summe		Trainingseinheit TE	Intensität HF max.
1. Wo.:	Mo	7 km langsamer DL, GA1	70%
	Di	Krafttraining	0%
	Mi	7 km langsamer DL, GA 1	75%
	Do	Ruhetag	0%
	Fr	8 km lockerer DL, GA2	80%
74%	Sa	2 h Radfahren RECOM	65%
30 km	So	8 km langsamer DL, GA1	70%
2. Wo.:	Mo	Krafttraining	0%
	Di	10 km langsamer DL, GA1	75%
	Mi	Ruhetag	0%
	Do	10 km lockerer DL, GA2	80%
	Fr	Ruhetag	0%
75%	Sa	1 h Schwimmen, RECOM	65%
32 km	So	12 km langsamer DL, GA1	70%
3. Wo.:	Mo	Krafttraining	0%
	Di	10 km langsamer DL, GA1	70%
	Mi	2 h Radfahren, RECOM	65%
	Do	Ruhetag	0%
	Fr	1-2-2-1 km Fahrtspiel, GA2	80%
77%	Sa	Ruhetag	0%
35 km	So	15 km langsamer DL, GA1	75%
4. Wo.:	Mo	2 h Radfahren, RECOM	65%
	Di	Ruhetag	0%
	Mi	Krafttraining	0%
	Do	8 km lockerer DL, GA2	80%
	Fr	Ruhetag	0%
85%	Sa	Ruhetag	0%
22 km	So	10-km-Wettkampf	90%
5. Wo.:	Mo	2 h Radfahren, RECOM	65%
	Di	Ruhetag	0%
	Mi	12 km langsamer DL, GA1	75%
	Do	Kraftraining	0%
	Fr	1-2-1 km Fahrtspiel, GA2	85%
78%	Sa	Ruhetag	0%
37 km	So	15 km langsamer DL, GA1	75%
6. Wo.:	Mo	1 h Schwimmen, RECOM	65%
	Di	12 km lockerer DL, GA2	80%
	Mi	Ruhetag	0%
	Do	6 km Halbmarathon-Renntempo, EB	85%
	Fr	Ruhetag	0%
80%	Sa	Krafttraining	0%
40 km	So	18 km langsamer DL, GA1	75%
7. Wo.:	Mo	2 h Radfahren, RECOM	65%
	Di	Krafttraining	0%
	Mi	8 km Halbmarathon-Renntempo, EB	85%
	Do	Ruhetag	0%
	Fr	12 km lockerer DL, GA2	80%
79%	Sa	Ruhetag	0%
44 km	So	20 km langsamer DL, GA1	75%
8. Wo.:	Mo	Ruhetag	0%
	Di	1-2-2-1 km Fahrtspiel, GA2	85%
	Mi	Krafttraining	0%
	Do	8 km langsamer DL, GA1	70%
	Fr	Ruhetag	0%
82%	Sa	10-km-Wettkampf in 57:47 min	90%
36 km	So	1 h Schwimmen, RECOM	65%
9. Wo.:	Mo	Krafttraining	0%
	Di	7 km langsamer DL, GA1	70%
	Mi	Ruhetag	0%
	Do	5 km Halbmarathon-Renntempo, EB	85%
	Fr	Ruhetag	0%
80%	Sa	1-2-2-1 km Fahrtspiel, GA2	85%
22 km	So	2 h Radfahren, RECOM	65%
10. Wo.:	Mo	Ruhetag	0%
	Di	4 km Halbmarathon-Renntempo, EB	85%
	Mi	Ruhetag	0%
	Do	4 km lockerer DL, GA2	80%
	Fr	Ruhetag	0%
84%	Sa	4 km lockerer DL, 5 x 100 m, SB	85%
41 km	So	Halbmarathon-Wettkampf in 2:09 h	85%

Trainingsvoraussetzung: 5 km in 31:00 min *oder* 10 km in 64:00 min *oder* **Halbmarathon** in 2:23 h

langsamer Dauerlauf: ab der 5. Woche am Ende jeweils 5 x 100 m Steigerungsläufe

Ziel: La.DL in 7:59 min/km, Lo.DL in 6:54 min/km, HM-RT in 6:10 min/km, **1.000 m** in 5:46 min, **400 m** in 2:11 min

Halbmarathon-Trainingsplan
Zielzeit 1:55 Stunden

Woche Laufschnitt Summe		Trainingseinheit TE	Intensität HF max.
Wo.:	Mo	8 km langsamer DL, GA1	70%
	Di	Krafttraining	0%
	Mi	8 km langsamer DL, GA 1	75%
	Do	Ruhetag	0%
	Fr	8 km lockerer DL, GA2	80%
%	Sa	2 h Radfahren, RECOM	65%
km	So	10 km langsamer DL, GA1	75%

Wo.:	Mo	Krafttraining	0%
	Di	8 km langsamer DL, GA1	70%
	Mi	1-2-2-1 km Fahrtspiel, GA2	85%
	Do	Ruhetag	0%
	Fr	10 km langsamer DL, GA1	75%
%	Sa	1 h Schwimmen, RECOM	65%
km	So	12 km langsamer DL, GA1	75%

Wo.:	Mo	Krafttraining	0%
	Di	10 km lockerer DL, GA2	80%
	Mi	2 h Radfahren, RECOM	65%
	Do	1-2-2-1 km Fahrtspiel, GA2	85%
	Fr	8 km langsamer DL, GA1	75%
%	Sa	Ruhetag	0%
km	So	14 km langsamer DL, GA1	75%

Wo.:	Mo	1 h Schwimmen, RECOM	65%
	Di	Krafttraining	0%
	Mi	1-2-2-1 km Fahrtspiel, GA2	85%
	Do	Ruhetag	0%
	Fr	6 km langsamer DL, GA1	75%
%	Sa	Ruhetag	0%
km	So	10-km-Wettkampf	90%

Wo.:	Mo	2 h Radfahren, RECOM	65%
	Di	8 km langsamer DL	75%
	Mi	6 km Halbmarathon-Renntempo, EB	85%
	Do	Ruhetag	0%
	Fr	1-2-2-1 km Fahrtspiel, GA2	85%
%	Sa	Ruhetag	0%
km	So	18 km langsamer DL, GA1	70%

Woche Laufschnitt Summe		Trainingseinheit TE	Intensität HF max.
6. Wo.:	Mo	1 h Schwimmen, RECOM	65%
	Di	10 km langsamer DL, GA1	75%
	Mi	8 km lockerer DL, GA2	80%
	Do	Krafttraining	0%
	Fr	6 km Halbmarathon-Renntempo, EB	85%
79%	Sa	Ruhetag	0%
48 km	So	20 km langsamer DL, GA1	75%

7. Wo.:	Mo	2 h Radfahren, RECOM	65%
	Di	Krafttraining	0%
	Mi	7 km Halbmarathon-Renntempo, EB	85%
	Do	Ruhetag	0%
	Fr	17 km langsamer DL, GA1	75%
78%	Sa	Ruhetag	0%
50 km	So	22 km langsamer DL	75%

8. Wo.:	Mo	Ruhetag	0%
	Di	1-2-2-1 km Fahrtspiel, GA2	85%
	Mi	Krafttraining	0%
	Do	10 km langsamer DL, GA1	70%
	Fr	Ruhetag	0%
82%	Sa	10-km-Wettkampf in 51:22 min	90%
38 km	So	1 h Schwimmen, RECOM	65%

9. Wo.:	Mo	Krafttraining	0%
	Di	8 km langsamer DL, GA1	70%
	Mi	Ruhetag	0%
	Do	6 km Halbmarathon-Renntempo, EB	85%
	Fr	Ruhetag	0%
80%	Sa	1-2-2-1 km Fahrtspiel, GA2	85%
25 km	So	2 h Radfahren, RECOM	65%

10. Wo.:	Mo	Ruhetag	0%
	Di	4 km Halbmarathon-Renntempo, EB	85%
	Mi	Ruhetag	0%
	Do	5 km lockerer DL, GA2	80%
	Fr	Ruhetag	0%
84%	Sa	4 km lockerer DL, 5 x 100 m, SB	85%
42 km	So	Halbmarathon-Wettkampf in 1:54 h	85%

iningsvoraussetzung: 5 km in 27:30 min *oder* 10 km in 57:50 min *oder* Halbmarathon in 2:10 h

gsamer Dauerlauf: am Ende jeweils 5 x 100 m Steigerungsläufe

: La.DL in 7:06 min/km, Lo.DL in 6:08 min/km, **HM-RT** in 5:27 min/km, **1.000 m** in 5:06 min, **400 m** in 1:58 min

Halbmarathon-Trainingsplan
Zielzeit 1:47 Stunden

Woche Laufschnitt Summe		Trainingseinheit TE	Intensität HF max.
1. Wo.:	Mo	8 km langsamer DL, GA1	70%
	Di	Ruhetag	0%
	Mi	10 km langsamer DL, GA 1	75%
	Do	Ruhetag	0%
	Fr	8 km lockerer DL, GA2	80%
74%	Sa	2 h Radfahren, RECOM	65%
38 km	So	12 km langsamer DL, GA1	70%
2. Wo.:	Mo	Krafttraining	0%
	Di	10 km langsamer DL, GA1	75%
	Mi	8 km lockerer DL, GA2	80%
	Do	10 km langsamer DL, GA1	70%
	Fr	Ruhetag	0%
78%	Sa	10-km-Wettkampf, SB	90%
42 km	So	1 h Schwimmen, RECOM	65%
3. Wo.:	Mo	Krafttraining	0%
	Di	10 km langsamer DL, GA1	75%
	Mi	1-2-2-1 km Fahrtspiel, GA2	85%
	Do	2 h Radfahren, RECOM	65%
	Fr	10 km lockerer DL, GA2	80%
79%	Sa	Ruhetag	0%
45 km	So	15 km langsamer DL, GA1	75%
4. Wo.:	Mo	Krafttraining	0%
	Di	6 km langsamer DL, GA1	75%
	Mi	Ruhetag	0%
	Do	1-2-2-1 km Fahrtspiel, GA2	85%
	Fr	Ruhetag	0%
83%	Sa	10-km-Wettkampf	90%
28 km	So	1 h Schwimmen, RECOM	65%
5. Wo.:	Mo	Krafttraining	0%
	Di	8 km langsamer DL, GA1	70%
	Mi	10 km lockerer DL, GA2	80%
	Do	2 h Radfahren, RECOM	65%
	Fr	1-2-3-2-1 km Fahrtspiel, GA2	85%
78%	Sa	Ruhetag	0%
48 km	So	18 km langsamer DL, GA1	75%
6. Wo.:	Mo	1 h Schwimmen, RECOM	65%
	Di	10 km langsamer DL, GA1	75%
	Mi	6 km Halbmarathon-Renntempo, EB	85%
	Do	Ruhetag	0
	Fr	10 km lockerer DL, GA2	80
79%	Sa	Krafttraining	0
50 km	So	20 km langsamer DL, GA1	75%
7. Wo.:	Mo	Krafttraining	0
	Di	12 km lockerer DL, GA2	80
	Mi	2 h Radfahren, RECOM	65%
	Do	6 km Halbmarathon-Renntempo, EB	85%
	Fr	Ruhetag	0%
79%	Sa	8 km langsamer DL, GA1	75
52 km	So	22 km langsamer DL	75%
8. Wo.:	Mo	Krafttraining	0
	Di	1-2-3-2-1 km Fahrtspiel, GA2	85%
	Mi	Ruhetag	0
	Do	12 km langsamer DL, GA1	70
	Fr	Ruhetag	0
82%	Sa	10-km-Wettkampf in 48:09 min	90%
40 km	So	1 h Schwimmen, RECOM	65%
9. Wo.:	Mo	Krafttraining	0
	Di	8 km langsamer DL, GA1	75
	Mi	Ruhetag	0
	Do	6 km Halbmarathon-Renntempo, EB	85%
	Fr	Ruhetag	0
82%	Sa	1-2-2-1 km Fahrtspiel, GA2	85
26 km	So	2 h Radfahren, RECOM	65%
10. Wo.:	Mo	Ruhetag	0
	Di	4 km Halbmarathon-Renntempo, EB	85
	Mi	Ruhetag	0
	Do	5 km lockerer DL, GA2	80
	Fr	Ruhetag	0
84%	Sa	4 km lockerer DL, 5 x 100 m, SB	85%
41 km	So	Halbmarathon-Wettkampf in 1:46 h	85%

Trainingsvoraussetzung: 5 km in 24:30 min *oder* 10 km in 51:30 min *oder* Halbmarathon in 1:55 h
langsamer Dauerlauf: am Ende jeweils 5 x 100 m Steigerungsläufe
Ziel: La.DL in 6:39 min/km, Lo.DL in 5:45 min/km, HM-RT in 5:04 min/km, 1.000 m in 4:44 min, 400 m in 1:48 min

Halbmarathon-Trainingsplan
Zielzeit 1:40 Stunden

Woche Laufschnitt Summe		Trainingseinheit TE	Intensität HF max.		Woche Laufschnitt Summe		Trainingseinheit TE	Intensität HF max.
1. Wo.:	Mo	10 km langsamer DL, GA1	75%		6. Wo.:	Mo	Krafttraining	0%
	Di	Krafttraining	0%			Di	12 km lockerer DL, GA2	80%
	Mi	10 km lockerer DL, GA2	80%			Mi	6 km Halbmarathon-Renntempo, EB	85%
	Do	Ruhetag	0%			Do	Ruhetag	0%
	Fr	8 km lockerer DL, GA2	80%			Fr	14 km langsamer DL, GA1	75%
	Sa	2 h Radfahren RECOM	65%	79%		Sa	1 h Schwimmen, RECOM	65%
km	So	14 km langsamer DL, GA1	75%	58 km		So	22 km langsamer DL, GA1	75%
2. Wo.:	Mo	Krafttraining	0%		7. Wo.:	Mo	Krafttraining	0%
	Di	12 km langsamer DL, GA1	75%			Di	10 x 400 m Intervalle, SB	90%
	Mi	10 km lockerer DL, GA2	80%			Mi	Ruhetag	0%
	Do	10 km langsamer DL, GA1	70%			Do	8 km Halbmarathon-Renntempo, EB	85%
	Fr	Ruhetag	0%			Fr	2 h Radfahren, RECOM	65%
	Sa	10-km-Wettkampf	90%	80%		Sa	10 km langsamer DL, GA1	70%
km	So	1 h Schwimmen, RECOM	65%	59 km		So	24 km langsamer DL, GA1	75%
3. Wo.:	Mo	Krafttraining	0%		8. Wo.:	Mo	Ruhetag	0%
	Di	12 km langsamer DL, GA1	75%			Di	7 x 1000 m Intervalle, SB	90%
	Mi	1-2-3-2-1 km Fahrtspiel, GA2	85%			Mi	Ruhetag	0%
	Do	Ruhetag	0%			Do	15 km langsamer DL, GA1	70%
	Fr	8 km lockerer DL, GA2	80%			Fr	Ruhetag	0%
	Sa	2 h Radfahren, RECOM	65%	83%		Sa	10-km-Wettkampf in 44:56 min	90%
km	So	18 km langsamer DL, GA1	75%	41 km		So	1 h Schwimmen, RECOM	65%
4. Wo.:	Mo	Krafttraining	0%		9. Wo.:	Mo	Krafttraining	0%
	Di	5 x 1000 m Intervalle, SB	90%			Di	10 km langsamer DL, GA1	75%
	Mi	Ruhetag	0%			Mi	Ruhetag	0%
	Do	6 km lockerer DL, GA2	80%			Do	6 km Halbmarathon-Renntempo, EB	85%
	Fr	Ruhetag	0%			Fr	Ruhetag	0%
	Sa	10-km-Wettkampf	90%	83%		Sa	7 x 400 m Intervalle, SB	90%
km	So	1 h Schwimmen, RECOM	65%	28 km		So	2 h Radfahren, RECOM	65%
5. Wo.:	Mo	Krafttraining	0%		10. Wo.:	Mo	Ruhetag	0%
	Di	10 km langsamer DL, GA1	70%			Di	4 km Halbmarathon-Renntempo, EB	85%
	Mi	12 km lockerer DL, GA2	80%			Mi	Ruhetag	0%
	Do	Ruhetag	0%			Do	6 km lockerer DL, GA2	80%
	Fr	1-2-3-2-1 km Fahrtspiel, GA2	85%			Fr	Ruhetag	0%
	Sa	2 h Radfahren, RECOM	65%	84%		Sa	4 km lockerer DL, 5 x 100 m, SB	85%
km	So	20 km langsamer DL, GA1	75%	43 km		So	Halbmarathon-Wettkampf in 1:39 h	85%

Trainingsvoraussetzung: 5 km in 23:00 min *oder* 10 km in 48:00 min *oder* Halbmarathon in 1:47 h

langsamer Dauerlauf: am Ende jeweils 5 x 100 m Steigerungsläufe

La.DL in 6:13 min/km, Lo.DL in 5:22 min/km, HM-RT in 4:44 min/km, 1.000 m in 4:26 min, 400 m in 1:41 min

Halbmarathon-Trainingsplan
Zielzeit 1:33 Stunden

Woche Laufschnitt Summe		Trainingseinheit TE	Intensität HF max.	Woche Laufschnitt Summe		Trainingseinheit TE	Intensität HF
1. Wo.:	Mo	10 km langsamer DL, GA1	70%	**6. Wo.:**	Mo	1 h Schwimmen, RECOM	65
	Di	Krafttraining	0%		Di	12 km langsamer DL, GA1	75
	Mi	10 km lockerer DL, GA2	80%		Mi	6 km Halbmarathon-Renntempo, EB	85
	Do	Ruhetag	0%		Do	Krafttraining	0
	Fr	12 km lockerer DL, GA1	80%		Fr	1-2-3-2-1 km Fahrtspiel, GA2	85
76%	Sa	2 h Radfahren, RECOM	65%	**80%**	Sa	10 km lockerer Dauerlauf, GA2	80
47 km	So	15 km langsamer DL, GA1	70%	**68 km**	So	22 km langsamer DL, GA1	75
2. Wo.:	Mo	Krafttraining	0%	**7. Wo.:**	Mo	Krafttraining	0
	Di	15 km langsamer DL, GA1	70%		Di	10 x 400 m Intervalle, SB	90
	Mi	12 km lockerer DL, GA2	80%		Mi	2 h Radfahren, RECOM	65
	Do	12 km langsamer DL, GA1	75%		Do	8 km Halbmarathon-Renntempo, EB	85
	Fr	Ruhetag	0%		Fr	12 km langsamer DL	70
79%	Sa	10-km-Wettkampf	90%	**80%**	Sa	10 km lockerer DL, GA2	80
53 km	So	1 h Schwimmen, RECOM	65%	**68 km**	So	22 km langsamer DL, GA1	75
3. Wo.:	Mo	Krafttraining	0%	**8. Wo.:**	Mo	Ruhetag	0
	Di	12 km langsamer DL, GA1	75%		Di	7 x 1000 m Intervalle, SB	90
	Mi	1-2-3-2-1 km Fahrtspiel, GA2	85%		Mi	10 km langsamer DL, GA1	70
	Do	Ruhetag	0%		Do	10 km lockerer DL, GA2	80
	Fr	12 km lockerer DL, GA2	80%		Fr	Ruhetag	0
79%	Sa	2 h Radfahren, RECOM	65%	**84%**	Sa	10-km-Wettkampf in 41:44 min	90
56 km	So	20 km langsamer DL, GA1	75%	**48 km**	So	1 h Schwimmen, RECOM	65
4. Wo.:	Mo	Krafttraining	0%	**9. Wo.:**	Mo	Krafttraining	0
	Di	7 x 1000 m Intervalle, SB	90%		Di	10 km langsamer DL, GA1	70
	Mi	Ruhetag	0%		Mi	Ruhetag	0
	Do	6 km lockerer DL, GA2	80%		Do	6 km Halbmarathon-Renntempo, EB	85
	Fr	Ruhetag	0%		Fr	Ruhetag	0
87%	Sa	10-km-Wettkampf	90%	**82%**	Sa	10 x 400 m Intervalle, SB	90
34 km	So	1 h Schwimmen, RECOM	65%	**34 km**	So	2 h Radfahren, RECOM	65
5. Wo.:	Mo	Krafttraining	0%	**10. Wo.:**	Mo	Ruhetag	0
	Di	12 km langsamer DL, GA1	70%		Di	4 km Halbmarathon-Renntempo, EB	85
	Mi	15 km lockerer DL, GA2	80%		Mi	Ruhetag	0
	Do	Ruhetag	0%		Do	6 km lockerer DL, GA2	80
	Fr	8 x 1000 m Intervalle, SB	90%		Fr	Ruhetag	0
79%	Sa	2 h Radfahren, RECOM	65%	**84%**	Sa	4 km lockerer DL, 5 x 100 m, SB	85
62 km	So	20 km langsamer DL, GA1	75%	**43 km**	So	Halbmarathon-Wettkampf in 1:32 h	87

Trainingsvoraussetzung: **5 km** in 21:30 min *oder* **10 km** in 45:00 min *oder* **Halbmarathon** in 1:40 h
langsamer Dauerlauf: am Ende jeweils 5 x 100 m Steigerungsläufe
Ziel: **La.DL** in 5:46 min/km, **Lo.DL** in 4:59 min/km, **HM-RT** in 4:24 min/km, **1.000 m** in 4:07 min, **400 m** in 1:34 min

Halbmarathon-Trainingsplan
Zielzeit 1:26 Stunden

Woche Laufschnitt Summe		Trainingseinheit TE	Intensität HF max.
1. Wo.:	Mo	12 km langsamer DL, GA1	70%
	Di	10 km lockerer DL, GA2	80%
	Mi	Krafttraining	0%
	Do	7 x 400 m Intervalle, SB	90%
	Fr	Ruhetag	0%
	Sa	2 h Radfahren, RECOM	65%
	So	18 km langsamer DL, GA1	70%
2. Wo.:	Mo	1 h Schwimmen, RECOM & Krafttraining	65%
	Di	1-2-2-1 km Fahrtspiel, GA2	80%
	Mi	12 km langsamer DL, GA1	70%
	Do	15 km lockerer DL, GA2	80%
	Fr	Ruhetag	0%
	Sa	10-km-Wettkampf	90%
	So	10 km langsamer DL, GA1	70%
3. Wo.:	Mo	2 h Radfahren, RECOM	65%
	Di	12 km langsamer DL, GA1	75%
	Mi	10 km lockerer DL, GA2	80%
	Do	Krafttraining	0%
	Fr	10 x 400 m Intervalle, SB	90%
	Sa	10 km lockerer DL, GA2	80%
	So	22 km langsamer DL, GA1	70%
4. Wo.:	Mo	Krafttraining	0%
	Di	7 x 1000 m Intervalle, SB	90%
	Mi	1 h Schwimmen, RECOM	65%
	Do	12 km lockerer DL, GA2	80%
	Fr	Ruhetag	0%
	Sa	10-km-Wettkampf	90%
	So	1 h Schwimmen, RECOM	65%
5. Wo.:	Mo	Krafttraining	0%
	Di	15 km langsamer DL, GA1	75%
	Mi	10 x 400 m Intervalle, SB	90%
	Do	2 h Radfahren, RECOM	65%
	Fr	6 km Halbmarathon-Renntempo, EB	85%
	Sa	12 km lockerer DL, GA2	80%
	So	22 km langsamer DL, GA1	70%
6. Wo.: 80% 77 km	Mo	Krafttraining	0%
	Di	12 km lockerer DL, GA2	80%
	Mi	4 x 2000 m Intervalle, SB	90%
	Do	1 h Schwimmen, RECOM	65%
	Fr	1-2-3-2-1 km Fahrtspiel	85%
	Sa	12 km langsamer DL, GA1	70%
	So	22 km langsamer DL, GA1	75%
7. Wo.: 81% 78 km	Mo	Krafttraining	0%
	Di	1-2-3-2-1 km Fahrtspiel, GA2	85%
	Mi	8 km Halbmarathon-Renntempo, EB	85%
	Do	2 h Radfahren, RECOM	65%
	Fr	10 x 1000 m Intervalle, SB	90%
	Sa	10 km langsamer DL, GA1	70%
	So	22 km langsamer DL	75%
8. Wo.: 86% 54 km	Mo	Krafttraining	0%
	Di	10 x 1000 m Intervalle, SB	90%
	Mi	10 km lockerer DL, GA2	80%
	Do	12 km langsamer DL, GA1	75%
	Fr	Ruhetag	0%
	Sa	10-km-Wettkampf in 38:31 min	90%
	So	1 h Schwimmen, RECOM	65%
9. Wo.: 82% 39 km	Mo	Krafttraining	0%
	Di	17 km langsamer DL, GA1	70%
	Mi	Ruhetag	0%
	Do	6 km Halbmarathon-Renntempo, EB	85%
	Fr	Ruhetag	0%
	Sa	10 x 400 m Intervalle, SB	90%
	So	2 h Radfahren, RECOM	65%
10. Wo.: 84% 43 km	Mo	Ruhetag	0%
	Di	4 km Halbmarathon-Renntempo, EB	85%
	Mi	Ruhetag	0%
	Do	6 km lockerer DL, GA2	80%
	Fr	Ruhetag	0%
	Sa	4 km lockerer DL, GA2, 5 x 100 m, SB	85%
	So	Halbmarathon-Wettkampf in 1:26 h	87%

Trainingsvoraussetzung: 5 km in 20:00 min *oder* 10 km in 42:00 min *oder* Halbmarathon in 1:33 h

langsamer Dauerlauf: am Ende jeweils 5 x 100 m Steigerungsläufe

La.DL in 5:19 min/km, Lo.DL in 4:36 min/km, HM-RT in 4:05 min/km, 2.000 m in 7:55 min, 1.000 m in 3:49 min, 400 m in 1:27 min

Halbmarathon-Trainingsplan
Zielzeit 1:23 Stunden

Woche Laufschnitt Summe		Trainingseinheit TE	Intensität HF max.
1. Wo.:	Mo	12 km langsamer DL, GA1	70%
	Di	12 km langsamer DL, GA1	75%
	Mi	Krafttraining	0%
	Do	7 x 400 m Intervalle, SB	90%
	Fr	Ruhetag	0%
76%	Sa	2 h Radfahren, RECOM	65%
56 km	So	20 km langsamer DL, GA1	70%
2. Wo.:	Mo	Krafttraining	0%
	Di	15 km langsamer DL, GA1	75%
	Mi	1-2-3-2-1 km Fahrtspiel, GA2	85%
	Do	12 km lockerer DL, GA2	80%
	Fr	Ruhetag	0%
80%	Sa	10-km-Wettkampf	90%
64 km	So	10 km langsamer DL, GA1	70%
3. Wo.:	Mo	2 h Radfahren, RECOM	65%
	Di	12 km langsamer DL, GA1	75%
	Mi	12 km lockerer DL, GA2	80%
	Do	Krafttraining	0%
	Fr	10 x 400 m Intervalle, SB	90%
78%	Sa	12 km langsamer DL, GA1	75%
70 km	So	22 km langsamer DL, GA1	70%
4. Wo.:	Mo	Krafttraining	0%
	Di	10 x 1000 m Intervalle, SB	90%
	Mi	Ruhetag	0%
	Do	12 km lockerer DL, GA2	80%
	Fr	Ruhetag	0%
87%	Sa	10-km-Wettkampf	90%
40 km	So	1 h Schwimmen, RECOM	65%
5. Wo.:	Mo	12 km lockerer DL, GA2	80%
	Di	Krafttraining & 2 h Radfahren; RECOM	65%
	Mi	10 x 400 m Intervalle, SB	90%
	Do	10 km langsamer DL, GA1	75%
	Fr	6 km Halbmarathon-Renntempo, EB	85%
80%	Sa	12 km lockerer DL, GA2	80%
78 km	So	22 km langsamer DL, GA1	70%
6. Wo.:	Mo	10 km langsamer DL, GA1	75
	Di	1-2-3-2-1 km Fahrtspiel, GA2	85
	Mi	4 x 2000 m Intervalle, SB	90
	Do	Krafttraining & 1 h Schwimmen, RECOM	65
	Fr	6 km Halbmarathon-Renntempo, EB	85
80%	Sa	10 km langsamer DL, GA1	70
82 km	So	22 km langsamer DL, GA1	75
7. Wo.:	Mo	Krafttraining & 2 h Radfahren, RECOM	65
	Di	1-2-3-2-1 km Fahrtspiel, GA2	85
	Mi	8 km Halbmarathon-Renntempo, EB	85
	Do	8 km langsamer DL, GA1	70
	Fr	10 x 1000 m Intervalle, SB	90
79%	Sa	8 km langsamer DL, GA1	70
83 km	So	22 km langsamer DL, GA1	75
8. Wo.:	Mo	Krafttraining	0
	Di	10 x 1000 m Intervalle, SB	90
	Mi	12 km langsamer DL, GA1	70
	Do	12 km lockerer DL, GA2	80
	Fr	Ruhetag	
84%	Sa	10-km-Wettkampf in 36:23 min	90
57 km	So	1 h Schwimmen, RECOM	65
9. Wo.:	Mo	Krafttraining	
	Di	18 km langsamer DL, GA1	70
	Mi	Ruhetag	
	Do	6 km, Halbmarathon-Renntempo, EB	85
	Fr	Ruhetag	
82%	Sa	10 x 400 m Intervalle, SB	90
40 km	So	2 h Radfahren, RECOM	65
10. Wo.:	Mo	Ruhetag	
	Di	4 km Halbmarathon-Renntempo, EB	85
	Mi	Ruhetag	
	Do	6 km lockerer DL, GA2	80
	Fr	Ruhetag	
84%	Sa	4 km lockerer DL, GA2, 5 x 100 m, SB	85
43 km	So	Halbmarathon-Wettkampf in 1:23 h	87

Trainingsvoraussetzung: 5 km in 18:30 min *oder* 10 km in 38:30 min *oder* Halbmarathon in 1:33 h
langsamer Dauerlauf: am Ende jeweils 5 x 100 m Steigerungsläufe
Ziel: La.DL in 5:11 min/km, Lo.DL in 4:28 min/km, **HM-RT** in 3:56 min/km, **2.000 m** in 7:41 min, **1.000 m** in 3:42 min, **400 m** in 1:25 min

Halbmarathon-Trainingsplan
Zielzeit 1:21 Stunden

Woche Laufschnitt Summe		Trainingseinheit TE	Intensität HF max.
Wo.:	Mo	15 km langsamer DL, GA1	70%
	Di	12 km langsamer DL, GA1	75%
	Mi	Krafttraining	0%
	Do	7 x 400 m Intervalle, SB	90%
	Fr	Ruhetag	0%
%	Sa	2 h Radfahren RECOM	65%
km	So	20 km langsamer DL, GA1	70%

Wo.:	Mo	Krafttraining	0%
	Di	15 km langsamer DL, GA1	75%
	Mi	1-2-3-2-1 km Fahrtspiel, GA2	85%
	Do	12 km langsamer DL, GA1	75%
	Fr	Ruhetag	0%
%	Sa	10-km-Wettkampf	90%
km	So	12 km langsamer DL, GA1	70%

Wo.:	Mo	2 h Radfahren, RECOM	65%
	Di	15 km langsamer DL, GA1	75%
	Mi	12 km lockerer DL, GA2	80%
	Do	Krafttraining	0%
	Fr	10 x 400 m Intervalle, SB	90%
	Sa	12 km langsamer DL, GA1	75%
km	So	22 km langsamer DL, GA1	70%

Wo.:	Mo	Krafttraining	0%
	Di	10 x 1000 m Intervalle, SB	90%
	Mi	Ruhetag	0%
	Do	12 km lockerer DL, GA2	80%
	Fr	Ruhetag	0%
%	Sa	10-km-Wettkampf	90%
km	So	1 h Schwimmen, RECOM	65%

Wo.:	Mo	15 km lockerer DL, GA2	80%
	Di	Krafttraining & 2 h Radfahren, RECOM	65%
	Mi	10 x 400 m Intervalle	90%
	Do	10 km langsamer DL, GA1	75%
	Fr	6 km Halbmarathon-Renntempo, EB	85%
%	Sa	12 km lockerer DL, GA2	80%
km	So	22 km langsamer DL, GA1	70%

Woche Laufschnitt Summe		Trainingseinheit TE	Intensität HF max.
6. Wo.:	Mo	12 km langsamer DL, GA1	75%
	Di	1-2-3-2-1 km Fahrtspiel, GA2	85%
	Mi	4 x 2000 m Intervalle	90%
	Do	Krafttraining & 1 h Schwimmen, RECOM	65%
	Fr	6 km Halbmarathon-Renntempo, EB	85%
80%	Sa	12 km langsamer DL, GA1	75%
86 km	So	22 km langsamer DL, GA1	70%

7. Wo.:	Mo	Krafttraining & 2 h Radfahren, RECOM	65%
	Di	1-2-3-2-1 km Fahrtspiel, GA2	80%
	Mi	8 km Halbmarathon-Renntempo, EB	85%
	Do	10 km langsamer DL, GA1	75%
	Fr	10 x 1000 m Intervalle, SB	90%
79%	Sa	10 km langsamer DL, GA1	70%
87 km	So	22 km langsamer DL, GA1	75%

8. Wo.:	Mo	Krafttraining	0%
	Di	10 x 1000 m Intervalle, SB	90%
	Mi	12 km langsamer DL, GA1	75%
	Do	15 km lockerer DL, GA2	80%
	Fr	Ruhetag	0%
84%	Sa	10-km-Wettkampf in 36:23 min	90%
60 km	So	1 h Schwimmen, RECOM	65%

9. Wo.:	Mo	Krafttraining	0%
	Di	20 km langsamer DL, GA1	70%
	Mi	Ruhetag	0%
	Do	6 km Halbmarathon-Renntempo, EB	85%
	Fr	Ruhetag	0%
82%	Sa	10 x 400 m Intervalle, SB	90%
42 km	So	2 h Radfahren, RECOM	65%

10. Wo.:	Mo	Ruhetag	0%
	Di	4 km Halbmarathon-Renntempo, EB	85%
	Mi	Ruhetag	0%
	Do	6 km lockerer DL, GA2	80%
	Fr	Ruhetag	0%
84%	Sa	4 km lockerer DL, GA2, 5 x 100 m, SB	85%
43 km	So	Halbmarathon-Wettkampf in 1:21 h	87%

Trainingsvoraussetzung: 5 km in 18:00 min *oder* 10 km in 37:30 min *oder* Halbmarathon in 1:23 h

langsamer Dauerlauf: am Ende jeweils 5 x 100 m Steigerungsläufe

La.DL in 5:02 min/km, Lo.DL in 4:21 min/km, HM-RT in 3:50 min/km, 2.000 m in 7:27 min, 1.000 m in 3:35 min, 400 m in 1:22 min

Halbmarathon-Trainingsplan
Zielzeit 1:18 Stunden

Woche Laufschnitt Summe		Trainingseinheit TE	Intensität HF max.
1. Wo.:	Mo	15 km langsamer DL, GA1	70%
	Di	10 x 400 m Intervalle, SB	90%
	Mi	2 h Radfahren, RECOM	65%
	Do	12 km langsamer DL, GA1	75%
	Fr	12 km lockerer DL, GA2	80%
77%	Sa	Krafttraining	0%
70 km	So	18 km langsamer DL, GA1	70%
2. Wo.:	Mo	12 km lockerer DL, GA2	80%
	Di	1-2-3-2-1 km Fahrtspiel, GA2	85%
	Mi	10 km langsamer DL, GA1	75%
	Do	15 km lockerer DL, GA2	80%
	Fr	Ruhetag	0%
80%	Sa	10-km-Wettkampf	90%
79 km	So	12 km langsamer DL, GA1	70%
3. Wo.:	Mo	Krafttraining & 2 h Radfahren, RECOM	65%
	Di	15 km lockerer DL, GA2	80%
	Mi	6 km Halbmarathon-Renntempo, EB	85%
	Do	12 km langsamer DL, GA1	70%
	Fr	10 x 1000 m Intervalle, SB	90%
78%	Sa	12 km langsamer DL, GA1	75%
89 km	So	20 km langsamer DL, GA1	70%
4. Wo.:	Mo	Krafttraining	0%
	Di	4 x 2000 m Intervalle, SB	90%
	Mi	1 h Schwimmen, RECOM	65%
	Do	12 km lockerer DL, GA2	80%
	Fr	Ruhetag	0%
83%	Sa	10-km-Wettkampf	90%
50 km	So	10 km langsamer DL, GA1	70%
5. Wo.:	Mo	Krafttraining & 2 h Radfahren, RECOM	65%
	Di	15 km lockerer DL, GA2	80%
	Mi	6 km Halbmarathon-Renntempo, EB	85%
	Do	15 km langsamer DL, GA1	70%
	Fr	10 x 1000 m Intervalle, SB	90%
78%	Sa	15 km langsamer DL, GA1	75%
95 km	So	22 km langsamer DL, GA1	70%
6. Wo.:	Mo	10 km lockerer DL, GA2 & Krafttraining	80%
	Di	1-2-3-2-1 km Fahrtspiel, GA2	85%
	Mi	12 km langsamer DL, GA1	70%
	Do	10 km lockerer DL, GA2	80%
	Fr	10 x 1000 m Intervalle, SB	90%
79%	Sa	10 km langsamer DL, GA1	70%
98 km	So	22 km langsamer DL, GA1 & 2 h Radfahren	75%
7. Wo.:	Mo	10 km lockerer DL, GA2 & Krafttraining	80%
	Di	12 x 400 m Intervalle, SB	90%
	Mi	8 km Halbmarathon-Renntempo, EB	85%
	Do	12 km langsamer DL, GA1	70%
	Fr	6 x 2000 m Intervalle, SB	90%
80%	Sa	10 km la. DL, GA1 & 1 h Schwimmen, RECOM	70%
100 km	So	22 km langsamer DL, GA1, 2. Hälfte schneller	75%
8. Wo.:	Mo	Krafttraining & 2 h Radfahren, RECOM	65%
	Di	10 x 1000 m Intervalle, SB	90%
	Mi	15 km langsamer DL, GA1	75%
	Do	12 km lockerer DL, GA2	85%
	Fr	Ruhetag	0%
81%	Sa	10-km-Wettkampf in 35:19 min	90%
70 km	So	10 km langsamer DL, GA1	70%
9. Wo.:	Mo	Krafttraining	0%
	Di	20 km langsamer DL, GA1	75%
	Mi	Ruhetag	0%
	Do	6 km Halbmarathon-Renntempo, EB	85%
	Fr	1 h Schwimmen, RECOM	65%
82%	Sa	10 x 400 m Intervalle, SB	90%
50 km	So	10 km lockerer DL, GA2	80%
10. Wo.:	Mo	Ruhetag	0%
	Di	4 km Halbmarathon-Renntempo, EB	85%
	Mi	Ruhetag	0%
	Do	8 km lockerer DL, GA2	80%
	Fr	Ruhetag	0%
84%	Sa	4 km lockerer DL, GA2, 5 x 100 m SB	85%
45 km	So	Halbmarathon-Wettkampf in 1:18 h	87%

Trainingsvoraussetzung: **5 km** in 17:30 min *oder* **10 km** in 36:30 min *oder* **Halbmarathon** in 1:21 h
langsamer Dauerlauf: am Ende jeweils 5 x 100 m Steigerungsläufe
Ziel: **La.DL** in 4:53 min/km, **Lo.DL** in 4:13 min/km, **HM-RT** in 3:42 min/km, **2.000 m** in 7:11 min, **1.000 m** in 3:27 min, **400 m** in 1:19 min

Halbmarathon-Trainingsplan
Zielzeit 1:16 Stunden

Woche Laufschnitt Summe		Trainingseinheit TE	Intensität HF max.
Wo.:	Mo	15 km langsamer DL, GA1	70%
	Di	12 x 400 m Intervalle, SB	90%
	Mi	2 h Radfahren, RECOM	65%
	Do	15 km langsamer DL, GA1	75%
	Fr	15 km lockerer DL, GA2	80%
%	Sa	Krafttraining	0%
km	So	20 km langsamer DL, GA1	70%
Wo.:	Mo	15 km langsamer DL, GA1	75%
	Di	1-2-3-2-1 km Fahrtspiel, GA2	85%
	Mi	15 km langsamer DL, GA1	75%
	Do	15 km lockerer DL, GA2	80%
	Fr	Ruhetag	0%
%	Sa	10-km-Wettkampf	90%
km	So	12 km langsamer DL, GA1	70%
Wo.:	Mo	Krafttraining & 2 h Radfahren, RECOM	65%
	Di	15 km lockerer DL, GA2	80%
	Mi	6 km Halbmarathon-Renntempo, EB	85%
	Do	15 km langsamer DL, GA1	70%
	Fr	12 x 1000 m Intervalle, SB	90%
%	Sa	12 km lockerer DL, GA2	80%
km	So	22 km langsamer DL, GA1	75%
Wo.:	Mo	Krafttraining	0%
	Di	5 x 2000 m Intervalle, SB	90%
	Mi	1 h Schwimmen, RECOM	65%
	Do	15 km lockerer DL, GA2	80%
	Fr	Ruhetag	0%
%	Sa	10-km-Wettkampf	90%
km	So	12 km langsamer DL, GA1	70%
Wo.:	Mo	12 km lockerer DL, GA2 & Krafttraining	80%
	Di	15 km langsamer DL, GA1	75%
	Mi	6 km HM-Renntempo, EB & 2 h Radfahren, RECOM	85%
	Do	15 km langsamer DL, GA1	70%
	Fr	12 x 1000 m Intervalle, SB	90%
%	Sa	15 km langsamer DL, GA1	70%
km	So	22 km langsamer DL, GA1	75%

Woche Laufschnitt Summe		Trainingseinheit TE	Intensität HF max.
6. Wo.:	Mo	12 km lockerer DL, GA2 & Krafttraining	80%
	Di	1-2-3-2-1 km Fahrtspiel, GA2	85%
	Mi	17 km langsamer DL, GA1	70%
	Do	12 x 1000 m Intervalle, SB	90%
	Fr	10 km langsamer DL, GA1	75%
79%	Sa	15 km lo. DL, GA2 & 1 h Schwimmen, RECOM	80%
109 km	So	22 km langsamer DL, GA1	75%
7. Wo.:	Mo	12 km lockerer DL, GA2 & Krafttraining	80%
	Di	12 x 400 m Intervalle, SB	90%
	Mi	8 km Halbmarathon-Renntempo, EB	85%
	Do	15 km langsamer DL, GA1	70%
	Fr	6 x 2000 m Intervalle, SB	90%
80%	Sa	15 km la. DL, GA1 & 2 h Radfahren, RECOM	70%
114 km	So	24 km langsamer DL, GA1, 2. Hälfte schneller	75%
8. Wo.:	Mo	Krafttraining & 1 h Schwimmen, RECOM	65%
	Di	10 x 1000 m Intervalle, SB	90%
	Mi	15 km langsamer DL, GA1	75%
	Do	15 km lockerer DL, GA2	80%
	Fr	Ruhetag	0%
81%	Sa	10-km-Wettkampf in 34:17 min	90%
75 km	So	12 km langsamer DL, GA1	70%
9. Wo.:	Mo	Krafttraining	0%
	Di	22 km langsamer DL, GA1	70%
	Mi	2 h Radfahren, RECOM	65%
	Do	6 km Halbmarathon-Renntempo, EB	85%
	Fr	Ruhetag	0%
81%	Sa	10 x 400 m Intervalle, SB	90%
56 km	So	12 km lockerer DL, GA2	80%
10. Wo.:	Mo	Ruhetag	0%
	Di	5 km Halbmarathon-Renntempo, EB	85%
	Mi	Ruhetag	0%
	Do	10 km lockerer DL, GA2	80%
	Fr	Ruhetag	0%
84%	Sa	4 km lockerer DL, GA2, 5 x 100 m, SB	85%
48 km	So	Halbmarathon-Wettkampf in 1:16 h	87%

ningsvoraussetzung: 5 km in 17:00 min *oder* 10 km in 35:20 min *oder* Halbmarathon in 1:18 h
samer Dauerlauf: am Ende jeweils 5 x 100 m Steigerungsläufe
La.DL in 4:44 min/km, Lo.DL in 4:05 min/km, HM-RT in 3:36 min/km, 2.000 m in 7:00 min, 1.000 m in 3:22 min, 400 m in 1:17 min

Halbmarathon-Trainingsplan
Zielzeit 1:14 Stunden

Woche Laufschnitt Summe		Trainingseinheit TE morgens	abends	Intensität HF max.
1. Wo.:	Mo		12 km langsamer DL, GA1, 75%	75%
	Di		15 km lockerer DL, GA2, 80%	80%
	Mi		12 km langsamer DL, GA1, 75%	75%
	Do		1-2-3-2-1 km Fahrtspiel, GA2, 80%	85%
	Fr		Krafttraining & 2 h Radfahren, RECOM	65%
78%	Sa		12 km lockerer DL, GA2, 80%	80%
85 km	So		20 km langsamer DL, GA1, 70%	70%
2. Wo.:	Mo	Krafttraining	12 km langsamer DL, GA1, 75%	75%
	Di		12 km lockerer DL, GA2, 80%	80%
	Mi		12 x 400 m Intervalle, SB, 90%	90%
	Do		12 km langsamer DL, GA1, 70%	70%
	Fr		Ruhetag	0%
79%	Sa		10-km-Wettkampf	90%
92 km	So	1 h Schwimmen, RECOM	15 km langsamer DL, GA1, 70%	70%
3. Wo.:	Mo	Krafttraining	12 km lockerer DL, GA2, 80%	80%
	Di	6 km la. DL, GA1, 70%	12 km lockerer DL, GA2, 80%	75%
	Mi		10 x 1000 m Intervalle, SB, 90%	90%
	Do		15 km langsamer DL, GA1, 75%	75%
	Fr		6 km Halbmarathon-Renntempo, EB, 85%	85%
80%	Sa		22 km langsamer DL, GA1, 70%	70%
110 km	So		15 km lo. DL, GA2, 80%, unmittelbar danach 2 h Radfahren, RECOM	80%
4. Wo.:	Mo	Krafttraining	12 km lockerer DL, GA2, 80%	80%
	Di		4 x 2000 m Intervalle, SB, 90%	90%
	Mi		15 km langsamer DL, GA1, 75%	75%
	Do		6 km Halbmarathon-Renntempo, EB, 85%	85%
	Fr		Ruhetag	0%
84%	Sa		10-km-Wettkampf	90%
65 km	So		1 h Schwimmen, RECOM	65%
5. Wo.:	Mo	Krafttraining	15 km langsamer DL, GA1, 75%	75%
	Di		12 km lockerer DL, GA2, 80%	80%
	Mi		12 x 1000 m Intervalle, SB, 90%	90%
	Do		15 km langsamer DL, GA1, 75%	75%
	Fr	10 km la. DL, GA1, 70%	6 km Halbmarathon-Renntempo, GA2, 85%	78%
79%	Sa		12 km lockerer DL, GA2, 80%	80%
119 km	So		24 km la. DL, GA1, 75%, 2. Hälfte schneller, danach 2 h Rad, RECOM	75%
6. Wo.:	Mo	Krafttraining	12 km langsamer DL, GA1, 75%	75%
	Di		1-2-3-2-1 km Fahrtspiel, GA2, 80%	85%
	Mi	10 km la. DL, GA1, 70%	6 x 2000 m Intervalle, SB, 90%	80%
	Do		15 km langsamer DL, GA1, 75%	75%
	Fr	10 km la. DL, GA1, 70%	8 km Halbmarathon-Renntempo, EB, 85%	78%
78%	Sa		12 km lockerer DL, GA2, 80%	80%
129 km	So		24 km la. DL, GA1, 75%, 2. Hälfte schneller & 1 h Schwimmen, RECOM	75%
7. Wo.:	Mo	Krafttraining	12 km langsamer DL, GA1, 75%	75%
	Di		15 km lockerer DL, GA2, 80%	80%
	Mi	10 km la. DL, GA1, 70%	8 km Halbmarathon-Renntempo, EB, 85%	85%
	Do		15 km langsamer DL, GA1, 75%	75%
	Fr	10 km la. DL, GA1, 70%	6 x 2000 m Intervalle, SB, 90%	80%
77%	Sa		15 km langsamer DL, GA1, 75%	75%
131 km	So		24 km la. DL, GA1, 75%, 2. Hälfte schneller, danach 2 h Rad, RECOM	75%
8. Wo.:	Mo	Krafttraining	12 km langsamer DL, GA1, 75%	75%
	Di		10 x 1000 m Intervalle, SB, 90%	90%
	Mi	10 km la. DL, GA1, 70%	12 km langsamer DL, GA1, 75%	75%
	Do		10 km lockerer DL, GA2, 80%	80%
	Fr		Ruhetag	
79%	Sa		10-km-Wettkampf in 33:10 min	90%
91 km	So		15 km langsamer DL, GA1, 70%	70%
9. Wo.:	Mo		Krafttraining	
	Di		22 km langsamer DL, GA1, 70%	
	Mi		2 h Radfahren, RECOM	65%
	Do		6 km Halbmarathon-Renntempo, EB, 85%	85%
	Fr		10 km lockerer DL, GA2, 80%	80%
81%	Sa		10 x 400 m Intervalle, SB, 90%	90%
66 km	So		12 km lockerer DL, GA2, 80%	80%
10. Wo.:	Mo		Ruhetag	
	Di		5 km Halbmarathon-Renntempo, EB, 85%	85%
	Mi		Ruhetag	
	Do		12 km lockerer DL, GA2, 80%	80%
	Fr		Ruhetag	
84%	Sa		5 km lockerer DL, GA2, 80%, 5 x 100 m	80%
51 km	So		Halbmarathon-Wettkampf in 1:14 h	85%

Trainingsvoraussetzung: 5 km in 16:30 min *oder* 10 km in 34:20 min *oder* Halbmarathon in 1:16 min

langsamer Dauerlauf: am Ende jeweils 5 x 100 m Steigerungsläufe

Ziel: La.DL in 4:35 min/km, Lo.DL in 3:58 min/km, HM-RT in 3:30 min/km, **2.000 m** in 6:49 min, **1.000 m** in 3:17 min, **400 m** in 1:14 min

Halbmarathon-Trainingsplan
Zielzeit 1:11:30 Stunden

Woche Laufschnitt Summe		Trainingseinheit TE morgens	abends	Intensität HF max.
1. Wo.:	Mo	Krafttraining	10 km langsamer DL, GA1, 75%	75%
	Di		10 x 1000 m Intervalle, SB, 90%	90%
	Mi		15 km langsamer DL, GA1, 70%	70%
	Do		1-2-3-2-1 km Fahrtspiel, GA2, 80%	85%
	Fr		12 km langsamer DL, GA1, 75%	75%
	Sa		12 km lockerer DL, GA2, 80%	80%
133 km	So	20 km la. DL, GA1, 70%, unmittelbar danach 2 h Radfahren, RECOM		70%
2. Wo.:	Mo	Krafttraining	15 km lockerer DL, GA2, 80%	80%
	Di	10 km la. DL, GA1, 75%	12 km lockerer DL, GA2, 80%	78%
	Mi		12 x 400 m Intervalle, SB 90%	90%
	Do	10 km la. DL, GA1, 70%	12 km lockerer DL, GA2, 80%	75%
	Fr		5 km la. DL, GA1 & 1x 800 m Intervall	80%
	Sa		10-km-Wettkampf	90%
122 km	So		15 km langsamer DL, GA1, 70%	70%
3. Wo.:	Mo	Krafttraining	15 km lockerer DL, GA2, 80%	80%
	Di	8 km la. DL, GA1, 75%	12 km langsamer DL, GA1, 75%	75%
	Mi	10 km la. DL, GA1, 70%	10 x 1000 m Intervalle, SB, 90%	80%
	Do	10 km la. DL, GA1, 70%	15 km langsamer DL, GA1, 75%	73%
	Fr		6 km Halbmarathon-Renntempo, EB, 85%	85%
	Sa		20 km lockerer DL, GA2, 80%	80%
137 km	So	10 km la. DL, GA1, 70%, unmittelbar danach 2 h Radfahren, RECOM		70%
4. Wo.:	Mo	Krafttraining	15 km lockerer DL, GA2, 80%	80%
	Di		5 x 2000 m Intervalle, SB, 90%	90%
	Mi		15 km langsamer DL, GA1, 75%	75%
	Do		Ruhetag	0%
	Fr		5 km la. DL, GA1 & 1x 800 m Intervall	80%
	Sa		10-km-Wettkampf	90%
km	So		1 h Schwimmen, RECOM	65%
5. Wo.:	Mo	Krafttraining	15 km langsamer DL, GA1, 75%	75%
	Di	10 km la. DL, GA1, 70%	12 km lockerer DL, GA2, 80%	75%
	Mi		12 x 1000 m Intervalle, SB, 90%	90%
	Do	10 km la. DL, GA1, 70%	15 km langsamer DL, GA1, 75%	73%
	Fr	12 km la. DL, GA1, 70%	6 km Halbmarathon-Renntempo, EB, 85%	78%
	Sa		12 km lockerer DL, GA2, 80%	80%
131 km	So	24 km la. DL, GA1, 75%, unmittelbar danach 2 h Radfahren, RECOM		75%
6. Wo.:	Mo	Krafttraining	12 km langsamer DL, GA1, 75%	75%
	Di		1-2-3-2-1 km Fahrtspiel, GA2, 85%	85%
	Mi	12 km la. DL, GA1, 70%	6 x 2000 m Intervalle, SB, 90%	80%
	Do	12 km la. DL, GA1, 70%	15 km langsamer DL, GA1, 75%	73%
	Fr	12 km la. DL, GA1, 70%	8 km Halbmarathon-Renntempo, EB, 85%	78%
	Sa		12 km lockerer DL, GA2, 80%	80%
145 km	So	24 km la. DL, GA1, 75%, 2. Hälfte schneller & 1 h Schwimmen, RECOM		75%
7. Wo.:	Mo	Krafttraining	12 km langsamer DL, GA1, 75%	75%
	Di		15 km lockerer DL, GA2, 80%	80%
	Mi	12 km la. DL, GA1, 70%	8 km Halbmarathon-Renntempo, EB, 85%	78%
	Do	12 km la. DL, GA1, 70%	15 km langsamer DL, GA1, 75%	73%
	Fr	12 km la. DL, GA1, 70%	6 x 2000 m Intervalle, SB, 90%	80%
	Sa		15 km langsamer DL, GA1, 75%	75%
147 km	So	24 km la. DL, GA1, 75%, 2. Hälfte schneller & 2 h Radfahren, RECOM		75%
8. Wo.:	Mo	Krafttraining	12 km langsamer DL, GA1, 75%	75%
	Di		10 x 1000 m Intervalle, SB, 90%	90%
	Mi	10 km la. DL, GA1, 70%	12 km langsamer DL, GA1, 75%	73%
	Do	10 km la. DL, GA1, 70%		70%
	Fr		5 km la. DL, GA1 & 1x 800 m Intervall	80%
	Sa		10-km-Wettkampf in 32:08 min	90%
98 km	So		15 km langsamer DL, GA1, 70%	70%
9. Wo.:	Mo		Krafttraining & 2 h Radfahren, RECOM	65%
	Di		22 km langsamer DL, GA1, 70%	70%
	Mi		8 km lockerer DL, GA2, 80%	80%
	Do		6 km Halbmarathon-Renntempo, EB, 85%	85%
	Fr		10 x 400 m Intervalle, SB, 90%	90%
	Sa		12 km lockerer DL, GA2, 80%	80%
74 km	So		12 km langsamer DL, GA1, 75%	75%
10. Wo.:	Mo		Ruhetag	0%
	Di		6 km Halbmarathon-Renntempo, EB, 85%	85%
	Mi		Ruhetag	0%
	Do		12 km lockerer DL, GA2, 80%	80%
	Fr		Ruhetag	0%
	Sa		5 km lockerer DL, GA2, 80%, 5 x 100 m	85%
52 km	So		Halbmarathon-Wettkampf in 1:11:29 h	87%

Trainingsvoraussetzung: 5 km in 16:00 min *oder* 10 km in 33:20 min *oder* Halbmarathon in 1:14 min

langsamer Dauerlauf: am Ende jeweils 5 x 100 m Steigerungsläufe

La.DL in 4:26 min/km, Lo.DL in 3:50 min/km, HM-RT in 3:23 min/km, 2.000 m in 6:35 min, 1.000 m in 3:10 min, 400 m in 1:12 min

Halbmarathon-Trainingsplan
Zielzeit 1:09 Stunden

Woche Laufschnitt Summe		Trainingseinheit TE morgens	abends	Intensität HF max.
1. Wo.:	Mo	Krafttraining	15 km langsamer DL, GA1, 75%	75%
	Di		10 x 1000 m Intervalle, SB, 90%	90%
	Mi		12 km lockerer DL, GA2, 80%	80%
	Do		15 km langsamer DL, GA1, 75%	75%
	Fr	10 km la. DL, GA1, 70%	1-2-3-2-1 km Fahrtspiel, GA2, 85%	78%
78%	Sa		20 km lockerer DL, GA2, 80%	80%
118 km	So	12 km la. DL, GA1, 70%, unmittelbar danach 2 h Radfahren, RECOM		70%
2. Wo.:	Mo	Krafttraining	15 km lockerer DL, GA2, 80%	80%
	Di	10 km la. DL, GA1, 75%	12 km lockerer DL, GA2, 80%	78%
	Mi	8 km la. DL, GA1, 75%	12 x 400 m Intervalle, SB 90%	83%
	Do	10 km la. DL, GA1, 70%	12 km lockerer DL, GA2, 80%	75%
	Fr	10 km la. DL, GA1, 75%		75%
79%	Sa		10-km-Wettkampf	90%
130 km	So		15 km langsamer DL, GA1, 70%	70%
3. Wo.:	Mo	10 km la. DL, GA1, 75%	15 km lockerer DL, GA2, 80%	78%
	Di	8 km la. DL, GA1, 75%	10 km lockerer DL, GA2, 80%	78%
	Mi	10 km la.DL, GA1, 75%	12 x 1000 m Intervalle, SB, 90%	83%
	Do	Krafttraining	15 km langsamer DL, GA1, 75%	75%
	Fr	10 km la. DL, GA1, 75%	6 km Halbmarathon-Renntempo, EB, 85%	80%
78%	Sa		20 km lockerer DL, GA2, 80%	80%
138 km	So	10 km la. DL, GA1, 75%, unmittelbar danach 2 h Radfahren, RECOM		75%
4. Wo.:	Mo	Krafttraining	12 km lockerer DL, GA2, 80%	80%
	Di		5 x 2000 m Intervalle, SB, 90%	90%
	Mi		15 km lockerer DL, GA2, 80%	80%
	Do		1 h Schwimmen, RECOM	65%
	Fr		5 km la. DL, GA1 & 1 x 800 m Intervall	80%
82%	Sa		10-km-Wettkampf	90%
75 km	So		10 km langsamer DL, GA1, 70%	70%
5. Wo.:	Mo	Krafttraining	15 km lockerer DL, GA2, 80%	80%
	Di	10 km la. DL, GA1, 70%	12 km lockerer DL, GA2, 80%	75%
	Mi		12 x 1000 m Intervalle, SB, 90%	90%
	Do	10 km la. DL, GA1, 70%	6 km Halbmarathon-Renntempo, EB, 85%	78%
	Fr	12 km la. DL, GA1, 70%	12 km lockerer DL, GA2, 80%	75%
79%	Sa	10 km la. DL, GA1, 70%	15 x 400 m Intervalle, SB, 90%	80%
150 km	So	24 km la. DL, GA1, 75%, unmittelbar danach 2 h Radfahren, RECOM		75%
6. Wo.:	Mo	Krafttraining	12 km langsamer DL, GA1, 75%	75
	Di	10 km la. DL, GA1, 75%	1-2-3-2-1 km Fahrtspiel, GA2, 85%	80
	Mi	12 km la. DL, GA1, 70%	15 km langsamer DL, GA1, 75%	73
	Do	12 km la. DL, GA1, 70%	6 x 2000 m Intervalle, SB, 90%	80
	Fr	12 km la. DL, GA1, 70%	8 km Halbmarathon-Renntempo, EB, 85%	78
77%	Sa		12 km lockerer DL, GA2, 80%	80
155 km	So	24 km la. DL, GA1, 75%, 2. Hälfte schneller & 1 h Schwimmen, RECOM		75
7. Wo.:	Mo	Krafttraining	12 km langsamer DL, GA1, 75%	75
	Di	12 km la. DL, GA1, 75%	15 x 400 m Intervalle, SB, 90%	83
	Mi	12 km la. DL, GA1, 70%	8 km Halbmarathon-Renntempo, EB, 85%	78
	Do	10 km la. DL, GA1, 70%	15 km langsamer DL, GA1, 75%	73
	Fr	12 km la. DL, GA1, 70%	6 x 2000 m Intervalle, SB, 90%	80
76%	Sa		15 km langsamer DL, GA1, 70%	70
157 km	So	24 km la. DL, GA1, 75%, 2. Hälfte schneller & 2 h Radfahren, RECOM		75
8. Wo.:	Mo	Krafttraining	12 km langsamer DL, GA1, 75%	75
	Di	10 km la. DL, GA1, 75%	10 x 1000 m Intervalle, SB, 90%	83
	Mi	10 km la. DL, GA1, 70%	15 km langsamer DL, GA1, 75%	73
	Do	10 km la. DL, GA1, 75%	12 km lockerer DL, GA2, 80%	78
	Fr		5 km la. DL, GA1, 75% & 1x 800 m Intervall	80
78%	Sa		10-km-Wettkampf in 31:04 min	90
125 km	So		15 km langsamer DL, GA1, 70%	70
9. Wo.:	Mo		Krafttraining & 2 h Radfahren, RECOM	65
	Di		22 km langsamer DL, GA1, 70%	70
	Mi		8 km lockerer DL, GA2, 80%	80
	Do		8 km Halbmarathon-Renntempo, EB, 85%	85
	Fr		12 km langsamer DL, GA1, 75%	75
80%	Sa		10 x 400 m Intervalle, SB, 90%	90
78 km	So		12 km lockerer DL, GA2, 80%	80
10. Wo.:	Mo		Ruhetag	0
	Di		6 km Halbmarathon-Renntempo, EB, 85%	85
	Mi		9 km la. DL, 75%, 4 x 400 m Intervalle, SB	80
	Do		12 km lockerer DL, GA2, 80%	80
	Fr		Ruhetag	0
83%	Sa		5 km lockerer DL, GA2, 80%, 5 x 100 m	85
67 km	So		Halbmarathon-Wettkampf in 1:09 h	87

Trainingsvoraussetzung: 5 km in 15:30 min *oder* 10 km in 32:00 min *oder* Halbmarathon in 1:11 h
langsamer Dauerlauf: am Ende jeweils 5 x 100 m Steigerungsläufe
Ziel: La.DL in 4:17 min/km, Lo.DL in 3:42 min/km, HM-RT in 3:16 min/km, **2.000 m** in 6:21 min, **1.000 m** in 3:03 min, **400 m** in 1:09 min

Halbmarathon-Trainingsplan
Zielzeit 1:07 Stunden

Woche Laufschnitt Summe		Trainingseinheit TE morgens	abends	Intensität HF max.
Wo.:	Mo	Krafttraining	15 km langsamer DL, GA1, 75%	75%
	Di		12 x 1000 m Intervalle, SB, 90%	90%
	Mi	8 km la. DL, GA1, 70%	15 km langsamer DL, GA1, 75%	73%
	Do		12 km lockerer DL, GA2, 80%	80%
	Fr	10 km la. DL, GA1, 70%	1-2-3-2-1 km Fahrtspiel, GA2, 85%	78%
	Sa		20 km lockerer DL, GA2, 80%	80%
9 km	So	20 km la. DL, GA1, 70%, unmittelbar danach 2 h Radfahren, RECOM		70%
Wo.:	Mo	Krafttraining	15 lockerer DL, GA2, 80%	80%
	Di	10 km la. DL, GA1, 75%	12 km lockerer DL, GA2, 80%	78%
	Mi	10 km la. DL, GA1, 75%	15 x 400 m Intervalle, SB 90%	83%
	Do	10 km la. DL, GA1, 70%	15 km lockerer DL, GA2, 80%	75%
	Fr	10 km la. DL, GA1, 75%		75%
	Sa		10-km-Wettkampf	90%
8 km	So		15 km langsamer DL, GA1, 70%	70%
Wo.:	Mo	10 km la. DL, GA1, 75%	15 km lockerer DL, GA2, 80%	78%
	Di	8 km la. DL, GA1,75%	10 km lockerer DL, GA2, 80%	78%
	Mi	10 km la. DL, GA1, 75%	14 x 1000 m Intervalle, SB, 90%	83%
	Do	Krafttraining	15 km lockerer DL, GA2, 80%	80%
	Fr	10 km la. DL, GA1, 75%	8 km Halbmarathon-Renntempo, EB, 85%	80%
	Sa		22 km lockerer DL, GA2, 80%	80%
5 km	So	10 km la. DL, GA1, 70%, unmittelbar danach 2 h Radfahren, RECOM		70%
Wo.:	Mo	Krafttraining	12 km lockerer DL, GA2, 80%	80%
	Di		6 x 2000 m Intervalle, SB, 90%	90%
	Mi		15 km lockerer DL, GA2, 80%	80%
	Do		1 h Schwimmen, RECOM	65%
	Fr		8 km la. DL, 75% & 2x 1000 m Intervalle	80%
	Sa		10-km-Wettkampf	90%
km	So		10 km langsamer DL, GA1, 70%	70%
Wo.:	Mo	Krafttraining	15 km lockerer DL, GA2, 80%	80%
	Di	12 km la. DL, GA1, 70%	12 km lockerer DL, GA2, 80%	75%
	Mi		14 x 1000 m Intervalle, SB, 90%	90%
	Do	12 km la. DL, GA1, 70%	6 km Halbmarathon-Renntempo, EB, 85%	78%
	Fr	12 km la. DL, GA1, 70%	15 km lockerer DL, GA2, 80%	75%
	Sa	12 km la. DL, GA1, 70%	15 x 400 m Intervalle, SB, 90%	80%
km	So	24 km la. DL, GA1, 75%, unmittelbar danach 2 h Radfahren, RECOM		75%

Woche Laufschnitt Summe		Trainingseinheit TE morgens	abends	Intensität HF max.
6. Wo.:	Mo	Krafttraining	15 km langsamer DL, GA1, 75%	75%
	Di	12 km la. DL, GA1, 75%	1-2-3-2-1 km Fahrtspiel, GA2, 85%	80%
	Mi	12 km la. DL, GA1, 70%	15 km langsamer DL, GA1, 75%	73%
	Do	12 km la. DL, GA1, 70%	6 x 2000 m Intervalle, SB, 90%	80%
	Fr	12 km la. DL, GA1, 70%	8 km Halbmarathon-Renntempo, EB, 85%	78%
	Sa		15 km lockerer DL, GA2, 80%	80%
163 km	So	24 km la. DL, GA1, 75%, 2. Hälfte schneller & 1 h Schwimmen, RECOM		75%
7. Wo.:	Mo	Krafttraining	12 km langsamer DL, GA1, 75%	75%
	Di	12 km la. DL, GA1, 75%	15 x 400 m Intervalle, SB, 90%	83%
	Mi	12 km la. DL, GA1, 70%	8 km Halbmarathon-Renntempo, EB, 85%	78%
	Do	10 km la. DL, GA1, 70%	15 km langsamer DL, GA1, 75%	73%
	Fr	10 km la. DL, GA1, 70%	6 x 2000 m Intervalle, SB, 90%	80%
	Sa	10 km la. DL, GA1, 70%	15 km lockerer DL, GA2, 80%	75%
165 km	So	24 km la. DL, GA1, 75%, 2. Hälfte schneller & 2 h Radfahren, RECOM		75%
8. Wo.:	Mo	Krafttraining	12 km langsamer DL, GA1, 75%	75%
	Di	12 km la. DL, GA1, 75%	12 x 1000 m Intervalle, SB, 90%	83%
	Mi	12 km la. DL, GA1, 70%	15 km langsamer DL, GA1, 75%	73%
	Do	12 km la. DL, GA1, 75%	12 km lockerer DL, GA2, 80%	78%
	Fr		5 km la. DL, GA1, 75% & 1x 800 m Intervall	80%
	Sa		10-km-Wettkampf in 30:00 Min.	90%
124 km	So		10 km langsamer DL, GA1, 70%	70%
9. Wo.:	Mo		Krafttraining & 2 h Radfahren, RECOM	65%
	Di		22 km langsamer DL, GA1, 70%	70%
	Mi		10 km lockerer DL, GA2, 80%	80%
	Do		8 km Halbmarathon-Renntempo, EB, 85%	85%
	Fr		15 km langsamer DL, GA1, 75%	75%
	Sa		10 x 400 m Intervalle, SB, 90%	90%
83 km	So		12 km lockerer DL, GA2, 80%	80%
10. Wo.:	Mo		Ruhetag	0%
	Di		6 km Halbmarathon-Renntempo, EB, 85%	85%
	Mi		10 km la. DL, 75%, 4 x 400 m Intervalle, SB	80%
	Do		12 km lockerer DL, GA2, 80%	80%
	Fr		Ruhetag	0%
	Sa		5 km lockerer DL, GA2, 80%, 5 x 100 m	85%
68 km	So		Halbmarathon-Wettkampf in 1:07 h	87%

iningsvoraussetzung: **5 km** in 15:00 min *oder* **10 km** in 31:00 min *oder* **Halbmarathon** in 1:09 min

gsamer Dauerlauf: am Ende jeweils 5 x 100 m Steigerungsläufe

: **La.DL** in 4:08 min/km, **Lo.DL** in 3:35 min/km, **HM-RT** in 3:11 min/km, **2.000 m** in 6:10 min, **1.000 m** in 2:58 min, **400 m** in 1:07 min

Halbmarathon-Trainingsplan
Zielzeit 1:04 Stunden

Woche Laufschnitt Summe		Trainingseinheit TE morgens	abends	Intensität HF max.
1. Wo.:	Mo	Krafttraining	15 km langsamer DL, GA1, 75%	75%
	Di		13 x 1000 m Intervalle, SB, 90%	90%
	Mi	10 km la. DL, GA1, 75%	15 km lockerer DL, GA2, 80%	78%
	Do		15 km langsamer DL, GA1, 75%	75%
	Fr	10 km la. DL, GA1, 70%	1-2-3-2-1 km Fahrtspiel, GA2, 85%	78%
78%	Sa		20 km langsamer DL, GA1, 70%	70%
135 km	So	15 km lo. DL, GA2, 80%, unmittelbar danach 2 h Radfahren, RECOM		80%
2. Wo.:	Mo	Krafttraining	15 km lockerer DL, GA2, 80%	80%
	Di	12 km la. DL, GA1, 70%	15 km lockerer DL, GA2, 80%	75%
	Mi	12 km la. DL, GA1, 70%	15 x 400 m Intervalle, SB, 90%	80%
	Do	12 km la. DL, GA1, 70%	15 km lockerer DL, GA2, 80%	75%
	Fr		5 km la. DL, GA1, 70% & 2x 800 m Intervalle	80%
78%	Sa		10-km-Wettkampf	90%
146 km	So	15 km langsamer DL, GA1, 70%		70%
3. Wo.:	Mo	12 km la. DL, GA1, 75%	15 km lockerer DL, GA2, 80%	78%
	Di	10 km la. DL, GA1, 70%	12 km lockerer DL, GA2, 80%	75%
	Mi	12 km la. DL, GA1, 70%	14 x 1000 m Intervalle, SB, 90%	80%
	Do	Krafttraining	15 km lockerer DL, GA2, 80%	80%
	Fr	12 km la. DL, GA1, 75%	8 km Halbmarathon-Renntempo, EB, 85%	80%
76%	Sa		22 km lockerer DL, GA2, 80%	80%
160 km	So	15 km la. DL, GA1, 70%, unmittelbar danach 2 h Radfahren, RECOM		70%
4. Wo.:	Mo	Krafttraining	12 km lockerer DL, GA2, 80%	80%
	Di		6 x 2000 m Intervalle, SB, 90%	90%
	Mi	8 km la. DL, GA1, 75%	15 km lockerer DL, GA2, 80%	78%
	Do		1 h Schwimmen, RECOM	65%
	Fr		8 km la. DL, GA1, 75% & 2x 800 m Intervalle	80%
81%	Sa		10-km-Wettkampf	90%
89 km	So	10 km langsamer DL, GA1, 70%		70%
5. Wo.:	Mo	Krafttraining	15 km lockerer DL, GA2, 80%	80%
	Di	12 km la. DL, GA1, 70%	12 km lockerer DL, GA2, 80%	75%
	Mi	10 km lo. DL, GA2, 80%	14 x 1000 m Intervalle, SB, 90%	85%
	Do	12 km la. DL, GA1, 70%	6 km Halbmarathon-Renntempo, EB, 85%	78%
	Fr	12 km la. DL, GA1, 70%	15 km lockerer DL, GA2, 80%	75%
78%	Sa	12 km la. DL, GA1, 70%	15 x 400 m Intervalle, SB, 90%	80%
171 km	So	24 km la. DL, GA1, 75%, unmittelbar danach 3 h Radfahren, RECOM		75%

Woche Laufschnitt Summe		Trainingseinheit TE morgens	abends	Intensität HF max.
6. Wo.:	Mo	Krafttraining	15 km langsamer DL, GA1, 75%	75
	Di	12 km la. DL, GA1, 75%	1-2-3-2-1 km Fahrtspiel, GA2, 80%	78
	Mi	12 km la. DL, GA1, 70%	15 km langsamer DL, GA1, 75%	73
	Do	10 km lo. DL, GA2, 80%	6 x 2000 m Intervalle, SB, 90%	85
	Fr	12 km la. DL, GA1, 70%	8 km Halbmarathon-Renntempo, EB, 85%	78
77%	Sa	12 km la. DL, GA1, 70%	15 km lockerer DL, GA2, 80%	75
173 km	So	24 km la. DL, GA1, 75%, 2. Hälfte schneller & 1 h Schwimmen, RECOM		75
7. Wo.:	Mo	Krafttraining	15 km langsamer DL, GA1, 75%	75
	Di	12 km la. DL, GA1, 75%	15 x 400 m Intervalle, SB, 90%	83
	Mi	12 km la. DL, GA1, 70%	8 km Halbmarathon-Renntempo, EB, 85%	78
	Do	12 km la. DL, GA1, 70%	15 km langsamer DL, GA1, 75%	75
	Fr	12 km la. DL, GA1, 70%	6 x 2000 m Intervalle, SB, 90%	80
77%	Sa	12 km la. DL, GA1, 70%	15 km lockerer DL, GA2, 80%	75
174 km	So	24 km la. DL, GA1, 75%, 2. Hälfte schneller & 3 h Radfahren, RECOM		75
8. Wo.:	Mo	8 km la. DL, GA1, 70%	12 km langsamer DL, GA1, 75%	73
	Di	12 km la. DL, GA1, 75%	12 x 1000 m Intervalle, SB, 90%	83
	Mi	12 km la. DL, GA1, 70%	15 km langsamer DL, GA1, 75%	73
	Do	12 km la. DL, GA1, 75%		75
	Fr		5 km la. DL, GA1, 75% & 1x 800 m Intervall	80
77%	Sa		10-km-Wettkampf in 28:56 min	90
128 km	So	15 km langsamer DL, GA1, 70%		70
9. Wo.:	Mo	Krafttraining	10 km lo. DL, GA2, 80% & 1 h Schwimmen	80
	Di		22 km langsamer DL, GA1, 70%	70
	Mi		10 km lockerer DL, GA2, 80%	80
	Do		8 km Halbmarathon-Renntempo, EB, 85%	85
	Fr		15 km langsamer DL, GA1, 75%	75
80%	Sa		12 x 400 m Intervalle, SB, 90%	90
91 km	So		12 km lockerer DL, GA2, 80%	80
10. Wo.:	Mo		Ruhetag	
	Di		6 km Halbmarathon-Renntempo, EB, 85%	85
	Mi		12 km la. DL, 75%, 4 x 400 m Intervalle SB	
	Do		12 km lockerer DL, GA2, 80%	80
	Fr		Ruhetag	
83%	Sa		5 km lockerer DL, GA2, 80%, 5 x 100 m	85
70 km	So		Halbmarathon-Wettkampf in 1:04 h	87

Trainingsvoraussetzung: 5 km in 14:30 min *oder* 10 km in 30:00 min *oder* Halbmarathon in 1:07 min
langsamer Dauerlauf: am Ende jeweils 5 x 100 m Steigerungsläufe
Ziel: La.DL in 3:59 min/km, Lo.DL in 3:27 min/km, HM-RT in 3:02 min/km, 2.000 m in 5:53 min, 1.000 m in 2:50 min, 400 m in 1:04 min

Halbmarathon-Trainingsplan
Zielzeit 1:02 Stunden

Woche Laufschnitt Summe		Trainingseinheit TE morgens	abends	Intensität HF max.
1. Wo.:	Mo	Krafttraining	15 km langsamer DL, GA1, 75%	75%
	Di		13 x 1000 m Intervalle, SB, 90%	90%
	Mi	10 km la. DL, GA1, 75%	15 km lockerer DL, GA2, 80%	78%
	Do		1-2-3-2-1 km Fahrtspiel, GA2, 85%	85%
	Fr	10 km la. DL, GA1, 70%	15 km langsamer DL, GA1, 75%	73%
	Sa	10 km lo. DL, GA2, 80%	12 km lockerer DL, GA2, 80%	80%
...5 km	So	20 km la. DL, GA1, 70%, unmittelbar danach 2 h Radfahren, RECOM		70%
2. Wo.:	Mo	Krafttraining	15 km lockerer DL, GA2, 80%	80%
	Di	12 km la. DL, GA1, 75%	20 km lockerer DL, GA2, 80%	78%
	Mi	12 km la. DL, GA1, 75%	15 x 400 m Intervalle, SB, 90%	83%
	Do	12 km la. DL, GA1, 70%	15 km lockerer DL, GA2, 80%	75%
	Fr		5 km la. DL, GA1 & 1x 800 m Intervall	80%
	Sa		10-km-Wettkampf	90%
...0 km	So	15 km langsamer DL, GA1, 70%, danach 1 h Schwimmen, RECOM		70%
3. Wo.:	Mo	12 km la. DL, GA1, 75% / Krafttraining	15 km lockerer DL, GA2, 80%	78%
	Di	10 km la. DL, GA1, 75%	12 km lockerer DL, GA2, 80%	78%
	Mi	12 km la. DL, GA1, 75%	14 x 1000 m Intervalle, SB, 90%	83%
	Do	10 km lo. DL, GA2, 80%	15 km lockerer DL, GA2, 80%	80%
	Fr	12 km la. DL, GA1, 75%	8 km Halbmarathon-Renntempo, EB, 85%	80%
	Sa		15 km lockerer DL, GA2, 80%	80%
...0 km	So	22 km la. DL, GA1, 70%, unmittelbar danach 2 h Radfahren, RECOM		70%
4. Wo.:	Mo	Krafttraining	12 km lockerer DL, GA2, 80%	80%
	Di		6 x 2000 m Intervalle, SB, 90%	90%
	Mi	8 km la. DL, GA1, 75%	15 km lockerer DL, GA2, 80%	78%
	Do	8 km lo. DL, GA2, 80%		80%
	Fr		5 km la. DL, GA1 & 1x 800 m Intervall	80%
	Sa		10-km-Wettkampf	90%
... km	So	10 km la. DL, GA1, 70%	1 h Schwimmen, RECOM	70%
5. Wo.:	Mo	12 km la. DL, GA1, 75% / Krafttraining	15 km lockerer DL, GA2, 80%	78%
	Di	12 km la. DL, GA1, 70%	12 km lockerer DL, GA2, 80%	75%
	Mi	10 km lo. DL, GA2, 80%	14 x 1000 m Intervalle, SB, 90%	85%
	Do	12 km la. DL, GA1, 70%	8 km Halbmarathon-Renntempo, EB, 85%	78%
	Fr	12 km la. DL, GA1, 70%	15 km lockerer DL, GA2, 80%	75%
	Sa	12 km la. DL, GA1, 70%	15 x 400 m Intervalle, SB, 90%	80%
...5 km	So	24 km la. DL, GA1, 75%, unmittelbar danach 3 h Radfahren, RECOM		75%
6. Wo.:	Mo	10 km la. DL, GA1, 70% / Krafttraining	15 km langsamer DL, GA1, 75%	73%
	Di	12 km la. DL, GA1, 75%	1-2-3-2-1 km Fahrtspiel GA2, 80%	78%
	Mi	12 km la. DL, GA1, 70% / 8 km lo. DL, GA2, 80%	15 km langsamer DL, GA1, 75%	75%
	Do	10 km lo. DL, GA2, 80%	6 x 2000 m Intervalle, SB, 90%	85%
	Fr	12 km la. DL, GA1, 70%	8 km Halbmarathon-Renntempo, EB, 85%	78%
77%	Sa	12 km la. DL, GA1, 70%	15 km lockerer DL, GA2, 80%	75%
191 km	So	24 km la. DL, GA1, 75%, 2. Hälfte schneller & 1 h Schwimmen, RECOM		75%
7. Wo.:	Mo	10 km la. DL, GA1, 75% / Krafttraining	15 km lockerer DL, GA2, 80%	78%
	Di	12 km la. DL, GA1, 75%	15 x 400 m Intervalle, SB, 90%	83%
	Mi	12 km la. DL, GA1, 70%	8 km Halbmarathon-Renntempo, EB, 85%	78%
	Do	12 km la. DL, GA1, 70% / 8 km lo. DL, GA2, 80%	15 km langsamer DL, GA1, 75%	75%
	Fr	12 km la. DL, GA1, 70%	6 x 2000 m Intervalle, SB, 90%	80%
77%	Sa	12 km la. DL, GA1, 70%	15 km lockerer DL, GA2, 80%	75%
192 km	So	24 km la. DL, GA1, 75%, 2. Hälfte schneller & 3 h Radfahren, RECOM		75%
8. Wo.:	Mo	10 km la. DL, GA1, 70%	12 km lockerer DL, GA2, 80%	75%
	Di	12 km la. DL, GA1, 75%	12 x 1000 m Intervalle, SB, 90%	83%
	Mi	12 km la. DL, GA1, 70% / 8 km lo. DL, GA2, 80%	15 km langsamer DL, GA1, 75%	75%
	Do	12 km la. DL, GA1, 75%	12 km lockerer DL, GA2, 80%	78%
	Fr		5 km la. DL, GA1 & 1x 800 m Intervall	80%
78%	Sa		10-km-Wettkampf in 27:51 min	90%
150 km	So	15 km langsamer DL, GA1, 70%		70%
9. Wo.:	Mo	Krafttraining	12 km lockerer DL, GA2, 80%	80%
	Di		22 km langsamer DL, GA1, 70%	70%
	Mi		12 km lockerer DL, GA2, 80%	80%
	Do		8 km Halbmarathon-Renntempo, EB, 85%	85%
	Fr		15 km langsamer DL, GA1, 75%	75%
80%	Sa		12 x 400 m Intervalle, SB, 90%	90%
95 km	So	12 km lockerer DL, GA2, 80%, danach 2 h Radfahren, RECOM		80%
10. Wo.:	Mo		Ruhetag	0%
	Di		6 km Halbmarathon-Renntempo, EB, 85%	85%
	Mi		15 km langsamer DL, 75%, 4 x 400 m	80%
	Do		12 km lockerer DL, GA2, 80%	80%
	Fr		Ruhetag	0%
83%	Sa		5 km lockerer DL, GA2, 80%, 5 x 100 m	85%
73 km	So		Halbmarathon-Wettkampf in 1:02 h	87%

Trainingsvoraussetzung: 5 km in 14:00 min *oder* 10 km in 29:00 min *oder* Halbmarathon in 1:04 min

langsamer Dauerlauf: am Ende jeweils 5 x 100 m Steigerungsläufe

La.DL in 3:51 min/km, Lo.DL in 3:19 min/km, HM-RT in 2:56 min/km, 2.000 m in 5:42 min, 1.000 m in 2:45 min, 400 m in 1:02 min

19. Wettkampf

Vor dem Start

- Der Schlaf zwei Tage vor dem Wettkampf ist der Wichtigste.
- Für den Wettkampf ist die zu erwartende Zielzeit, mit Bezug auf die zuletzt gelaufene Zeit bei einer Unterdistanz, zu berechnen (siehe Äquivalenz der Wettkampfzeiten).
- Bestimmung der Wettkampf-Pulsfrequenz und der Kilometerzwischenzeiten für das Renntempo, um jeden Wettkampfkilometer zu prüfen und zu regeln.
- Zur Kontrolle während des Laufes eine Zwischenzielzeiten-Tabelle nach der 51/49-Regel vorbereiten und diese in einer kleinen Folie mit Sicherheitsnadel z. B. am Nummernschild befestigen. Die maximale und minimale Pulsfrequenz für das Renntempo ebenfalls auf die Zeittabelle schreiben.
- Am Vorabend sowie drei Tage zuvor ausschließlich basische Kohlenhydrate essen.
- Unterschiedliche Laufbekleidung für eine mögliche Witterungsänderung mitnehmen.
- Für die Startaufstellung bei kaltem Wetter eine Warmhaltefolie, Müllsack oder ein altes Hemd mitnehmen.
- Die Startunterlagen so früh wie möglich abholen, den Start- und Zielplatz erkunden.
- Den Streckenverlauf studieren und sich ein Orientierungsgefühl verschaffen.
- Zufahrt mit öffentlichen Verkehrsmitteln vom Hotel zum Start und zurück klären.
- Einen Geldschein zur Bezahlung von Verkehrsmitteln oder Getränken einstecken.
- Laufkleidung abends zurechtlegen, die Startnummer anheften, den Champion Chip an die Schuhe binden, Energie-Gels an das Nummernband befestigen. Den Laufbeutel mit Duschzeug, -schuhe, Umziehkleidung und Handtuch vorbereiten.
- Abends nicht zu viel essen, nur eine normale Portion, viel Wasser oder alkoholfreies Bier trinken. Auf Nudeln und Pizza verzichten, da diese Ernährung nicht basisch ist. Besser sind Kohlenhydrate wie Kartoffelgerichte oder Salat.
- Vier Stunden vor dem Lauf aufstehen.
- Empfindliche Stellen gegen Reibung schützen: Brustwarzen mit Pflaster abkleben, Achseln und Oberseite der Innenschenkel mit Vaseline einreiben.
- Drei Stunden vor dem Start ein leichtes Frühstück (Kohlenhydrate) einnehmen (keinesfalls Müsli), z. B. Weißbrot mit Honig, Wasser (wenig Kaffee).
- Der Magen/Darm-Trakt muss vor dem Start vollständig entleert sein.
- Die Laufschuhe mit doppelten Knoten schnüren. Keine neuen Laufschuhe oder neue Socken verwenden.
- Mindestens eine Stunde vor der Startzeit vor Ort sein.
- Einen guten Startplatz suchen, wo sich Läufer mit der eigenen Zielzeit befinden.
- Bei der Startaufstellung ein Kohlenhydrat-Gel zu sich nehmen.

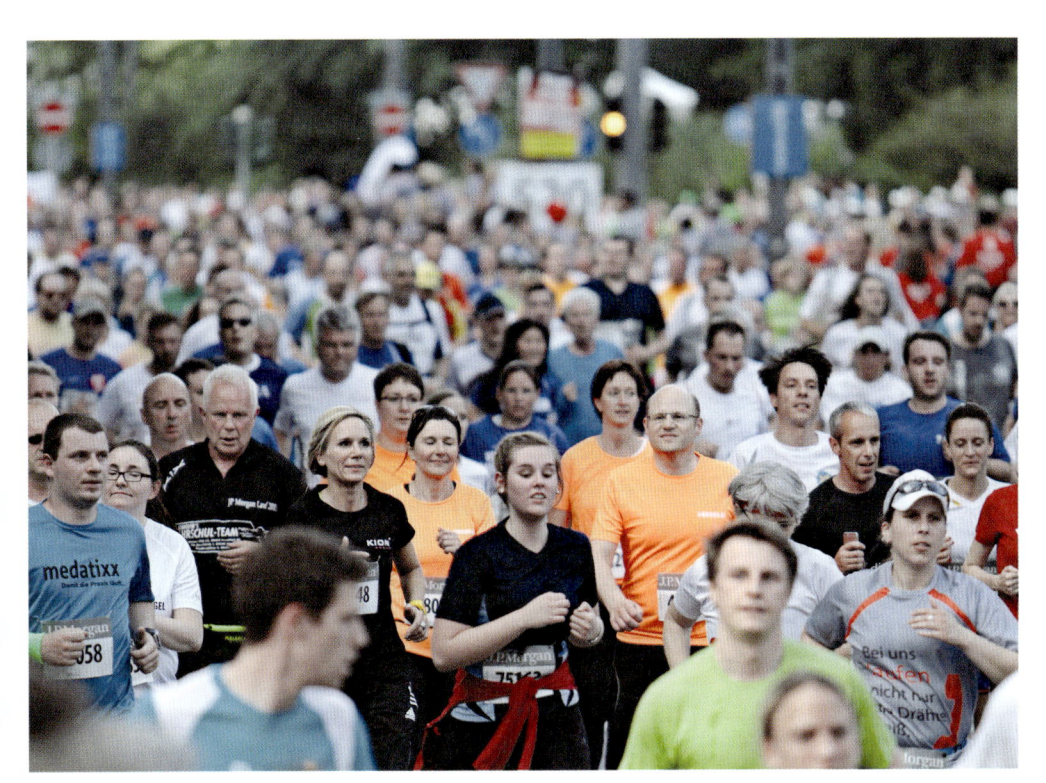

Start 10-km-City-Lauf »JP Morgan«

Während des Wettkampfs

- Nicht zu schnell loslaufen, nach einem Kilometer die Laufzeit prüfen und gegebenenfalls die Geschwindigkeit anpassen.
- Von Beginn an regelmäßig trinken. Beim Lauf alle 5 km mindestens einen Becher Wasser zu sich nehmen. Trinktechnik: Kopf nach hinten, Becher kippen wie beim Gurgeln, das Wasser in einem Schluck trinken, so dass keine Luft geschluckt wird.
- Alle 30 Minuten ein Kohlenhydrat-Energie-Gel, Orangen oder Melonen zu sich nehmen. Keine Bananen, die sind zu schwer verdaulich.
- Die 51/49-Regel beachten und die erste Hälfte ca. 1% langsamer laufen als die zweite Hälfte.
- Die Motivationsstrategie in Etappen: Bis 2/3 der Strecke jede Zwischenzeit pro km messen und die Planzeit konstant einhalten, durchbeißen.
Nach 2/3 der Strecke einen starken Vordermann aussuchen und an dem bis kurz vor dem Ziel dranbleiben.
Die letzten Minuten möglichst Red Bull, Traubenzucker oder Cola zu sich nehmen. Dann wird der Vordermann überholt und ein neuer Läufer in 300 Meter Abstand zum Überholziel gewählt. Dieser wird dann noch vor dem Ziel überholt. Danach Endspurt bis ins Ziel, freilaufen für ein gutes Finisher Foto und dann mit einem strahlenden Lächeln durchs Ziel laufen.
- Nach dem Zieleinlauf etwa zehn Minuten sehr langsam auslaufen, auch wenn's weh tut. Das Auslaufen baut die Milchsäure ab und vermindert die Wadenschmerzen erheblich, lässt außerdem den Blutdruck nicht zu schnell absinken.

Kapitel 19: Wettkampf

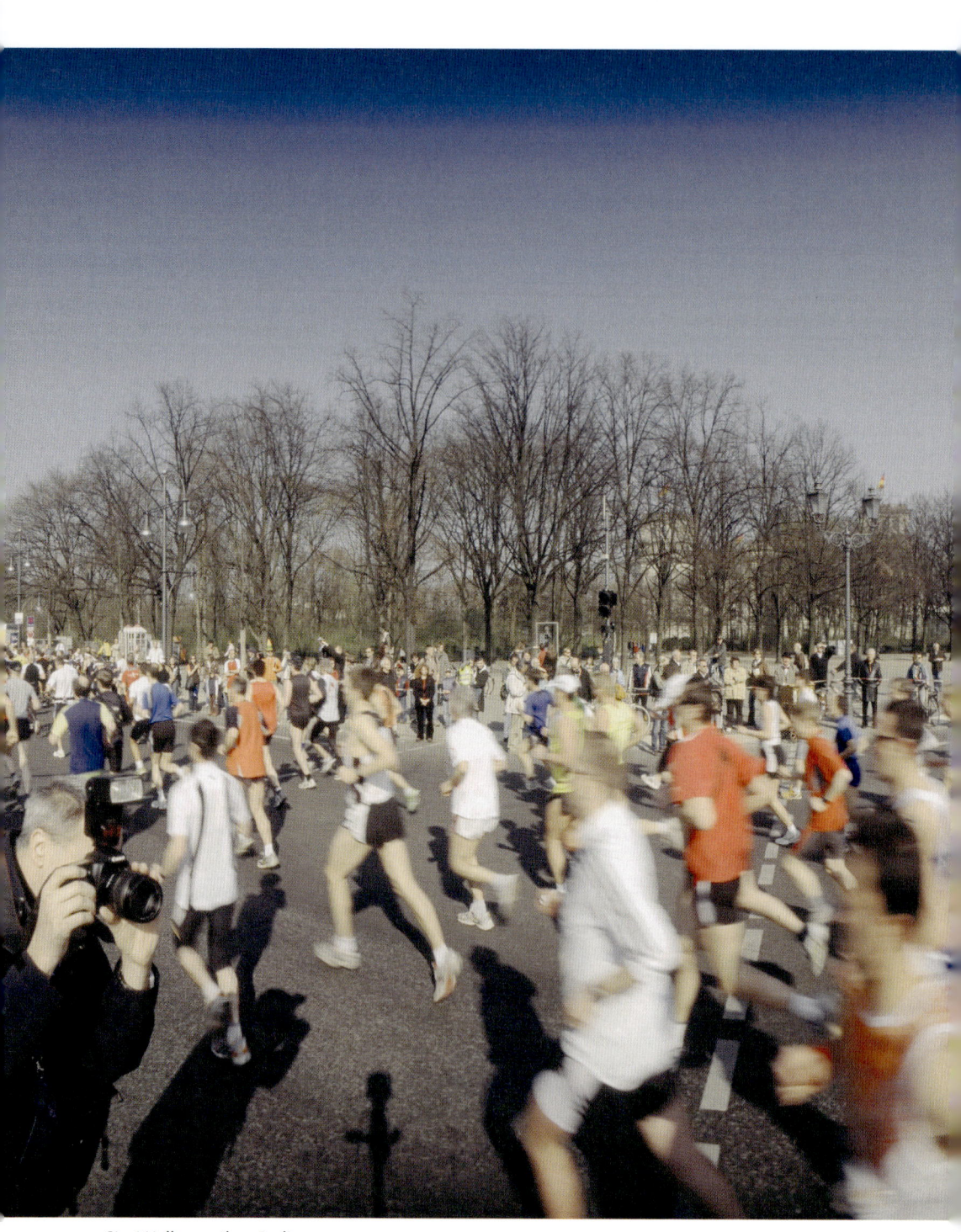

Start Halbmarathon Berlin

Impressionen

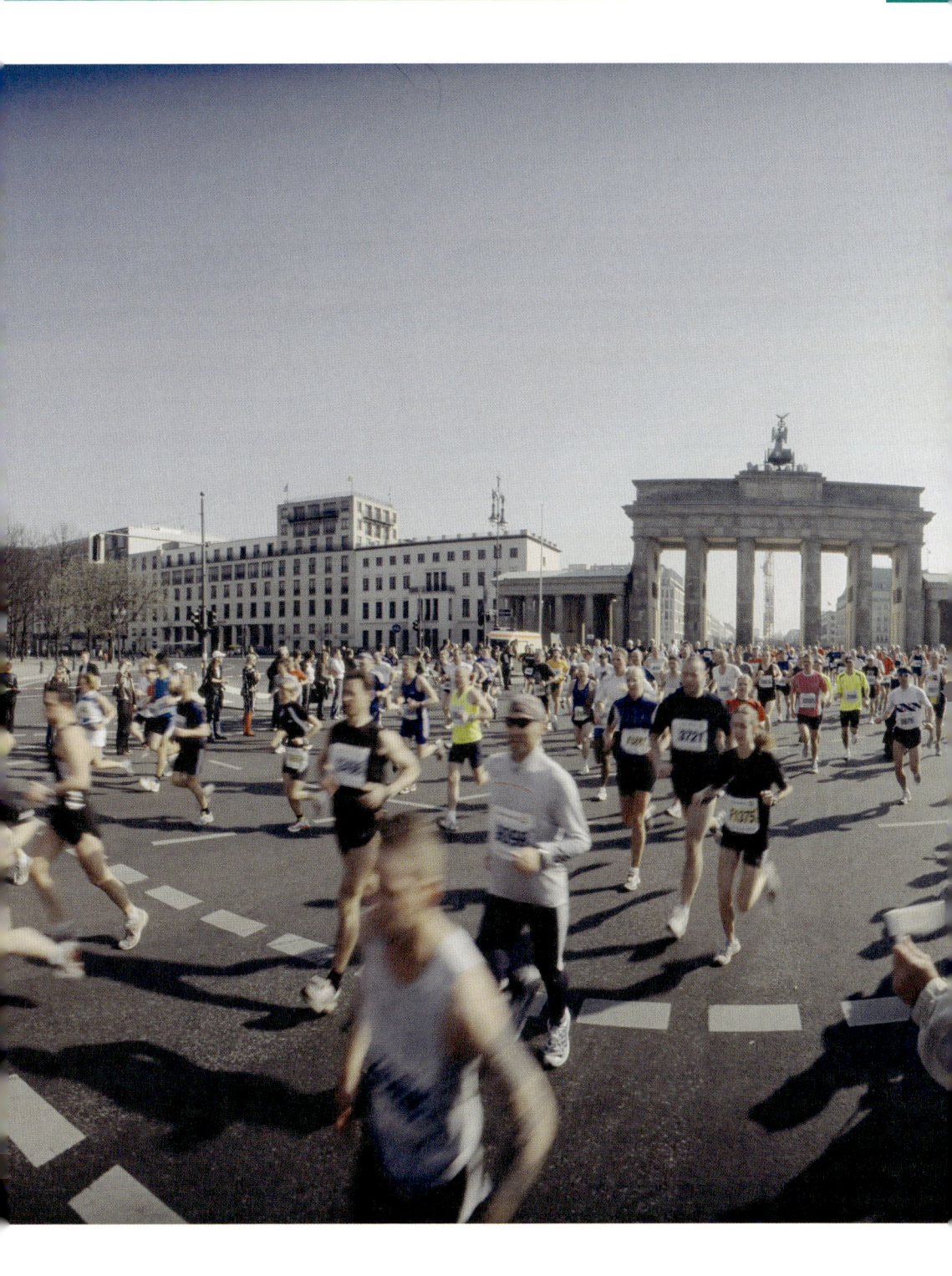

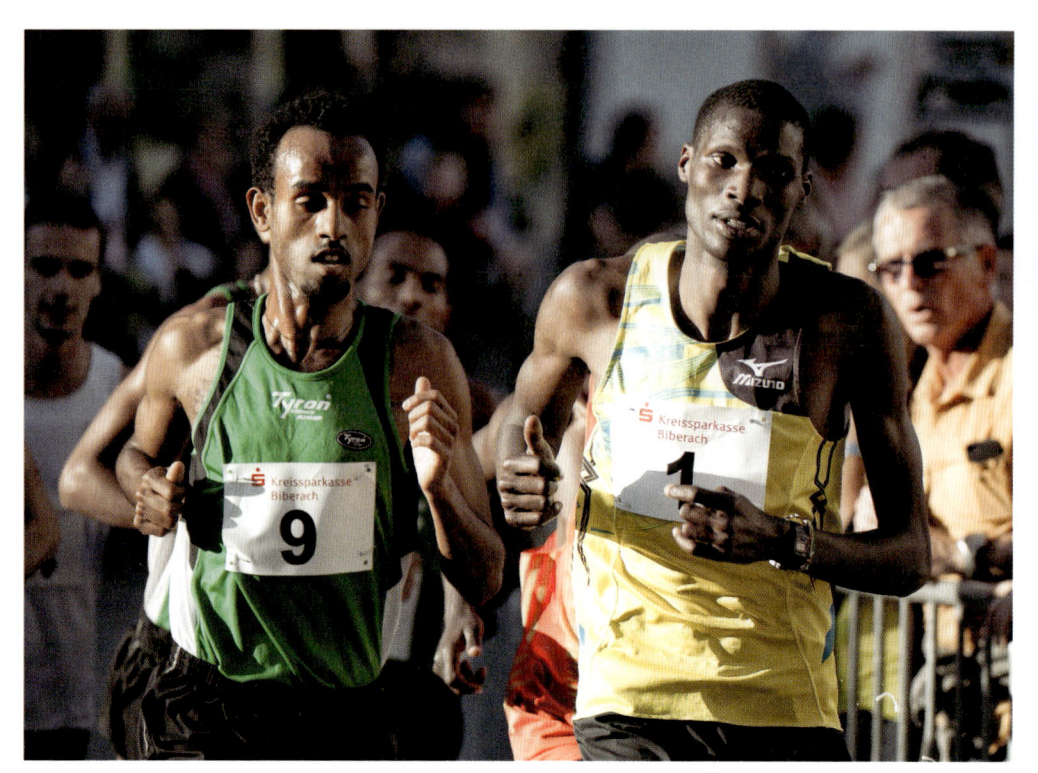

Lauf der Asse, so macht Wettkampf Spass

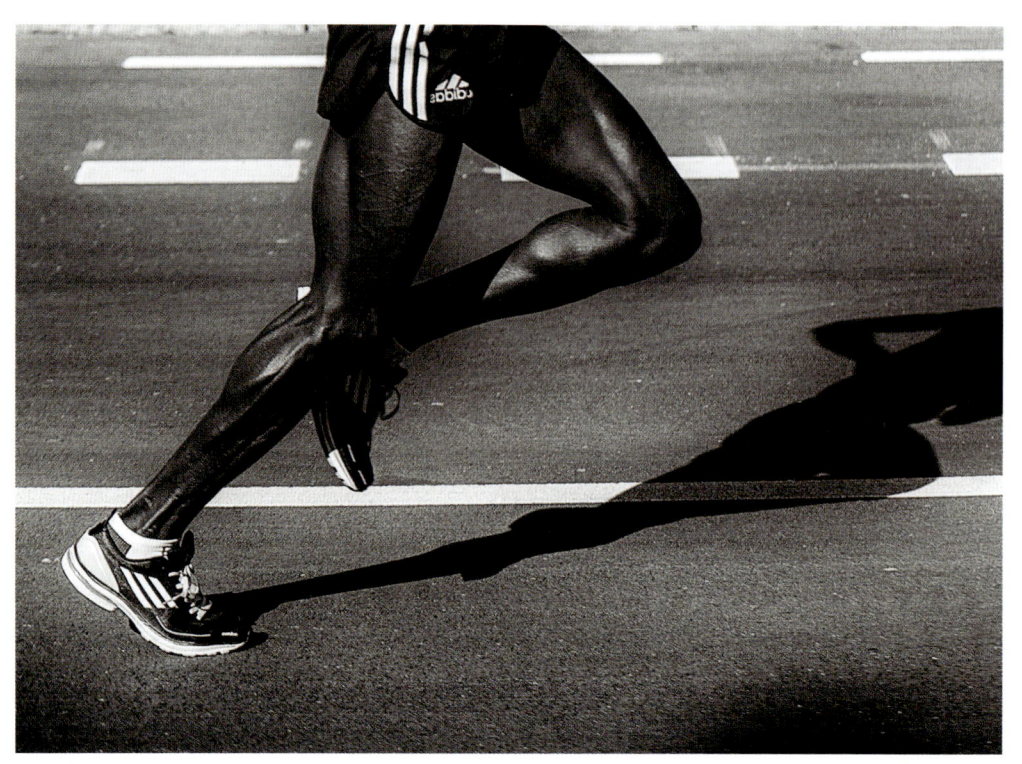

Der Schattenläufer

Impressionen 225

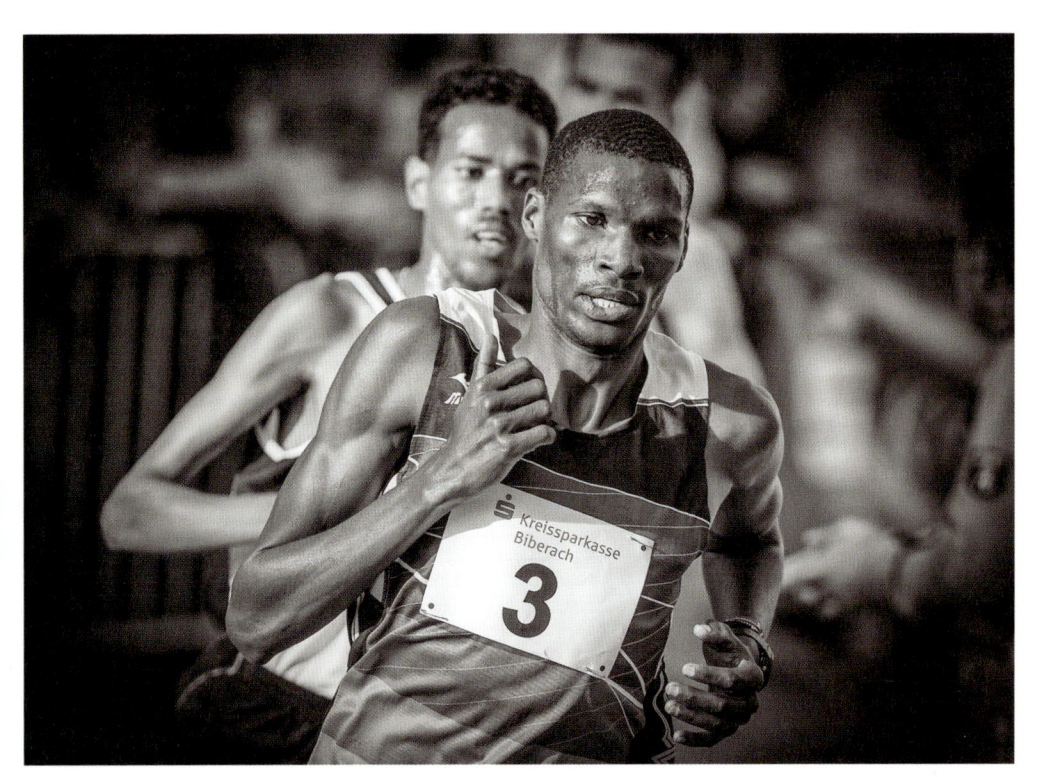

Verfolger

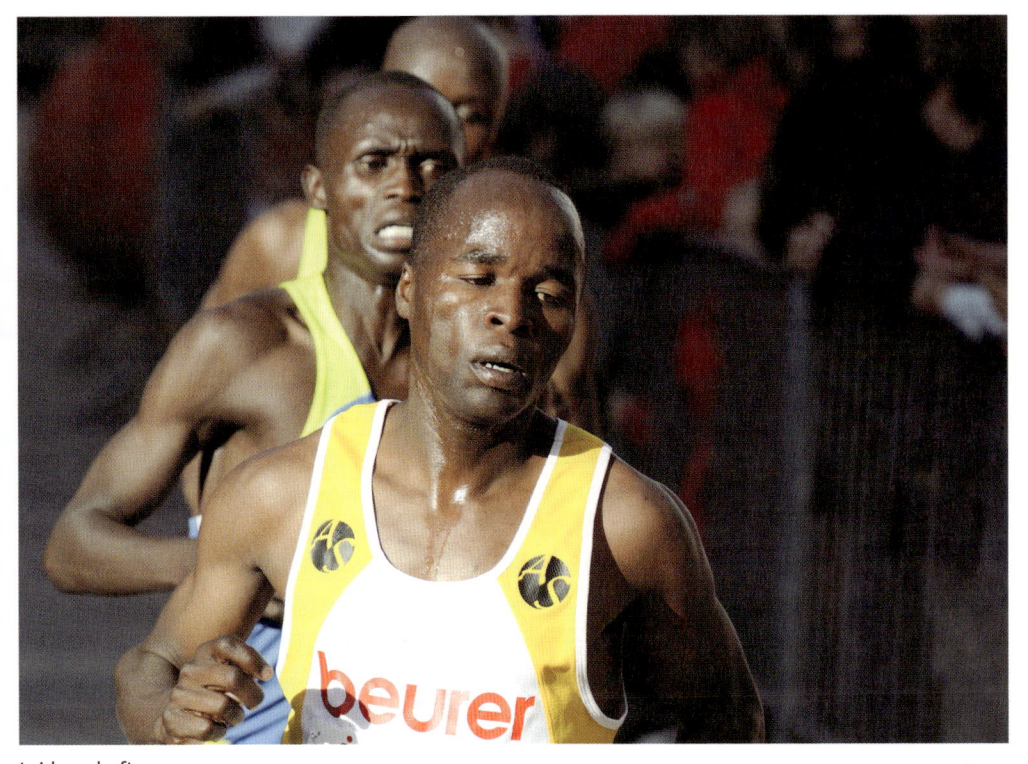

Leidenschaft

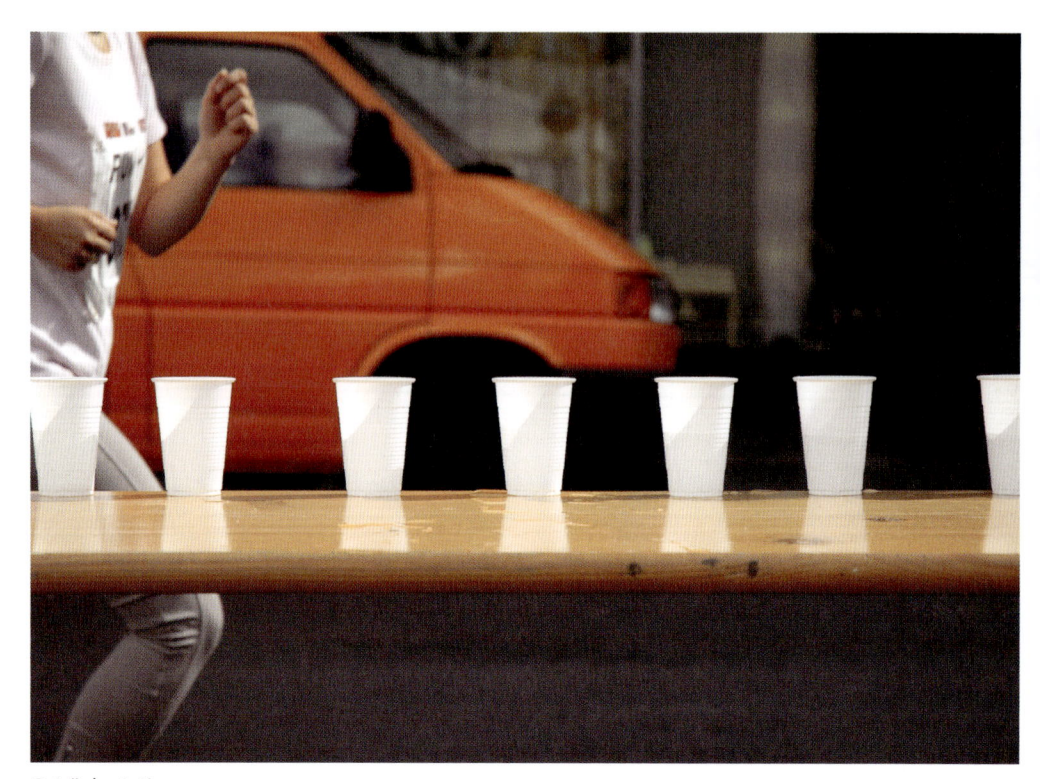

Getränkestation

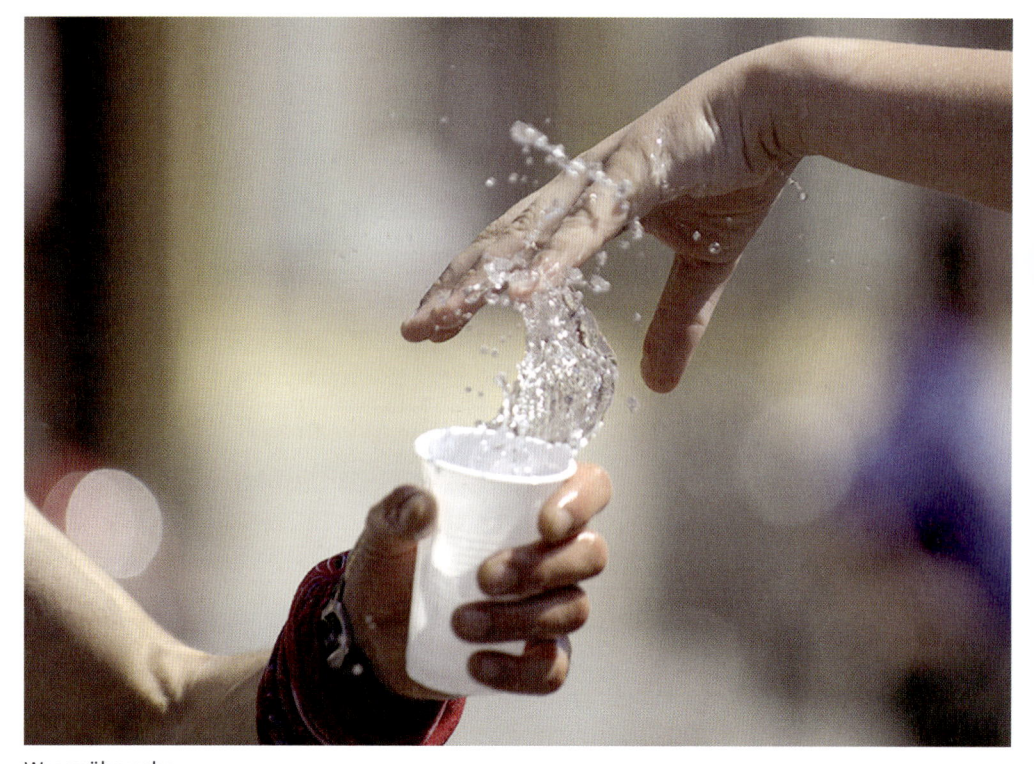

Wasserübergabe

Impressionen

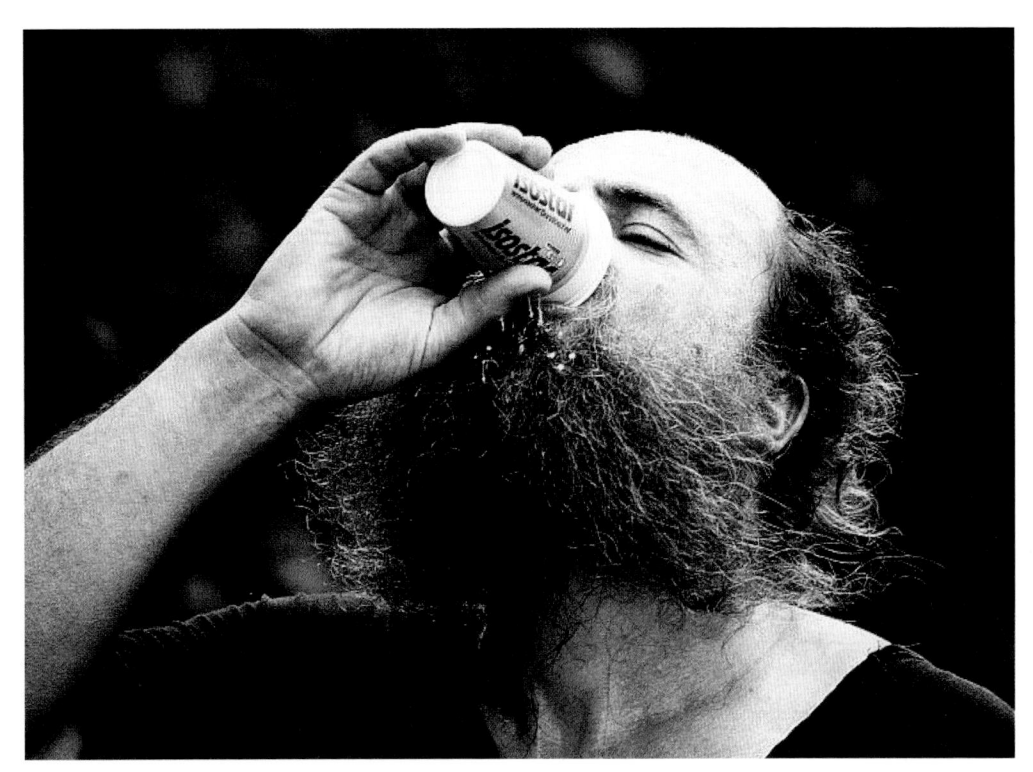

Iso-Star

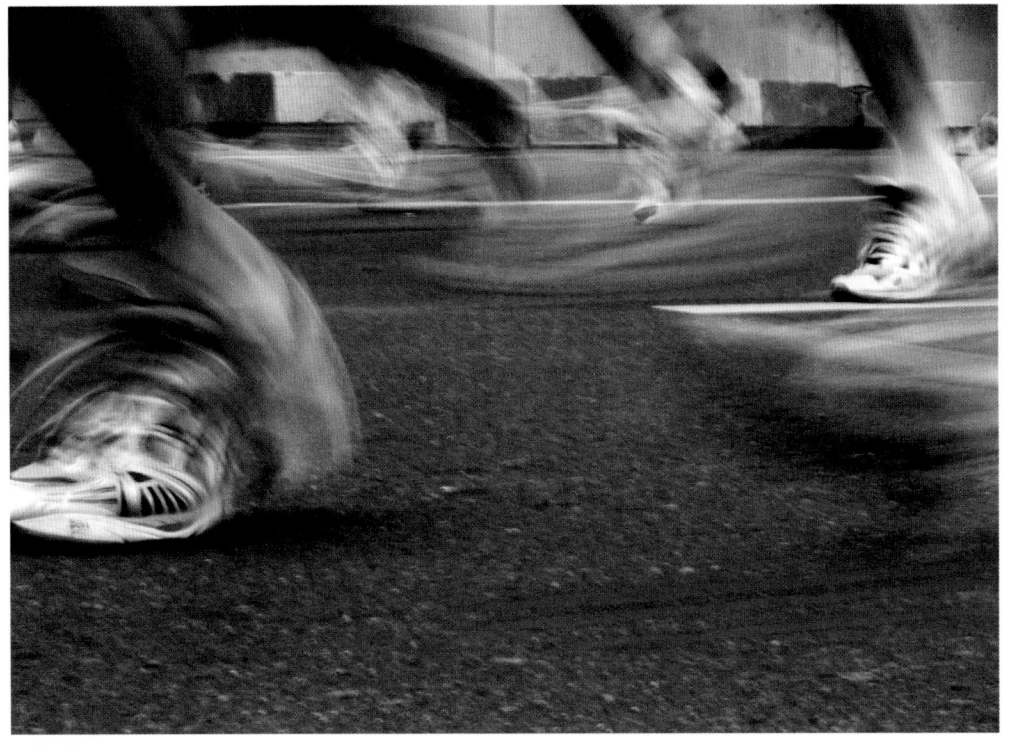

Es läuft

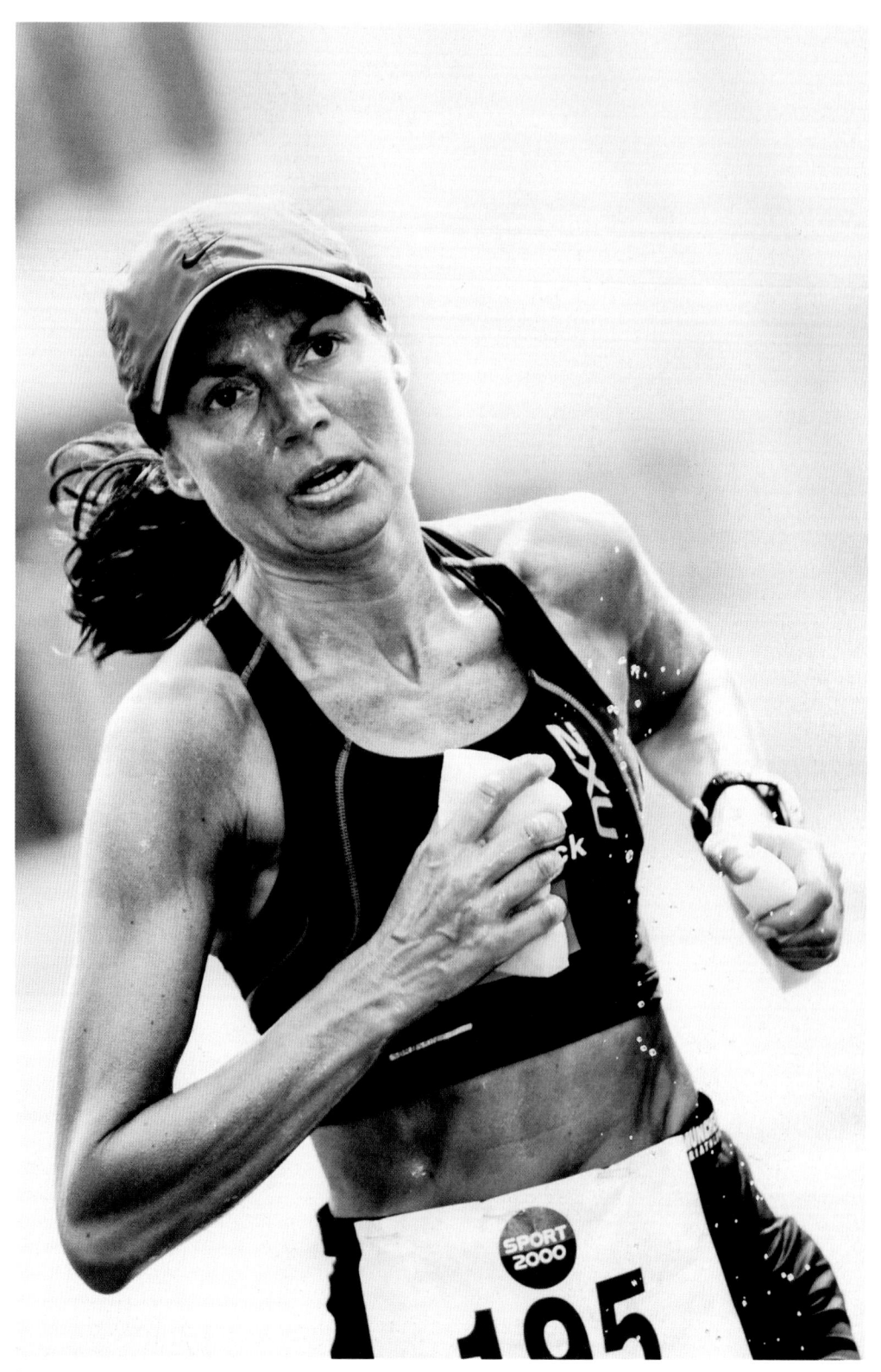

Power-Woman

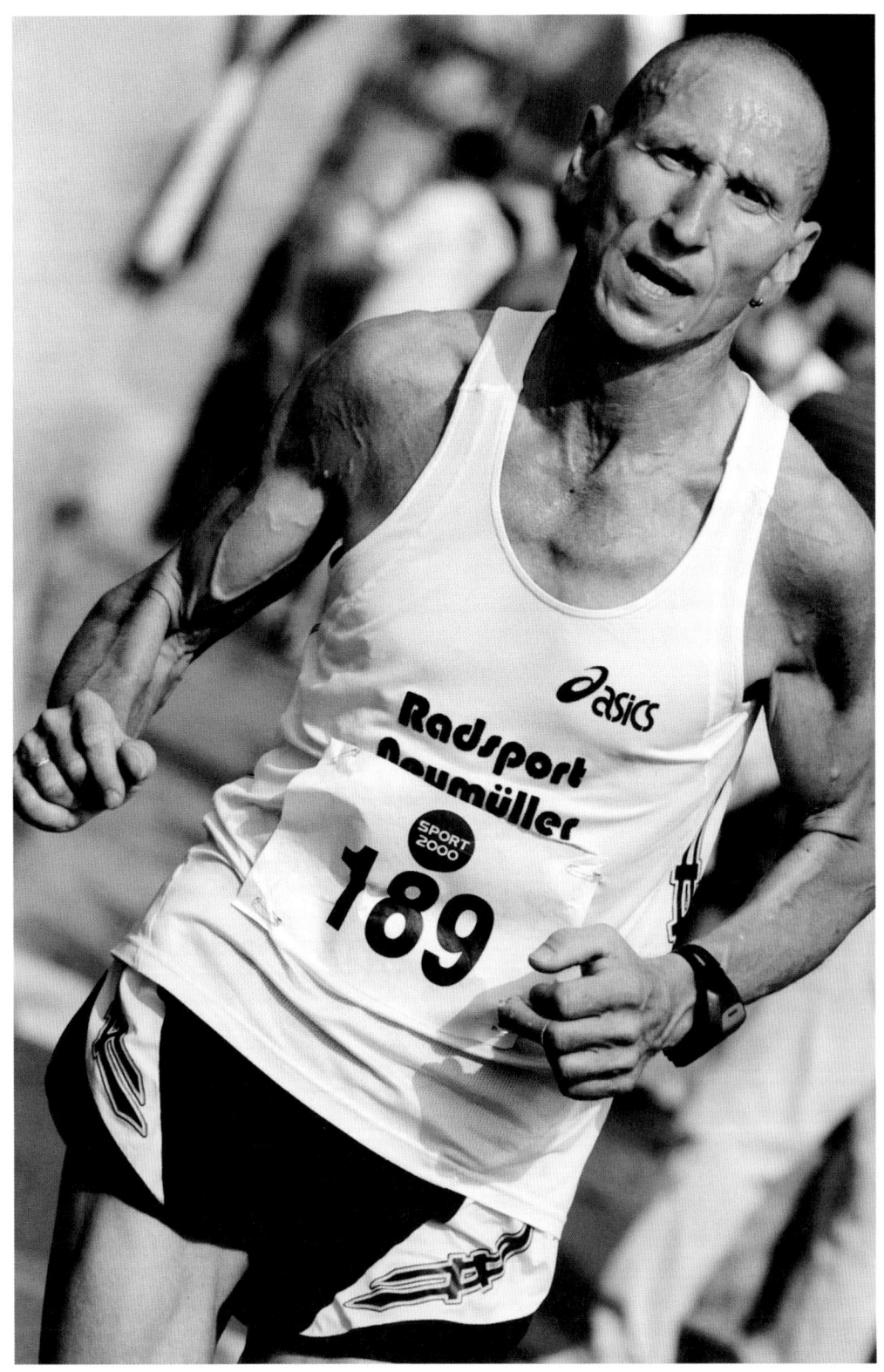

Power-Man

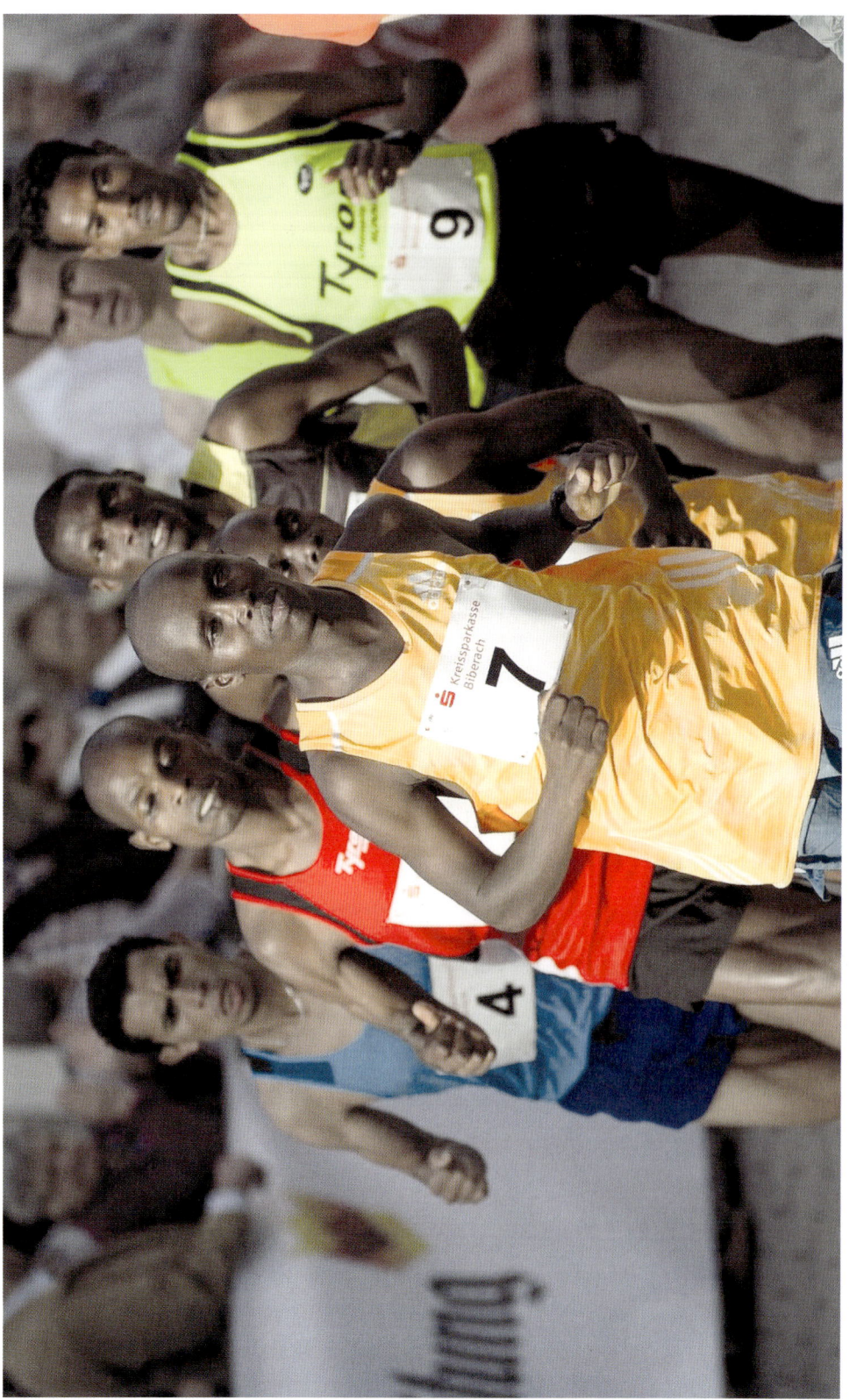

Die Herausforderer

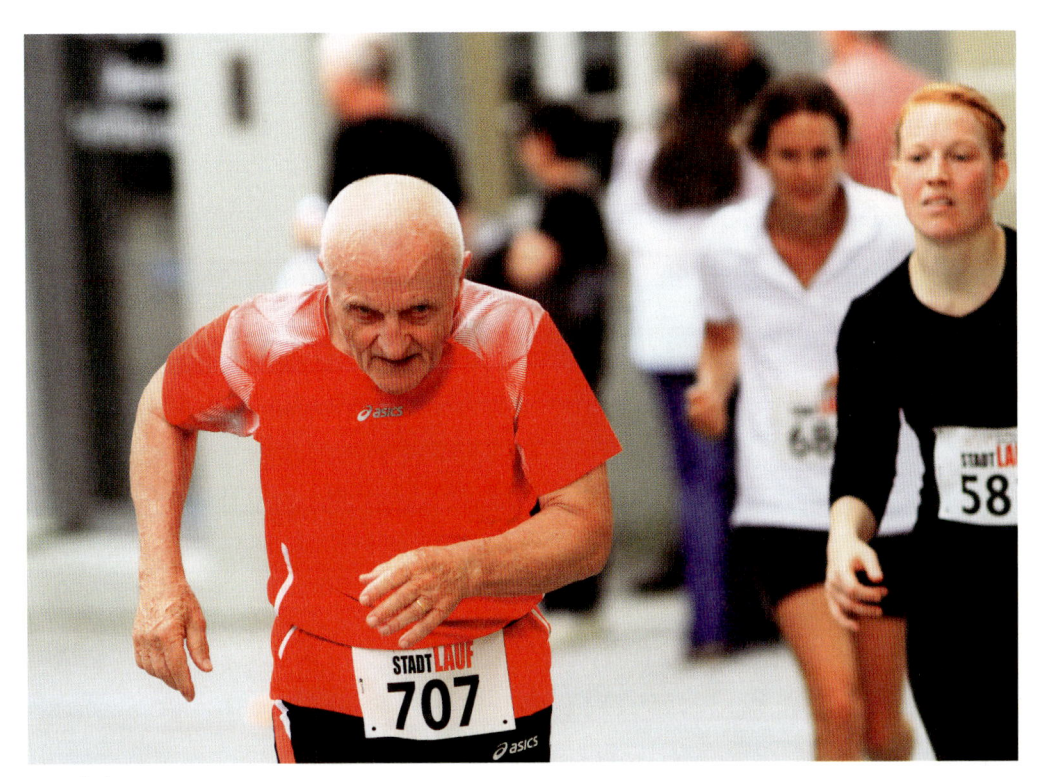

Kämpferherz

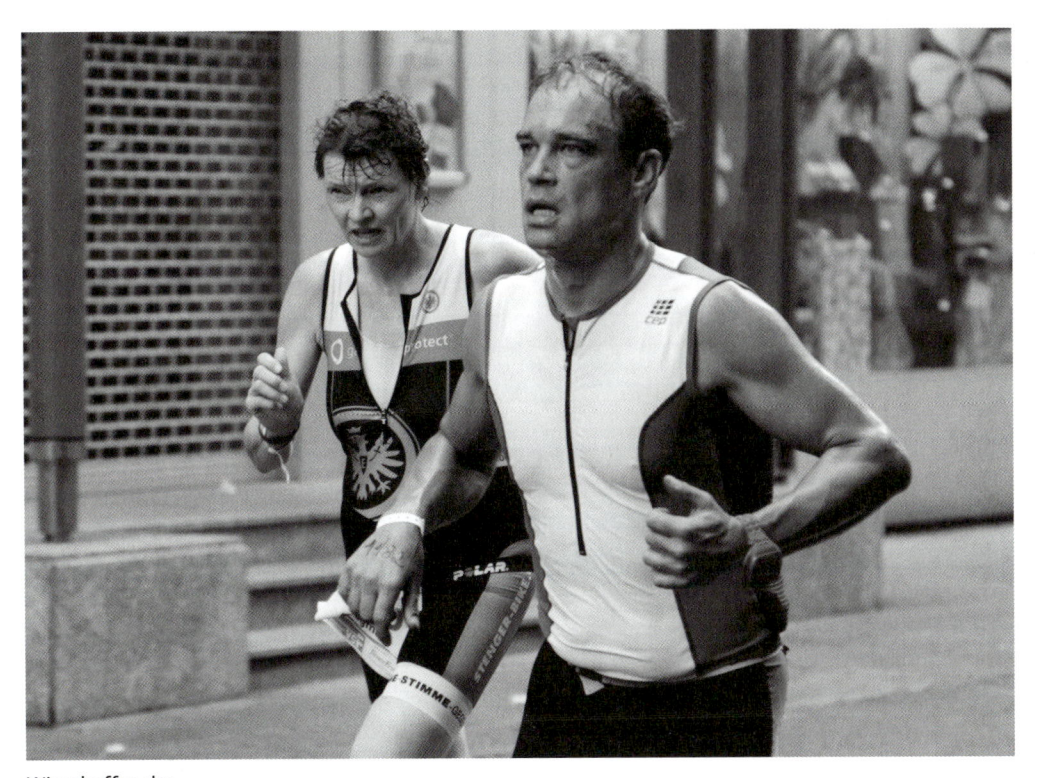

Wir schaffen das ...

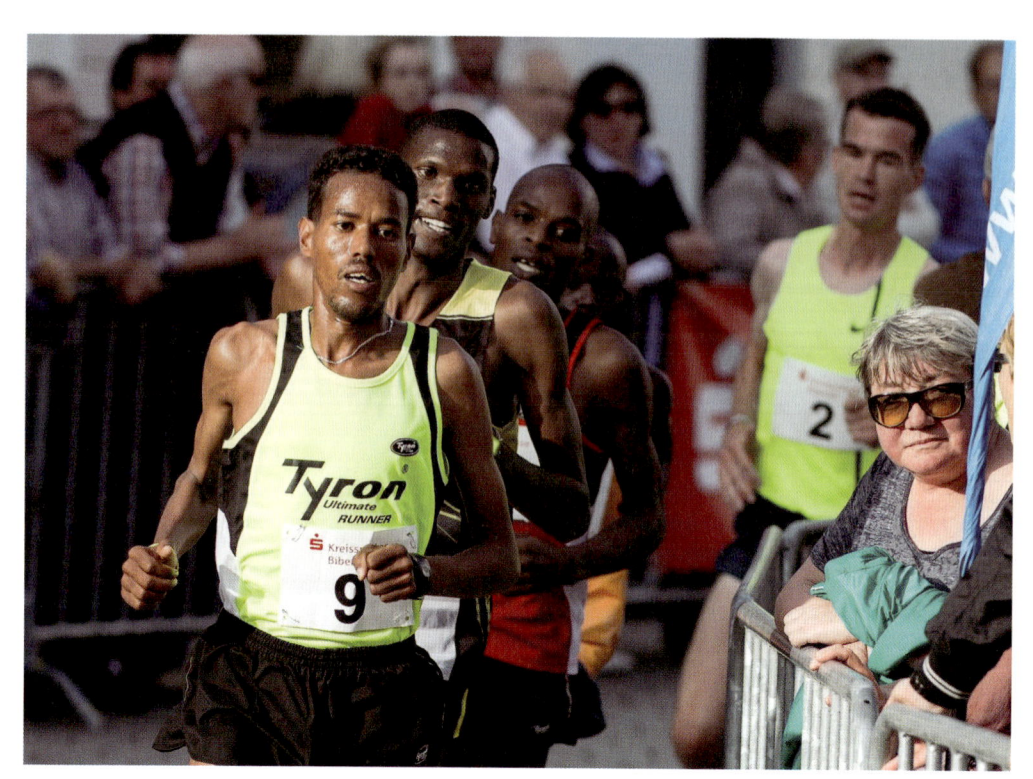

Taktische Platzierung

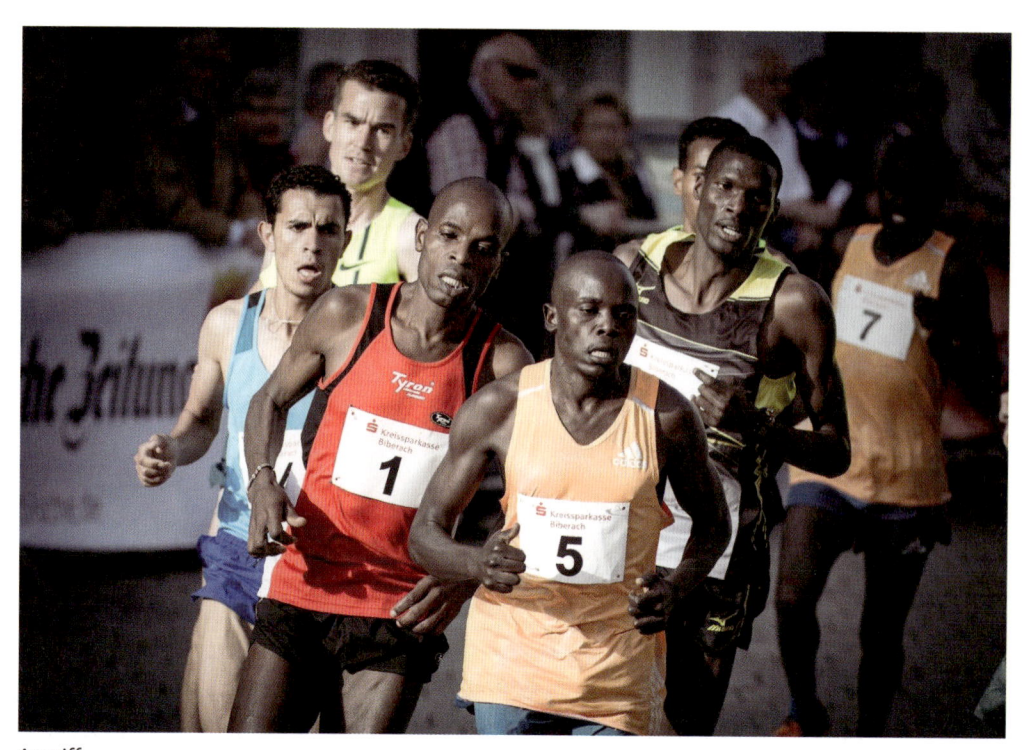

Angriff

Impressionen

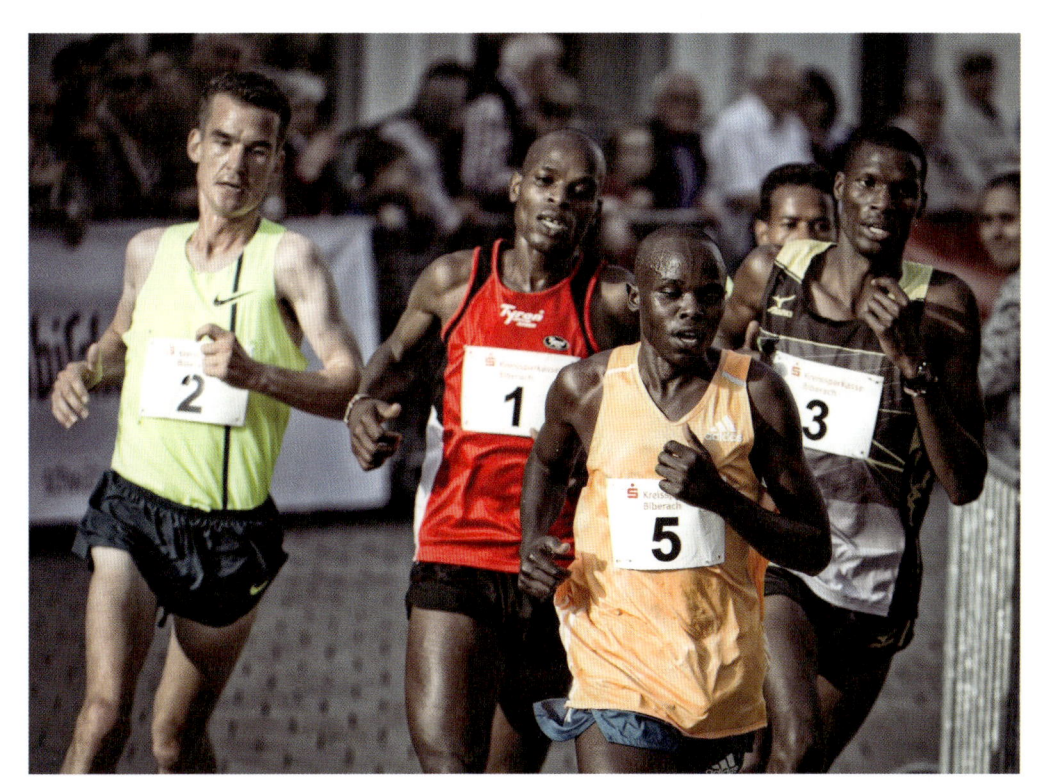

Überholung

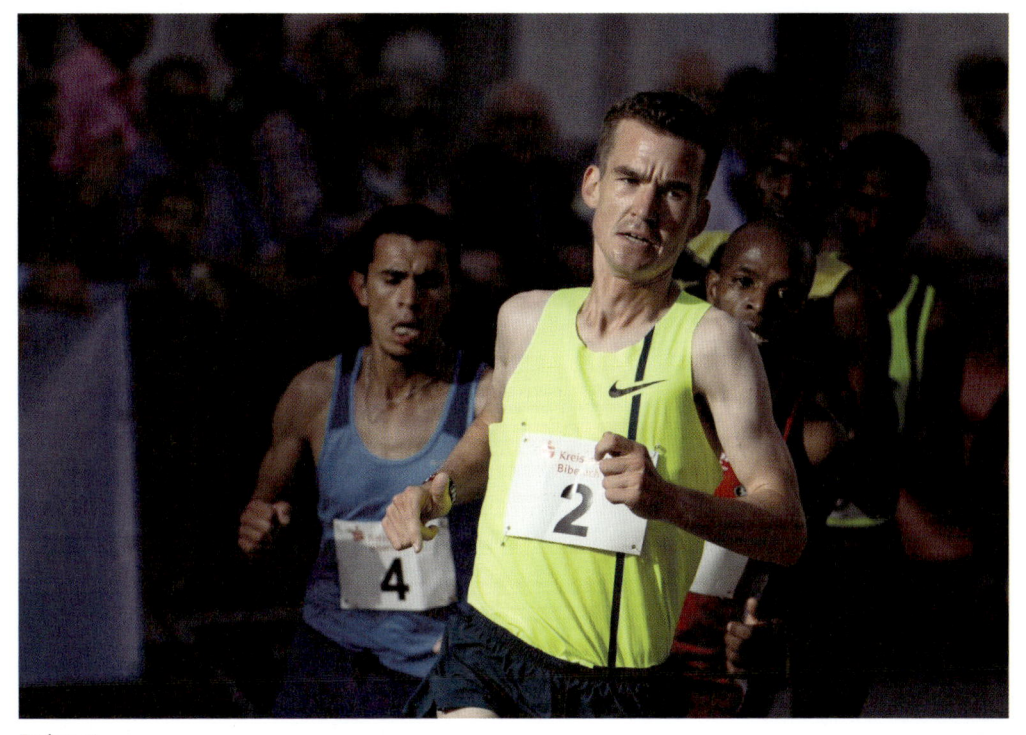

Endspurt

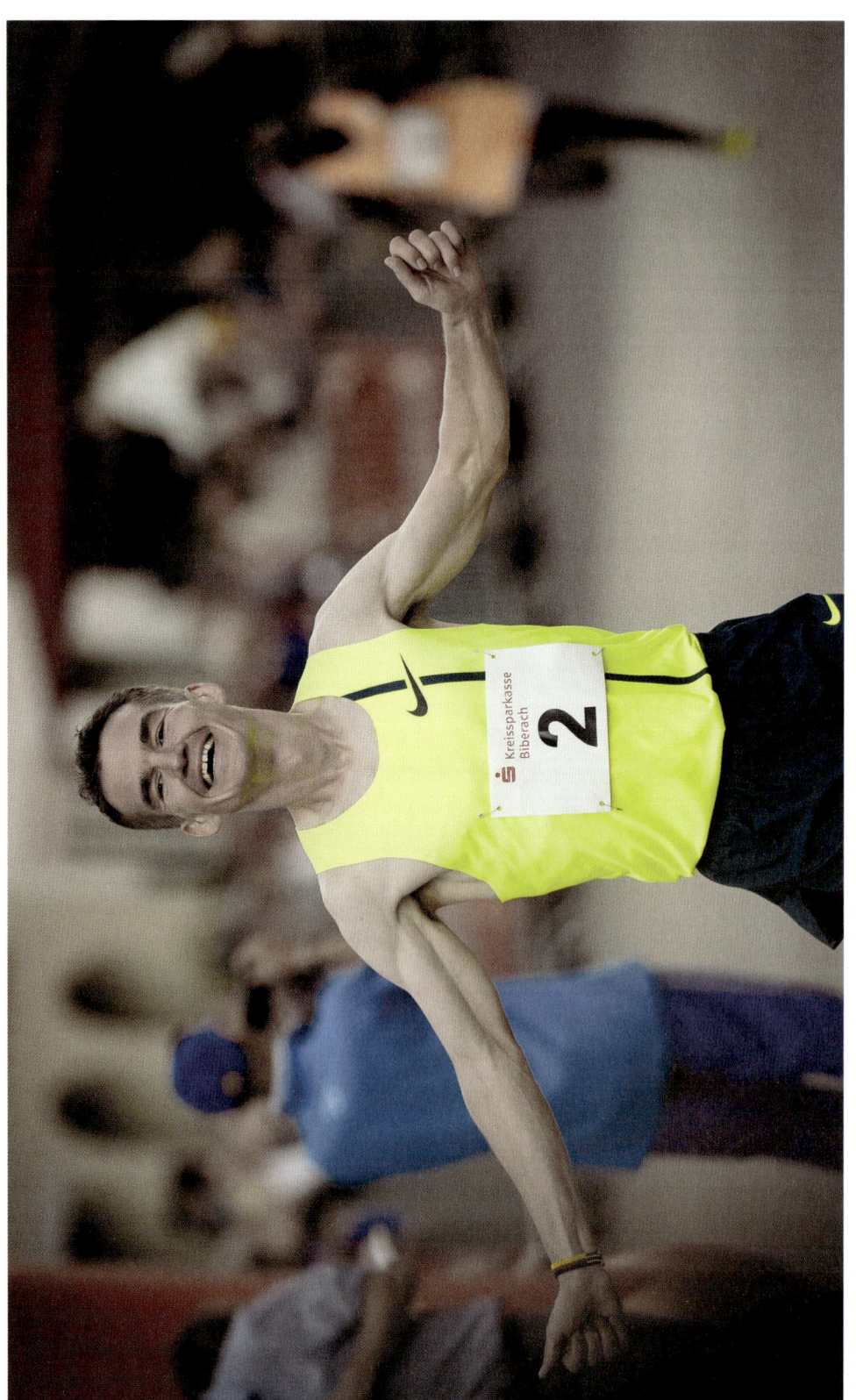

Glücklich im Ziel

Impressionen 235

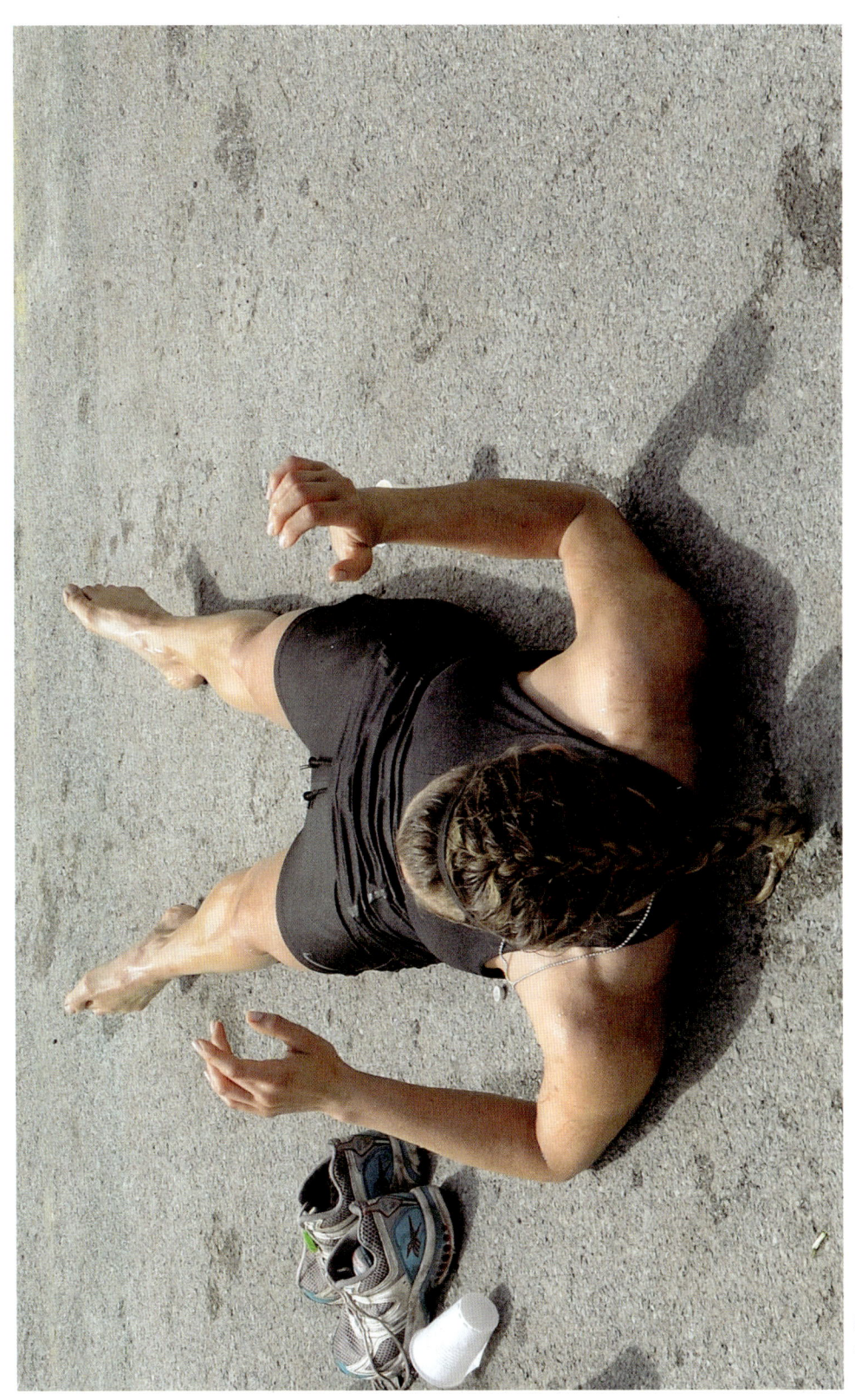

Geschafft

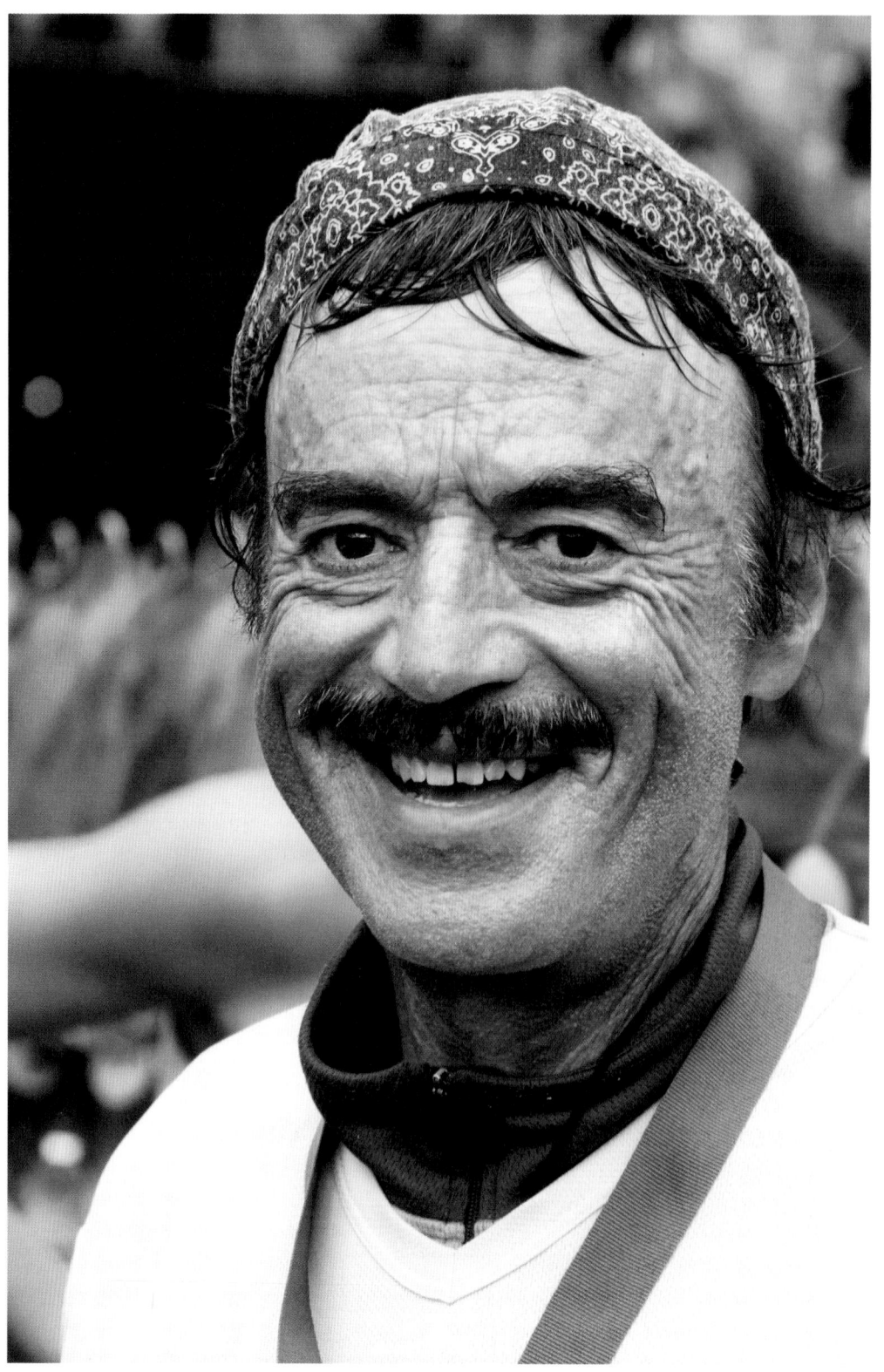

Freude

Nach dem Wettkampf

- Am Tag nach dem Wettkampf sollte ein langsamer Lauf über mind. 30 Min. Dauer absolviert werden, damit sich die Milchsäure in der Muskulatur abbauen kann.
- Ausgiebiges Stretching, morgens und abends über mind. je 15 Min. Dauer.
- Eine ausgewogene Ernährung ist nun besonders wichtig, um die beim Wettkampf verlorenen Mineralien u. Spurenelemente zurückzuführen. Vitamin E, Kalzium und Magnesium sowie Jodsalz und Eiweiß verkürzen die Regenerationszeit.
- Es besteht nun für mehrere Tage aufgrund der entleerten Energiespeicher ein Heißhungergefühl. Übermäßiges Essen führt jedoch dazu, dass sich die Fettzellen mit einem Superkompensationseffekt sofort wieder füllen. Daher ist nach dem Wettkampf eine besondere Disziplin beim Essen notwendig, um einen »Schwamm-Effekt« zu vermeiden.
- Sauna od. Thermalbad wirken nun besonders entspannend für die Muskulatur.
- Regeneration in der 1. Woche mit vier Ruhetagen, ansonsten drei langsame Dauerläufe. In der 2. Woche drei Ruhetage, sonst langsamer Dauerlauf und ein Intervall-Training oder Fahrtspiel.
- Die persönliche Bestzeit kann genau zwei Wochen nach dem Wettkampf auf einer Unterdistanz erreicht werden. Zu diesem Zeitpunkt hat sich normalerweise die Muskulatur, durch Superkompensation, zur Höchstleistung regeneriert.
- Ein zweiter Wettkampf in der ursprünglichen Laufdistanz kann normalerweise nach drei bis vier Wochen Regenerationszeit gelaufen werden. Durch Superkompensation und Erfahrungsgewinn kann dabei oftmals eine geringe Zeitverbesserung erreicht werden.

Trainingsprogramm nach dem Wettkampf:

Es besteht die Möglichkeit, zwei Wochen nach dem Wettkampf einen Unterdistanz-Wettkampf, und vier Wochen später einen zweiten Wettkampf auf der Ursprungsdistanz mit jeweiliger neuer Bestzeit zu laufen. Die eingebrachte Zeit für den Trainingsaufwand kann so mit mehreren Wettkampferlebnissen belohnt werden.

Voraussetzung dazu ist jedoch eine gute Regenerationsfähigkeit, die normalerweise bei Durchführung meines Trainingsplanes gegeben ist. Die Regenerationsfähigkeit ist individuell.

Trainings-Beispiel nach einem Wettkampf bei einem Halbmarathon-Läufer 1:40 h

		So	Wettkampf Halbmarathon	
			Trainingseinheit TE	Intensität HF max.
Wo.:		Mo	5 km langsamer Dauerlauf, GA1	70%
		Di	Ruhetag	0%
		Mi	2 h Radfahren, RECOM	60%
		Do	6 km langsamer Dauerlauf, GA1	75%
		Fr	1 h Schwimmen, RECOM	60%
%		Sa	8 km lockerer DL, GA2	80%
km		So	Krafttraining	0%

			Trainingseinheit TE	Intensität HF max.
3. Wo.:		Mo	2 h Radfahren, RECOM	60%
		Di	8 km langsamer DL, GA2	70%
		Mi	Krafttraining	0%
		Do	15 km lockerer DL, GA2	80%
		Fr	2 h Radfahren, RECOM	60%
78%		Sa	1-2-3-2-1 km Fahrtspiel, GA2	85%
38 km		So	Ruhetag	0%

Wo.:		Mo	8 km langsamer DL, GA1	75%
		Di	2 h Radfahren, RECOM	60%
		Mi	6 x 400 m Intervalle, SB	90%
		Do	1 h Schwimmen, RECOM	0%
		Fr	8 km lockerer DL, GA2	80%
%		Sa	Ruhetg	0%
km		So	10-km-Wettkampf, SB	95%

4. Wo.:		Mo	5 x 400 m Intervalle, SB	90%
		Di	Ruhetag	0%
		Mi	5 km Renntempo, SB	85%
		Do	Ruhetag	0%
		Fr	4 km langsamer DL, GA1	75%
84%		Sa	Ruhetag	0%
41 km		So	2. Halbmarathon-Wettkampf	85%

20. Muskulaturaufbau

Die Muskulatur hält und bewegt den ganzen Körper. Die Bewegungsabläufe werden über die Skelettmuskulatur umgesetzt.

Die Muskeln sind über die Sehnen mit den Knochen verbunden.

Die Sehnen sind mit der Knochenhaut und der Muskelhülle verbunden. Die Muskeln bestehen aus vielen einzelnen Muskelfasern in der Stärke eines Haares. Diese verbinden sich durch Ketten und Schlingen zu einem Muskelbündel.

Die Medizin definiert 256 verschiedene Unterstrukturen von Muskelfasern.

Spieler und Gegenspieler
Bewegung und Arbeit bedeuten für die Muskeln, sich zu kontrahieren, also sich zusammenzuziehen. Dehnen kann sich ein einzelner Muskel aus eigener Kraft nicht, er kann nur in eine Bewegungsrichtung wirken. Deshalb wird für eine Bewegungs- oder Richtungsumkehrung ein weiterer Muskel erforderlich, der dem einzelnen Muskel entgegenwirkt, der sogenannte Gegenspieler. Daraus erfolgt ein systematisches Zusammenspiel von aktiven und passiven Muskelgruppen. Man nennt diese Muskelgruppen Spieler (Agonisten) und Gegenspieler (Antagonisten).

Das Zusammenspiel einer solchen Muskelgruppe wird bei der Beugung und Streckung des Unterarms deutlich, wofür der Bizeps als Beuger und der Trizeps als Strecker verantwortlich sind.

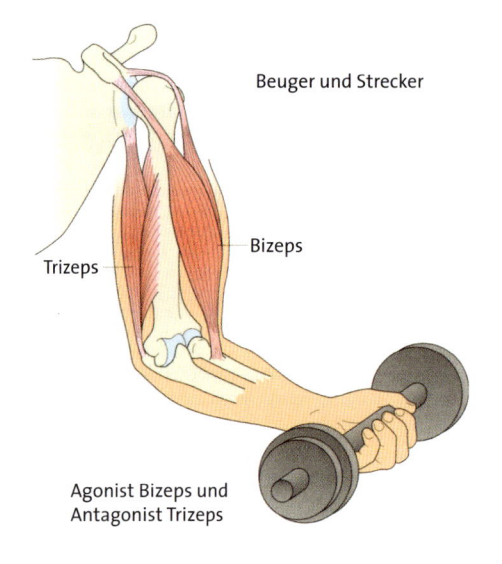

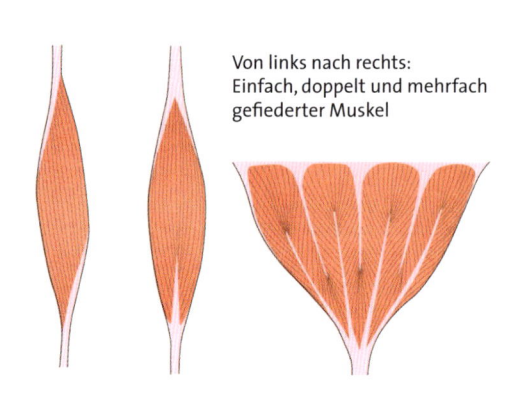

Beuger und Strecker

Trizeps — Bizeps

Agonist Bizeps und Antagonist Trizeps

Von links nach rechts: Einfach, doppelt und mehrfach gefiederter Muskel

Muskulaturaufbau

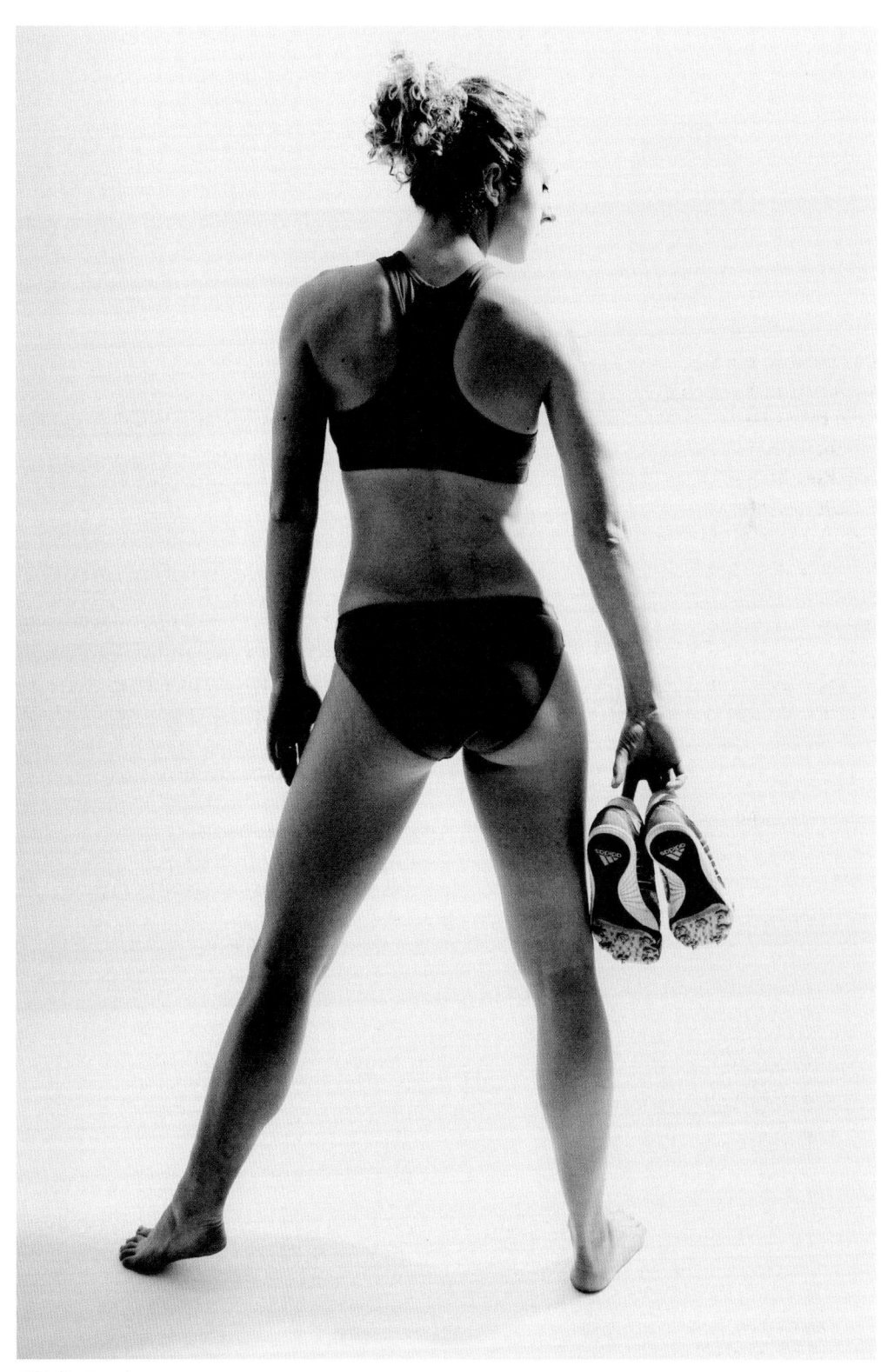

Athletin Angela

Die Haupt-Muskelgruppen

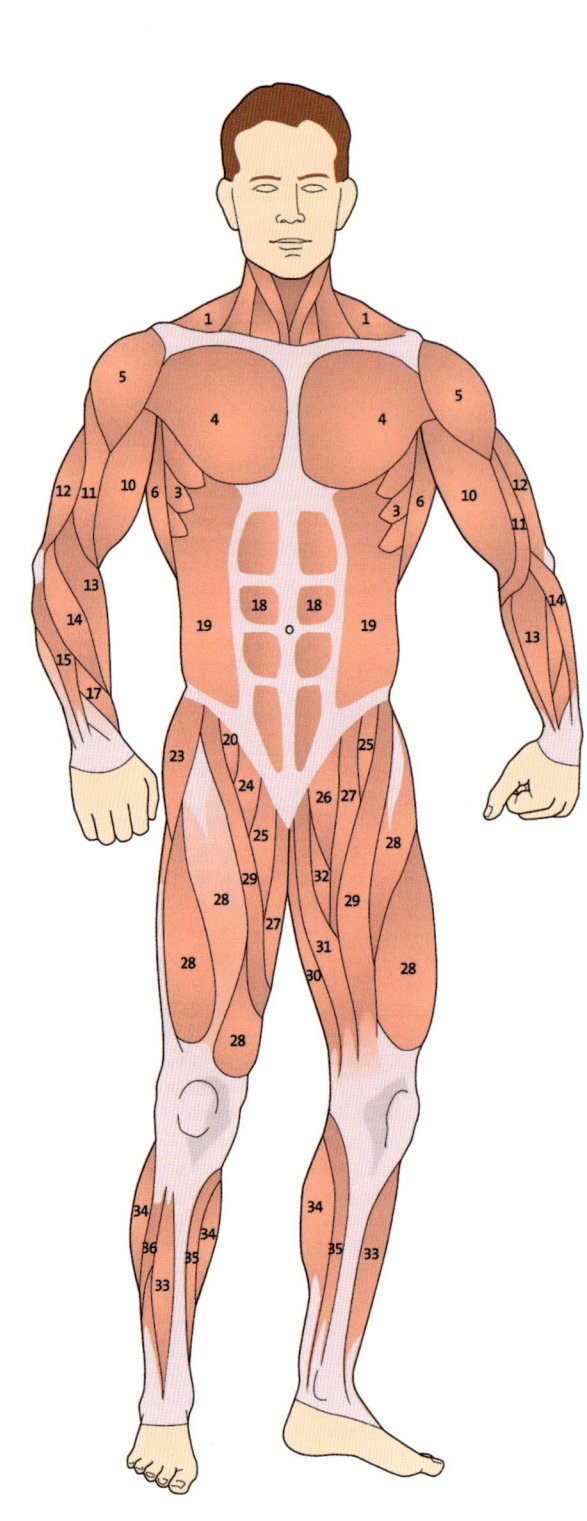

1. Kappenmuskel *(m. trapezius)*
2. Rautenmuskel *(m. rhomboideus)*
3. Vorderer Sägemuskel *(m. serratus anterior)*
4. Großer Brustmuskel *(m. pectoralis major)*
5. Deltamuskel *(m. deltoideus)*
6. Breiter Rückenmuskel *(m. latissimus dorsi)*
7. Großer Rundmuskel *(m. teres major)*
8. Kleiner Rundmuskel *(m. teres minor)*
9. Untergrätenmuskel *(m. infraspinatus)*
10. Zweiköpfiger Armmuskel *(m. biceps brachii)*
11. Armbeuger *(m. brachialis)*
12. Dreiköpfiger Armmuskel *(m. triceps brachii)*
13. Oberarmspeichenmuskel *(m. brachioradialis)*
14. Speichenhandstrecker *(m. extensor carpi radialis)*
15. Fingerstrecker *(m. extensor digitorum)*
16. Ellenhandstrecker *(m. extensor carpi ulnaris)*
17. Langer Daumenabzieher *(m. abductor policis longus)*
18. Gerader Bauchmuskel *(m. rectus abdominis)*
19. Äußerer schräger Bauchmuskel *(m. obliquus externus abdominis)*
20. Lendendarmbeinmuskel *(m. iliopsoas)*
21. Großer Gesäßmuskel *(m. glutaeus maximus)*
22. Mittlerer Gesäßmuskel *(m. glutaeus medius)*
23. Schenkelbindenspanner *(m. tensor fasciae latae)*
24. Kammmuskel *(m. pectineus)*
25. Langer Schenkelanzieher *(m. adductor longus)*
26. Großer Schenkelanzieher *(m. adductor magnus)*
27. Schlanker Muskel *(m. gracilis)*
28. Vierköpfiger Schenkelstrecker *(m. quadriceps femoris)*
29. Schneidermuskel *(m. sartorius)*
30. Zweiköpfiger Schenkelmuskel *(m. biceps femoris)*
31. Halbsehnenmuskel *(m. semitendinosus)*
32. Plattsehnenmuskel *(m. semimembranosus)*
33. Vorderer Schienbeinmuskel *(m. tibialis anterior)*
34. Zwillingswadenmuskel *(m. gastrocnemius)*
35. Schollenmuskel *(m. soleus)*
36. Langer Wadenbeinmuskel *(m. peroneus longus)*

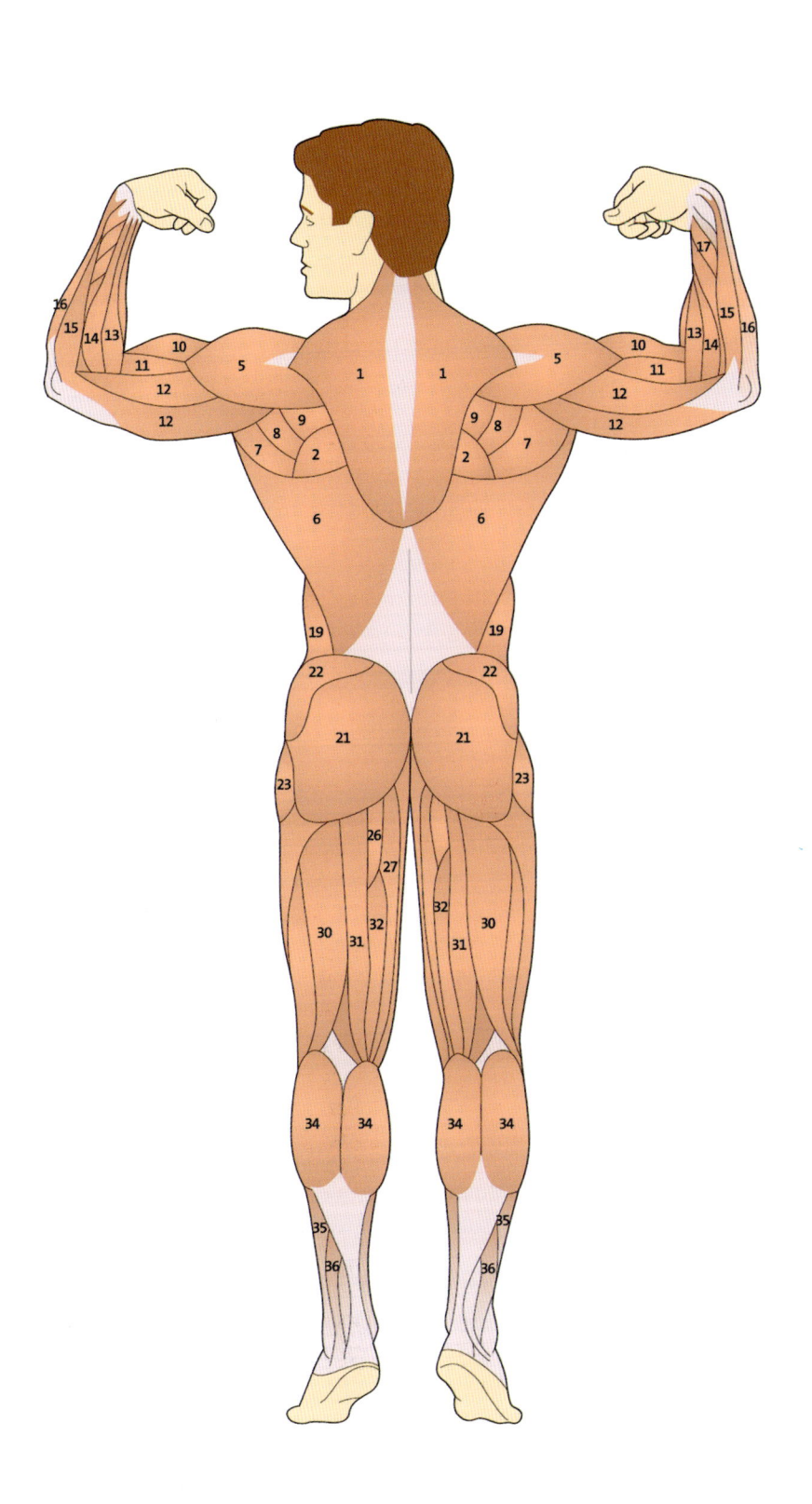

Muskulaturaufbau 241

Muskelköpfe

Die Anzahl an selbständigen Muskelköpfen stellt ein wesentliches Unterscheidungsmerkmal der Muskelform dar.

Muskelform	Funktion
einköpfige Muskeln	z. B. Armbeugemuskel
zweiköpfige Muskeln	z. B. zweiköpfiger Armbeugemuskel
dreiköpfige Muskeln	z. B. dreiköpfiger Armstrecker
vierköpfige Muskeln	z. B. vierköpfiger Schenkelstrecker
mehrköpfige Muskeln	z. B. gerader Bauchmuskel

Die Arbeitskraft eines Muskels hängt von der Querschnittsgröße der Muskelfasern ab. Je höher die Muskelkopfzahl, desto größer ist die mögliche Kraftausübung.

Haupt-Funktionsgruppen der Muskulatur

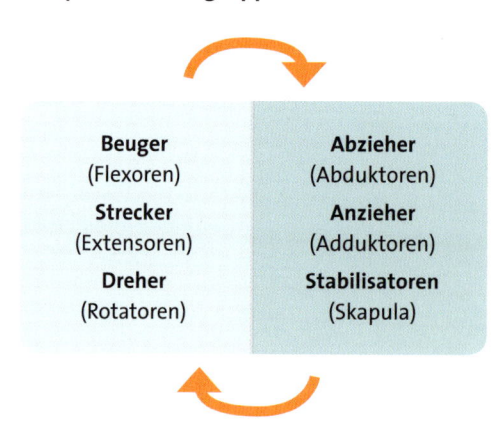

Beuger (Flexoren)
Strecker (Extensoren)
Dreher (Rotatoren)

Abzieher (Abduktoren)
Anzieher (Adduktoren)
Stabilisatoren (Skapula)

Wenn mehrere gleich gerichtete Muskeln an einer Bewegung beteiligt sind, spricht man von Mitspielern (Synergisten).

Jeder Muskel übt eine bestimmte Funktion aus. Bei der Bewegung des Körpers findet eine verkettete Funktion und Synchronisation vieler gleichzeitig arbeitender Muskeln statt. Eine sportliche Bewegung muss daher in der Muskelkräftigung als Ganzes betrachtet werden.

Muskelfasertypen ST & FT

1. *Die langsam kontrahierenden Muskelfasern ST (Slow-Twitch)*
   Muskeln für ausdauernde Bewegungen, auch genannt die roten Muskelfasern (tonisch)
2. *Die schnell kontrahierenden Muskelfasern FT (Fast-Twitch)*
   Muskeln für schnelle Bewegungen, auch genannt die weißen Muskelfasern (phasisch).

Die Verteilung der schnell kontrahierenden FT-Fasern ist angeboren/erbbedingt und durch Training kaum veränderbar. Ein Mensch mit mehr ST-Fasern ist daher eher ein Ausdauerläufer, einer mit mehr FT-Fasern ein Schnellkraftsportler.

Die FT-Muskeln sind kurze, dicke Muskeln, welche die Reaktionsschnelligkeit beeinflussen und beim Sprint entscheidend sind. FT-Muskeln können durch Training in ST-Muskeln gewandelt werden, aber nicht umgekehrt. Beide Muskelgruppen wachsen unabhängig voneinander und müssen durch unterschiedliche Belastungen trainiert werden. Wenn eine der beiden Muskelfasertypen (oder beide) vernachlässigt werden, kommt es zu einem muskulären Ungleichgewicht (Dysbalance), was zu Schäden am Bewegungsablauf und der Körperhaltung führen kann. Die ST-Muskelgruppe verkürzt sich – und die FT-Muskelgruppe verkrümmt sich bei Unterbelastung. Unsportliche Menschen haben deshalb oft Rücken-, Nacken- oder Hüftschmerzen. Eine Dysbalance von Muskelgruppen ist zum Beispiel ein Hohlkreuz, das meist durch eine zu schwache Bauch- und Rückenmuskulatur verursacht wird.

Eine Dysbalance tritt z. B. bei Langstreckenläufern auf, die nur lange, langsame Läufe trainieren (über langfasrige Muskelfasern) und nicht in der Lage sind, kurze, schnelle Läufe (über kurzfasrige Muskelfasern) zu absolvieren.

Funktionsprinzip der Muskulatur

Zwischen den einzelnen Muskelfasern befinden sich kleinste Blutgefäße (Kapillare) sowie Nervenfasern und Bindegewebe. Das Bindegewebe fasst die einzelnen Fasern zu Muskelfaserbündeln zusammen, d. h. zu einem abgrenzbaren Einzelmuskel.

Jeder Muskel ist durch Nervenfasern mit dem Gehirn verbunden, so dass jeder Einzelmuskel durch eine elektrochemische Funktion vom Gehirn gesteuert und geregelt werden kann. Der Befehl (Impuls), einen Muskel zu bewegen, wird vom Gehirn über das Rückenmark an das Muskel-Nervensystem geleitet. Die Endfasern der Muskelnerven treten mit dem Muskel über die motorischen Endplatten in Kontakt. Wenn ein Nervenimpuls diese Endverzweigungsstelle der Nervenzelle erreicht hat, setzen kleine Speicherbläschen als Transmitterstoff Acetylcholin frei. Über die Zellmembran gelangt das Acetylcholin an die Aufnahmestellen der einzelnen Muskelzellen, an die Rezeptoren. Nachdem das Acetylcholin mit den Rezeptoren eine chemische Verbindung eingegangen ist, ändert sich für eine kurze Zeit die Durchlässigkeit der Zellmembranen für elektrisch geladene Natrium- und Kalium-Ionen. Dadurch verändern sich die elektrischen Spannungsverhältnisse innerhalb der Muskelzellen.

Während dieses Vorgangs – auch Muskel-Depolarisation genannt – schieben sich kleine Eiweißfäden innerhalb der Muskelzelle wie ein Teleskop ineinander und verkürzen dadurch den gesamten Muskel. Die Steuer- und Regelprozesse vom Gehirn erfolgen innerhalb von Mikrosekunden, mit einer Vielzahl von parallelen Impulsen über die Nervenfasern an die Muskulatur.

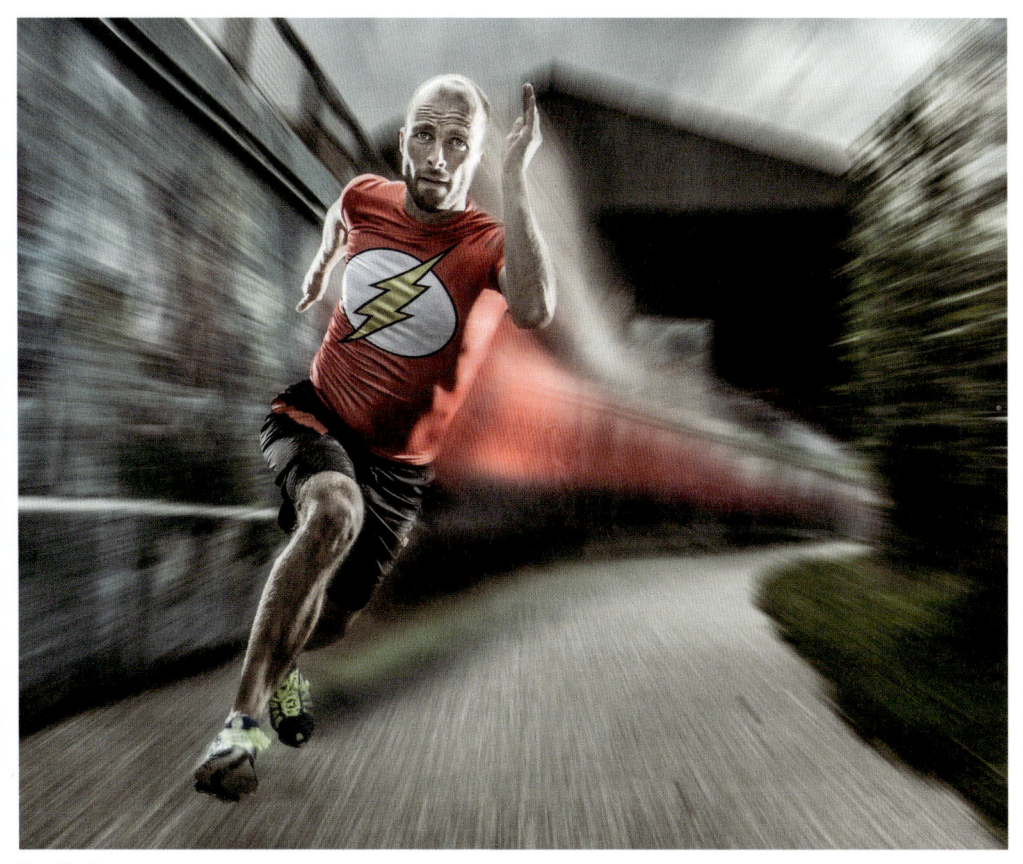

Der Läufer

21. Krafttraining

Kraft ist die Fähigkeit, Widerstände zu überwinden (dynamisch) und zu halten (statisch).

Für den menschlichen Körper ist Kraft die Voraussetzung, Bewegungen ausführen zu können. Krafttraining bewirkt eine Massezunahme der Muskulatur durch eine Muskel-Querschnittsvergrößerung sowie eine Verbesserung der Muskel-Koordination und Durchblutung.

Das Krafttraining sorgt zusätzlich für eine Reduzierung des Verletzungsrisikos und zur Verbesserung der Lauftechnik.

Die Muskulatur kann über verschiedene Formen des Krafttrainings in unterschiedlicher Weise gefördert und in Wachstum und Definition gezielt beeinflusst werden.

Bei der Durchführung von Kraftübungen kommt es darauf an, dass die Bewegungsabläufe stabil und ohne Ausweichbewegung sind. Die Wirkung des Trainings wird beeinflusst durch die Belastungsübung, die Kraft-Dosierung, die Anzahl an Wiederholungen und Sätzen sowie den Pausenlängen zwischen den Übungen.

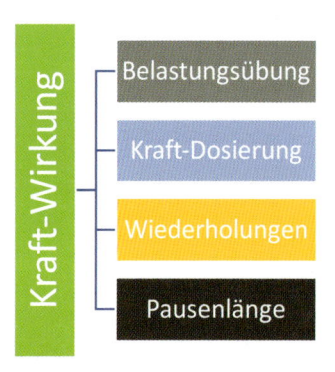

Kraft-Wirkung
- Belastungsübung
- Kraft-Dosierung
- Wiederholungen
- Pausenlänge

Krafttraining für Läufer
Das Krafttraining für Läufer sollte sich im Umfang mindestens zu 50% auf die Körpermitte konzentrieren, auf Rumpf, Hüfte, Po, Rücken und Bauch.

Maximalkraft Die höchste Kraft, die das Nerven-Muskelsystem erbringen kann, wird als Maximalkraft bezeichnet. Sie wird mit hoher Belastung und wenigen Wiederholungen trainiert. Hierbei kommt es aufgrund der hohen Belastung zu keiner Muskel-Querschnittsvergrößerung.

Kraftausdauer Die Kraftausdauer der Muskulatur ist gekennzeichnet von deren Ermüdungswiderstands- und Regenerationsfähigkeit bei lang andauernden Kraftleistungen. Sie ist die Grundlage für Muskelwachstum, vor allem bei großen Muskelgruppen.

Die Kraftausdauer wird mit erhöhter Wiederholungszahl und ca. 50–70% der maximalen Belastung trainiert.

Schnellkraft Die Schnellkraft ist die Fähigkeit des Nerven-Muskelsystems, den Körper für kurze Zeit in maximaler Geschwindigkeit zu bewegen. Sie resultiert aus der Maximalkraft, der Ausdauerkraft, den motorischen und den koordinativen Fähigkeiten. Alle Trainingsübungen zur Verbesserung der Schnellkraft müssen stets den Bewegungen der Wettkampfdisziplin angepasst sein.

Im Lauftraining wird die Schnellkraft mit ca. 30% Zusatzbelastung trainiert: z. B. Berglauf, Sprint, Intervalle oder Beschleunigungen.

Muskelaufbautraining

Beim Muskelaufbautraining wird speziell der Muskelquerschnitt vergrößert. Dazu ist eine möglichst lange Reizdauer bei mittlerer Belastung und größerer Wiederholungszahl notwendig.

Erhaltungstraining

Ein durch Training erworbenes Kraftniveau kann durch ein reduziertes, aber intensives Krafttraining über einen längeren Zeitraum gehalten werden. Dies ist während der Wettkampfperiode wichtig, wenn das Training auf ein Minimum reduziert wird und so das in der Vorbereitungsperiode aufgebaute Kraftniveau gehalten werden kann.

In einer Periode von drei Monaten 2–3mal/Woche intensives Krafttraining zu absolvieren führt zur Erhaltung der Kraft über eine Wettkampfperiode.

Um einen Wettkampf erfolgreich durchstehen zu können, benötigt der Athlet ein ganzheitliches Körpertraining. Nicht nur die Beinmuskulatur, sondern auch die Arm-, Schulter-, Brust-, Nacken- und Bauchmuskulatur sind an der Laufbewegung beteiligt. Sie führen und beschleunigen den Körper in seiner sportlichen Bewegungsbeanspruchung. Beim Krafttraining sollte die Muskulatur alle drei Wochen abwechselnd mit niedrigen und hohen Belastungseinheiten trainiert werden.

Fitness- und Ausdauertraining

Lauftraining in Kombination mit Fitness führt zu einem Ganzkörpertraining. Mit Ausdauer- und Krafttraining erhält der Körper durch einen definierten Muskelaufbau eine athletische Form.

Ein gesunder Mensch (BMI max. 25) kann sich mit systematischem Fitnesstraining innerhalb eines Jahres eine athletische Figur aneignen.

Fitnesstraining unterstützt das Lauf-Training sehr, da hierbei, neben der Beinmuskulatur, der ganze Körper gestärkt wird.

Für die Laufhaltung wird neben der Beinmuskulatur auch die Arm-, Bauch- und Rückenmuskulatur benötigt. Kräftigungsübungen, die über die Belastung des eigenen Körpergewichts hinausgehen, werden mit Kraftmaschinen, Zugseilen oder Hanteln trainiert.

Für das Krafttraining haben sich spezielle Fitnessstudios etabliert, die in Verbindung mit Wellness eine sehr gute Trainingsplattform bieten. Dort kann Kraft trainiert und danach Entspannung für Geist und Körper erhalten werden.

Zusammenhang von Krafttraining und Umfang bei Kraftübungen

Intensität	Belastungsgewicht in %	Wiederholungszahl pro Satz	Training
maximal	100	1	explosiv
submaximal	90 – 99	2 – 3	explosiv
sehr hoch	80 – 89	4 – 6	intensiv
hoch	70 – 79	7 – 10	extensiv
mittel-hoch	60 – 69	11 – 15	extensiv
mittel	50 – 59	16 – 20	regenerativ
gering	40 – 49	21 – 30	regenerativ
sehr gering	30 – 39	31 und mehr	regenerativ

Die Methoden des Krafttrainings

Training	Belastung in %	Wiederholung	Sätze	Pausen in min
• Muskelaufbau	• 40 - 75%	• 8 - 12	• 6 - 10	• 2 - 4
• Maximalkraft	• 80 - 100%	• 1 - 3	• 1 - 2	• 4 - 5
• Schnellkraft	• 30%	• 6 - 10	• 5	• 3 - 4
• Ausdauer	• 20 - 50%	• 20	• 4 - 10	• 1

Vor Beginn eines Fitnesstrainings

Zunächst muss der eigene Leistungsstand analysiert werden. Wo sind die Körperschwächen und Problemzonen, mit welcher Belastung und Übung können 10 Wiederholungen ausgeführt werden? Was sind die Ziele für das Krafttraining? Aus den gewonnenen Erkenntnissen ist ein entsprechender Trainingsplan zu erstellen, der die relevanten Muskelgruppen systematisch belastet und aufbaut.

Zu Beginn eines Fitnesstrainings muss sich der ganze Körper erst einmal mit seinen Sehnen und Muskeln an die kommende Gewichtsbelastung gewöhnen.

Die Gewöhnungsphase erfolgt durch ein Training mit leichten Gewichten, mit denen ca. 12–15 Wiederholungen erreicht werden. Über einen Zeitraum von vier bis sechs Wochen wird so an drei Tagen der Woche trainiert. Danach werden die Gewichte so gewählt, dass damit 10 Wiederholungen sehr gut ausgeführt werden können. Vor Beginn des Krafttrainings sollte die Muskulatur über ca. zehn Minuten durch Joggen, Spinning oder mit Durchführung der Übungen bei niedrigster Belastung, aufgelockert werden. Danach wird der ganze Körper, mit Schwerpunkt der zu trainierenden Muskelgruppen, leicht gedehnt.

Der richtige Bewegungsablauf und die korrekte technische Ausführung der Übungen sind besonders wichtig für den Erfolg des Fitnesstrainings. Eine nicht korrekt ausgeführte Übung schadet dem Körper mehr, als sie nutzt. Daher ist es sehr wichtig, am Anfang in ein Fitnessstudio zu gehen, um sich von einem Trainer die einzelnen Übungen zeigen sowie das eigene Training kontrollieren bzw. korrigieren zu lassen.

Ein Tag nach dem Fitnesstraining darf in der Muskulatur maximal ein leichtes Kribbeln zu spüren sein. Wenn ein Stechen oder ein Muskelkater vorliegt, dann war die Übung zu schwer oder sie wurde nicht korrekt ausgeführt.

Belastung in Muskelgruppen

Um einen Trainingseffekt zu bewirken, benötigt die Muskulatur, innerhalb bestimmter Zyklen, aufeinander folgende, unterschiedliche Reize. Im Krafttraining wächst die Muskulatur bei einer Belastung um 60–70% mit 8–12 Wiederholungen besonders stark.

Eine leichte Belastung, mit 20–50% der Maximalkraft und vielen Wiederholungen (bis zu 20), fördert die Ausdauer und Definition der Muskulatur.

Nach einer hohen Belastung benötigt der Körper für die jeweils belastete Muskelgruppe eine Ruhephase von mindestens 48 Stunden. Ohne diese Ruhephase (Regeneration und Superkompensation) wachsen die Muskeln nicht bzw. es tritt eine Muskelermüdung ein.

Die Muskulatur sollte alle 4 Wochen abwechselnd belastet werden, z. B. mit leichten Gewichten (Kraftausdauer) und danach mit schweren Gewichten (Muskelwachstum).

Isolation der Muskelgruppen Beim Fitnesstraining werden unterschiedliche Muskelgruppen voneinander isoliert trainiert. Innerhalb einer Woche sollte eine spezielle Muskelgruppe nur zwei bis drei Mal belastet werden. Eine Ausnahme bildet die Bauchmuskulatur, diese kann regelmäßig trainiert werden.

Die Isolation von Muskelgruppen erfolgt in:
- Beine (Oberschenkel, Unterschenkel, Innenschenkel, Waden)
- Brust und Rücken
- Arme (Bizeps, Trizeps, Ober- und Unterarme)
- Bauch

Maximale Belastung Die Belastung mit einem Gewicht, deren Übung korrekt ausgeführt nur eine Wiederholung zulässt, wird als maximale Belastung bezeichnet. Dies ist das Referenzgewicht für 100% Belastung zur prozentualen Intensitätsbestimmung der Fitnessübung.

Standard-Belastung Die Mehrzahl der Kraftübungen wird mit Gewichten von 70–80% der max. Belastungsintensität durchgeführt, mit 8–12 Wiederholungen in drei Sätzen. Dies fördert die Schnellkraft, das Muskelwachstum und den Herz-Kreislauf.

Zirkeltraining

Ein Zirkeltraining ist ein Ausdauertraining, das eine starke Muskeldefinition bewirkt. Bis zu zehn verschiedene Übungen werden nacheinander ohne Unterbrechung mit einer Belastungsintensität von ca. 50% durchgeführt. Zwischen den Sätzen sind max. 45 Sekunden Pause. Die Übungspakete müssen aufeinander abgestimmt sein, z.B. zuerst Bizeps/Trizeps, dann Brust/Rücken, danach die Beine.

Pyramidentraining

Ausdauer und maximale Belastung, in einem Krafttraining integriert, bewirken einen besonders starken Muskelreiz. Beim Pyramidentraining beginnt der erste Satz mit einem leichten Gewicht (z.B. 50%) und einer maximalen Wiederholungszahl (z.B. 20 Zyklen). Beim zweiten Satz wird das Gewicht auf 60% erhöht und die Wiederholungszahl auf 15 reduziert. Diese Folge wiederholt sich, bis das maximale Gewicht von 100% mit einer Wiederholung bewältigt wird. Die Übung wird dann bis zu fünf Sätzen wiederholt.

Es gibt zwei Varianten des Pyramidentrainings: die spitze Pyramide, die mehr den Ausdauerbereich fördert, und die stumpfe Pyramide, die mehr die maximale Kraft fördert. Das Pyramidentraining eignet sich sowohl für das Fitness- als auch für das Lauftraining.

Beim Pyramiden-Lauftraining wird die Laufintensität oder die Laufstrecke pro Zyklus erhöht und bewirkt eine Erhöhung der Kraftausdauer und der Grundschnelligkeit. Es ist eine gute Vorbereitung für schnelle, lange Dauerläufe und deren Tempoerhöhung.

Beispiele für das Lauf-Pyramidentraining

400-m-Bahn:
> *1. Satz:* 400, 800, 1.200 m im schnellen DL, dazwischen langsamer DL 400 m
> *2. Satz:* umgekehrte Reihenfolge
> *3. & 4. Satz:* dito

langer Anstieg:
> 3 Punkte in je 400 m Abstand zueinander markieren.
> *1. Satz:* im schnellen DL zum 1. Punkt, zurück zum Start im langsamen DL, im schnellen DL zum 2. Punkt, zurück zum Start im langsamen DL, im schnellen DL zum 3. Punkt, zurück zum Start im langsamen DL
> *2. Satz:* umgekehrte Reihenfolge von Satz 1
> *3. & 4. Satz:* dito

Pyramidentraining-Varianten

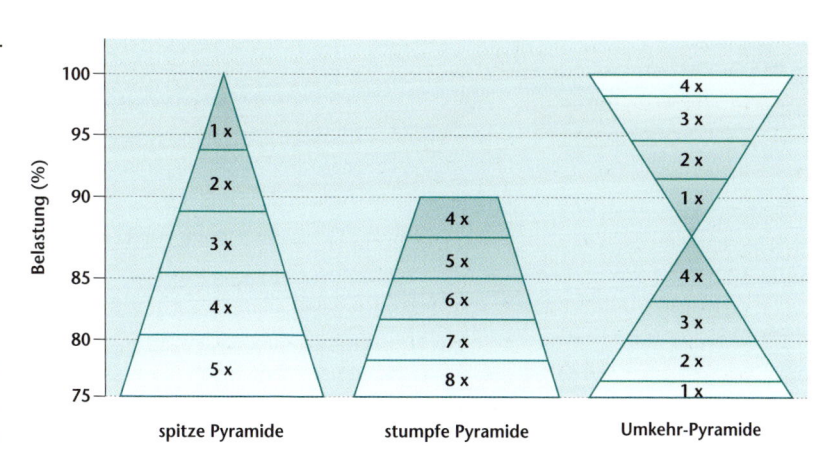

Pyramidentraining als Kombination von Kraftausdauer und Muskelaufbau

spitze Pyramide (Belastung % / Wiederholungen): 100/1x, 95/2x, 90/3x, 85/4x, 80/5x

stumpfe Pyramide: 90/4x, 85/5x, 80/6x, 75/7x, 75/8x

Umkehr-Pyramide: 95/4x, 95/3x, 90/2x, 90/1x, 85/4x, 80/3x, 75/2x, 75/1x

Laufzeit/Fahrtspiel:
1. Satz: 2 Min im schnellen DL, danach 1 Min langsamer DL; 4 Min im schnellen DL, danach 2 Min langsamer DL; 8 Min im schnellen DL, danach 4 Min langsamer DL
2. Satz: in umgekehrter Reihenfolge
3. & 4. Satz: dito

Dosierung
- Der Umfang einer Kraftübung wird in Wiederholungen und über Sätze definiert.
- Die Wiederholung ist die Anzahl der Zyklen, mit der eine Übung trainiert wird. Zwischen den Wiederholungen erfolgt eine Pause.
- Die Pausenlänge beeinflusst das Training in seiner Reizwirkung auf die Muskulatur. Je kürzer die Pause, desto stärker die Belastungswirkung.
- Der Satz einer Übung bestimmt die Anzahl der Durchgänge. Eine Übung mit zehn Wiederholungen und drei Sätzen beinhaltet die Summe von 30 Zyklen.
- Die Belastungsdosierung hat das Ziel, die Gewichte schrittweise immer weiter zu erhöhen, um eine stärkere Belastung und damit eine höhere Kraftentwicklung zu bewirken.

Kräftigungsübungen

Kräftigung der Muskulatur
Durch das Halten einer bestimmten Körperposition können die Muskeln ohne zusätzliche Geräte oder Gewichte (also nur mit Eigengewicht) belastet und trainiert werden. Wichtig dabei ist, dass die Übung exakt ausgeführt wird und keine Belastung auf die Wirbel- oder Lendenwirbelsäule erfolgt.
(Illustrationen: Techniker Krankenkasse)

Überkreuzen Sie, in Rückenlage liegend, ein angewinkeltes Bein mit dem anderen Bein. Die Schultern hoch nehmen. Drücken Sie im Wechsel die rechte Hand gegen das linke Knie, dann die linke Hand gegen das rechte Knie.

Kräftigung der Bauchmuskulatur

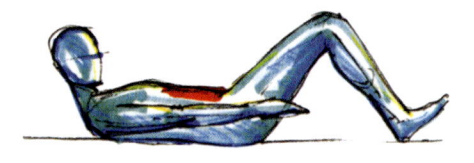

Stellen Sie, in Rückenlage liegend, die angewinkelten Beine auf und heben Sie Kopf und Schulter leicht an. Führen Sie den Kopf zur Brust.

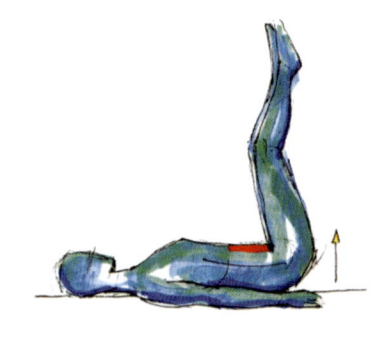

Strecken Sie, in Rückenlage liegend, beide Beine nach oben und stützen sich mit beiden Armen am Boden. Heben Sie nun das Becken vom Boden.

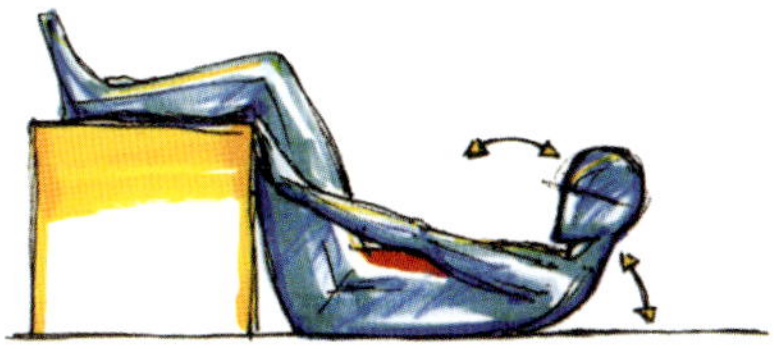

Kräftigungsübungen

Legen Sie sich auf den Rücken. Die Beine liegen so auf dem Hocker, dass die Oberschenkel und Unterschenkel einen rechten Winkel bilden. Heben Sie Kopf und Schulter an, bis die Hände den Hocker berühren.

Kräftigung der Rücken-und Gesäßmuskulatur

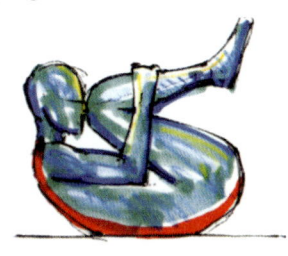

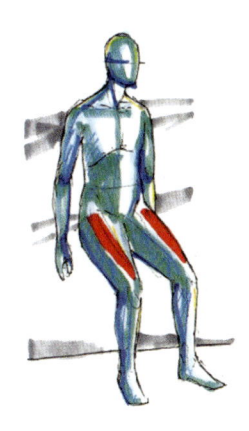

Lehnen Sie sich mit dem Rücken an die Wand und beugen Sie die Beine. Bleiben Sie in der Position so lange, bis Sie die Anstrengung in den Beinen spüren.

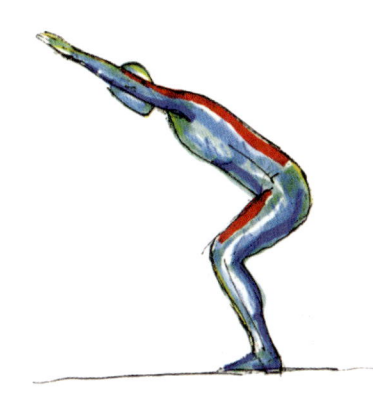

Legen Sie sich auf den Rücken. Heben Sie Kopf und Beine an und ziehen Sie die Knie vorsichtig zur Stirn.

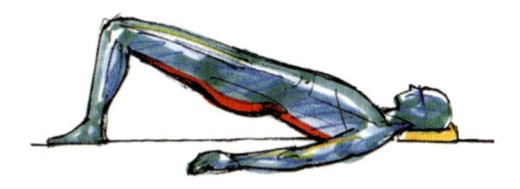

Auf dem Rücken liegend stellen Sie die Beine angewinkelt auf. Heben Sie nun das Becken zu einer geraden Linie.

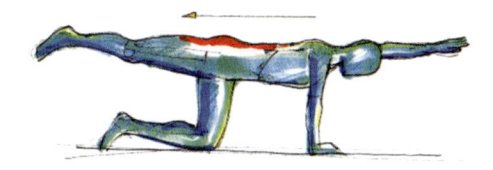

Stellen Sie sich mit leicht gebeugten Beinen hin. Beugen Sie den Oberkörper leicht nach vorne und strecken Sie die Arme in Verlängerung des Oberkörpers nach vorne. Der Rücken muss dabei gerade bleiben.

Knien Sie sich waagrecht hin und stützen Sie sich vorne mit den Armen ab. Strecken Sie nun den linken Arm und das rechte Bein bis in die Waagrechte, aber nicht höher. Diese Position mhrere Sekunden halten und dann mit der anderen Körperseite wiederholen.

Ganzkörper-Fitnessübungen

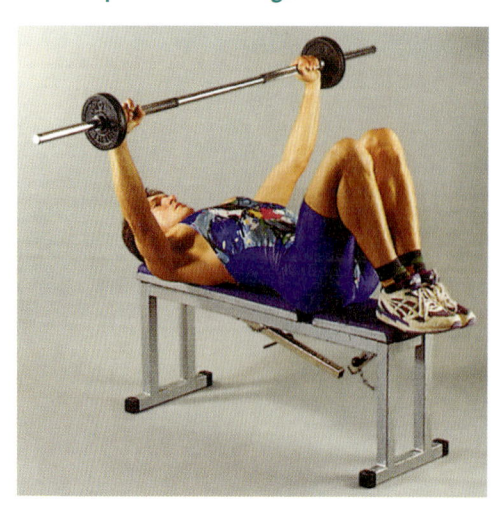

Bankdrücken
Für den gesamten Oberkörper
Der Rücken und der Hüftbereich liegen ganz auf der Bank auf, die Knie sind angewinkelt. Die Hantel auf Höhe der Brust greifen, nach oben drücken und langsam wieder absenken, bis die Brust berührt wird.

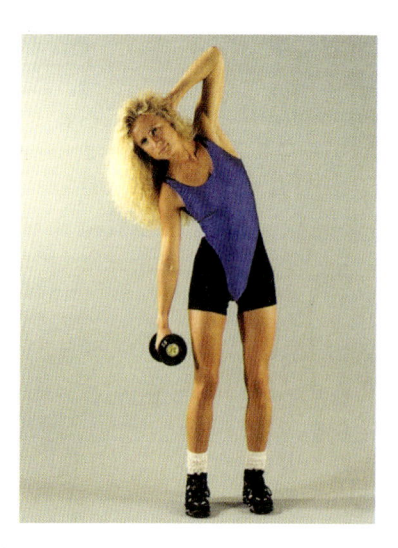

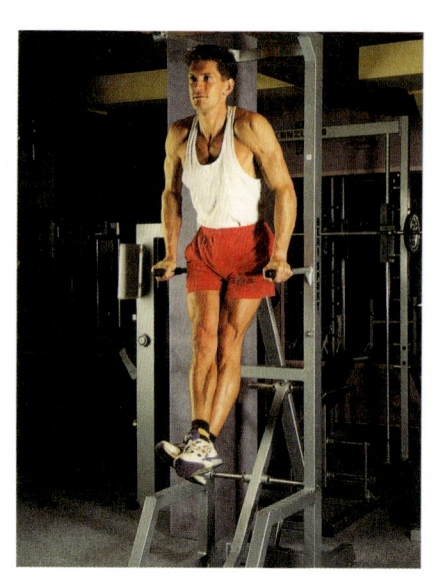

Dips/Barrenstütz
Für den Trizeps, Brust und Schulterbereich
Zwischen zwei Holme stellen und den Körper durch Streckung der Arme nach oben drücken. Danach den Oberkörper leicht nach vorne beugen und langsam herablassen, bis die Ellbogen waagrecht zum Holm sind.

Seitbeugen
Für die seitlichen Bauchmuskeln
Halten Sie eine Hand hinter dem Kopf, die Hantel in der Hand des gegenüberliegenden herabhängenden Armes. Mit geradem Körper langsam zur Seite neigen und die Hantel herablassen. Mehrere Male wiederholen, dann erfolgt ein Seitenwechsel.

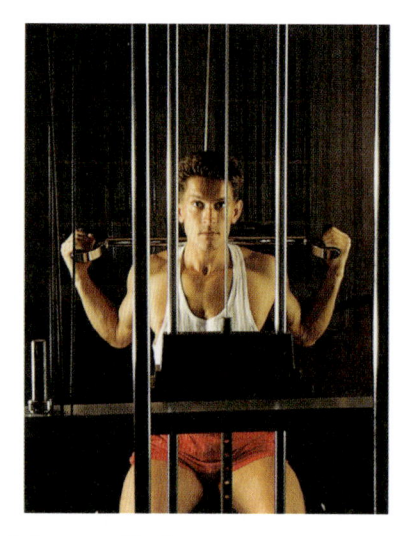

Latziehen zum Nacken
Für den Rücken, die Schulter und die Arme
Aufrecht sitzend, die Latzugstange an den beiden äußeren Enden greifen. Das Gewicht langsam hinter dem Nacken nach unten ziehen und wieder langsam zurückführen, ohne die Arme vollständig durchzustrecken.

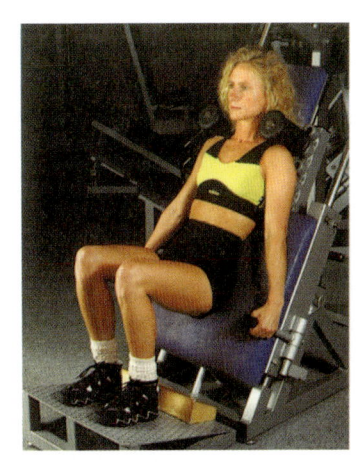

Hackensmith-Kniebeuge
Für die vordere Schenkelmuskulatur
In das Gerät stellen. Schultern unter die Polster bringen und Handgriffe umfassen. Darauf achten, dass Bein-Rumpf und Kniewinkel in der Ausgangsstellung jeweils 90° betragen. Beine gleichmäßig strecken und wieder beugen.

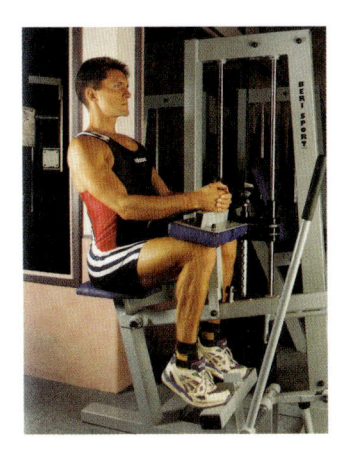

Wadenheben
Für die Wadenmuskulatur
Je eine Hantel mit herabhängenden Armen halten und mit beiden Fußballen auf einem Podest oder Treppenvorsprung stehen. Die Füße sind schulterbreit und parallel positioniert. Den Rücken aufrecht und die Schulter locker halten. Die Fersen werden langsam bis zur maximalen Höhe angehoben. Danach langsam in die Ausgangsposition senken.

Die Übung kann verstärkt werden durch einbeiniges Wadenheben. Das entlastende Bein wird dabei an das belastete Bein angelegt. Die Übung wird für jedes Bein abwechselnd wiederholt.

Im Fitnessstudio können die Wadenmuskeln auch im speziellen Gerät ohne Hanteln trainiert werden (siehe Foto).

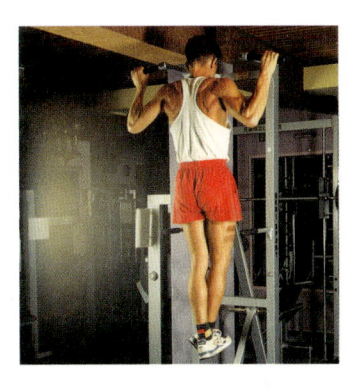

Klimmzüge
Für die Rücken- und Armmuskulatur
Mit den Händen schulterbreit im Ristgriff greifen, dabei zeigen die Handinnenflächen vom Körper weg. Je weiter der Griff, desto schwerer wird die Übung. Den Körper gleichmäßig nach oben ziehen, ohne ruckartige Bewegung oder mit den Beinen zu schwingen, bis das Kinn auf Höhe der Stange ist. Die Endposition für eine Sekunde halten, danach langsam in die Ausgangsposition absenken.

Die Übung kann verstärkt werden durch Bauchgürtelgewichte oder durch einarmige Klimmzüge.

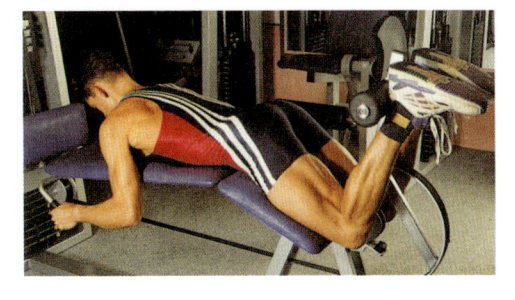

Beincurls im Liegen
Für den Beinbizeps
In die Beincurl-Maschine legen und das Gewicht mit der hinteren Beinmuskulatur nach oben ziehen. Am obersten Punkt das Gewicht kurz halten und anschließend wieder langsam ablassen.

Krafttraining für Läufer

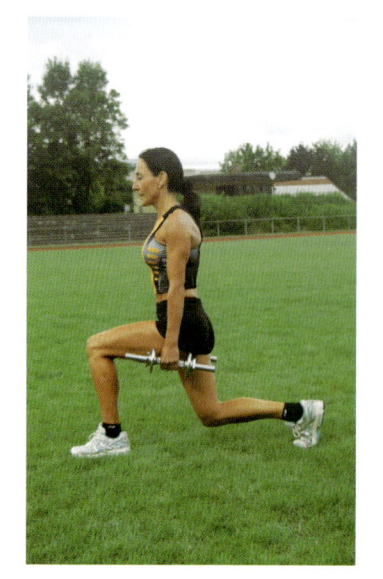

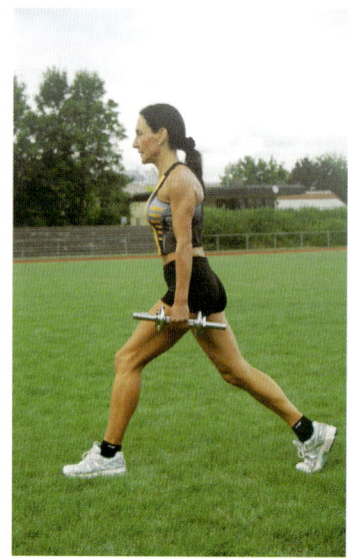

Ausfallschritt
Aus der Kniebeuge den Körper langsam heben und senken, 10 Wiederholungen, danach Beinwechsel.

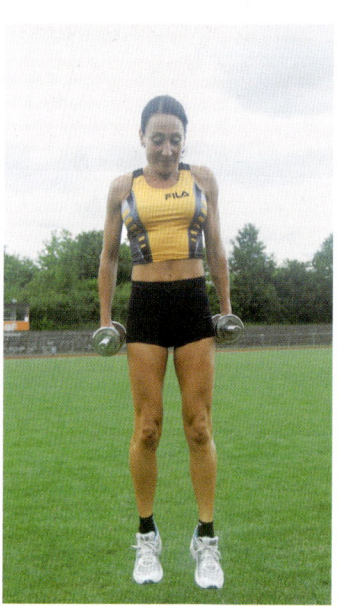

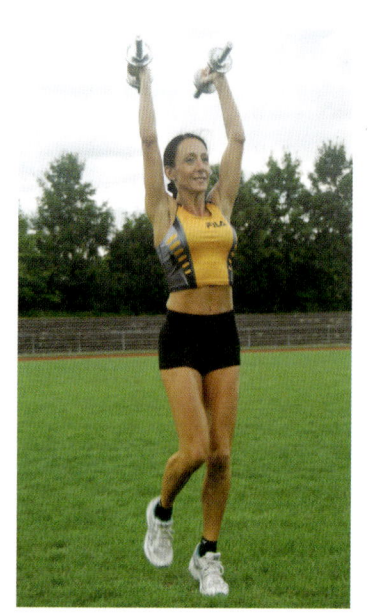

Links außen:
Fußgelenk-Sprünge
Im Stehen über die Zehenspitzen gleichzeitig abspringen.

Links:
Lauf-Skipping
Im Tribbeln beide Arme gleichzeitig auf- und abbewegen.

Unten:
Rudern vorgebeugt
Mit geradem, vorgebeugtem Oberkörper die Hanteln ausstrecken und auf Brusthöhe anheben, 2 Sek. halten, danach in die Ausgangsposition zurückführen.

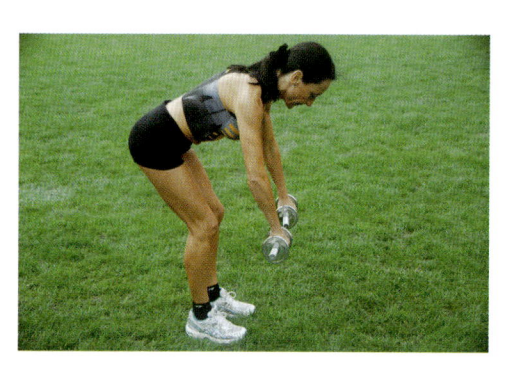

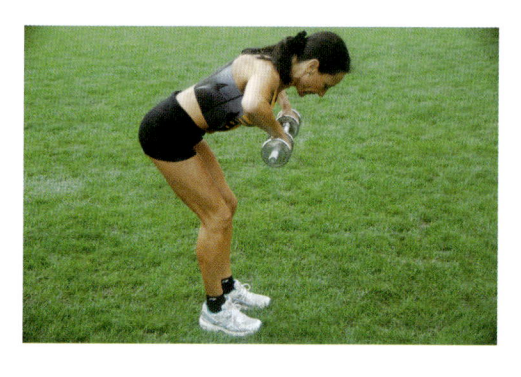

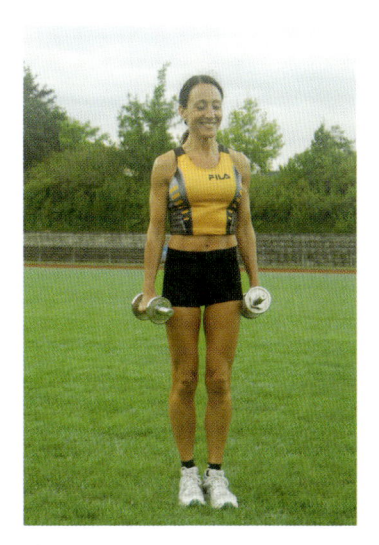

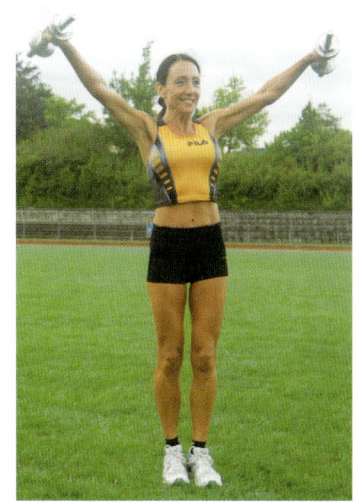

Seitheben
Mit gestrecktem Oberkörper die Hanteln seitlich bis auf Kopfhöhe heben, 1 Sek. halten, danach in die Ausgangsposition zurückführen.

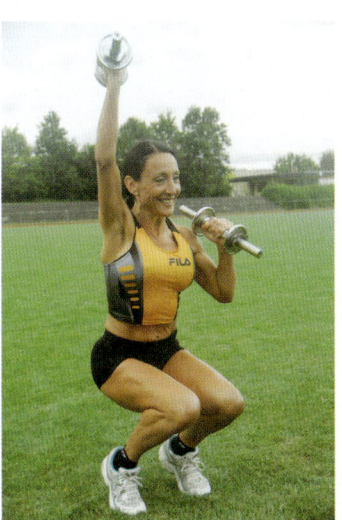

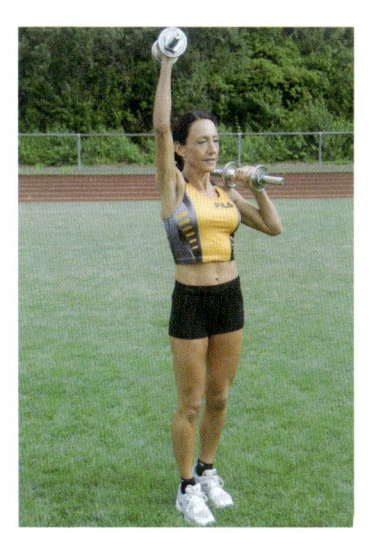

Links außen:
Schulterdrücken im Knien
Im Knien mit aufrechtem Oberkörper die Hantel von Schulterhöhe abwechselnd ganz nach oben führen.

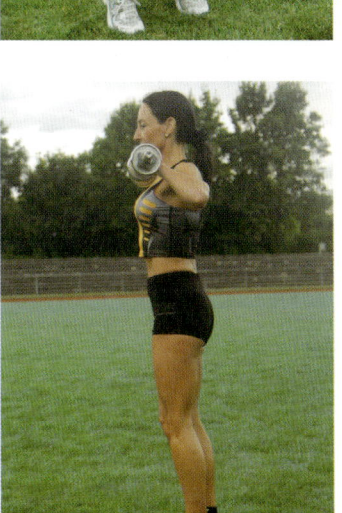

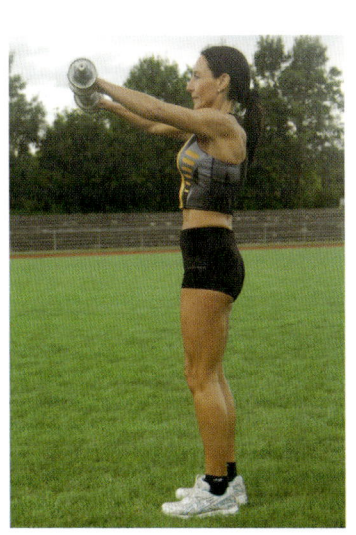

Links:
Schulterdrücken im Stehen
Im Stehen abwechselnd einen Arm nach oben durchdrücken.

Frontdrücken
Im Stehen beide Arme in Schulterhöhe waagrecht nach vorne drücken und wieder in die Ausgangsposition zurückführen.

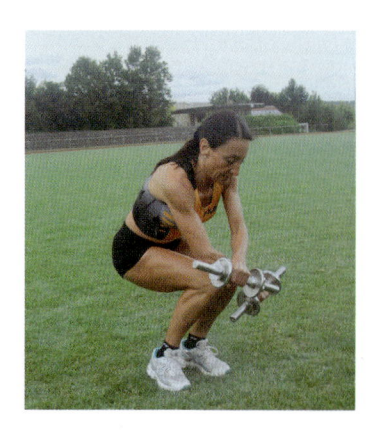

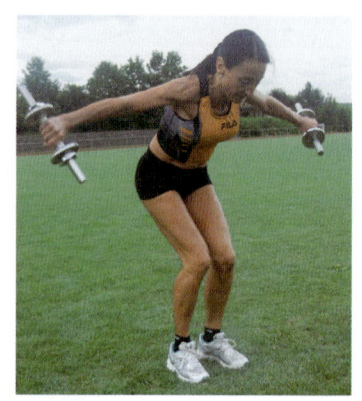

Backflys In vorgebeugter Körperhaltung beide Arme seitlich bis auf Schulterhöhe nach oben heben, danach in die Ausgangsposition zurückführen. Die Knie schwingen dabei mit.

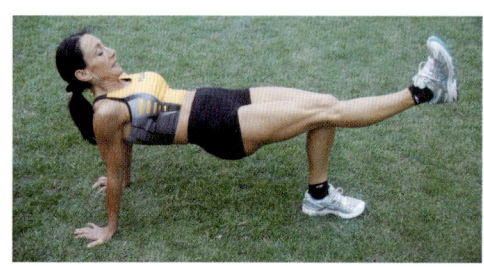

Oberschenkelstütz Auf den Rücken legen, beide Beine anwinkeln, mit beiden Armen den Körper waagrecht anheben. Ein Bein ausstrecken, Spannung halten, danach Beinwechsel.

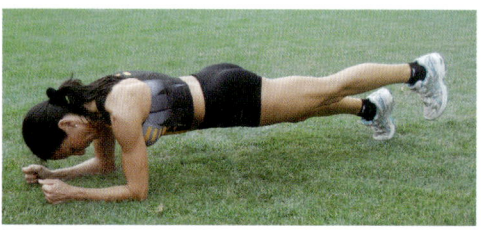

Unterarmstütz Auf den Bauch legen, mit beiden abgewinkelten Armen den Oberkörper waagrecht anheben, die Fußspitzen stützen die ausgestreckten Beine. Ein Bein anheben, Spannung 5 Sek. halten, danach Beinwechsel.

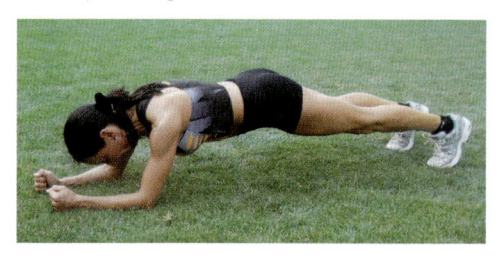

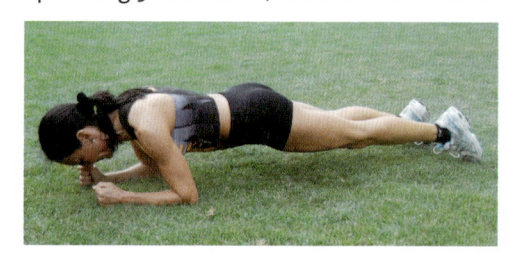

Ellbogenstütz Auf den Bauch legen, mit beiden abgewinkelten Armen den Oberkörper waagrecht anheben, die Fußspitzen stützen die ausgestreckten Beine. Der Körper bildet eine waagrechte Linie und wird nun über die Fußspitzen und Ellbogen vor- und zurückgeschoben, Spannung 30 Sek. halten.

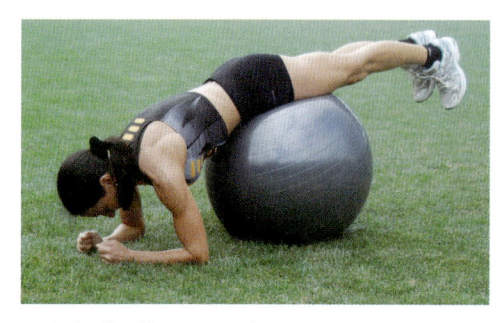

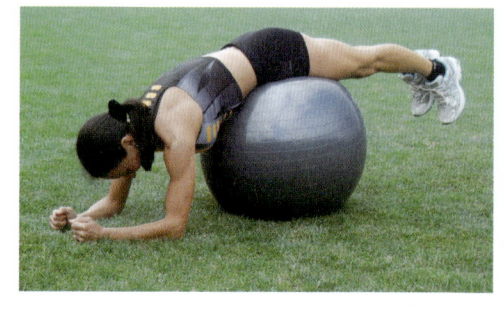

Swissball rollen Mit der Körpermitte/Bauch über den Swissball legen. Auf den Ellbogen gestützt, den Körper über den Ball so weit wie möglich nach vorne und wieder zurückschieben.

Krafttraining für Läufer

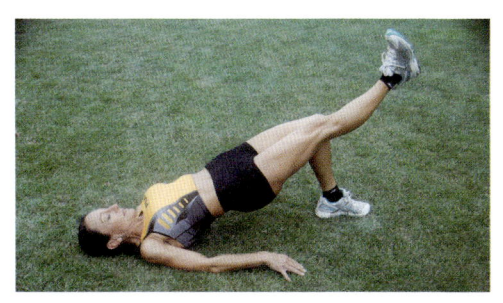

Oberschenkelstütz
Auf den Rücken legen, beide Beine anwinkeln, danach die Hüfte anheben, bis sie eine Linie bildet. Dann ein Bein ausstrecken. Spannung 5 Sek. halten, danach Beinwechsel.

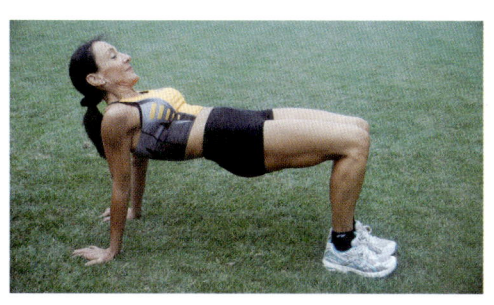

Brücke
Auf den Rücken legen, beide Beine anwinkeln, mit beiden Armen den Körper waagrecht anheben. Mit Armen und Beinen gestützt den Körper ca. 5 Sek. unter Spannung halten.

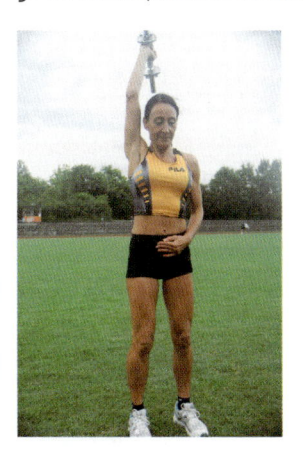

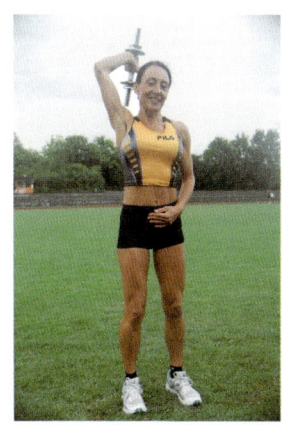

Trizepscurls
Aufrecht stehend, einen durchgestreckten Arm hinter dem Kopf abwinkeln und langsam in Nackenhöhe senken. Danach den Arm langsam in die Ausgangsposition zurückführen.

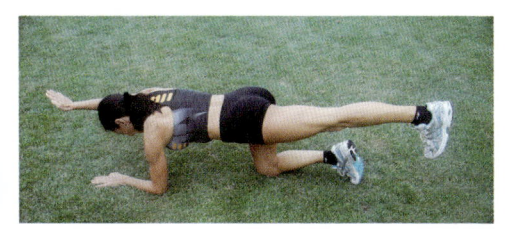

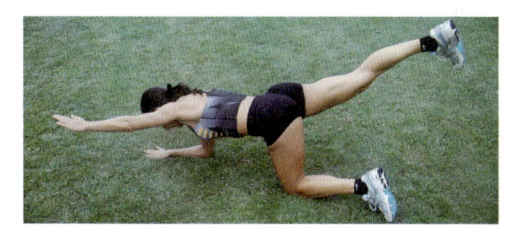

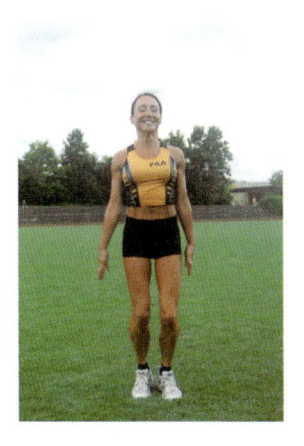

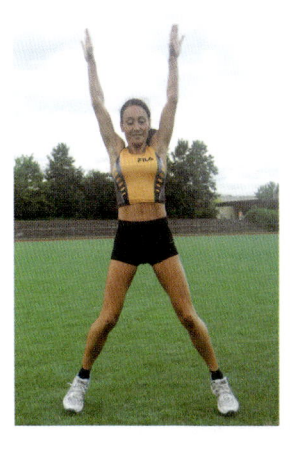

Vierfüßler
Hinlegen und mit beiden Knien und Ellbogen abstützen, so dass der Körper eine waagrechte Linie bildet. Ein Bein und den gegenüberliegenden Arm heben und waagrecht ausgestreckt halten. Körperspannung halten. Danach Bein- und Armwechsel.

Jumping-Jack
Im Stehen Wechselsprünge mit gleichzeitiger seitlicher Armhochführung und Beinspreizung.

22. Sportmedizin

Die meisten Sportverletzungen werden verursacht durch schlechte, bzw. zu stark gedämpfte Laufschuhe, zu hartes Training, Vernachlässigung von Aufwärmen, Dehnen/Stretchen und regenerativen Maßnahmen.

Bei Muskelverletzungen darf die verletzte Körperregion keinesfalls gedehnt werden.

Die Aufnahme von konzentriert eiweißhaltiger Ernährung beschleunigt den Zellen- und Muskelreparaturaufbau bei einer Muskelverletzung.

Beim Laufsport können Verletzungen der Muskulatur gelegentlich vorkommen, vom harmlosen Muskelkater bis hin zum Muskelfaserriss oder einem Ermüdungsbruch.

Pause Bei Sportverletzungen muss so lange mit dem Training pausiert werden, bis eine vollständige Genesung eingetreten ist. Die Muskelverletzungen werden oft unterschätzt und die vom Arzt empfohlenen Sportpausen sehr oft missachtet, wodurch sich die Heilzeit verlängert.

Eisauflage Um zu verhindern, dass durch einen Bluterguss eine Schwellung entsteht, sollte die betreffende Stelle gekühlt werden. Eine Eisauflage (Eispack), mit einem Tuch als Zwischenlage, wird für ca. 10 Minuten auf die betreffende Stelle aufgebracht. Die Kühlung bewirkt eine Minderdurchblutung der verletzten Stelle, reduziert das Ausmaß der Schwellung und wirkt schmerzlindernd.

Kompression Durch dosierten Druck auf die betroffene Region mit einem elastischen, breitflächigen Kompressionsverband lässt sich eine weitere Schwellung verhindern. Der betroffene Muskel wird durch den unterstützenden Verband stabilisiert und geschont.

Hochlagerung Das Hochlagern der Verletzung reduziert eine weitere Schwellung und Einblutung in das Gewebe.

Der Muskelkater
Die Überbeanspruchung von kleinsten Muskelstrukturen (Mikrotraumen) wird als Muskelkater bezeichnet, verursacht z. B. durch eine neue, ungewohnte Belastung.

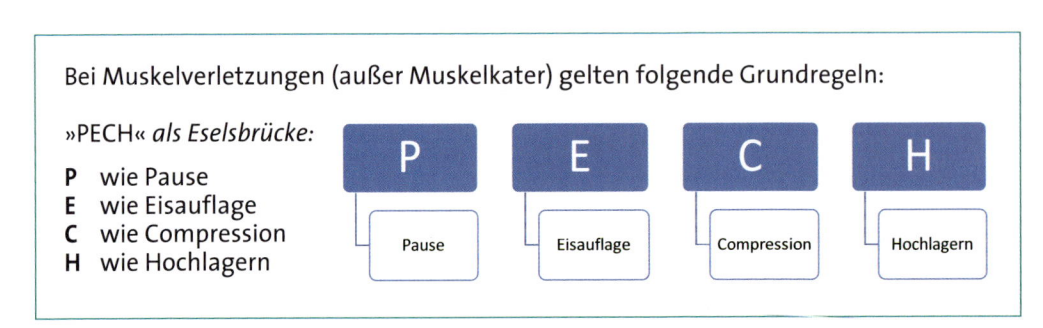

Bei Muskelverletzungen (außer Muskelkater) gelten folgende Grundregeln:

»PECH« *als Eselsbrücke:*

P wie Pause
E wie Eisauflage
C wie Compression
H wie Hochlagern

P Pause — **E** Eisauflage — **C** Compression — **H** Hochlagern

Sportmedizin

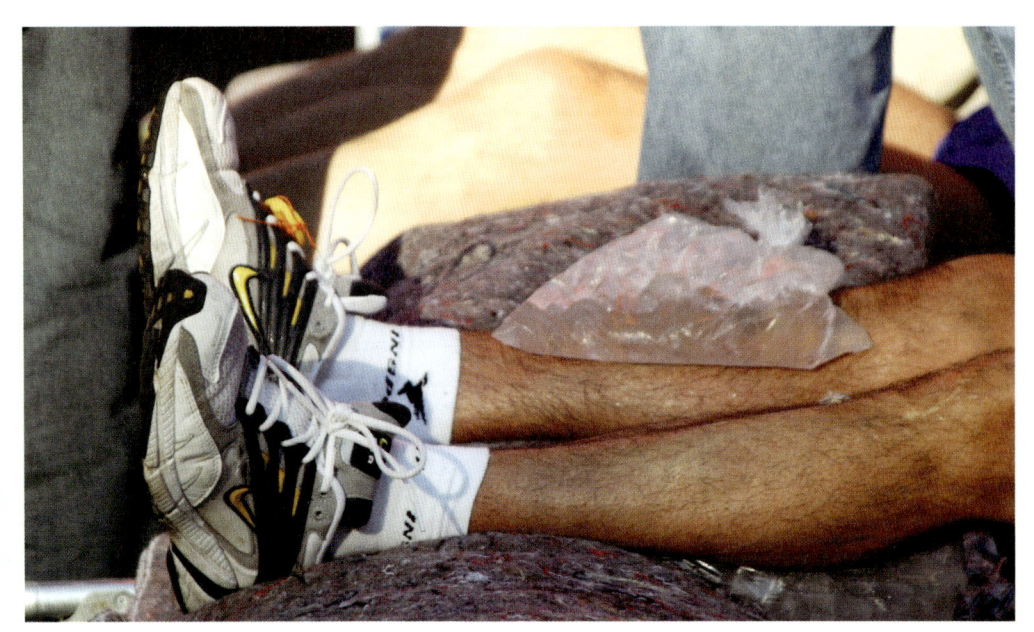

Cool down ...

Der Muskelkater tritt nicht direkt beim Sport auf, sondern erst einige Stunden später. Die Schmerzen können dabei zwischen einem Tag bis zu einer Woche andauern. Der Muskelkater kann die Maximalkraft um bis zu 30% reduzieren und die Beweglichkeit stark einschränken.

Bei einem Muskelkater erfolgt eine Trainingspause oder eine sehr leichte Belastung, Alternativsport, Massage und eiweißreiche Ernährung.

Muskelzerrungen

Eine Muskelzerrung entsteht meist durch eine Überbelastung des gezerrten Muskels bis zu dessen Elastizitätsgrenze. Bei einer Muskelzerrung tritt plötzlich ein krampfartiger und starker Schmerz auf, verbunden mit einer Bewegungsunfähigkeit des verletzten Muskels.

Die Ursache einer Muskelzerrung liegt sehr oft bei ungeeigneten Laufschuhen, die keine ausreichende Stabilität bieten, oder die Zerrung entsteht bei Sprints und Intervallläufen nach ungenügender Aufwärmung oder zu geringer Regenerationszeit.

Im Gegensatz zu Muskelrissen ist bei einer Zerrung die Belastungsgrenze nicht überschritten worden. Die Schmerzen und die Bewegungseinschränkung können einen Tag bis mehrere Wochen andauern. So lange muss dann strikt pausiert werden.

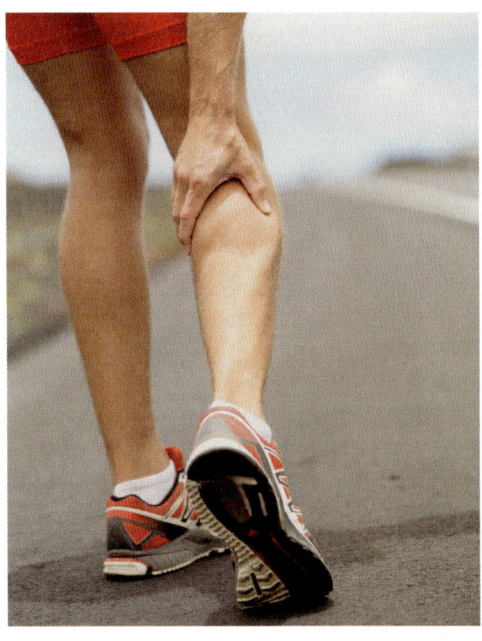

Muskelzerrung

Muskelfaserriss

Die Belastung des Muskels oberhalb der Elastizitätsgrenze kann zu einem Muskelfaserriss führen. Dabei tritt ein starker, stechender Schmerz auf. Der Sportler ist dann nicht mehr in der Lage, den verletzten Muskel stark zu belasten. Weiterhin entsteht ein deutlicher Druck-, Dehn-, Anspannungs- und Widerstandsschmerz sowie ein lang anhaltendes Kribbelgefühl.

Ursache für diese Beschwerden ist der Riss einzelner oder mehrerer Muskelfasern. Die verletzten einzelnen Muskelfasern können entweder in Längs- oder Querrichtung gerissen sein. Der Heilprozess kann, trotz strikter Trainingspause, bis zu mehreren Monaten andauern.

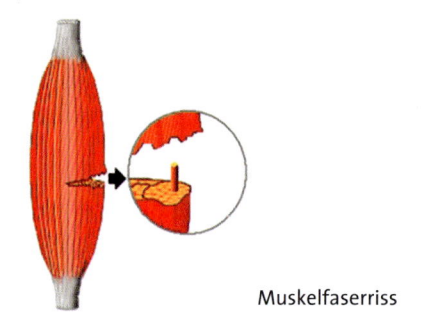

Muskelfaserriss

Muskelriss

Beim Muskelriss setzen plötzlich ohne jegliche Vorwarnung sehr starke Schmerzen ein. Es ist dann meist nicht mehr möglich, den verletzten Muskel zu bewegen. Beim Riss großer Muskeln sind unter Umständen deutliche Dellen oder Einbuchtungen in der entsprechenden Region zu sehen. Sowohl beim Muskelriss als auch beim Muskelfaserriss bildet sich nach kurzer Zeit ein Bluterguss.

Eine Sportart, bei der Muskelfaserrisse und Muskelrisse besonders häufig auftreten, ist der Kurzstreckensprint. Hier wird die gesamte Oberschenkelmuskulatur mit gleichzeitig maximaler Belastung explosionsartig angespannt. Ein ausgiebiges Warmlaufen vor hohen Belastungseinheiten ist die beste Prävention.

Muskelkrämpfe

Eine übersteigerte Aktivität der Nervenbahnen in Verbindung mit einem ermüdeten Muskelsystem kann zu einer Anhäufung von Befehlen führen, die eine Muskelirritation bewirken und einen Muskelkrampf auslösen. Dies kann unter Belastung wie auch im entspannten Zustand auftreten.

Zur Behandlung eignen sich Dehnung, Wärmebehandlung oder Massage. Prävention sind regelmäßiges Stretching und die ausgewogene Einnahme von Calcium, Magnesium, Kalium und Eiweiß, sowie eine ausreichende Wasserzuführung. Sobald eine dieser Substanzen im Defizit ist, kann es zu Krämpfen kommen, auch beim Wettkampf.

Es gibt Läufer, die Calcium und Magnesium nicht ausreichend speichern können, was zu Muskelkrämpfen führen kann. Denen kann durch eine vierwöchige Vitamin K2 und D3 Kur geholfen werden.

Krämpfe bei der Nachtruhe werden vor allem durch Magnesium- und Calciummangel oder Vernachlässigung von Stretching verursacht.

Prellungen

Durch eine stumpfe Stoß- oder Schlageinwirkung auf die Muskulatur werden Prellungen verursacht.

Knochenhautentzündung

Ungeeignete Laufschuhe, harter oder abschüssiger Laufuntergrund, Fußfehlstellungen oder eine zu drastische Erhöhung des Laufumfangs sind die häufigsten Ursachen für eine Knochenhautentzündung, die meist am Schienbein entsteht.

Dabei verursacht die Vibration an der relativ dünnen Haut über dem Schienbein eine Entzündung der Knochenhaut, die allmählich zunimmt. Vor allem Laufanfänger haben mit diesem Problem zu kämpfen, wenn sie ungeeignete, ungedämpfte Laufschuhe tragen oder zu viel auf geteerten Straßen joggen.

Maßnahmen: Pausieren, gute Laufschuhe kaufen, geteerte oder abschüssige Wege meiden, Kräftigungsübung der Schienbeinmuskeln, eventuell Einlagen für den Schuh nutzen, einige Tage barfuß laufen.

Achillessehne

Die Achillessehne ist eine bis zu 1,5 cm dicke Verlängerungssehne von der Wade zur Ferse und eine der kräftigsten Sehnen des Körpers. Sie befindet sich an der Rückseite des Unterschenkels und bewegt sich in einem Gleitgewebe vom 3-köpfigen Wadenmuskel über das Fersenbein.

Eine Verletzung oder Entzündung der Achillessehne entsteht meist durch eine plötzliche, hohe Kraftüberlastung der Sehne wie z. B. bei einem plötzlichen Antritt beim Sport. Es kann aber auch eine Abnutzungserscheinung auftreten.

Bei einem Achillessehnenriss kommt es meist zu einer vollständigen Durchtrennung der Sehne, verbunden mit einem hörbaren Knall. Die typische Stelle des Risses liegt an der schmalsten Stelle der Sehne, ca. 5–6 cm oberhalb des Fersenbeinansatzes. Die fachgerechte Behandlung eines Achillessehnenrisses (mit oder ohne Operation) führt in fast allen Fällen zu einer Heilung der Sehne. Anschließend ist eine weitgehend uneingeschränkte Belastbarkeit und auch Sportfähigkeit gegeben, allerdings kann dies mit einer verminderten Kraftübertragung im Fuß verbunden sein.

Ein schlechter Trainingszustand kann dazu führen, dass das gesamte Muskel-Sehnen-System zu wenig elastisch ist. Bei zu starker Belastung kann dann eine Verletzung entstehen.

Besonders Laufanfänger sind gefährdet, bei einer ungewohnten Belastungsspitze wie bei Sprints oder bei einem abrupt gesteigerten zu hohen Laufumfang, sich die Achillessehne oder die Muskulatur zu verletzen.

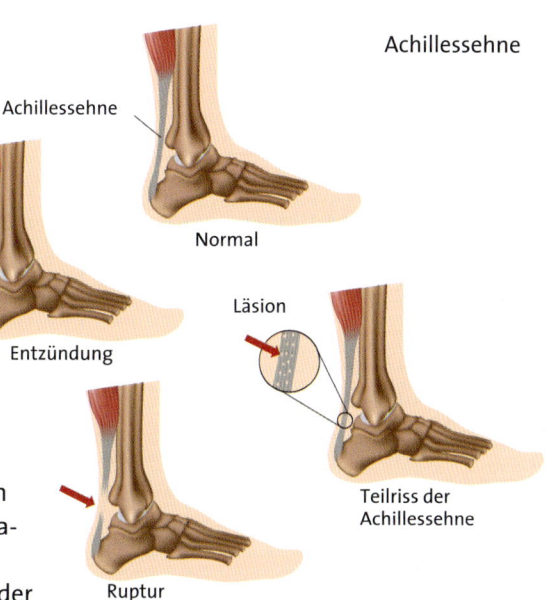

Als Vorbeugung empfiehlt sich eine allmähliche Belastungssteigerung. Besonders zu vermeiden sind extrem schnelle, abrupte und damit starke Belastungen. Sehr wichtig ist eine Aufwärmphase mit leichten Dehnübungen.

Bei auftretenden Schmerzen in der Achillessehne muss verstärkt gedehnt, die Belastungsintensität des Trainings reduziert und mit Eis gekühlt werden.

Läuferproblem: Entzündung des Gleitgewebes durch Verhärtung.

Übungen zur Prophylaxe: Einbein-Stand (äußeren Fuß zur Brust anziehen), Zehen-Stand.

Fersensporn

Eine gelegentlich vorkommende Läuferkrankheit ist der Fersensporn. Ein Fersensporn ist ein nicht natürlicher Knochenauswuchs im Ansatzbereich eines Fersenmuskels.

Es gibt zwei Arten von Fersensporn:
1. Der obere Fersensporn, am Ansatz der Achillessehne.
2. Der untere Fersensporn, unterhalb der Ferse.

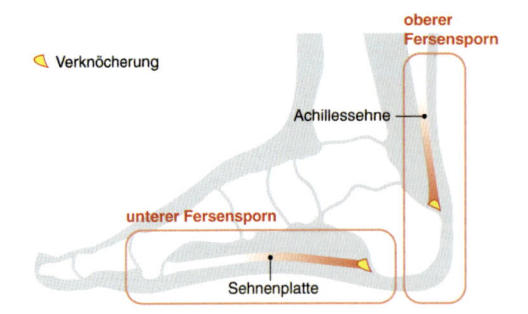

Fersensporn – Entzündung im Bereich eines nachträglich gebildeten Knochens

Die Sporne entstehen aufgrund von Druck und Zugeinwirkung. Hierdurch wird der Knochen zum Wachsen angeregt, gleichzeitig kann es zur Entzündung des umliegenden Gewebes kommen. Schlechtes Schuhwerk sowie starke Fußbelastungen sind die häufigsten Ursachen. Weitere auslösende Faktoren zur Entstehung eines Fersensporns sind Übergewicht und Berufsausübung im Stehen.

Beim oberen Fersensporn wird oft durch den Druck des hinteren Schuhrandes eine Entzündung des Achillessehnenansatzes mit Schleimbeutelentzündung ausgelöst. Beim unteren »plantaren« Fersensporn kommt es beim Knick-Senkfuß durch die vermehrte Sehnen-Zugbelastung meist zu einer Verknöcherung am Ansatz der Fußsohle.

Eine Besserung wird meist nur durch das Wechseln des Schuhwerkes erreicht. Der Verzicht auf ein zu starres Schuhwerk und der Fokus auf gute Dämpfungseigenschaften helfen bei diesem Problem. Beim plantaren Fersensporn kann zusätzlich ein Fersenkissen mit Locheinlage über der druckempfindlichen Stelle helfen. Zusätzlich sind Einlagen zur Stützung des Längsgewölbes des Fußes sinnvoll.

Durch die »extrakorporale Stoßwellentherapie« können mit sehr energiereichen Ultraschallwellen, vergleichbar mit der bei einer Nierensteinzertrümmerung, die Entzündungsstellen am Fersensporn, in Verbindung mit Regenerationsprozessen, gegebenenfalls beseitigt werden. Mehr dazu siehe unter www.ems-medical.com und www.wigero.de. Dort bekommen Sie auch eine Praxis in Ihrer Nähe genannt, welche Stoßwellentherapie erfolgreich anwendet.

Das Läuferknie (ITBS)

Das Läuferknie, auch als Ilio-Tibiales Bandsyndrom (ITBS) bezeichnet, ist eine typische Läuferverletzung. Durch Fehl- und Überbelastung des Knies erfolgt eine Verkürzung des Tractus Iliotibialis (TI) und führt zu Schmerzen an der Außenseite des Knies. Verursacher dieser Beschwerden ist eine breite Sehne (der TI), die vom Becken kommend an der Außenseite des Oberschenkels zum Schienbeinkopf verläuft. Normalerweise gleitet die Sehne problemlos am Kniegelenk vorbei. Bei einem Läuferknie reibt sie jedoch, was das Gewebe strapaziert und zu einer Entzündung führen kann. Das Kniegelenk ist eines der größten und kompliziertesten Gelenke des menschlichen Körpers. Es bildet die bewegliche Verbindung zwischen dem Ober- und Unterschenkel und wird beim Joggen besonders stark beansprucht. Durch Hebelwirkungen wirken auf dieses Gelenk erhebliche Kräfte ein. Das Kniegelenk kann den enormen Belastungen des Langstreckenlaufs jedoch nur dann standhalten, wenn alle am Gelenk beteiligten Strukturen wie Knochen, Knorpel, Bänder, Kapsel, Menisken und die Muskulatur reibungslos zusammenspielen.

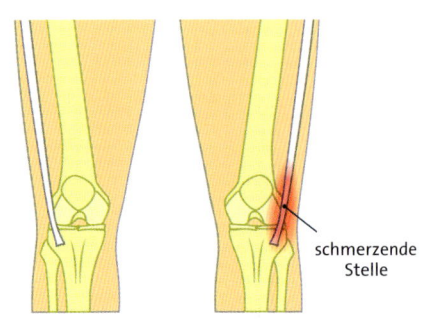

Läuferknie

Vorbeugend helfen Stretching und Faszienrollen-Anwendungen an der Bein-Außenseite, gute Laufschuhe sowie ein angepasstes Laufpensum. Bei Beschwerden hilft Kühlung mit Eis. Im chronischen Stadium wird meist Wärme als wohltuend empfunden. Bei starken Kniebeschwerden ist zu pausieren. Eine weiterführende Diagnostik erfolgt mit einer Röntgenaufnahme. Eine Magnet-Resonanz-Tomografie (MRT) kann bei hartnäckigen Fällen hilfreich sein. Operationen im Knie sind sehr kompliziert und sollten vermieden werden.

Ein Läuferknie kann durchaus mit Langstreckenlauf, durch die allmähliche Anpassung der Sehnen und Knorpeln an die Belastung, wieder in sich selbst stabilisiert werden. Zuvor muss das Knie bis zum Abklingen der akuten Beschwerden jedoch geschont werden. Bandagen, vorsichtige krankengymnastische Übungen, individuell angepasste Muskelaufbauprogramme helfen, das Knie zu stabilisieren.

Ermüdungsbruch

Bei Lauf- und Leistungssportlern treten Ermüdungsbrüche selten auf. Lang andauernde, ständig wiederkehrende, gleichförmige und relativ hohe Belastungen können Ermüdungsbrüche bewirken. Dabei kommt es zunächst zu belastungsabhängigen Schmerzen mit ertastbaren Schwellungen. Betroffen davon sind ausschließlich die Knochen des Fußskeletts sowie die Ober- und Unterschenkelknochen.

Zu einer Fraktur kommt es, wenn im Sinne einer Materialermüdung die Toleranzgrenze des Knochens überschritten wird. Bei ständiger Überbelastung durch das sich auf- und abbauende Knochengewebe kommt es im Knochengewebe zur Störung des Gleichgewichts.

Die Dauerbelastung des Knochens führt zu Anpassungsvorgängen mit Knochenwandverdickungen, danach zur Ausbildung eines Risses und bei fortführender Beanspruchung schließlich zum Knochenbruch.

Ein Ermüdungsbruch erzeugt meist einen fast punktförmigen Druck- und Klopfschmerz im Bereich einer Schwellung. Ein Knochenermüdungsbruch erfolgt selten vollständig. In den meisten Fällen entwickelt sich ein Ermüdungsbruch schleichend, so dass der Läufer am Anfang nur einen leichten Schmerz im Bereich des veränderten Knochens bemerkt. Die Schmerzen treten meist nur unter Belastung auf und verschwinden im Ruhezustand wieder.

Bei einem Ermüdungsbruch erfolgt eine Pausierung sowie eine Physiotherapie unter Zuführung von entzündungshemmenden Schmerzmitteln. Der Heilungsprozess wird durch eine Magnetfeld- und Calciumtherapie beschleunigt.

Die meisten Ermüdungsbrüche heilen innerhalb von sechs bis acht Wochen aus. Nach einer Behandlung des Ermüdungsbruchs ist mit einer vollständigen Wiederherstellung der Gesundheit und der Belastungsfähigkeit zu rechnen.

Meniskusverletzung

Die beiden Menisken (innerer und äußerer Meniskus) sind Knorpelscheiben, die sich im inneren und äußeren Kniegelenk befinden. Sie wirken wie Stoßdämpfer zwischen Ober- und Unterschenkel. Ihre Form ähnelt der einer keilförmigen Sichel.

Ursachen für eine Meniskusverletzung:

- *50 Prozent entstehen im Laufe des Lebens als Verschleißerscheinung*
- *40 Prozent sind Folge indirekter Gewalteinwirkung*
- *8 Prozent entstehen durch Knochenbrüche bzw. direkte Gewalteinwirkung*
- *2 Prozent sind anlagebedingte Fehlformen des Meniskus*

Meniskusverletzungen / -Risse

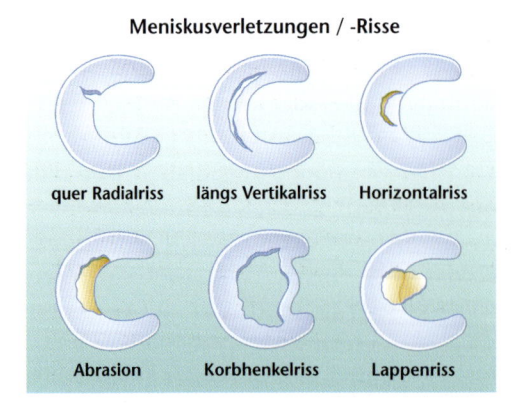

quer Radialriss — längs Vertikalriss — Horizontalriss

Abrasion — Korbhenkelriss — Lappenriss

Beim Sport kann das Kniegelenk, dank der Menisken, mit bis zu 1,5 Tonnen senkrecht belastet werden, ohne dass es zu Verletzungen kommt. Schon kleinere, schräge Krafteinwirkungen können zu Verletzungen der Kniegelenkstrukturen oder zum Riss eines Meniskus führen.

Die Menisken können im Sport verletzt werden, z. B. durch die Drehbewegung des Körpers bei feststehendem Fuß und gebeugtem Kniegelenk. Dabei wird der Meniskus eingequetscht, was zu einem Ein- oder Abriss (häufig des Innenmeniskus) führen kann.

Die Wirkungen einer Meniskusverletzung sind oft mechanische Blockaden oder ein starkes Knacksen im Knie. Weitere Anzeichen einer Meniskusverletzung sind ein Gefühl der Knie-Instabilität, Schwellung oder ein Gelenkerguss im Knie. Die Schmerzen treten je nach verletztem Meniskus am inneren oder äußeren Kniegelenk auf.

Bei einem Meniskusriss bringt eine schnelle Operation oft das beste Resultat. Nach der Operation sollte eine Sportpause erfolgen. Danach ist es möglich, sich wieder zunehmend sportspezifisch zu belasten, so dass die volle Sportfähigkeit wieder erreicht werden kann.

Kalkschulter

Verursacht durch eine sehr hohe Zahl an Muskelwiederholungszyklen, unter hoher Krafteinwirkung, kann es zu einer Kalksteinbildung und deren Ablagerung in der Muskulatur kommen.

Der Kalkstein in Größe eines Salzkornes lagert sich zwischen den Muskelbändern ab, meist im Schulterbereich. Dies kann einen stechenden Schmerz in der Bewegungsausführung bewirken. Oft sind davon Wurf-, Fecht- oder Tennissportler betroffen. Leider handelt es sich dabei um eine sehr schmerzhafte Sportverletzung.

Eine wirksame Methode zur Zerstörung der Kalksteine ist die Stoßwellentherapie, bei der in nur 3–4 Behandlungen über je 10 Minuten die Kalksteine zertrümmert werden. Ich habe diese Behandlungsmethode bei mir selbst durchführen lassen und war nach einer einzigen Behandlung beschwerdefrei. Die Therapie eignet sich übrigens auch bei einer Achillessehnenentzündung oder bei einem Fersensporn. Näheres siehe unter www.ems-medical.com und www.wigero.de.

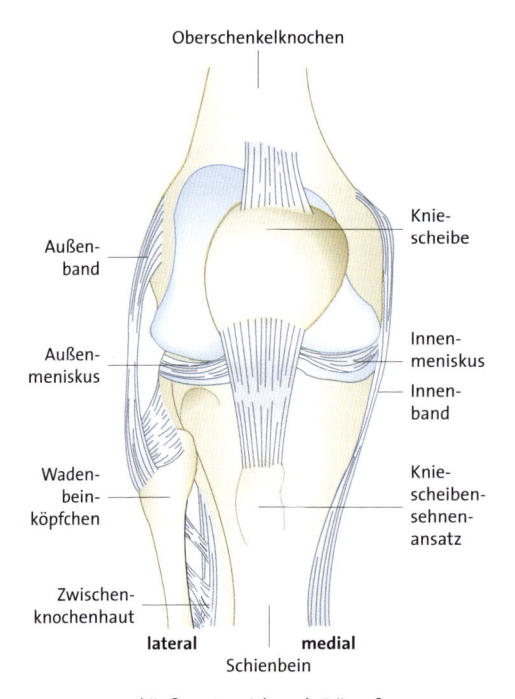

Der innere und äußere Meniskus als Dämpfer zwischen Ober- und Unterschenkel

Bandscheibenverwölbung

Bandscheibenvorfall

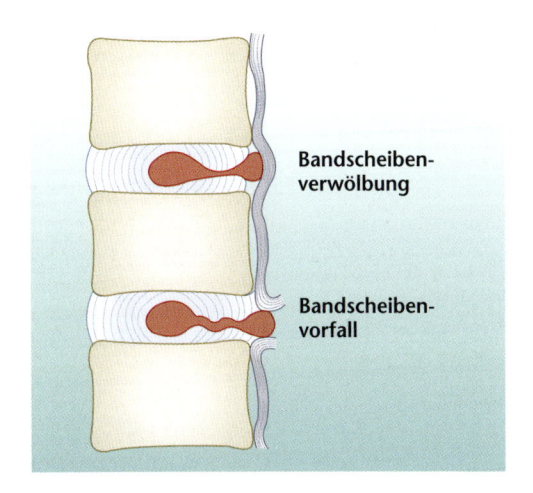

Bei therapieresistenten Fällen eignen sich auch Kältepackungen, Ruhigstellung oder Infiltrations-Behandlung mit Procain und Cortison.

Bandscheibenvorfall
Mit zunehmendem Alter leiden immer mehr Menschen unter Rücken- und Bandscheibenproblemen. Besonders betroffen sind dabei die Lendenwirbelsäule und die Halswirbelsäule.

Schmerzen aus dem Bereich der Lendenwirbelsäule äußern sich in Rückenschmerzen, die bis in den Fuß wirken können. Die Halswirbelbandscheibe verursacht Schmerzen in der Schulter, im Arm, Nacken und den Fingern.

Die beste Prophylaxe gegen Rückenbeschwerden ist Sport wie Laufen, Radfahren, Schwimmen und Fitness-Hanteltraining, da hierbei die Rücken- und Skelettmuskulatur gestärkt wird.

Die Bandscheibe fungiert als Stoßdämpfer. Besonders beim Joggen mit ungedämpften Schuhen sowie beim Fitness mit einer schlechten Körperhaltung wird die Bandscheibe zusätzlich belastet. Ein leichter Bandscheibenvorfall kann sich so allmählich verschlechtern und unter Umständen die Ausübung des Sports unmöglich machen.

Ein Bandscheibenvorfall liegt vor, wenn der Schmerz auf andere Körperteile überstrahlt. Die Lendenwirbelbandscheibe strahlt z. B. über den Fuß bis zu den Zehen. Der Bandscheibenvorfall darf nicht mit einem Hexenschuss oder einer Bandscheiben-Verwölbung verwechselt werden, die durch eine Verklemmung von Nerven erfolgt, aber nicht strahlt. Ein einfacher Selbsttest besteht darin, auf dem Rücken liegend, abwechselnd die Beine ausgestreckt um 90° nach oben zu heben. Falls dies beschwerdefrei möglich ist, liegt kein Bandscheibenvorfall vor.

Die Ursache beim Bandscheibenvorfall liegt bei einem gerissenen Faserring des Bandscheiben-Knorpelpolsters, durch den eine Gallertmasse austritt und auf die Nervenwurzeln oder auf die empfindlichen Bänder im Rückenmarkskanal schmerzhaft drückt.

Eine für die meisten Fälle sehr schnelle und wirksame Methode, einen Bandscheibenvorfall ohne operativen Eingriff zu beheben, ist die Bandscheibenvorfall-Entwässerungsmethode. Dabei erfolgt über einen Katheder eine punktgenaue Injektion von Medikamenten auf den vorgetretenen Gallertkern. Dadurch wird die Entzündung sofort reduziert, der ausgetretene Gallertkern verflüssigt und absorbiert. Der Bandscheibenvorfall ist damit behoben. Innerhalb von ein bis drei Tagen kann man mit dieser Behandlungsmethode beschwerdefrei sein. Nach zwei Wochen kann der Sport wieder ganz normal durchführt werden.

Ich habe diese Behandlungsmethode bei mir selbst durchführen lassen und war nach einem Tag beschwerdefrei. Nach zwei Wochen konnte ich mein Training wieder im vollen Umfang aufnehmen, ohne einen Rückfall zu erleiden. Näheres dazu findet man unter www.bandscheiben-info.de und www.bandscheibe.com

Chirotherapie
Viele Läufer leiden an einer Disbalance oder einer Störung von Bewegungsabläufen, die zu einer Behinderung beim Laufen oder zumindest zu einem schlechten Laufstil führen kann. Die Ursache liegt meist in der Blockade und einer Störung von einem oder mehreren Gelenken der Extremitäten oder der Wirbelsäule.

Eine örtliche Störung kann im Bereich der Nerven und Meridiane zu Schmerzen in den Armen, Füßen oder im Rücken führen. Auch stark beanspruchte Gelenke und Wirbel können durch Blockaden zur Bewegungsablaufstörung führen. Daher empfiehlt es sich, zu Beginn eines Lauftrainings sowie mind. einmal im Jahr, einen Check bei einem in Manueller Medizin erfahrenen Arzt durchführen zu lassen. Leistungssportlern empfehle ich den »Chiro-Check« alle 6 Monate, insbesondere vor der Wettkampfperiode.

Bei der Chirotherapie/Manuellen Medizin erfolgt die Behandlung eines Patienten nur mit den Händen, mit dem Ziel der Wiederherstellung der Beweglichkeit von Gelenken, deren Funktion gestört ist.

Chirotherapeuten sind Ärzte, die eine spezielle Zusatzausbildung absolvierten. Chiropraktiker sind Heilpraktiker, die mehr oder weniger gut ausgebildet sind. Grundlage einer Behandlung sind Manipulationen oder Mobilisationen gestörter Gelenksfunktionen. Der Arzt untersucht zunächst den Bewegungsablauf der gesamten Wirbelsäule. Dann erfolgt die Konzentration auf den zu behandelnden Abschnitt der Wirbelsäule, erst danach folgt die eigentliche Behandlung.

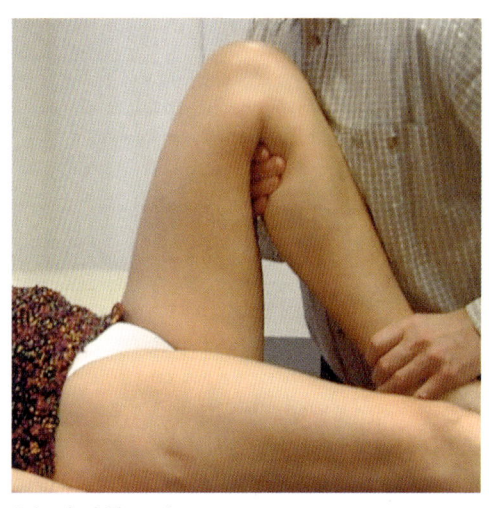

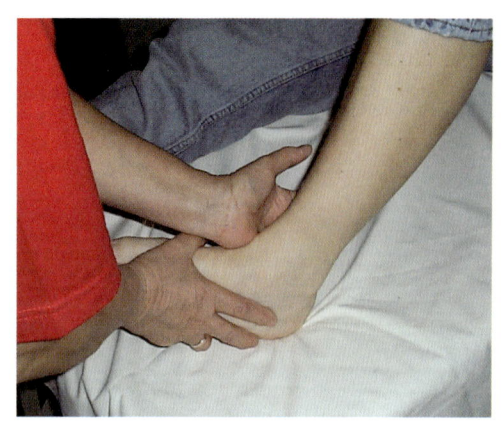

Fußgelenk-Therapie

Die Blockierung wird mit einem Hochgeschwindigkeitsimpuls über minimale Kraft behandelt. Damit setzt der Therapeut einen gezielten, nervalen Reiz an die Muskulatur der Ursachenstelle, die dadurch eine »Reset«-Wirkung erhält und den blockierenden und verspannten Gelenkmuskel wieder entspannt. Die Beweglichkeit im Gelenk wird dadurch wieder freigegeben. Ein oft hörbares »knackendes« Geräusch gehört zur Behandlung.

Es ist eine Kunst, den Patienten mit Tasten und per Beobachtung des Skelett-Bewegungsablaufs zu diagnostizieren und den genauen Ort, die Art und das Ausmaß der Funktionsstörungen zu erkennen. Ebenso die Blockaden, manuell mit den Händen, durch gezielte Behandlung zu beheben. Dies erfordert eine spezielle Ausbildung und viel Erfahrung. In den meisten Fällen geht der Athlet nach 30 Minuten Behandlungszeit beschwerdefrei nach Hause. Die durch die Behandlung eingeleiteten Umstellungen sind oft mit einer, manchmal aber erst mit weiteren 2–3 Behandlungen (selten mehr) abgeschlossen.

Kniegelenk-Therapie

Nachfolgend eine Liste von in manueller Medizin fortgebildeter Ärzte, die sich auf Sportler spezialisiert haben. Weitere Adressen in Deutschland gibt es unter www.dgmm.de

Deutschland:

Bremen
Dr. med. Philip Heitmann, Chirurg/Unfallchirurg, Manuelle Medizin/Chirotherapie, Sportmedizin
28211 Bremen, Schwachhauserheerstr. 367
Tel: 0421/490090

Hamburg
Dr. med. Dr. Sportwissenschaft Thomas Stiller, Manuelle Medizin/Chirotherapie, Sportmedizin
22081 Hamburg, Lerchenfeld 14
Tel.: 040/227 48 005

Berlin
Dr. Jürgen Lawall, Allgemeinmedizin, Orthopädie, Chirurgie, Sportmedizin, Chirotherapie
10707 Berlin, Kurfürstendamm 61
Tel.: 030/884 30 699

Schleswig-Holstein
Dr. med. Michael Fleischhauer, Orthopädie, Manuelle Medizin/Chirotherapie, Sportmedizin
24358 Ascheffel, Förstereiweg 10
Tel.: 04353/991442

Nordrhein-Westfalen
Stephan Biesenbach, Facharzt für Chirurgie / Unfallchirurgie, Sportmedizin / Manuelle Medizin
42855 Remscheid, Praxisklinik Remscheid, Freiheitstr. 203, Tel.: 02191/9516 610

Rheinland-Pfalz
Dr. med. Michael Graf, Manuelle Medizin/Chirotherapie, Osteopathische Medizin
54295 Trier, Gartenfeldstr. 6
Tel.: 0651/75514

Thüringen
Dr. med. Frank-Detlef Stanek, Praktischer Arzt, Manuelle Medizin/Chirotherapie, Sportmedizin
07749 Jena, Wölnitzer Str. 40
Tel.: 03641/360707

Brandenburg
Dr. med. Volker Liefring, Manuelle Medizin/Chirotherapie, Sportmedizin
16766 Kremmen/OT Sommerfeld
Sana Kliniken Sommerfeld
Tel.: 033055/51601

Sachsen
Dr. med. René Toussaint, Orthopädie, Manuelle Medizin/Chirotherapie, Sportmedizin
04109 Leipzig, MEDICA-Klinik
Käthe-Kollwitz-Str. 8
Tel.: 0341/2580637

Bayern
Dr. med. Norbert-Rainer Dehoust, Allgemeinmedizin, Manuelle Medizin/Chirotherapie, Sportmedizin
82211 Herrsching, Seestraße 38
Tel.: 08152/969773

Dr. med. Tomas Buchhorn, Orthopädie, Sportmedizin, Manuelle Medizin/Chirotherapie
94315 Straubing, Bahnhofplatz 8
Tel.: 09421/99 57-0

Dr. med. Werner Lenhard, Orthopädie, orthopädische Chirurgie, Manuelle Medizin/Chirotherapie
94032 Passau, Klinik Jesuitenschlössl
Kapuzinerstrasse 34-36
Tel.: 0851/9212-494

Baden-Württemberg
Dr. Lutz Sagebiel, Orthopädie, Manuelle Medizin/Chirotherapie, Sportmedizin
79189 Bad Krozingen, Rheintal Klinik
Thürastraße 10
Tel.: 07633/408-366

Dr. med. Edgar Berbuer, Allgemeinmedizin, Manuelle Medizin/Chirotherapie
77855 Achern, Illenauer Straße 70
Tel.: 07841/66540

Österreich:

Nachfolgend eine Liste von in manueller Medizin fortgebildeten Ärzten in Österreich, die sich auf Sportler spezialisiert haben. Weitere Adressen gibt es unter www.oamm-graz.at

Dr. med. Gerhard Spuller, Allgemeinmedizin, Manuelle Medizin/Chirotherapie
8010 Graz, Nibelungengasse 54
Tel.: 0664/38 35 184

Dr. med. Thomas Tupi, Allgemeinmedizin, Sportmedizin, Manuelle Medizin/Chirotherapie
4866 Unterach am Attersse, Hauptstraße 46
Tel.: 07665/60 100, 0664/132 0 578

Prof. Dr. Anton Wicker, Physikal. Medizin, Sportheilkunde, Manuelle Medizin/Chirotherapie
5400 Vigaun, St. Magarethen 91
Tel.: 06462/2221-1

Dr. med. Ingrid Novotna, Allgemeinmedizin, Sportmedizin, Manuelle Medizin/Chirotherapie
5730 Hollersbach, Talstation Panorama Bahn
Tel.: 0676/505 8 707

Dr. med. Peter Erhardt, Allgemeinmedizin, Sportarzt, Manuelle Medizin/Chirotherapie
6240 Rattenberg, Bienerstraße 81/82
Tel.: 05337/633 17

23. Gewichtsreduzierung und Fettverbrennung

Bei vielen Freizeitsportlern beinhaltet das Motivationsziel, Ausdauersport zu betreiben, den Wunsch, Übergewicht abzubauen bzw. das Gewicht halten zu können.

Bei leistungsorientierten Athleten nimmt das ideale Wettkampfgewicht einen hohen Stellenwert ein, weil man damit schneller werden kann, ohne mehr trainieren zu müssen.

Um das Körpergewicht objektiv bewerten zu können, muss in Muskelmasse und Fettmasse differenziert werden. Ein Athlet ist bestrebt, die Muskelmasse zu vergrößern und das Körperfett zu reduzieren. Fettanteile, die nicht benötigt werden, bilden ein Übergewicht, welches als Masse »zusätzlich« getragen werden muss. Das Übergewicht reduziert die maximale sportliche Leistungsfähigkeit.

Pro Kilogramm Gewichtsreduzierung verbessert sich die Laufleistung um ca. 1%, somit bei der 5-km-Zeit um ca. 15 Sekunden, bei der 10-km-Zeit um ca. 30 Sekunden, bei der Halbmarathonzeit um ca. eine Minute.

Wer es nicht glaubt, soll einfach eine 10-km-Strecke sehr schnell laufen und zehn Tage später den Lauf wiederholen, jedoch mit einem Rucksack von 1 kg Gewicht. Das erschwerte Laufgefühl und die langsamere Laufzeit um ca. 30 Sekunden erklären, welche Bedeutung das Körpergewicht für die sportliche Leistungsfähigkeit einnimmt. Bei Bergläufen wirkt sich das Körpergewicht noch stärker aus.

Fett ist für den Organismus der größte Energiespeicher. Im pflanzlichen Fett werden auch fettlösliche Vitamine gespeichert, wie A, D, E, K und lebensnotwendige Fettsäuren. Ein gewisses Maß an Körperfett ist daher lebensnotwendig. Zu viel Körperfett stellt ein Risiko für eine Arterienverkalkung oder einen Herzinfarkt dar.

Abnehmen mit System

Ausdauersport ermöglicht es, durch eine lang andauernde, ununterbrochene Belastung die Energie mit einem hohen Maß an Fettverbrennung bereitzustellen. Körperfett wird dabei verbrannt und das Körpergewicht reduziert.

Energieverbrauch für unterschiedliche Sportarten (bei 75 kg Körpergewicht)	
Sportart	**Kalorienverbrauch (in 60 Min.)**
Joggen 12 km/h	900 kcal
Squash	750 kcal
Skilanglauf	700 kcal
Fahrrad fahren 30 km/h	550 kcal
Schwimmen 50 m/min	500 kcal
Fußball spielen	500 kcal
Tennis	450 kcal
Fitness-Training	450 kcal
Inlineskating	400 kcal
Bergwandern	400 kcal
Badminton	400 kcal
Aerobics	300 kcal
Walking 6 km/h	300 kcal
Golf	250 kcal

Ein Kilogramm Fett besteht aus ca. 7.000 kcal. Um ein Kilogramm Fett zu verbrennen, wird eine Joggingzeit (oder eine andere sportliche oder körperliche Tätigkeit) in einer Intensität (HFmax 70%) von ca. neun Stunden benötigt, sollte dabei keine Energie zugeführt werden.

Die danach gemessene Gewichtsabnahme wirkt sich nur zu 48% auf die Fettreduzierung aus, da der Wasserwert und die Kohlenhydratspeicher noch Einfluss auf die Gewichtsreduzierung haben.

Die Fettverbrennung kann mit jeder Ausdauer-Sportart erreicht werden. Joggen ist eine Sportart mit einem sehr hohen Energieverbrauch pro Zeiteinheit, da ein Großteil der Muskulatur (ca. 70%) in Bewegung ist und den Verbrennungsprozess aktiviert.

Energie-Bilanz

zugeführte Energie = abgegebene Energie

Wenn die Energie-Bilanz negativ ist, erfolgt eine entsprechende Gewichtsreduzierung (mehr Kalorienverbrauch als -einnahme) und umgekehrt.

Kalorienverbrauch Jogging, differenziert nach Laufintensität (bei 75 kg Gewicht und 60 Minuten Belastung)	
Geschwindigkeit	Kalorien
langsamer DL, 70% HFmax	650 kcal
lockerer DL, 80% HFmax	900 kcal
schneller DL, 90% HFmax	1.100 kcal
sehr schneller DL, 95% HFmax	1.400 kcal

Der Kalorienverbrauch beim langsamen Joggen berechnet sich nach der Faustformel:
    Laufdistanz in km x Körpergewicht in kg
    Beispiel: 10 km x 75 kg = 770 kcal.
Sämtliche Kalorienverbrauchsangaben sind ca.-Werte und dienen lediglich der Orientierung. Die tatsächlichen Werte sind von verschiedenen Faktoren abhängig.

Die Energiebilanz

Um das Körpergewicht im Gleichgewicht zu halten, gilt der Grundsatz der Energie-Bilanz. Wer mehr Energie verbraucht als zuführt, verliert Gewicht. Und umgekehrt: Wer mehr Energie zuführt als er verbraucht, nimmt an Gewicht zu.

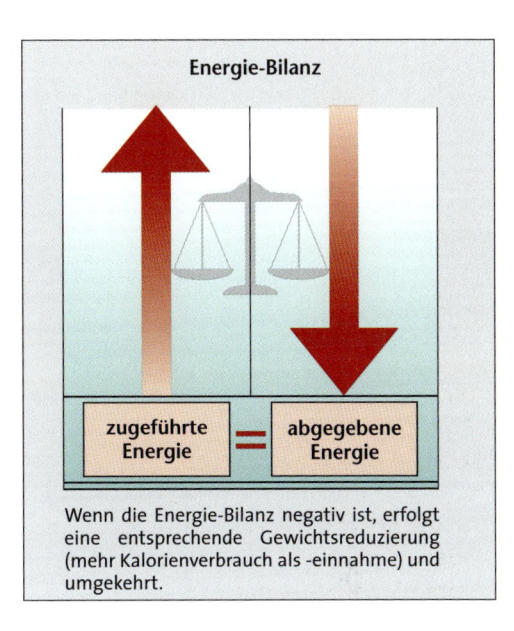

Die überschüssige Energie wird vom Körper in Fett gewandelt und eingespeichert, unabhängig von der Nahrungszusammensetzung.

Die Energiebilanz bzw. der tägliche Energiebedarf ist ein individueller Wert, der von vielen Faktoren abhängig ist. Einfluss auf die Energiebilanz haben z.B. Geschlecht, Alter, Körpergröße, Gewicht, be-

Richtwerte für den täglichen Energiebedarf		
Alter	männlich	weiblich
15–18 Jahre	2.000 kcal	1.800 kcal
19–30 Jahre	1.900 kcal	1.550 kcal
31–60 Jahre	1.800 kcal	1.450 kcal
über 60 Jahre	1.600 kcal	1.300 kcal

Zuschläge für:
    mittelschwere Arbeit   400 kcal
    schwere Arbeit   800 kcal
    sehr schwere Arbeit   1.200 kcal

Der Kalorienbedarf berechnet sich nach der Faustformel:	
Athlet	Körpergewicht
Mann	Körpergewicht in kg x 23
Frau	Körpergewicht in kg x 20

Beispiel: Mann 79 kg x 23 = 1.817 kcal

Theoretische Bestimmung der Energiebilanz	
Berechnung des Grundumsatzes für Männer (Frauen-Wert x 0,8)	
Alter	Berechnung des Grundumsatzes
bis 18 Jahre	(17,5 x Körpergewicht in kg) + 651
19–30 Jahre	(15,3 x Körpergewicht in kg) + 679
31–60 Jahre	(11,6 x Körpergewicht in kg) + 879
über 60 Jahre	(13,5 x Körpergewicht in kg) + 487

Zum Grundumsatz kommt ein Zuschlag für die spezielle körperliche Berufs-Arbeitsbelastung oder Zusatzbelastungen wie Sport.

rufliche Tätigkeit, Stoffwechsel, die klimatischen Bedingungen der Umgebung oder sportliche Aktivitäten.

Als grober Richtwert für den täglichen Energiebedarf von Berufstätigen mit Büroarbeit sind beim Mann ca. 1.800 kcal und bei der Frau ca. 1.450 kcal zu sehen. Wer Sport treibt, benötigt entsprechend der Belastung zusätzlich Energie. Wer den Energie-Mehrbedarf nicht ausgleicht, der nimmt ab.

Der Energiebedarf nimmt bei zunehmendem Alter ab.

Praktische Bestimmung der Energiebilanz

Zur Bestimmung des durchschnittlichen, täglichen Energiebedarfes wird die täglich zugeführte Energie über eine Woche lang mit Hilfe einer Ernährungstabelle genau bestimmt. Dazu wird täglich das Gewicht gemessen.

Wenn sich das Gewicht mehrere Tage nicht mehr ändert, ist der persönliche Energiebedarf in kcal für eine ausgeglichene Energiebilanz bestimmt.

Kennzeichen für das Körper-Übergewicht

1. Der prozentuale Anteil an Körperfett im Verhältnis zum Gewicht.
2. Der Körperindex BMI im Verhältnis Körpergröße und Gewicht.
3. Das Körpergewicht im Verhältnis zu Körpergröße, Alter und Geschlecht.
4. Der optische Gesamteindruck über die Größe der Fettfalten an Bauch, Hüfte, Beinen, Po, Armen und Gesicht.

Fettwaage

Mit der Fettwaage wird über das BMA-Prinzip (Bio Impedanz Analyse) der elektrische Widerstand des Körpers von den Füßen bis zur Körpermitte mit zwei Elektroden gemessen (Impedanz). Der Widerstand wirkt dem angelegten Strom entgegen.

Mageres Muskelgewebe hat aufgrund seines höheren Wasser- und Elektrolyt-

Fettmessung		
Es gibt verschiedene Messmethoden zur Bestimmung des prozentualen Anteils an Körperfett im Verhältnis zum Körpergewicht.		
Messmethode	Messgenauigkeit	Messtechnik
Hautfaltenmessung	genau	Mit einer speziellen Zange und einem definierten Druck wird die Dicke mehrerer Hautfalten gemessen und zueinander ins Verhältnis gesetzt. Aus einer Tabelle wird dann der Fettanteil abgelesen.
Ultraschallmessung	ziemlich genau	Das Körperfett wird an mehreren Stellen mit Ultraschall gemessen. Die Messwerte werden zueinander ins Verhältnis gesetzt.
BMA (Bio Impedanz Analyse)	ungenau	Messung der Körperzusammensetzung durch elektrische Widerstandsmessung.

Die Fettwaage ist zur genauen, absoluten Fettmessung weniger geeignet. Zur Trend-Beobachtung der Fettmenge ist sie jedoch einsetzbar.

Ein einfacher Körperfett-Selbsttest ist die Hautfaltenmessung. Auf Höhe des Bauchnabels wird an der Hüfte die Haut zusammengefaltet. Dabei sollte die Hautfalte nicht breiter als ein Zentimeter sein.

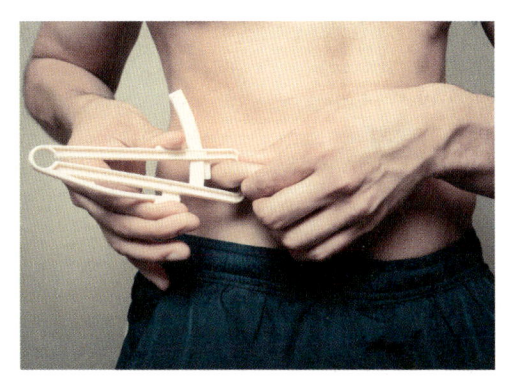

Hautfalten-Fettmessung

gehaltes einen geringeren Widerstand als Fett, so dass dadurch der Körperfettanteil ungefähr berechnet werden kann. Bei der Fettwaage wird nur der Unterkörper bis auf Höhe des Zwerchfells auf seinen Fettanteil gemessen. Die elektrische Leitfähigkeit ist von der Feuchtigkeit und Durchblutung der Füße abhängig, wodurch das Messergebnis variieren kann.

Für Sportler muss die Fettwaage mit einem speziellen Sportler-Modus ausgestattet sein, sonst werden die Fettwerte zu hoch angezeigt. Die statistische Normalverteilung ergibt bei Sportlern einen niedrigeren Fettwert als bei »normalen Menschen«. Um diese statistische Durchschnittsabweichung wird der Messwert im Sportler-Modus korrigiert.

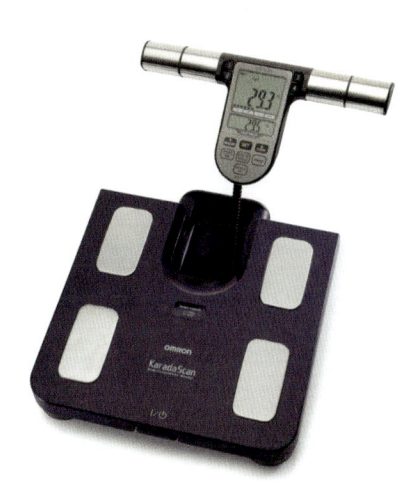

Körperfettwaage

Der BMI oder Body Mass Index/Körpermasse-Index

Der BMI berücksichtigt die Körpergröße im Verhältnis zum Gewicht in kg/m². Der BMI ist eine Einteilung des relativen Körpergewichts in Bezug auf das Körpervolumen und definiert somit das Kraft-Lastverhältnis.

$$BMI = \frac{Körpergewicht \text{ (in kg)}}{Körpergröße \text{ (in m)} \times Körpergröße \text{ (in m)}}$$

Der BMI ist weitgehend unabhängig vom Geschlecht. Ein BMI von 20 gilt im Laufsport als ideales Kraft/Lastverhältnis. Ein BMI über 25 wirkt leistungshemmend.

Beispiel BMI:
Mann, 44 Jahre, 76 kg, 180 cm

$$BMI = \frac{76}{1{,}8 \times 1{,}8} = 23{,}46$$

BMI	Bewertung
unter 18	untergewichtig
19–24	schlank
25–30	übergewichtig
über 30	starkes Übergewicht, nur Walking/Radfahren/Schwimmen möglich
über 35	Fettleibig, nur Walking/Radfahren/Schwimmen möglich
über 40	Adipositas 3, Infarkt möglich, nur Walking/Radfahren/Schwimmen möglich

Fettzellen

Sobald die Nahrungszufuhr die Energiebilanz überschreitet, speichert der Körper jegliche Nahrung, die dem Körper weiter zugeführt wird, in welcher Form oder Bestandteilen auch immer, in die Fettzellen ein, um Energiereserven zu bilden.

Die Fettspeicherzellen lassen sich in der Zusammensetzung in gallertartiges oder festes Fettgewebe unterscheiden. Je älter das Fett ist, desto härter ist das Fettgewebe. Gallertartige Fettspeicher sind kurzfristig entstanden. Sie werden beim Zugriff von Energiereserven zuerst verbraucht, da sie am leichtesten abbaubar sind. Kurzfristig zugelegtes Fett lässt sich somit auch kurzfristig verbrennen. Harte Fettzellen lassen sich durch Sport nur langfristig abbauen, manchmal auch gar nicht.

Das Körperfett befindet sich unterhalb der Haut über dem Muskelgewebe und in der Bauchhöhle. Der Körper speichert das Fett in Lager-Zonen ein. Beim Mann überwiegend am Bauch und an der Taille, bei der Frau überwiegend an den Beinen, Hüften und Armen.

Die einmal aufgebauten Fettzellen werden bei der Fettverbrennung teilweise entleert, bleiben dem Körper aber über viele Jahre erhalten. Darin besteht eines der Probleme beim Jo-Jo-Effekt. Die Fettzellen warten nur darauf, dass die zugeführte Nahrung die Energiebilanz überschreitet oder gesättigte Fette zugeführt werden, um dann die leeren Speicher sofort wieder füllen zu können. Bildlich betrachtet sind die Fettzellen wie ein mit Wasser gefüllter Schwamm. Beim Fasten entleert sich der Schwamm. Sobald wieder Energie oberhalb der Energiebilanz zugeführt wird, saugt sich der Schwamm wieder entsprechend voll. Der Schwamm muss daher in seiner Struktur verkleinert werden, so dass die Fettzellen veröden bzw. kleiner werden. Dies kann nur langfristig bewirkt werden.

Ähnlich verhält sich der Magen, der sich durch die Übermengen an Energiezufuhr vergrößert hat. Sobald die Energiemengen auf ein vernünftiges Maß reduziert sind, sendet der Magen Signale von Hunger an das Gehirn. Auch hier kann nur langfristig eine Strukturveränderung bewirkt werden.

> **Körperfettanteil-Tabelle**
> Der Anteil an Körperfett bei Frauen liegt um ca. 10% höher als bei Männern, bedingt durch den natürlichen Körperbau. Die Untergrenze des vom Körper benötigten Fettanteils beträgt beim Mann um 7% und bei der Frau um 17% des Körpergewichts. Mit dem Alter nimmt der Fettanteil im Körper biologisch bedingt zu, beginnend ab dem 30. Lebensjahr mit bis zu einem Kilogramm Fett pro Jahr.
>
> | Alter | Mann | Frau |
> |---|---|---|
> | 30–35 Jahre | 14 | 24 |
> | 35–40 Jahre | 16 | 26 |
> | 40–45 Jahre | 17 | 27 |
> | 45–50 Jahre | 19 | 27 |
> | 50–60 Jahre | 20 | 26 |
> | über 60 Jahre | 21 | 25 |
> | Hochleistungssport | 7 | 17 |
> | Leistungssport | 10 | 20 |
> | Volkssport | 13 | 23 |
>
> Die Werte geben »gut« bewerteten Fettanteil in % an.

Fettverbrennung

Zu Beginn einer Ausdauerbelastung verfügt der Körper über ausreichende Energiereserven, die im Blut, in der Muskulatur und in der Leber gespeichert sind. Der Fettverbrennungsprozess (Betaoxidation) ist die Oxidation freier Fettsäuren.

Der Mischstoffwechsel verbraucht während einer extensiven aeroben Belastung gleichzeitig die Energiereserven Fettsäuren, das Muskelglykogen und die von dem Leberglykogen bereitgestellte Plasmaglukose (Blutzucker). Das Mischverhältnis ist abhängig von der Energieflussrate, die von der Belastungsintensität bestimmt wird.

Substratverbrauch bei 60–70% VO$_2$max

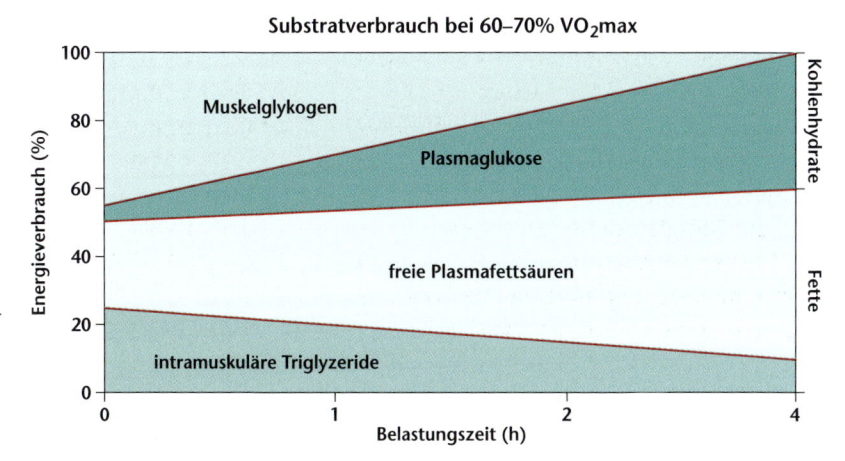

Fettverbrennung bei einer Ausdauerbelastung über 4 Stunden Dauer (von Romijn et al) (60–70% VO$_2$max = 70–80% HFmax)

Bei einer extensiven Ausdauerbelastung werden als aerobe Energiebereitstellung von Beginn an (nach 60–90 Sekunden) Glukose und Fettsäuren oxidiert.

Der Anteil der Fettsäureverbrennung erhöht sich in Abhängigkeit zu der Belastung und der Abnahme des Muskelglykogens und des besseren Trainingszustandes. Die Bilanz des Fettverbrennungsanteils bei einem Halbmarathonlauf beträgt je nach Intensität zwischen 20% und 35%.

Das Maximum der Fettverbrennung erfolgt bei einem mittleren Belastungsbereich zwischen 70 (normal Ausdauertrainierte) bis 80% (hoch Ausdauertrainierte) der HFmax.

Mit zunehmender Intensität über 80% HFmax nimmt der Fettverbrennungsanteil ab, da die Energieflussrate zu hoch und deshalb mehr Glukose verbrannt wird. Oberhalb der anaeroben Schwellenbelastung werden keine Fettsäuren mehr zur Energiebereitstellung verbrannt.

Der Fettverbrennungsprozess erhöht sich zunehmend mit der Laufdauer, sobald der Glykogenspeicher zur Neige geht.

Je mehr und je länger ein Energieverbrauch stattfindet und je höher die Belastung im aeroben Bereich ist, desto mehr Fettverbrennung erfolgt. Entsprechend also auch, je schneller in der aeroben Belastungsintensitätsbandbreite gelaufen wird.

Bei einer Stunde schnellem Joggen im oberen aeroben Bereich wird mehr Fett verbrannt als bei einer Stunde langsamem Joggen.

Der weit verbreitete Glaube, langsames Laufen bewirke eine höhere Fettverbrennung, resultiert daher, dass die meisten Übergewichtigen nicht in der Lage sind, eine Stunde lang zügig zu joggen. Für diese Fälle ist langsames Laufen auch richtig, damit so eine Stunde lang Dauerlauf durchgehalten werden kann. Wer langsam läuft, verbrennt weniger Fett, aber über einen längeren Zeitraum, was in Summe zu einer relativ hohen Fettverbrennung führen kann. Die maximale Summe an aerober Fettverbrennung ist relevant für die maximale Fettverbrennungsleistung. Daher empfiehlt es sich, für eine effiziente Fettverbrennung, in einer möglichst langen Zeit in einem aeroben Belastungsbereich in der Geschwindigkeit zu laufen, die man über diese Zeitdauer halten kann.

Gewichtskontrolle

Eine Personenwaage sollte über eine digitale Anzeige mit einer Genauigkeit von 0,1 kg verfügen sowie mit einer Körperfett-Messfunktion ausgestattet sein.

Das Gewicht und der Fettanteil sollten mind. 2–3 Mal pro Woche gemessen und kontrolliert werden, immer zur selben Zeit.

Gewichtsdiagramm

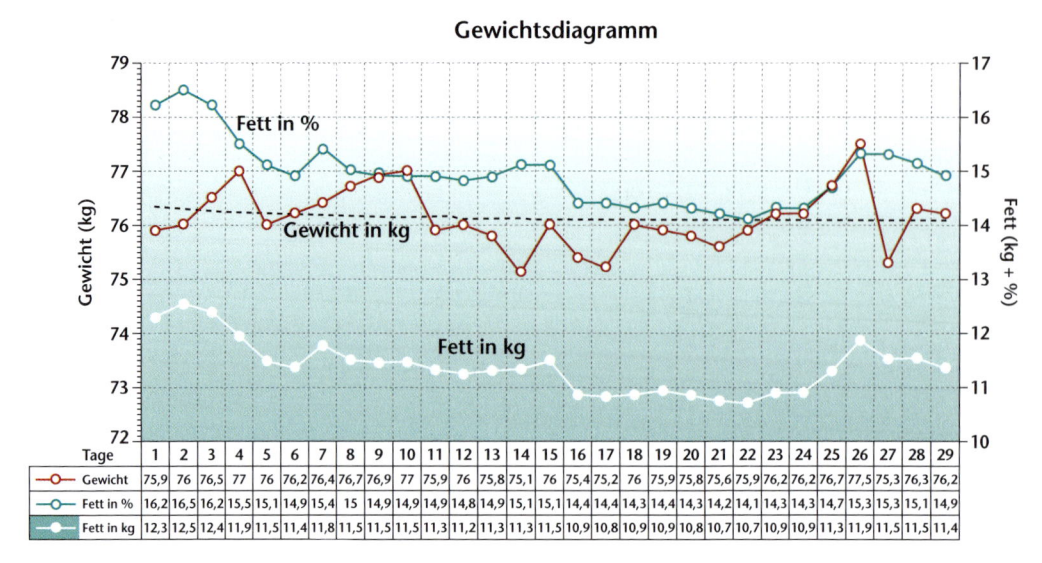

Tage	1	2	3	4	5	6	7	8	9	10	11	12	13	14	15	16	17	18	19	20	21	22	23	24	25	26	27	28	29
Gewicht	75,9	76	76,5	77	76	76,2	76,4	76,7	76,9	77	75,9	76	75,8	75,1	76	75,4	75,2	76	75,9	75,8	75,6	75,9	76,2	76,2	76,7	77,5	75,3	76,3	76,2
Fett in %	16,2	16,5	16,2	15,5	15,1	14,9	15,4	15	14,9	14,9	14,9	14,8	14,9	15,1	15,1	14,4	14,4	14,3	14,4	14,3	14,2	14,1	14,3	14,3	14,7	15,3	15,3	15,1	14,9
Fett in kg	12,3	12,5	12,4	11,9	11,5	11,4	11,8	11,5	11,5	11,5	11,3	11,2	11,3	11,3	11,5	10,9	10,8	10,9	10,9	10,8	10,7	10,7	10,9	10,9	11,3	11,9	11,5	11,5	11,4

Meine Gewichtsdatenerfassung über einen Monat, mit Absolutgewicht in Kilogramm, relativem Fettanteil in Prozent und absolutem Fettanteil in Kilogramm (Waage ohne Sportlermodus, daher sind die Fettwerte über zwei Prozent zu hoch). (Der Anstieg bei Tag 25 bis 26 ist durch Kohlenhydrate speichern vor dem Duathlon Zofingen verursacht, der bei Tag 27 war.)

Über eine Grafik wird die Entwicklung von Gewicht und Fett dargestellt. So können Abweichungen frühzeitig erkannt und Gegenmaßnahmen ergriffen werden.

Innerhalb von zwei Tagen können, durch den schwankenden Wasseranteil im Körper oder durch die Verdauungszyklen, erhebliche Gewichtsschwankungen auftreten. Auch Wettkämpfe, lange Läufe oder Ruhetage beeinflussen das Gewicht bzw. den Wasseranteil erheblich. Das Körpergewicht »atmet« mit ca. +/−0,5 kg pro Tag. Die Orientierung über den Gewichtsverlauf sollte deshalb über drei bis vier Tage erfolgen. Der Trend ist dabei wichtiger als die absoluten Messwerte.

Varianten der Gewichtsreduzierung

Voraussetzung für den Erfolg ist die strikte Einhaltung der Energiebilanz.

Vor dem Abnehmen sollte klar analysiert werden, worin die Ursache für das Übergewicht liegt. Was ist konkret die falsche Essgewohnheit, wie viel Sport muss täglich getrieben werden, um das Gewicht zu halten. Ein stabiles Gleichgewicht des Körpergewichts muss über die Energiebilanz erreicht werden, bevor die Abnahmeprozedur erfolgt. Erst, wenn es durch die Umstellung der Ess- und Bewegungsgewohnheiten zu einer Gewichtsstabilisierung gekommen ist (über mindestens zwei Wochen), kann mit Sport/Diät/Fasten das Übergewicht erfolgreich abgebaut werden. So wird auch der Jo-Jo-Effekt (Gewicht geht, Gewicht kommt wieder) vermieden.

Ernährung und Abnehmen

Übergewicht hat meist drei Ursachen:
– ein zu großer Anteil von ungesunden Fetten in der Ernährung.
– eine zu hohe Kalorienzufuhr oberhalb der Energiebilanz.
– eine zu geringe körperliche Aktivität.

Grundsätzlich sollte auf eine gesunde und abwechslungsreiche Ernährung geachtet werden. Fetthaltige Speisen (Bratwurst, Pommes mit Majo) und fett- oder zuckerhaltige Nahrungsmittel (Sahne, Süßigkeiten, Kuchen) sollten auf ein Minimum reduziert bzw. vermieden werden.

*Folgende Essgewohnheiten
begünstigen das Abnehmen:*
- Zur Reduzierung des Hungergefühls vor dem Essen ein Glas Wasser trinken und einen Salat essen.
- Nur so viel essen, dass man gerade satt ist. Das eigentliche Sättigungsgefühl tritt erst 10 Minuten nach dem Essen ein.
- Der Anteil an Gemüse und Salat sollte 2/3 der Nahrungsmenge sein.
- Die Unterscheidung zwischen guten (Omega 3, Kokosöl, Palmöl, Olivenöl, Butter) und schlechten Fetten (Sonnenblumenöl, Margarine, Distelöl, Sojaöl), also schlechte Fette vermeiden.
- Die Nahrung sollte zu 2/3 aus komplexen Kohlenhydraten und zu 1/3 aus Eiweiß bestehen.
- Die Unterscheidung zwischen guten (langkettigen) und schlechten (kurzkettigen) Kohlenhydraten.
- Einnahme von max. zwei Mahlzeiten pro Tag.
- Einnahme von mehreren kleinen Zwischenmahlzeiten über den Tag, bestehend aus komplexen, langkettigen Kohlenhydraten.
- Verzicht auf zuckerhaltige Getränke und Alkohol, wie z. B. Limonade, Cola, Bier, Wein.

Falsche Essgewohnheit beheben
Viele Übergewichtige erzeugen durch eine falsche Essgewohnheit ein ständiges Hungergefühl, das zu kontinuierlichem Essen anregt. Das Hungergefühl wird von einem zu niedrigen Blutzuckerspiegel ausgelöst, der vermieden werden kann. Kurzkettige Kohlenhydrate wie Süßigkeiten oder Cola werden vom Körper sofort verbrannt. Der Körper reagiert darauf mit einem rasanten Blutzucker-Anstieg, dadurch erfolgt ein ebenso rasanter Anstieg des Insulins. Das Insulin bewirkt einen schnellen Abbau des Blutzuckers, der Blutzuckerspiegel fällt dadurch unter den Normalwert und löst ein

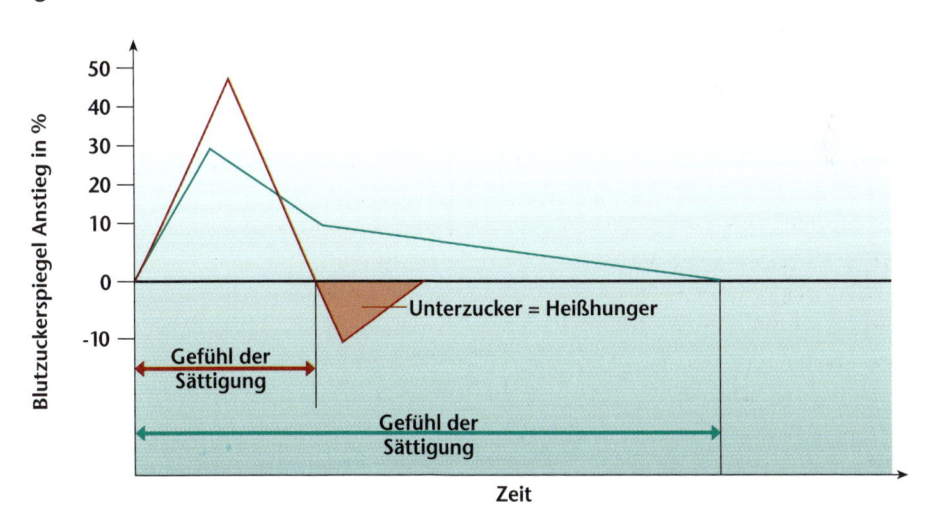

——— Das Hungergefühl tritt ein, sobald der Blutglukosewert 6,5 mmol/l unterschreitet.
——— Blutzuckerverlauf bei Nahrungsmitteln einfacher, süßer oder schwer verdaulicher Kohlenhydrate und Energiebomben. Auf einen kurzzeitigen Anstieg des Blutzuckers folgt ein rascher Abbau des Blutzuckerspiegels mit Unterzuckerung, was ein Heißhungergefühl bewirkt.
Ein neues Hungergefühl tritt nach kurzer Zeit auf.
——— Blutzuckerverlauf bei Nahrungsmitteln komplexer, leicht verdaulicher Kohlenhydrate in kleinen Portionen. Der Blutzuckerspiegel steigt nicht sehr stark an und baut sich langsam wieder ab.
Ein neues Hungergefühl tritt erst später wieder ein.

starkes Hungergefühl aus. Der Kreislauf mit den »negativen« Kohlenhydraten kann so eine »Fresssucht« auslösen (siehe Grafik).

Nahrungsmittel wie komplexe, leicht verdauliche Kohlenhydrate halten den Blutzuckerspiegel lange an, da die »guten« Kohlenhydrate nicht sofort in Glucose abgebaut werden.

Ein vollwertiges Frühstück mit komplexen Kohlenhydraten sorgt für eine Grundlast und hält den Blutzuckerspiegel lange hoch. Kleine Zwischenmahlzeiten von komplexen, langkettigen Kohlenhydraten wie Bananen, Obst, Nüsse, Nudeln, Reis, Kartoffeln, Brot, Ballaststoffe und Vollkornprodukte, die über den Tag in kleinen Portionen mehrfach eingenommen werden, lassen den Blutzuckerspiegel nicht ins Bodenlose sinken.

Die Hauptmahlzeit sollte eine Beilage enthalten wie Salat und Gemüse, wodurch man mit wenigen Kalorien den Magen füllen kann und so ein stärkeres Sättigungsgefühl erhält.

Die Essportionen dürfen nur so groß sein, dass sie gerade satt machen. Einen kleinen Nachschlag gibt es erst 15 Minuten nach der Mahlzeit, sollte der Hunger es nicht anders zulassen.

Ein Glas Mineralwasser vor dem Essen und mindestens 0,5 Liter zu jeder Mahlzeit trinken.

Fettanteile in der Ernährung

Grundsätzlich unterscheidet man gesättigte Fette (tierisches Fett, Milch), die der Körper sofort einlagert und ungesättigte Fette (pflanzliches Fett, Omega 3 Fettsäuren, Fisch), die der Körper verarbeitet.

Gesättigte Fette sind im Körper nicht zum direkten Verbrauch vorgesehen, sondern zur Speicherung als Energie-Reserve. Zugeführte, gesättigte Fette werden vollständig und sofort im Fettgewebe gespeichert und erst verbraucht, wenn die Glykogenspeicher leer sind. Es sollte daher besonders auf die gesättigten Fettanteile der Nahrung geachtet werden.

Abnehmen durch Sport

Abnehmen (»Abspecken«) erfolgt nur durch eine negative Energiebilanz. Mit Ausdauertraining kann der Stoffwechsel zu einer zusätzlichen Energieverbrennung aktiviert werden, was ohne Energieausgleich zu einer negativen Energiebilanz führt und eine Gewichtsreduktion bewirkt.

Der Abbau von Fett auf natürliche Weise kann nur erfolgen, wenn der Körper für die Stoffwechselverbrennung Fett als Energiequelle heranzieht und die Energiebilanz negativ ist. Fettabbau kann auch im Schlaf erfolgen, da der Körper in Ruhe vorwiegend Fettsäuren verbraucht, wenn auch wenig in Summe.

Eine sehr intensive Fettverbrennung kann mit Ausdauersport erreicht werden. Sportarten wie Joggen über 1,5 Stunden, Radfahren über 3 Stunden, Walken über 5 Stunden oder Skilanglauf von 2 Stunden Dauer, bei einer Belastung im aeroben Bereich, sind gut für die Fettverbrennung geeignet.

Der Körperfettanteil kann verringert werden durch:
– Erhöhung der Belastungszeit pro Trainingseinheit und Trainingstagen pro Woche.
– Nutzung des Nachbrenneffektes, besonders nach dem Training Fastentagen in hoher Intensität.
– zusätzliches Kraft- oder Fitnesstraining.
– Ausdauerbelastung im oberen aeroben Bereich.
– Einlegen von Fastentagen.

Fettverbrennung nach dem Sport – »Nachbrenneffekt« oder »Afterburn«

Fette werden zwar vom Körper rund um die Uhr, aber nach dem Training noch intensiver verbrannt. Nach einer sportlichen Belastung erfolgt durch den erhöht aktiven Kreislauf ein gesteigerter Energieumsatz und damit eine gesteigerte Fettverbrennung im Ruhezustand.

Die erhöhte Stoffwechselphase nach dem Sport, bei dem auch verstärkt Fett verbrannt wird, bezeichnet man als Nachbrennphase oder auch »Afterburn«. Je intensiver das Training, desto höher der Afterburn und der Gesamt-Energieverbrauch.

Für die Optimierung des Fettabbaus ist daher darauf zu achten, dass nach dem Training für ca. 1,5 Stunden keine Kohlenhydrate gegessen und nur Mineralwasser und kein Alkohol getrunken wird.

Lange Läufe Wer schnell abnehmen will, sollte regelmäßig 1–1,5 Stunden lang laufen oder noch besser, zwei Laufeinheiten von 1,5 Stunden Dauer an zwei aufeinander folgenden Tagen absolvieren, und dabei wenig und kalorienarm essen.

Übergewichtige können z.B. mit drei langen Läufen und 60 km Gesamtlaufleistung pro Woche ca. ein Kilo abnehmen. Bei Athleten mit normalem Fettanteil (15% Mann, 25% Frau), die weiterhin Gewicht reduzieren wollen, erfolgt der Abnahmeprozess langsamer, da das Körperfett nur noch aus festem, hartnäckigem Fett besteht. Mit langen Läufen, im Bereich 70–80% der max. Herzfrequenz, wird in Summe die relativ stärkste Fettverbrennung erreicht.

Radfahren Ähnlich wie beim Joggen, jedoch mit der halben Fettverbrennung pro Zeiteinheit, wird bei langen Radfahrten Fett in Energie verbrannt. Jogger, die noch keine 1,5 Stunden Dauerlauf bewältigen können, bietet Radfahren eine Gelenk schonende Alternative. Die Fahrdauer sollte doppelt so lang sein wie beim Joggen, d.h. drei Stunden bei 60–65% der maximalen Herzfrequenz. Beim Radfahren gelten um ca. zehn Schläge niedrigere HF-Werte als beim Joggen (bei gleicher Intensität).

Jogging und Fitness an einem Tag Mit Jogging und Fitnesstraining am selben Tag wird ein sehr hoher Kalorienverbrauch bewirkt. Dabei sollte das Fitness vor dem Jogging stattfinden, oder das Jogging morgens/mittags und das Fitness dann abends erfolgen. Fitnesstraining direkt nach dem Jogging ist nicht zu empfehlen, da zu viel Energie beim Joggen verbraucht wird und daher Gefahr besteht, die Fitness-Übungen ungenau auszuführen.

3 + 3 + 1 Methode

Eine der effizientesten Methoden, Fett zu verbrennen, besteht in der Kombination der drei Elemente Ausdauertraining, Krafttraining und Fasten. Dabei erfolgt innerhalb einer Woche an drei Tagen ein Ausdauertraining von mindestens 1,5 Stunden Dauer pro Trainingseinheit. An drei Tagen wird ein Krafttraining mit Hanteln oder Geräten von mindestens 1 Stunde Dauer absolviert. An einem Tag der Woche wird gefastet, d.h. viel Wasser getrunken und nichts gegessen.

Die Energiezufuhr darf am Tag nicht über 1.700 kcal/Mann und 1.300 kcal/Frau betragen. Die Kombination der Module Ausdauertraining, Krafttraining und Fasten bewirkt gleichzeitig einen Muskelaufbau, eine Fettverbrennung und eine negative Energiebilanz.

Trennkost

Bei der Trennkost werden die Nahrungsmittel Eiweiß und Kohlenhydrate nicht gemeinsam in einer Mahlzeit verzehrt, sondern in getrennten Mahlzeiten. Obst, Gemüse und Salate werden als neutral bewertet.

Morgens werden dabei nur Obst und Früchte gegessen, dazu Tee, Gemüsesaft oder Mineralwasser getrunken. Mittags kann alles gegessen werden, jedoch muss es Trennkost sein. Die Mahlzeit besteht entweder aus Kohlenhydraten oder aus Eiweiß. Dazu wird viel Mineralwasser getrunken und als Dessert reichlich Obst verzehrt. Bis Abends wird dann nichts mehr außer Obst gegessen und Mineralwasser getrunken. Das Abendessen besteht wie das Mittagessen aus Trennkost und wird bis 19 Uhr verzehrt.

Das Wirkungsprinzip liegt in der Leichtigkeit der Verdauung, des damit konstant gehaltenen Blutzuckerspiegels, des lang anhaltenden Sättigungsgefühls mit der daraus resultierenden geringeren Aufnahme an Kalorien.

Diät
Sport alleine genügt in vielen Fällen nicht, um abzunehmen. Gelegentlich nimmt man durch Sport sogar zu, entweder durch die aufgebaute Muskelmasse oder die zusätzliche Wasseraufnahme.

Eine Diät mit ca. 70% des Energiebedarfs ist eine bewusste Reduzierung der Essens-Quantität, oft verbunden mit langkettigen Kohlenhydraten, sogenannten Sattmachern.

Die Ernährung sollte aus 2/3 Gemüse und langkettigen, leicht verdaulichen Kohlenhydraten bestehen. Dabei ca. zwei bis drei Liter/ Tag trinken, z.B. Mineralwasser oder Säfte mit 2/3 Wasser gemischt.

FDH
Eine alte Binsenweisheit ist die FDH-Kur («friss die Hälfte»), also 50% weniger zu essen als normal. Dies ist eine der einfachsten und wirksamsten Möglichkeiten, das Übergewicht zu reduzieren. Leider bewirkt die FDH-Kur ein ständiges Hungergefühl, mit hohem Risiko eines Jo-Jo Effekts nach der Kur.

Fastentag
Pro Woche einen Fastentag einzulegen, kombiniert mit viel Wasseraufnahme, ist eine gesunde Methode, das Gewicht abzubauen und den Körper »aufzuräumen«.

Vormittags kein Frühstück
Eine zusätzliche Fettverbrennung wird aktiviert, wenn erst ab 12 Uhr mittags die erste Mahlzeit eingenommen wird. Somit werden die Glykogenspeicher entleert, die Fettverbrennung bleibt weiter bestehen, die zuvor im Schlaf hoch aktiv war.

Kohlsuppen-Diät
Gemüse beinhaltet kein Fett, sondern nur Kohlenhydrate und Vitamine. Kohlsuppe schmeckt sehr gut, leider hält das Sättigungsgefühl nicht lange an. Wenn diese Diät eine Woche ausschließlicher Bestandteil der Nahrungsaufnahme ist, muss darauf geachtet werden, dass nicht zu viel Suppe gegessen wird. Auch Kohlenhydrate werden zu Fett umgewandelt und eingespeichert, wenn die Energiebilanz überschritten wird.

Heilfasten
Eine äußerst umstrittene, aber wirksame und schnelle Methode, in kürzester Zeit Gewicht zu verlieren, ist das sogenannte Heilfasten in Kombination mit Ausdauersport. Voraussetzung für das Heilfasten ist ein gesundes Herz/Kreislaufsystem.

Als Ausdauersport eignen sich alle sportlichen Betätigungen in leichter Intensität wie Wandern, Joggen, Radfahren, Schwimmen usw. Ein Halbmarathon-Trainingsplan für 2:00 h Zielzeit ist z.B. gut dafür geeignet (nur GA1-Intensitäten setzen). Weiterführende Infos: googeln unter »Heilfasten mit Ausdauersport«. Beim Heilfasten wird über einen Zeitraum von mindestens zwei bis zu vier Wochen absolut nichts gegessen. Es werden drei bis fünf Liter Flüssigkeit pro Tag getrunken, Mineralwasser oder Säfte mit 2/3 Wasser gemischt. Das

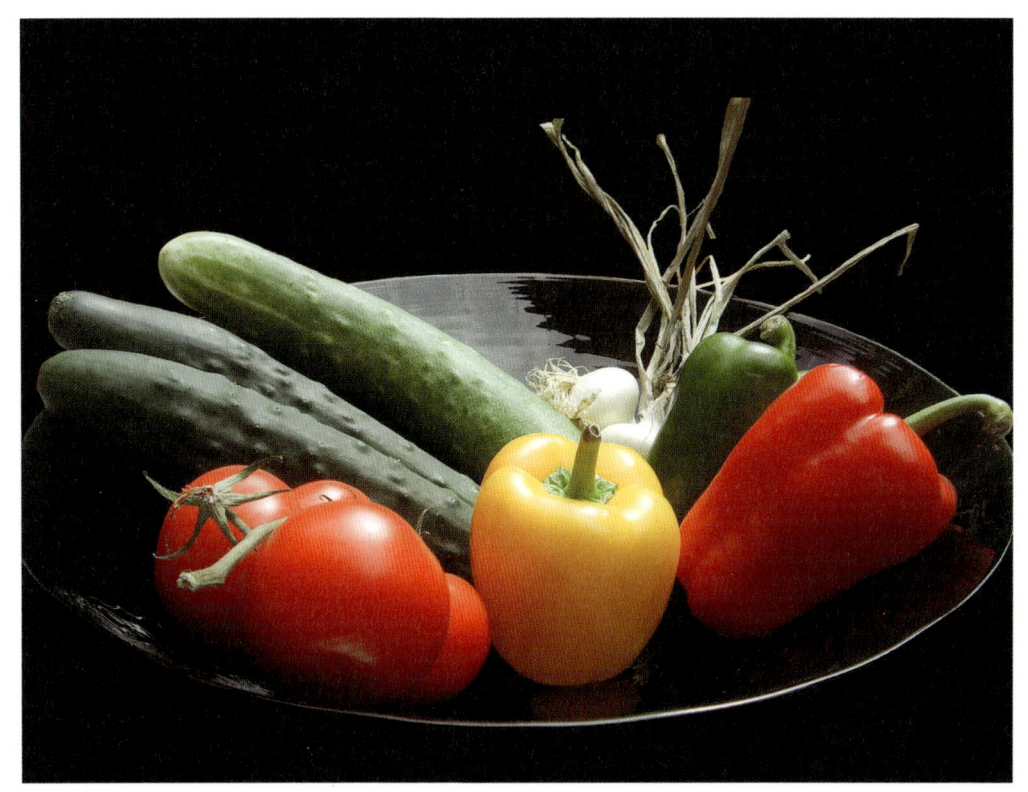

Obst und Gemüse haben kein Fett.

Hungergefühl verschwindet nach dem dritten Tag Heilfasten völlig. Das Lebensgefühl und die vitale Stärke erhöhen sich dabei aufgrund der freigesetzten Energie des nicht mehr benötigten Verdauungsprozesses und des täglich neu erlebten Leichtigkeitsgefühls.

Beim Heilfasten werden in den ersten beiden Wochen ca. ein kg Gewicht pro Tag, und nach der zweiten Woche ca. 0,5 kg Gewicht pro Tag abgebaut.

Beim Heilfasten wird nicht nur Fett verbrannt, sondern es werden auch viele Giftstoffe, die im Körper eingelagert sind, ausgeschieden. Daher der Name Heilfasten.

Ein besonderer Effekt dabei ist, dass ein zu großer Magen dabei auf eine normale Größe schrumpft.

Einen Tag vor Beginn des Heilfastens sollte der Magen/Darm vollständig entleert werden, z. B. mit einem Obst-Tag. Während und nach dem Heilfasten sollten dem Körper konzentriert Mineralien und Vitamine über Nahrungsergänzungsmittel zugeführt werden.

Entscheidend für den Heilfasten-Erfolg sind die beiden ersten Wochen nach dem Heilfasten. Hierbei darf die Nahrungsmengenerhöhung nur in geringsten Stufen kontinuierlich erhöht werden. Nach dem Heilfasten wird in den ersten Tagen nur Obst und Gemüse gegessen, danach für ca. fünf Tage nur leicht Verdauliches in kleinen Mengen.

Der Nachteil des Heilfastens besteht darin, dass der Körper auch Proteine, das heißt Muskelmasse und das darin gebundene Wasser abbaut. Dem kann durch viel Ausdauersport und mit der Einnahme von Eiweißkonzentrat von 2 Gramm je Kilo Körpergewicht entgegengewirkt werden.

24. Ernährung

Zum erfolgreichen Training für den Muskelaufbau und einen definierten Körper ist die Ernährung ebenso wichtig wie die sportliche Betätigung selbst. Es kommt dabei auf die richtige Menge, die Qualität und die Zusammensetzung der Ernährung an. Um alle körperlichen Funktionen erfüllen zu können, müssen dem Körper Kohlenhydrate, Eiweiße, Mineralstoffe, Vitamine, Wasser, Ballaststoffe und pflanzliche Fette zur Verfügung gestellt werden.

Ein Defizit in der Ernährungsqualität bewirkt einen Rückgang der sportlichen Leistungs- und Regenerationsfähigkeit.

Allgemeines

Eine ausgewogene Ernährung mit vorwiegend Vollwertkost bildet eine wichtige Grundlage zur Energiegewinnung beim Lauftraining. Je natürlicher die Nahrung, desto nutzvoller ist sie für den Körper und desto effizienter ist der Stoffwechselprozess. Vollwertkost bedeutet, dass die Nahrung naturbelassen und die Verarbeitung so gering wie möglich ist. Somit bleiben die wichtigen Inhaltsstoffe der Nahrungsmittel erhalten.

Als Faustregel für die Vollwerternährung werden folgende Anteile empfohlen: 1/3 gekochte Nahrung und 2/3 Obst & Gemüse.

Die zu empfehlende Zusammensetzung der Ernährung für den täglichen Bedarf eines Läufers im Alltag und während Trainingszeiten – abhängig von der Stärke der Belastung und der Art des verzehrten Eiweißes – besteht ungefähr aus den Anteilen Kohlenhydrate (ca. 40%), Eiweiß (ca. 30%) und pflanzliches Fett (ca. 30%).

Vegetarier sind beim Lauftraining durch ihre Ernährung keineswegs im Nachteil, ganz im Gegenteil, sofern sie ausreichend Eiweiß durch vegetarische Produkte zuführen.

Empfehlenswerte Vollwertkost
- naturbelassene frische Nahrungsmittel
- Fisch, Geflügel, Wild, Rind
- Frischgemüse, reifes Frischobst, auch zerkleinert oder leicht gegartes Obst
- frisch gepresste Gemüse- oder Obstsäfte
- frisches Gemüse oder Obst
- Nahrung aus dem ganzen Getreidekorn/Vollkornschrot
- Brot aus Vollkornmehl
- Naturreis, Hirse, Nudeln aus Vollkorn-Hartweizengrieß
- Rohmilch, Rohmilchprodukte, Rohmilchkäse
- Sojaprodukte
- Eier
- kaltgepresste Pflanzenöle
- Nüsse, Oliven
- frische Kräuter
- Mineralwasser, grüner Tee, Bier
- Honig, Ahornsirup

Beispiele zur Vollwerternährung
- täglich 3-mal frisches Obst essen
- Gemüse nur kurz braten oder garen
- Salate aus Obst, Gemüse, Nudeln, Reis, Wurst oder Käse
- Wok-Gerichte aus 2/3 Gemüse und 1/3 Fleisch

Lebensmitteloptimierung nach den Blutgruppen					
Lebensmittel	Portion	Blutgruppe			
		0	A	B	AB
Fleisch	180 g	6	0	3	3
Geflügel	120 g	4	3	3	1
Fisch	180 g	5	4	5	5
Eier	1 Ei	4	3	4	4
Käse	60 g	3	4	5	4
Joghurt	180 g	3	2	4	4
Öle & Fette	2 EL	7	7	2	7
Nüsse	1 EL	4	5	5	5
Hülsenfrüchte	80 g	2	6	3	3
Getreideflocken	80 g	3	7	3	3
Brot	1 Scheibe	7	7	7	7
Getreide	100 g	3	4	4	4
Pasta	100 g	3	4	4	4
Gemüse		7	7	7	7
Obst		7	7	7	7
Flüssigkeit /Tag	1,5 Liter	7	7	7	7

Angaben in maximalen Portionen oder Stück pro Woche, Obst und Gemüse 3x täglich

Blutgruppenabhängige Ernährung

Die Ernährung ist individuell, nicht jedem Athlet bekommt dasselbe Lebensmittel gleich gut. Beispielsweise vertragen einige Menschen vegetarische und fettarme Kost sehr gut, andere wiederum weniger. Bei der sogenannten Blutgruppendiät nach Dr. D'Adamo entscheidet die Blutgruppe darüber, welche Lebensmittel besonders gut oder weniger gut bekommen.

In ihrer Zusammensetzung gleicht die Blutgruppenernährung der Trennkost und der Vollwertkost und besteht aus einer abwechslungsreichen Mischkost. Zu Fleisch oder Fisch muss für den Ausgleich von Basen und Säuren sehr viel Salat und Gemüse gegessen werden. Die Lebensmittel sollten so frisch wie möglich, biologisch produziert und vollwertig sein.

Das Prinzip der Verdauung

Um die in den Lebensmitteln enthaltene Energie und Nährstoffe zu gewinnen, muss die Nahrung im Verdauungsprozess in kleine Einheiten zerlegt werden. Für eine rasche Verdauung ist es notwendig, die Speisen ausreichend zu kauen und so zu zerkleinern. Auch die getrennte Aufnahme der Nahrungsmittel Kohlenhydrate, Eiweiß und Obst sowie ihre Zuführung in kleinen Portionen beschleunigen die Verdauung.

Mit Hilfe von Enzymen werden Kohlenhydrate, Fett und Eiweiß in ihre Grundbausteine wie Einfachzucker, Fettsäuren und Aminosäuren schrittweise zerlegt. Diese Grundbausteine werden vom Darm aufgenommen und im Körper verstoffwechselt. Verdauung bedeutet den enzymatischen Abbau der Nährstoffe.

Die Verweildauer der Nahrung in den Verdauungsorganen

Die Verweildauer des Nahrungsbreis in den einzelnen Verdauungsorganen ist individuell verschieden und hängt von der Nah-

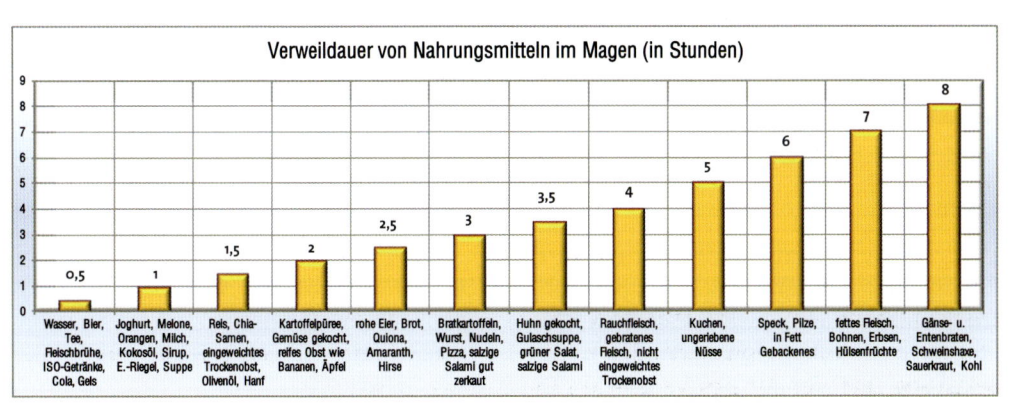

Verweildauer von Nahrungsmitteln im Magen (in Stunden)

Nahrungsmittel	Stunden
Wasser, Bier, Tee, Fleischbrühe, ISO-Getränke, Cola, Gels	0,5
Joghurt, Melone, Orangen, Milch, Kokosöl, Sirup, E.-Riegel, Suppe	1
Reis, Chia-Samen, eingeweichtes Trockenobst, Olivenöl, Hanf	1,5
Kartoffelpüree, Gemüse gekocht, reifes Obst wie Bananen, Äpfel	2
rohe Eier, Brot, Quiona, Amaranth, Hirse	2,5
Bratkartoffeln, Wurst, Nudeln, Pizza, salzige Salami gut zerkaut	3
Huhn gekocht, Gulaschsuppe, grüner Salat, salzige Salami	3,5
Rauchfleisch, gebratenes Fleisch, nicht eingeweichtes Trockenobst	4
Kuchen, ungeriebene Nüsse	5
Speck, Pilze, in Fett Gebackenes	6
fettes Fleisch, Bohnen, Erbsen, Hülsenfrüchte	7
Gänse- u. Entenbraten, Schweinshaxe, Sauerkraut, Kohl	8

Organ	Verweildauer
Mundhöhle	während des Kauvorgangs
Speiseröhre	1–10 Sekunden
Magen	0,5–8 Stunden
Dünndarm	1–3 Stunden
Dickdarm	1–4 Stunden
Mastdarm	1–6 Stunden

rungszusammensetzung ab. Die Beschaffenheit und die Teilchengröße des Speisebreis beeinflussen die Geschwindigkeit der Magenentleerung.

Basische Lebensmittel
Als basisch werden Lebensmittel bezeichnet, die viele Wasserstoff-Ionen (H+) enthalten. Ihre pH-Werte (pH = Maßzahl für den basischen oder sauren Charakter einer Lösung) liegen zwischen 7 und 13. Dagegen haben saure Lebensmittel pH-Werte von 2 bis 6. Der Durchschnitt der zugeführten Ernährung sollte ein basisches Gleichgewicht von ca. 7,5 ergeben, um leicht verdaulich und bekömmlich zu sein.

Fleisch und Fisch verschieben den pH-Wert deutlich in den sauren Bereich, eine vegetarische Ernährung mit viel Frischkost in Form von Obst und Gemüse in den basischen Bereich.

Zu den bevorzugten »Basen-Lieferanten« gehören zum Beispiel: Kartoffeln, reifes Obst, eingeweichte Trockenfrüchte, fast alle rohen Gemüse, dunkle Blattsalate und Rohmilch. Naturbelassene, nicht gehärtete Fette wie Kokosöl und Olivenöl sind neutral, also weder basenüberschüssig noch säurebildend. Säurebildende vegetarische Lebensmittel sind: Haferflocken, Schokolade, Käse, Erdnüsse, Walnüsse, Hülsenfrüchte (Erbsen, Linsen, Bohnen), Cornflakes, Teigwaren (Nudeln, Spaghetti), Mais, Reis, Vollkornbrot, Weißbrot, Quark, Joghurt, pasteurisierte Kuhmilch, pasteurisierte Butter, Zucker, Honig. Die aufgeführten Lebensmittel gehören auch zu den säurehaltigen Lebensmitteln.

Übersäuerung
Bei einer Übersäuerung gelangt der Säure-Basen-Haushalt ins Ungleichgewicht, so dass der Organismus nicht mehr optimal arbeiten kann. Die Übersäuerung kann zu Störungen des Magen-Darm-Traktes und des Stoffwechsels führen. Eine weitere Nebenwirkung der Übersäuerung können Blasen an den Füßen sein.

Nicht-basische Nahrungsmittel mit einem zu niedrigen pH-Wert oder hohem Zuckeranteil können bei größeren Mengen zu einer Übersäuerung führen und sollten daher vermieden werden.

Als übersäuernde Nahrungsmittel gelten vor allem Zucker und Süßwaren, Fleisch, Wurst, Fisch, Käse, Eiweiß des Hühnereis, Erdnüsse, Brot, Nudeln, schwarzer Tee, pasteurisierter Orangensaft, Apfelsaft und alle anderen pasteurisierten Obst- und Gemüsesäfte und Alkohol.

Bei einer akuten Übersäuerung helfen Zeolithpulver, Chia-Samen, roher Kartoffelsaft, Aloe Vera, bei einer Magenverstimmung oder Blähungen, ergänzt durch Fenchel-Tee.

Die Nahrungsmenge
Es gilt das Prinzip der Energiebilanz bzw. des Energiegleichgewichts. Über einen Tag betrachtet, sollte etwa so viel Energie zugeführt werden, wie der Körper verbraucht hat.

Eine Faustformel für den Energieverbrauch bei einem ein Kilometer langsamen Dauerlauf unter normalen Umgebungsbedingungen lautet: 1 kcal/km pro kg Körpergewicht. *Beispiel:* Ein Läufer mit 75 kg Gewicht benötigt für einen langsamen Dauerlauf über 10 km ca. 750 kcal.

Die Nahrungsmenge, die ein Läufer während eines Halb-Marathonlaufes aufnimmt (Distanzen darunter erfordern keine Nahrungsaufnahme), sollte möglichst klein gehalten werden, um Schwierigkeiten bei der Verdauung zu vermeiden.

Nahrungsergänzung / Nahrungsempfehlung während des Lauftrainings

Bei einer gesunden, ausgewogenen Ernährung sind keinerlei Nahrungsergänzungsmittel notwendig. Falls ein Defizit an Nährstoffen besteht, der durch natürliche Ernährung nicht ausgeglichen werden kann, können Nahrungsergänzungsmittel eine Hilfe sein. Für ein bewusst schnell erwünschtes Wachstum an Kraft und Muskelmasse können Nahrungsergänzungsmittel unterstützend wirken. Bei der Auswahl von Nahrungsergänzungsmitteln ist auf eine hohe Qualität mit Bestandteilen aus 100% Naturprodukten (Bio) zu achten.

Eiweißpulver

Eiweiß mit den darin enthaltenen Aminosäuren wird für den Muskelaufbau und zur Regeneration benötigt. Nach einer anstrengenden Trainingseinheit sollte man pro kg Körpergewicht 1,2 bis 1,4 Gramm Eiweiß aufnehmen. Fleisch als hochwertige Proteinquelle enthält 80% Wasser und ist säurebildend. Somit müssten 750 Gramm Fleisch gegessen werden, um den Eiweißbedarf abzudecken. Als effektive Ergänzung bietet sich ein Eiweißshake an, bestehend aus hoch konzentriertem getrocknetem Hühnereiweiß, Molkeeiweiß oder Sojaeiweiß. Es enthält kein Cholesterin, wenig Kalorien, ist naturbelassen und bekömmlich.

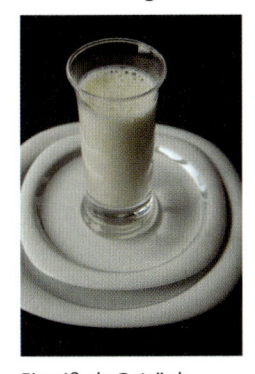

Eiweiß als Getränk zubereitet

Ich empfehle dieses Rezept: Drei Esslöffel Eiweißpulver, eine Banane, etwas Ahornsirup dazu und alles mit 0,3 Liter Milch im Mixer verquirlt.

100 Gramm Eiweißkonzentrat enthält etwa 380 kcal, 86 g Protein, 2,5 g Fett und 3,3 g Kohlenhydrate.

MAP

»Master Amino Acid Pattern« besteht aus den acht essentiellen Aminosäuren (frei und kristallin) zur Protein- bzw. Eiweißernährung. Das zugeführte MAP-Protein wird zu 99% für den Aufbau von Eiweißstrukturen im Körper und nur zu 1% für den Energiestoffwechsel eingesetzt. Zum Vergleich wird vom Milch- oder Sojaeiweiß nur rund 20% des Eiweißes zum Aufbau von Eiweißstrukturen im Körper eingesetzt und 80% werden zur Energieerzeugung verbrannt. Das bedeutet ein Gramm MAP entspricht theoretisch fünf Gramm Milcheiweiß, da nur ein Gramm des Milcheiweißes in den Körper eingebaut werden kann. Da MAP aus allen acht essentiellen Aminosäuren besteht, die der Körper nicht selbst herstellen kann, es aber 22 verschiedene Aminosäuren gibt, gilt MAP nur als Ergänzung.

100 Gramm MAP enthält etwa 4 kcal, 100 g Protein, kein Fett und keine Kohlenhydrate.

Eine MAP-Kapsel von einem Gramm enthält ein Gramm Protein. MAP ist die konzentrierteste und teuerste Art, Eiweiß zuzuführen.

Chia-Samen

Eines der hochwertigsten Lebensmittel ist der Chia-Samen aus der Familie der Lippenblütler. In der Kultur der Inkas spielte er eine wichtige Rolle. Er enthält mehr Calcium als Milch, mehr Omega-3-Fettsäuren als frischer Fisch und ist voller Antioxidantien.

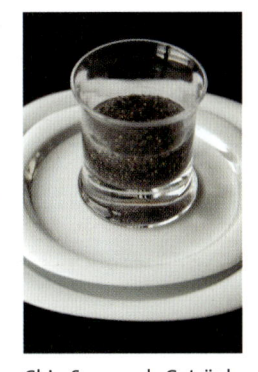

Chia-Samen als Getränk zubereitet

100 Gramm Chia-Samen enthält etwa 490 kcal, 15,6 g Protein, 30,8 g Fett und 43,8 g Kohlenhydrate.

Mit Wasser angerührt, quellen die Chia-Samen bis zum 10-fachen ihres Volumens und bieten eine sehr konzentrierte Energie, die außergewöhnlich große Kräfte freisetzt. Der Chia-Samen ist sehr leicht verdaulich und reguliert zusätzlich die Darmtätigkeit.

Zur Anwendung empfiehlt es sich, drei Esslöffel Chia-Samen und 200 ml Wasser zu vermengen, 30 Minuten quellen zu lassen sowie mit etwas Salz und Zitrone oder Orangensaft zu verfeinern. Dieses Power-Gel hält im Kühlschrank mindestens zehn Tage und kann anderen Speisen, wie zum Beispiel Joghurt beigemengt oder direkt eingenommen werden.

Hanfprotein
Hanf ist eine der ältesten Pflanzen, aus dessen Samen das Hanfprotein gewonnen wird. Das Hanfprotein ist basisch, enthält bis zu 50% Eiweiß und schmeckt leicht nussig. Es wird in Joghurt oder Speisen eingerührt und zugeführt.

100 Gramm Hanfprotein enthält etwa 358 kcal, 49 g Protein, 13 g Fett und 7,5 g Kohlenhydrate.

Amaranth
Die Pflanze Amaranth ist ein Fuchsschwanzgewächs und galt bei den Inkas als heilig, da sie in deren pflanzlichem Eiweiß die Quelle großer Kraft gefunden hatten. Die unscheinbaren Körner der Amaranth-Pflanze beinhalten große Mengen von Eiweiß, Kohlenhydraten, Fett und Mineralien.

100 Gramm Amaranth enthält etwa 385 kcal, 13,5 g Protein, 7,1 g Fett und 64,5 g Kohlenhydrate.

Die Zubereitung von Amaranth erfolgt wie beim Reis, einfach in Wasser aufkochen und mit Salz abschmecken.

Quinoa
Eine der besten pflanzlichen Eiweißquellen auf der Welt bietet Quinoa. Es wird auch »das Gold der Inkas« genannt, da es vorwiegend in Peru angebaut wird und das Getreide der Inkas war. Quinoa besteht aus kleinen Körnchen, die alle acht essentiellen Aminosäuren enthalten, was für ein pflanzliches Lebensmittel äußerst ungewöhnlich ist. Der Mineralienanteil von Quinoa ist sehr hoch. Das kleine Inka-Korn gehört zu derselben Pflanzenfamilie wie Rote Bete und Spinat, nämlich zu den Fuchsschwanzgewächsen.

Quinoa liefert sehr viel Calcium, Eisen und Vitamin E. Die Zubereitung der Quinoa-Körnchen ist ebenso einfach wie die von Reis, man kocht sie einfach in Salzwasser oder einer Gemüsebrühe.

100 Gramm Quinoa enthält etwa 350 kcal, 14,8 g Protein, 5,0 g Fett und 58,5 g Kohlenhydrate.

Alkoholfreies Bier
Ein ideales ISO-Sportgetränk ist alkoholfreies Bier. Es ist ein wunderbarer Durstlöscher und die darin enthaltenen Kohlenhydrate, Mineralien und Vitamine liefern wertvolle Nähr- und Vitalstoffe. Alkoholfreies Bier ist isotonisch bzw. leicht hypotonisch, wie man es von einem Sportgetränk erwartet. So können die Nährstoffe schnell vom Körper aufgenommen und verwertet werden.

Energiebedarf

Der Körper benötigt für seine Funktionen Energie. Drei wesentliche Verbrauchsbereiche lassen sich dabei am Beispiel eines bürotätigen Menschen ausmachen.
1. **Ruhestoffwechselrate:** Zur Aufrechterhaltung der grundlegenden Körperfunktionen wie Atmung, Blut- und Sauerstofftransport.
Diese Energie trägt ca. 60–70% des Gesamtenergiebedarfs.
2. **Körperliche Aktivitäten:** Bewegungen wie gehen, laufen, arbeiten.
Dieser Energieverbrauch beträgt ca. 15-35% des Kalorienverbrauchs.

Die sieben Bausteine der Ernährung

Die sieben Bausteine der Ernährung

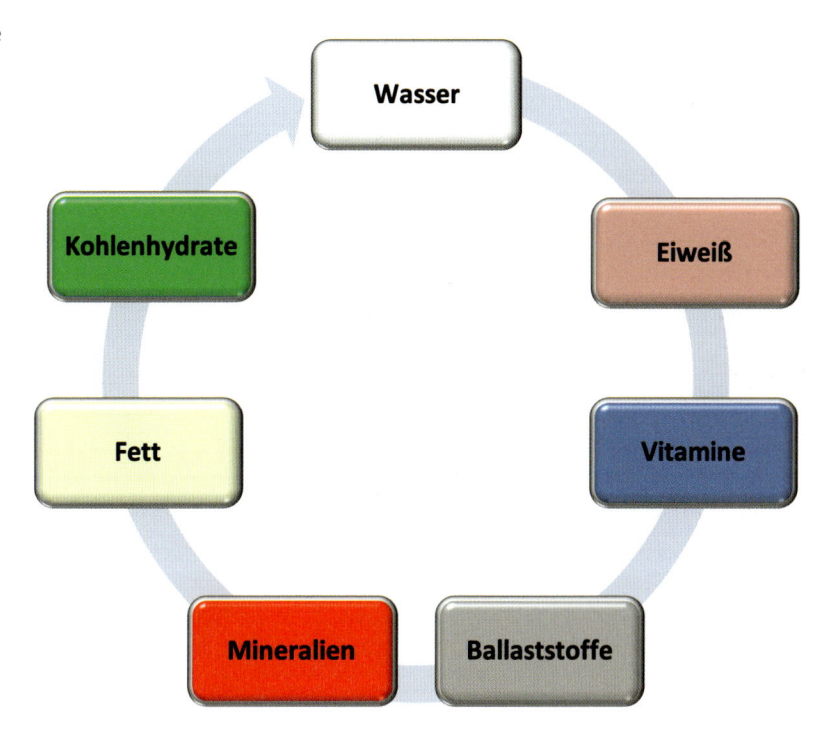

- Wasser
- Eiweiß
- Vitamine
- Ballaststoffe
- Mineralien
- Fett
- Kohlenhydrate

3. **Verdauungsprozess:** Zur Aufspaltung und Speicherung der Energien.
Dazu werden ca. 10% der Kalorien benötigt.

Sportlerernährung

Zum Muskelaufbau benötigt der Körper vor allem Eiweiß und für die Ausdauerleistung überwiegend Kohlenhydrate. Die jeweilige Energieauswahl sollte sich auf die Trainingseinheiten konzentrieren. Deshalb werden nach den langen Läufen konzentrierte Kohlenhydrate und nach dem Krafttraining und schnellen Läufen besonders konzentrierte Eiweiß-Nahrung aufgenommen.

Die sieben Bausteine der Ernährung

Kohlenhydrate
Der wichtigste Grundnahrungsstoff und der Hauptteil unserer Ernährung sind Kohlenhydrate. Die tägliche Energieaufnahme sollte zu ca. 40 bis 50% aus Kohlenhydraten bestehen. Kohlenhydrate können in geringer Menge im Körper gespeichert werden und sind eine wichtige Bausubstanz im Organismus.

Die Kohlenhydrate stellen die am leichtesten zugängliche Energiequelle für den Körper dar. Der Brennwert von einem Gramm Kohlenhydrat beträgt 4,2 Kilokalorien. Der Körper speichert Kohlenhydrate in Form des wasserlöslichen Zuckers Glykogen. Die Hauptspeicherorte der Kohlenhydrate sind die Leber und die Muskeln. Das Glykogen in der Leber (ca. 150 g) dient in erster Linie der Aufrechterhaltung des Blutzuckerspiegels, das Glykogen in den Muskeln (200–300 g) als Energiereserve. Wenn die leicht verfügbaren Kohlenhydratvorräte verbraucht sind, wird die Energie zunächst durch Fette, dann durch Eiweiße geliefert.

Kohlenhydrate sind überwiegend pflanzlicher Herkunft und stehen z.B. als Getreideprodukte, Kartoffeln, Gemüse und

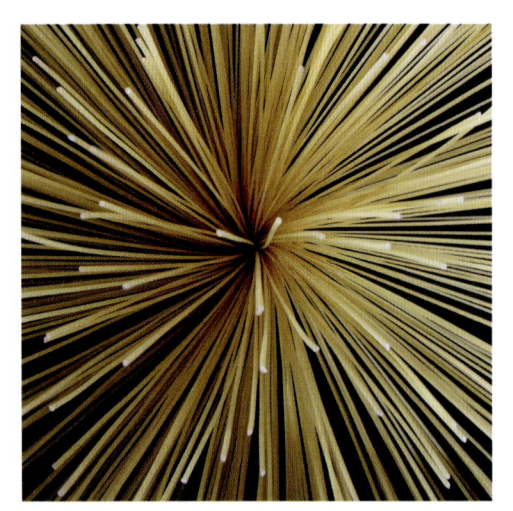

Kohlenhydrate Pasta, des Läufers Liebling

Obst zur Verfügung. Nudeln, Bananen, Mehrkornbrot und Salate sind die Klassiker der Kohlenhydrate für Sportler.

Kohlenhydrate sollten möglichst im frischen Zustand verzehrt werden und weniger in verarbeiteter und konservierter Form. Im rohen Zustand sind die vorliegenden nutzbaren Vitamine und Mineralstoffe von höherem Wert. Besonders zu empfehlen sind langkettige Kohlenhydrate in Brot, Müsli, Reis, Nudeln, Kartoffeln und Bohnen.

Kurzkettige Kohlenhydrate in Kuchen, Schokolade, Süßigkeiten usw. treiben den Blutzuckerspiegel hoch, was einen sofortigen Verbrennungsprozess bewirkt, so dass nach kürzester Zeit ein erneutes Hungergefühl entsteht.

Fette

Fettsäuren sind organische Säuren, die aufgrund der Länge ihrer Kohlenstoffkette in kurzkettige und langkettige Fettsäuren eingeteilt werden. Je länger die Fettsäureketten in einem Fett sind, desto schwerer ist es, das Fett zu verdauen oder zu schmelzen.

Fette unterscheiden sich in gesättigte Fettsäuren ohne Doppelbindung und in ungesättigten Fettsäuren mit einer oder mehreren Doppelbindungen in der Fettsäurenkette.

Fettunterscheidung nach der Herkunft
- Gesättigte Fettsäuren von tierischen Fetten
- Ungesättigte Fettsäuren von Fetten aus Pflanzen und Fischen

Fettunterscheidung nach der Zustandsform
- Flüssige Fette (z. B. Öle) haben einen hohen Anteil an kurzkettigen und ungesättigten Fettsäuren
- Halbfeste Fette (z. B. Butter, Schmalz)
- Feste Fette (z. B. Kernfett, Talg) weisen einen großen Anteil an langkettigen, gesättigten Fettsäuren auf.

Fettunterscheidung nach der Verarbeitung
- Naturbelassene Nahrungsfette wie kalt gepresste Öle aus Disteln oder Oliven
- Bearbeitete Nahrungsfette wie Speiseöl
- Gehärtete Fette wie Erdnuss- oder Kokosfett sind aufgrund ihrer hohen Energiedichte der größte Energieträger. Fette liefern mehr als die doppelte Menge Energie wie Kohlenhydrate oder Eiweiße. Der unmittelbare Energiebedarf wird durch Kohlenhydrate gedeckt, da die Fettverbrennung für den Organismus aufwändiger ist. Jegliche Energie oberhalb der Energie-Bilanz, die über die Nahrung zugeführt wird, speichert der Körper in Fett-Depots.

Viele Fette sind in den Nahrungsmitteln versteckt, weshalb auf die Zusammensetzung der Nahrung besonders geachtet werden muss. Das ungesättigte Fett baut der Körper leichter ab. Das Fett speichert der Körper grundsätzlich so lange ein, bis ein entsprechendes Defizit in der Energiebereitstellung eintritt. Bestimmte Fette sind lebenswichtig, dazu zählen die Omega-3-Fettsäuren.

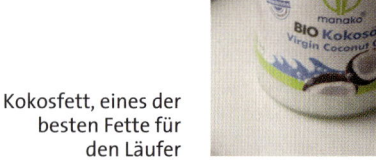

Kokosfett, eines der besten Fette für den Läufer

Eiweiß (Proteine)

Eiweiße, in der Fachsprache Proteine genannt, sind organische Verbindungen, welche die Elemente Kohlenstoff (C), Wasserstoff (H), Sauerstoff (O) und Stickstoff (N) enthalten. In einigen Eiweißen kommen darüber hinaus Phosphor (P) oder Schwefel (S) vor.

Die Eiweiße bestimmen in entscheidendem Maße die Funktion und Struktur des menschlichen Körpers. Sie sind ein unentbehrlicher Bau- und Reparaturstoff der menschlichen Zellen. Sie sind auch auf unterschiedlichste Art und Weise an den zahlreichen Stoffwechselvorgängen beteiligt. Die Bausteine der Eiweiße sind die Aminosäuren.

Das Eiweiß wird im Sport für den Muskelaufbau und das Muskelwachstum benötigt. Beim Krafttraining sollte für den Muskelaufbau am Trainingstag ein Minimum von einem Gramm Protein pro Körpergewicht zugeführt werden, z. B. 76 kg = 76 Gramm Eiweiß, ideal aber sind zwei Gramm/kg = 150 Gramm Protein am Trainingstag.

Eiweißunterscheidung nach der Herkunft
- Pflanzliches Eiweiß, z. B. aus Hülsenfrüchten, Soja, Getreide und Kartoffeln
- Tierisches Eiweiß, z. B. aus Fleisch, Fisch, Milch und Eiern

Besonders zu empfehlen ist das Eiweiß von fettarmem Fleisch wie Geflügel, Rind, Fisch, Schinken, Thunfisch und von Soja, Joghurt, Milch sowie Eier.

Mineralstoffe

Als nicht-organische Nährstoffe sind Mineralstoffe für den Körper sehr wichtig. Der Organismus kann die Mineralstoffe selbst nicht herstellen, sie müssen daher über die Nahrung zugeführt werden. Mineralstoffe sind wie Vitamine keine Energieträger.

Der Körper benötigt Mineralstoffe zum Aufbau der Knochen (z. B. Calcium, Phosphor) und zur Regulierung des Stoffwechsels (z. B. Kalium, Natrium).

Unterscheidung der Mineralstoffe
- Baustoffe wie Calcium, Phosphor und Magnesium
- Reglerstoffe wie Jod, Natrium, Kalium, Eisen und Chlor

Einige Mineralstoffe besitzen die beiden Eigenschaften Bau- und Reglerstoff gleichzeitig. Phosphor ist zum Beispiel am Aufbau von Knochen und Zähnen und zugleich auch an der Regulation des Säure-Basen-Haushalts beteiligt. Eine mineralreiche Ernährung besteht z. B. aus Milchprodukten wie fettarmem Joghurt, fettarmem Quark, Milchreis, Milch und aus Mineralwasser.

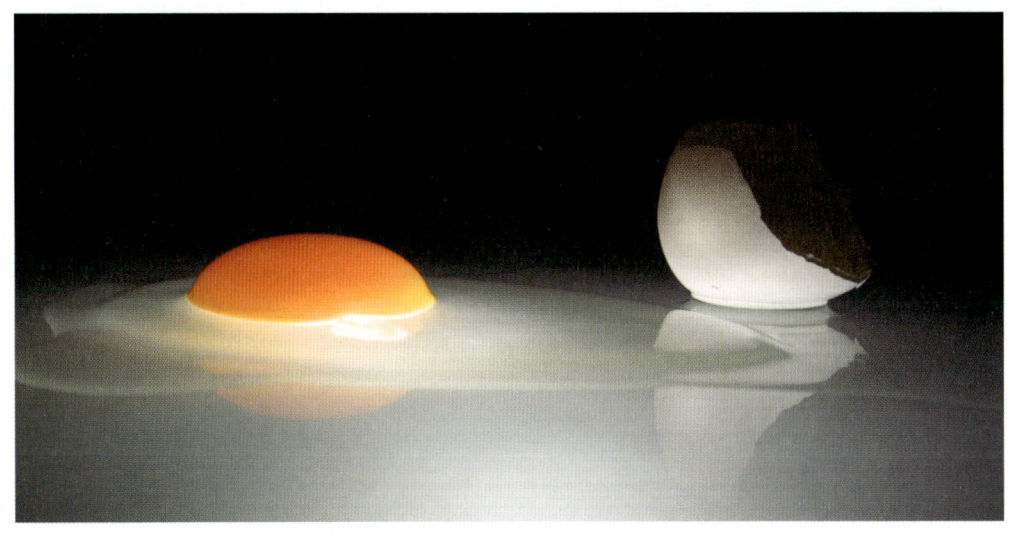

Eiweiß, der Muskelbaustoff für den Läufer

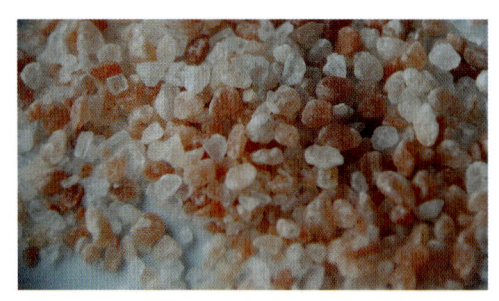

Himalaya-Salz, das naturbelassenes Salz ist voller Mineralien

Natrium/Salz

Der Körper verliert durch Schwitzen einen Teil seines Körpersalzes, etwa ein Gramm Salz pro Liter Schweiß. Salz, in der Fachsprache Natrium, regelt den Wasserhaushalt des Körpers.

Beim Laufen kann der Salzverlust, je nach Laufdauer und Umgebungsbedingungen (Luftfeuchtigkeit, Hitze), hoch sein. Starkes Schwitzen über längere Zeit führt zur Ausschwemmung von Salz und Mineralstoffen. Dies reduziert die körperliche Leistungsfähigkeit, den Stoffwechselprozess, die Funktionalität der Muskulatur und die Regeneration. Die Folgen sind Ermüdung, Kopfschmerzen, Koordinationsschwierigkeiten, im schlimmsten Fall ein vollständiger Leistungseinbruch.

Mit einer regelmäßigen, klug dosierten Zufuhr von Natrium während der Ausdauerleistung kann diesen unerwünschten Beeinträchtigungen vorgebeugt werden. Kristallines Salz wird in Dosierung von etwa einem Gramm (eine Prise) im Wasser der Trinkflasche aufgelöst, in Speisen gemischt oder in Form einer Salztablette direkt aufgenommen. Im Durchschnitt wird pro Stunde Laufzeit eine Salztablette oder Salzkörner zugeführt, bei hohen Temperaturen (über 27° C) die doppelte Menge.

Kollabiert ein Läufer oder steht er kurz davor, sollte dem Körper zunächst Salz und erst danach Wasser und Energie zugeführt werden. Falls zu viel Salz eingenommen wird, meldet dies die Zunge rechtzeitig, indem sie die Aufnahme ablehnt. Eine zu hohe Salzzuführung bindet Wasser im Gewebe, was z.B. zu geschwollenen Knien führen kann.

Reines Kochsalz sollte vermieden werden, da es raffiniert ist (industriell aufbereitet) und keinerlei Mineralien enthält. Besser eignen sich Steinsalz, Indussalz oder Meersalz, die naturbelassen sind und eine große Palette an Mineralien beinhalten.

Das Millionen Jahre alte Himalaya-Salz kommt aus dem Gebirge aus einer hohen Lage, ist industriell unbehandelt und an seiner rosa Farbe erkennbar.

Calcium

Das Mineral Calcium hat erheblichen Einfluss auf die Funktionen von Muskeln und Nerven. Außerdem beeinflusst es den Aufbau der Kohlenhydratspeicher, die Regulation des Wasserhaushalts und die Koordinationsfähigkeit. Ausdauersport erhöht den Calciumverlust über den Schweiß und somit den Bedarf dafür. Der Körper hat zwar Calcium gespeichert, doch mit einem Liter Körperschweiß verlassen rund 40 mg Calcium den Körper. Daher ist es hilfreich, nach einem langen Lauf, Calcium konzentriert als Nahrungsergänzungsmittel zuzuführen. Milchprodukte enthalten besonders viel Calcium.

Magnesium

Wichtige Funktionen im Eiweiß- und Kohlenhydrat-Stoffwechsel erfüllt Magnesium. Zudem aktiviert es viele Enzyme im Körper und ist an einer optimalen Muskelfunktion wesentlich beteiligt. Es fördert die Muskelentspannung und verhindert Muskelkrämpfe. Der Ausdauersport erhöht die Magnesiumverluste. Pro Liter Körperschweiß werden durchschnittlich rund 20 mg Magnesium ausgeschieden.

Magnesium sollte nach dem Training konzentriert zugeführt werden. Auf natürliche Weise kann man Magnesium aus Mandeln (höchster Magnesiumgehalt), Nüssen, Sonnenblumenkernen, Vollkornprodukten und Bananen erhalten, die ausreichend Magnesium enthalten.

Vitamine

Es gibt zwei Gruppen von Vitaminen, die wasserlöslichen und die fettlöslichen.

Wasserlösliche Vitamine
(Vitamin C und alle B-Vitamine)

Sie verteilen sich im Körper und wirken in allen wasserhaltigen Zonen. Wasserlösliche Vitamine können im Körper kaum gespeichert werden und müssen daher täglich neu zugeführt werden, um die Tages-Sollmenge zu erreichen. Nur B12 kann in der Leber gelagert werden.

Fettlösliche Vitamine
(Vitamine A, D, E und K)

Sie können vom Körper im Fettgewebe und in der Leber über mehrere Wochen gespeichert werden. Die Zufuhr fettlöslicher Vitamine kann über den Zeitraum von einer Woche betrachtet werden, um den Bedarf in Summe zu erfüllen.

Pflanzen enthalten besonders viele Vitamine. Daher sind frisches Obst und Gemüse zur Abdeckung des Vitaminbedarfs sehr wichtig. Viele Vitamine sind in grünem Blattgemüse, in Früchten, Kartoffeln und Getreideprodukten enthalten. In geringem Umfang kommen Vitamine auch in Milch- und Fleischprodukten vor. Besonders zu empfehlen sind Bananen, Äpfel, Salate, Tomaten, Paprika, Gurken, Kiwi und Ananas.

Ein Ausdauersportler benötigt besonders viel Vitamin K2 und D3.

Oft werden die im Gemüse vorkommenden Vitamine durch falsche Nahrungszubereitung bis zu 50% vernichtet. Gemüse darf nicht gekocht werden. Es sollte nur blanchiert oder leicht gedünstet werden, so dass das Gemüse im Kern knackig bleibt.

Vitamin B-Komplexe
Fördert den Kohlenhydrat-Stoffwechsel.
- B1 fördert die Energiegewinnung aus Kohlenhydraten
- B2 fördert den Eiweißstoffwechsel und Sauerstofftransport
- B6 fördert die Blutbildung und den Zuckerspiegel
- B12 bildet rote Blutkörperchen für den Ausdauersport und fördert die Bildung von Muskelzellen beim Kraftsport.

Vitamin C

Vitamin C muss dem Körper täglich neu zugeführt werden, da er es nicht speichern kann. Es stärkt das Immunsystem, hilft gegen Asthma und Erkältungserkrankungen. Vitamin C kommt besonders in frischem Obst und Gemüse vor. Es ist licht- und sauerstoffempfindlich und sollte nicht zu lange erhitzt oder gelagert werden. Da Vitamine aus dem Gemüse ins Kochwasser übertreten, sollte das Kochwasser als Soße oder Suppe verarbeitet werden. Da die meisten Vitamine in und unter der Schale sind, sollte diese mitgegessen werden.

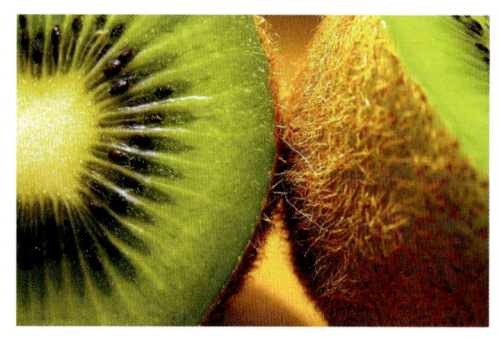

Kiwi, die Vitaminbombe

Besonders viel Vitamin C enthalten Kartoffeln. Die schwarze Johannisbeere enthält 180 mg Vitamin C pro 100 Gramm, dicht gefolgt von Petersilie, Paprika, Brokkoli und Weißkohl. Um den durchschnittlichen Tagesbedarf an Vitamin C zu decken (120 Milligramm), reichen z. B. folgende Mengen der jeweiligen Lebensmittel:

Lebensmittel mit viel Vitamin C	
Nahrungsmittel	Menge
Gemüsepaprika	100 g
Kiwi	150 g
Kohlrabi	220 g
Brokkoli	200 g
Orangen	200 g

Vitamin E

Vitamin E wird ausschließlich in Pflanzen synthetisiert. Über die Nahrungskette gelangt es in den tierischen Organismus und ist deshalb auch geringfügig in tierischen Lebensmitteln vorhanden. Das Vitamin E wird vom Dünndarm aus in das Körpergewebe verteilt. Der höchste Gehalt findet man im Fettgewebe, in der Leber, den Nebennieren und im Muskelgewebe.

Vitamin E schützt die Zellen vor freien Radikalen und Sauerstoffradikalen. Speziell beim Fettstoffwechsel spielt Vitamin E eine wichtige Rolle. Auch beim Eiweißstoffwechsel wirkt Vitamin E mit und unterstützt weiterhin das Immunsystem.

Die höchsten Konzentrationen von Vitamin E bieten Getreidekeime. Pflanzenöle sowie Butter, Nüsse, Gemüse, Bohnen, Grünkohl, Schwarzwurzeln und Spargel enthalten große Mengen an Vitamin E.

Vitamin E fördert den Heilungsprozess bei Sportverletzungen und die Regeneration z.B. bei Muskelkater oder Muskelverhärtung.

Um den durchschnittlichen Tagesbedarf an Vitamin E zu decken (20 Milligramm), reichen folgende Mengen der betreffenden Lebensmittel:

Lebensmittel mit viel Vitamin E	
Nahrungsmittel	Menge
Schwarzwurzeln	280 g
Sonnenblumenöl	28 g
Vollkornkeks	140 g
Studentenfutter mit Erdnüssen	210 g
Tomatensalat	280 g

Ballaststoffe

Ballaststoffe sind Substanzen in pflanzlichen Lebensmitteln, die der menschliche Dünndarm nicht verwerten kann. Als Quell- und Füllstoffe leisten sie keinen Energiebeitrag für den Körper und besitzen daher keinen Brennwert. Bei Ballaststoffen handelt es sich um Gerüst- oder Stützsubstanzen von Pflanzen, die der Darmflora von Nutzen sind.

Es werden lösliche und unlösliche Ballaststoffe unterschieden. Lösliche Ballaststoffe sind besonders in Obst und Gemüse sowie in Hafer enthalten. Unlösliche Ballaststoffe kommen in Vollkorngetreide und Vollkornprodukten vor.

Ballaststoffreiche Ernährung fördert eine geregelte Verdauung, senkt das Dickdarmkrebsrisiko und schützt vor einer Reihe weiterer Erkrankungen des Enddarms.

Der Tagesbedarf an Ballaststoffen beträgt ca. 30 Gramm, die z.B. in 350 g Vollkornbrot enthalten sind. Wer täglich ein bis zwei Stück Obst (möglichst mit Schale) isst, eine Portion Salat von ungefähr 75 g und etwa 200 g Gemüse, der hat seinen Tagesbedarf an Ballaststoffen gedeckt.

Wasser

Der Mensch ist ohne Nahrung mehrere Monate überlebensfähig, ohne Wasser jedoch nur wenige Tage. Da beim Sport durch das Schwitzen sehr viel Wasser verdunstet wird, muss dem Körper entsprechend Wasser zugeführt werden. Nach dem Sport sollte das Körpergewicht bei richtiger Wasserzufuhr gleich wie vor dem Sport sein.

Der menschliche Körper besteht, je nach Alter und Körpergröße, zwischen 50 und 70% aus Wasser. Drei Viertel des im Körper vorhandenen Wassers befinden sich im Innern der Zellen und nur ein Viertel außerhalb der Zellen. Vor allem das Gehirn, die Leber, die Muskelzellen und die Haut sind reich an Wasser.

Die Aufgaben des Wassers in unserem Körper sind vielfältig. Es ermöglicht den Stoffwechsel als Lösungs- und Transportmittel für die Stoffwechselsubstanzen. Außerdem ist Wasser für die Wärmeregulierung des Körpers durch schwitzen verantwortlich.

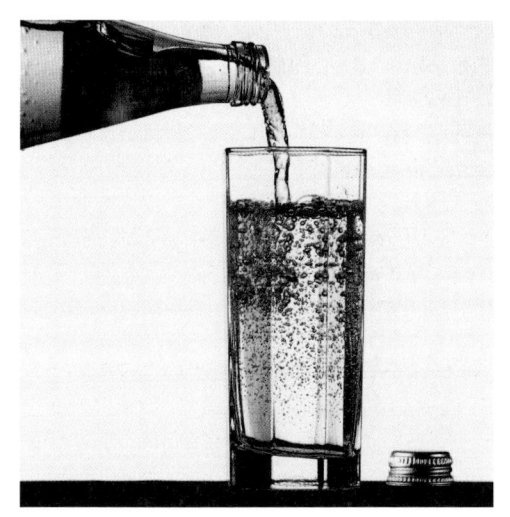

Mineralwasser, die Basis für den Läufer

Der Körper verliert über den Tag mit den Ausscheidungen und über die Haut beträchtliche Mengen an Wasser. Dieses Wasser muss ständig ersetzt werden. Die Wasseraufnahme erfolgt über das Trinken und über feste Nahrungsmittel, die ebenfalls Wasser enthalten.

Die Wasserbilanz
Zwischen der Aufnahme und der Ausscheidung von Wasser sollte ein Gleichgewicht bestehen, die sogenannte Wasserbilanz. Die Wasseraufnahme variiert je nach Durst, Hunger und Appetit.

Die Hauptausscheidung von Flüssigkeit erfolgt über die Nieren, welche die Flüssigkeitsbilanz größtenteils regeln. Ein weiterer wichtiger Ausscheidungsmechanismus ist die Schweißsekretion durch die Schweißdrüsen. Eine geringe Menge an Wasser wird auch über die Atemluft abgegeben.

Wer ausreichend und regelmäßig trinkt, ist körperlich und geistig leistungsfähiger. Mindestens 1,5 bis 2 Liter Flüssigkeit sollte ein Erwachsener pro Tag trinken, besser sind 2 bis 3 Liter. Dabei ist es wichtig, diese Trinkmenge gleichmäßig über den Tag zu verteilen.

Wenn ein Flüssigkeitsmangel vom Tag erst abends ausgeglichen wird, führt dies am nächsten Tag zu einer Leistungsreduzierung.

Dehydrierung und Hyperhydrierung
Erhöht sich die Wasserausscheidung z.B. bei lang anhaltendem Schwitzen, kann es ohne Wasserzuführung zu einem Wasser-Defizit kommen.

Eine negative Wasserbilanz führt zu einer Dehydrierung und eine positive Wasserbilanz zu einer Hyperhydrierung des Organismus. Dies bewirkt in beiden Fällen eine starke Leistungsreduzierung, verringerte Konzentration und Reaktion sowie vorzeitige Ermüdungserscheinungen. Eine übermäßige Dehydrierung oder Hyperhydrierung führt zu einem völligen Leistungseinbruch und kann zum Tod führen.

Durstgefühl
Wenn das Durstgefühl eintritt, ist es schon zu spät, denn es besteht bereits ein Flüssigkeitsdefizit. Das Durstgefühl stellt sich erst ein, wenn etwa 0,5% des Körpergewichts an Flüssigkeit fehlen (Beispiel 70 kg = 0,35 Liter).

Schwitzen als Kühlung
Auf der Haut befinden sich etwa zwei Millionen Schweißdrüsen. Bei sportlicher Betätigung wird überschüssige Wärme produziert, die der Körper abgeben muss, um nicht zu überhitzen.

Durch den Vorgang des Schwitzens verteilt der Körper über die Schweißdrüsen

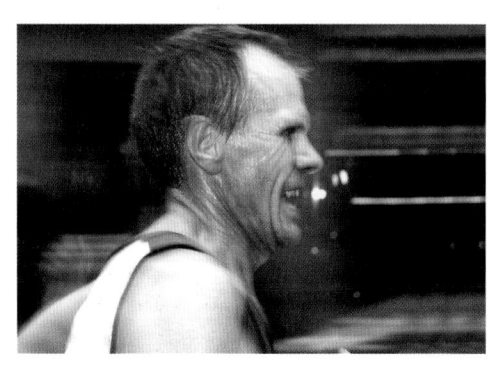

Schwitzen kühlt den Läufer

Wasser auf der Haut, um sich damit zu kühlen. Der Wasserfilm verdunstet dabei durch die überschüssige Körperwärme, dadurch entsteht die sogenannte Verdunstungskälte.

Die richtige Körpertemperatur wird im Gehirn ständig überprüft und durch Kälte- und Wärmerezeptoren, die sich in der Haut befinden, reguliert. Wie viel Wasser bei der Schweißregelung abgegeben wird, hängt von der Dauer und Intensität der körperlichen Belastung sowie von der Außentemperatur ab. Ein Sportler von 70 Kilogramm Körpergewicht kann beim Halbmarathon bis zu einem Liter Schweiß pro Stunde verlieren.

Zusammensetzung der Nahrung

Für Sportler gilt als Faustformel für die Nahrungszusammensetzung:

40% Kohlenhydrate, 30% Eiweiß und 30% Fett. Es sollte auf frische, hochwertige Mischkost geachtet werden. Der Fettanteil wird auf ein Minimum aus pflanzlichen Fetten reduziert. Beim Ausdauersport nimmt der Anteil an Kohlenhydraten zu, beim Muskelaufbau- und Krafttraining nimmt der Anteil an Eiweiß zu. Nur wenn die Ernährung stimmt, resultiert daraus eine gute, sportliche Leistung.

Pro Stunde Lauf-Ausdauertraining werden ca. 800 kcal zusätzlich an Kohlenhydraten benötigt. Die Extra-Kalorien sollten aufgrund des Verbrennungsprozesses erst 1,5 Stunden nach dem Training eingenommen werden.

Bei einer aktuellen Untersuchung von Ausdauerleistungssportlern in einem Leistungszentrum wurde über den Zeitraum von einer Woche die Energiezufuhr der Athleten im Training gemessen. Dabei wurde festgestellt, dass die durchschnittliche Energiezufuhr bei den Männern 2.650 kcal und bei den Frauen 1.900 kcal betrug.

Verdauung

Die Verdauung beeinflusst die sportliche Leistungsfähigkeit. Das parasympathische Nervensystem fördert die Verdauung und bindet dabei Energie und Kräfte. Besonders empfiehlt es sich, hinsichtlich der Leistungsvitalität, über den Tag verteilt, leicht verdauliche Nahrung in mehreren kleinen Mengen zu sich zu nehmen. Dies ist besser, als nur einmal am Tag eine große Portion mit derselben Kaloriensumme zu essen.

Frühstück
Hierbei sollten ca. 30% des Tages-Nahrungsenergiebedarfs aufgenommen werden. Es sollte reich an Kohlenhydraten mit etwas Eiweiß sein.

Mittagessen
Das Mittagessen umfasst etwa 35% des Tages-Energiebedarfs. Es sollte reich an Kohlenhydraten sein und wenig Eiweiß enthalten.

Abendessen
Die restlichen 35% des Energiebedarfs sollten abends vor 19 Uhr eingenommen werden. Je nach Training variierend, sind es nach einem Krafttraining überwiegend Eiweiß und bei einem Ausdauertraining mehr Kohlenhydrate.

Fett 30%
Omega 3, Kokosöl, Butter

Eiweiß 30%
Fleisch, Fisch, Milchprodukte

Kohlenhydrate 40%
Obst, Gemüse, Rohkost, Reis, Kartoffeln, Nudeln, Getreide

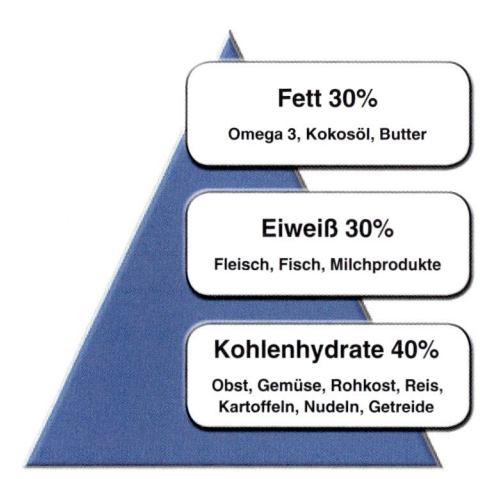

Die Lebensmittelpyramide

Muskelvitalstoffe

Zink
(z. B. in Austern, Rindfleisch, Thunfisch, Putenbrust, Spinat, Bohnen, Vollkornbrot)
Das Zink fördert den Muskelaufbau und das Immunsystem. Es sorgt als »Bodyguard« für die Vernichtung von freien Radikalen und damit für ein schnelles Abklingen einer entstehenden Erkältung. Heilprozesse bei Wunden und Verletzungen werden durch Zink beschleunigt.

Magnesium
(z. B. in Hülsenfrüchten)
Das Magnesium unterstützt den Aufbau von Knochen und Zähnen und verbessert das Nervensystem. Es fördert auch die Entspannung der Muskulatur und verhindert Krämpfe. Durch starkes Schwitzen geht viel Magnesium verloren.

Calcium
(z. B. in Milch, Joghurt, Käse, Quark, Hülsenfrüchten)
Das entscheidende Mineral für die Funktion der Muskeln und Nerven ist das Calcium. Es hat auch Einfluss auf den Aufbau der Kohlenhydratspeicher, die Regulation des Wasserhaushalts, die Regulierung und Festigung des Herz-Kreislaufsystems und auf die Koordinationsfähigkeiten. Beim Schwitzen geht sehr viel Calcium verloren.

Kalium
(z. B. in Bananen, Hülsenfrüchten, Spinat)
Unterstützt den Stoffwechsel, insbesondere zur schnellen Auffüllung des Kohlenhydratspeichers. Kalium reguliert den Wasserhaushalt und unterstützt die Muskelfunktion. Beim Schwitzen geht viel Kalium verloren.

Phosphor
(z. B. in Fleisch, Fisch)
Fördert den Stoffwechsel und die schnelle Energiebereitstellung.

Eisen
(z. B. in Rindfleisch, Geflügel, Linsen, Brokkoli)
Große Bedeutung hat Eisen für den Transport von Sauerstoff zu den Arbeitsmuskeln und zur Energiegewinnung bei der Ausdauerleistung.

Kreatin
(z. B. Matjes, Lamm)
Kreatin verbessert die Sauerstoffaufnahmekapazität des Blutes und verzögert die Ermüdung. Es besitzt eine muskelbildende Wirkung und erhöht die Leistungsfähigkeit im kurzzeitigen Kraftsport. Kreatin kommt in Nahrungsmitteln nur geringfügig bei Fleisch und Fisch vor. Der Organismus produziert das Kreatin in geringen Mengen selbst. Kreatin ist als Nahrungsmittelergänzung verfügbar. Eine Kreatin-Kur (20 Gramm/Tag über fünf Tage, danach drei Gramm/Tag) kann im Kraftsportbereich eine Leistungsverbesserung bis zu 10% bewirken. Je größer der Kreatinspeicher ist, desto mehr kann schnell verfügbare Energie erzeugt werden.

L-Carnitin
Eine wichtige Rolle im Fettstoffwechsel und der sportlichen Belastungs- und Regenerationsfähigkeit spielt L-Carnitin. Es besteht aus den essenziellen Aminosäuren Lysin, Methionin und den Vitaminen C, B3, B6, B12, Folsäure und Eisen.

Jod (Meeresfisch, Jodsalz)
Der Körper benötigt Jod zur Funktion der Schilddrüse und zur Herstellung von zwei wichtigen Hormonen für die Schilddrüse. Die zwei bekanntesten Hormone, die in der Schilddrüse gebildet werden, heißen Trijodthyronin (T3) und Thyroxin (T4). Beide haben einen Jodanteil. Sie steuern den gesamten Stoffwechsel und beeinflussen das Wohlbefinden. Das Jod wird zu 2/3 in der Schilddrüse gelagert. Der tägliche Bedarf liegt bei 200 µg. Bei anhaltendem Jodman-

gel entsteht durch Schilddrüsenvergrößerung ein Kropf. Beim Sport wird durch den Schweiß sehr viel Jod ausgeschieden, pro Liter Schweiß etwa 10 µg Jod.

Stärkung der Widerstandskraft
Für eine höhere Widerstandsfähigkeit des Körpers sorgen die Antioxidanzien Vitamin C und E sowie die Spurenelemente Zink und Selen. Sie bekämpfen die freien Radikale und stärken das Immunsystem.

Unterstützung der Leistungsfähigkeit
Der Vitamin B-Komplex sowie L-Carnitin und das Coenzym Q10 fördern den Energiegewinnungsprozess.

Verkürzung der Regenerationszeit
Die Regeneration wird durch Kalium (Förderung der Glykogeneinlagerung) und Zink (Zellneubildung) sowie L-Carnitin und Vitamin E beschleunigt.

Schlaf ist zur Regeneration sehr wichtig. Pro 20 km Zusatzlauftraining/Woche wird ca. 30 Minuten zusätzlicher Schlaf pro Tag benötigt. Wichtig ist, dass der Zusatzschlaf vor Mitternacht erfolgt.

Ernährungs-Bewusstsein

Ein Ernährungs-Bewusstsein bezieht sich auf die Informationsauswertung, welches Nahrungsmittel in welchen Mengen welchen Brennwert liefert und aus welchen Nährwerten es besteht.

Viele Nahrungsmittel sind auf der Verpackung mit der spezifischen Zusammensetzung von Fett, Eiweiß, Kohlenhydrate und Brennwert pro 100 Gramm Lebensmittel gekennzeichnet. So kann die Auswahl und Menge von Nahrungsmitteln bewusst gesteuert werden. Falls diese Angaben fehlen, bieten Ernährungswerttabellen diese Information.

Der persönliche, durchschnittliche Energiebedarf muss bekannt sein. Falls nicht, kann dieser über den Energieverbrauch definiert bzw. herausgefunden werden, bei welchem das Körpergewicht unverändert bleibt.

Vermeidung von Nährstoffen
Eine Sporternährung sollte auf folgende Nahrungsprodukte weitgehend verzichten:
– Zucker, zuckerhaltige Speisen und Getränke, Süßwaren
– Produkte aus stark gemahlenen Mehlen wie Weißbrot, Kuchen, Kekse, Toast
– Speisen mit viel gesättigten, tierischen Fetten
– Alkohol
– Margarine

Elektrolytgetränke
Die Elektrolytgetränke werden auch ISO-Getränke genannt. Sie sind ein Gemisch aus flüssigen Kohlenhydraten und sorgen für eine konzentrierte, schnelle Kohlenhydrat-Zufuhr in flüssiger Form. Die ISO-Getränke werden bei Lauf-Veranstaltungen, oft bei den Getränkestationen, zusätzlich angeboten. Es erfolgt damit eine Beschleunigung der Energieaufnahme direkt durch den Dünndarm. Ein Elektrolytgetränk ist ein Gemisch aus 0,5 Gramm/Ltr. Natrium, 6%/Ltr. Glukose und Wasser. Die ISO-Getränke ent-

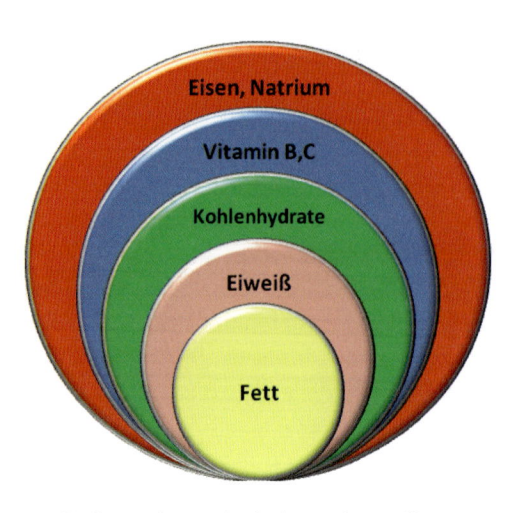

Die fünf Hauptbestandteile der Läufer-Ernährung

sprechen damit dem osmotischen Druck des Blutes = Isotonie («gleich viel«). Deshalb werden die gelösten Energiestoffe in ISO-Getränken sofort aufgenommen.

Bier ist ein bei Läufern sehr beliebtes ISO-Getränk. Ohne Alkohol ist Bier eines der besten Elektrolytgetränke während und nach dem Lauf. Es bietet ein gutes Verhältnis zwischen Wassergehalt, Kohlenhydraten und Gesamtkalorien. Bier liefert besonders schnell Energie, beinhaltet Mineralstoffe, es schmeckt gut, ist bekömmlich und leicht verdaulich. Die TU München bestätigte durch eine wissenschaftliche Studie die hervorragende Wirkung von alkoholfreiem Bier als Elektrolytgetränk für Ausdauersportler. Schon Emil Zàtopek ließ sich beim Marathon-Wettkampf teilweise Bier statt Wasser reichen.

Soll/Ist Abweichung von Vitaminen und Mineralien bei Sportlern

Der Olympiastützpunkt Rhein/Ruhr führte eine Nährstoffanalyse bei 40 Leistungs- und Freizeitsportlern über den Zeitraum von einer Woche durch. Dies ergab einen aktuellen Überblick über die aufgenommenen Kalorien, Mineralstoffe und Vitamine der Sportler.

Leistungssportler waren zwei bis drei Stunden und Freizeitsportler eine Stunde pro Tag sportlich aktiv. Die Vitaminwerte betrugen im Durchschnitt unter 68% und die Mineralwerte unter 74% der Sollwerte. Die Nährstoffwerte der Freizeitsportler waren noch schlechter als die der Leistungssportler. Die Untersuchungsergebnisse zeigen auch, dass es nicht ganz einfach ist, die benötigte Nährstoffdichte für Vitamine und Mineralien durch gesunde Ernährung zu erhalten.

Die Nährstoffdefizite führen zu einer verminderten sportlichen Leistungsfähigkeit, sowohl im Ausdauer- als auch im Kraftbereich.

Mischkostempfehlung

Um auf die empfohlenen Mengen der Vitamin und Mineralstoffe zu kommen, sollte pro Tag folgende Nahrung aufgenommen werden:
  5 Stück Obst (Banane/Orange/Kiwi)
  300 Gramm Vollkornbrot
  50 Gramm Meer-Fisch (wegen Jod-Anteil)
  1 Liter Milch (max. 1,5% Fett)
  1 Salat, 100 Gramm
  1 Gemüse, 100 Gramm Brokkoli/Grünkohl/Mohrrüben
  200 Gramm Fleisch und Wurst (fettarm)
  100 Gramm Nudeln/Reis oder Kartoffeln
  1,5 Liter Mineralwasser

Ein Problem besteht bei dem Mineral Jod sowie bei den Vitaminen, B12, B1, E und Folsäure. Falls die Ernährung es nicht ermöglicht, die vorgegebenen Nährstoffe abzudecken, bieten sich Nahrungsergänzungsmittel an.

Eine Software zur Bestimmung der Nährstoffanalyse pro 100 Gramm Lebensmittel in nahezu alle Bestandteile gibt es unter www.3lands.ch. mit dem Programm »Ambrosia«.

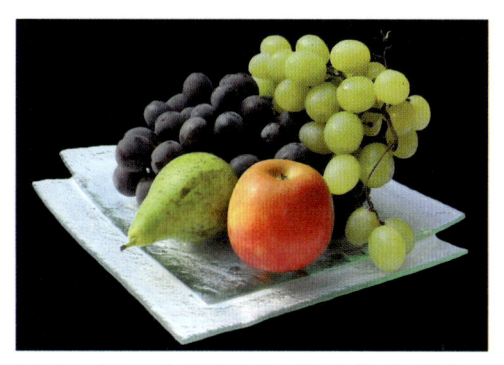

Mischkost vervollständigt die Nährstoffe für Läufer

Die nachfolgende Tabelle zeigt die Nährwertanalyse von o.g. Beispiel. Über den Zeitraum von einer Woche betrachtet wird erkenntlich, dass es mit einer gesunden Mischkost möglich ist, die Nährwertvorgabe überwiegend zu erfüllen.

Mineralstoffe

Vitamin	Empfohlene Menge pro Tag in Milligramm		Erreichung des Sollwerts in %		Vorkommen
	Leistungs-sport	Freizeit-sport	Leistungs-sport	Freizeit-sport	
Natrium	2000	1600	102	93	Lachs, Wurst, Käse, Oliven, Salz
Zink	20	15	88	94	Austern, Muscheln, Vollkornbrot, Lamm, Fisch Leber, Weizen, Eier, Käse, Spinat
Magnesium	700	500	86	93	Kleie, Grüngemüse, Nüsse, Mineralwasser, Milch, Vollkorn, Fleisch
Calcium	2000	1600	74	75	Milch, Mineralwasser, Brokkoli, Obst
Eisen	20	16	74	70	Vollkorn, Fleisch, Geflügel, Leber, Salzhering, Obst, Brokkoli, Erbsen
Kalium	5000	4300	65	65	Milch, Obst, Salat, Fisch, Fleisch, Geflügel
Jod	0,20	0,15	31	29	Fisch, Meeresfrüchte, Jodsalz, Milch, Feldsalat
Phosphor	2500	2000	60	67	Kleie, Milch, Fisch, Fleisch, Käse

Oben und unten: Nährwerterreichung von Leistungs- und Freizeitsportlern

Rechte Seite: Nährwerterreichung mit richtig dosierter Mischkost

Vitamine

Vitamin	Empfohlene Menge pro Tag in Milligramm		Erreichung des Sollwerts in %		Vorkommen
	Leistungs-sport	Freizeit-sport	Leistungs-sport	Freizeit-sport	
A, Retinol	3	2,5	80	75	Früchte, Eigelb, Gemüse, Milch, Fisch
E	25	20	102	88	Pflanzenöl, Getreide, Nüsse, Erbsen, Grünkohl, Eier, grünes Gemüse
C	250	200	53	51	Obst, Gemüse, Kartoffeln, Salat, Zitrusfrüchte
D	5 µgr	4 µgr	33	19	Lachs, Hering, Leber, Lebertran, Aal
Folsäure	0,54	0,47	39	38	Getreide, Kohl, Soja, Geflügel, Obst
B12	5 µgr	3 µgr	103	88	Lachs, Rind, Eier, Milch, Leber
Niacin, B3	35	30	116	85	Vollkorn, Erbsen, Fleisch, Fisch
B1	3	2,5	73	72	Vollkorn, Obst, Schweinefleisch, Nüsse, Kartoffeln, Geflügel, Hülsenfrüchte
B2	3	2,5	63	60	Milch, Getreide, Leber, Käse, Brokkoli
B6	3	2,5	64	61	Obst, Milch, Eier, Fleisch, Lachs, Vollkorn, Soja, Kartoffeln
Beta-Carotin	4	3,2	52	25	Grünes Gemüse, Pfirsich, Karotten
Pantothensäure	8	6	51	25	Milch, Rindfleisch, Getreide, Obst, Eier, Broccoli, Blumenkohl
Biotin, B7	90 µgr	70 µgr	53	49	Milch, Obst, Nüsse, Soja, Kartoffeln

Ernährungs-Bewusstsein

Vitamine	kcal	Sollwert in µg	1 Liter Milch 480	300 g Vollkornbrot 562	50 g Lachs 69	1 Frühstücksei 92	1 Banane, 2 Kiwi, 2 Orangen 265	1 Ackersalat, 100 g 14	200 g Rinder-Steak Filet 242	100 g Salzkartoffeln gekocht 70	1,5 l Mineralwasser 0	100 g Brokkoli 23	1817 Summe	Delta	Versorgung %
A, Retinol		3	0,7	0	0,01	0,7	0,2	0,7	0,04	0	0	0,14	2,5	-0,5	83%
E		25	0,8	5,0	2,2	2,4	2,6	1,2	1,9	0,1	0	1,3	17,5	-7,5	70%
C		250	17	0	0	0	180	35	0	12,3	0	61	305,3	55,3	122%
D		5 µg	1,7	0	9	1,8	0	0	0	0	0	0	12,5	7,5	250%
Folsäure		540 µg	50	140	10	40	90	70	20	20	0	0	440	-100	81%
B12		5 µg	0	0	1,5	1	0	0	2	0	0	0	4,7	-0,3	94%
Niacin, B3		35	0,9	9,0	6,6	1,9	2,6	1,1	26,2	0,9	0	1,9	51	16	146%
B1		3	0,40	0,30	0,07	0,06	0,34	0,07	0,20	0,09	0	0,06	1,59	-1,41	53%
B2		3	1,8	0,30	0,07	0,2	0,2	0,08	0,3	0,04	0	0,12	3,1	0,11	104%
B6		3	0,5	0,46	0,31	0,66	0,6	0,25	0,38	0,22	0	0,12	3,5	0,5	117%
B-Carotin, A		4	0,08	0,12	0	0	0,9	3,9	0	0	0	0,81	5,81	1,81	145%
Pantothensäure		8	3,5	1,6	0,4	0,96	0,9	0,2	2	0,3	0	0,96	10,8	2,8	135%
Biotin, B7		90 µg	30	14	4	15	27	1	0	9	0	0	100	10	111%

Mineralien	Sollwert												Summe	Delta	Versorgung %
Natrium	2000		500	1690	26	86	1	7,8	84	2	180	15	2592	592	130%
Zink	20		3,8	7,2	0,5	0,8	1,1	0,98	8,8	0,3	0,1	0,6	24,18	4,18	121%
Magnesium	700		120	172	16	7	88	96	44	19	165	23	750	50	107%
Calcium	2000		180	66	7	34	110	122	6	6	525	112	2168	168	108%
Eisen	20		0,5	8	0,5	1,3	2,5	2,3	4,6	0,4	0	1,2	21,3	1,3	107%
Kalium	5000		1500	866	155	88	1090	803	680	0,3	60	298	5540	540	111%
Jod	200 µg		80	20	20	0	0	8	0	0		10	138	-62	69%
Phosphor	2500		930	692	126	130	95	109	320	47		79	2528	28	101%
Mangan	8		0,05	6,8	0,01	0,02		0,77	0,04	0,12		0,25	8,06	0,06	101%

Nährwert	Sollwert												Summe	Anteil	
Eiweiß in g	150		34	19,4	9,7	7,7	4,6	1,8	42	2	0	3,2	124,4	31%	
Kohlenhydrat in g			49	112	0	0,4	61	0,7	0	15	0	1,9	240	60%	
Fett in g			16	3	3,4	3,6	0	0,4	8	0,1	0	0,2	34,7	9%	
													399,1		

25. Mentaltraining für Läufer – Die Kraft der Gedanken

Nicht wenigen Freizeit- und Hochleistungssportlern bereitet es Schwierigkeiten, ihre sportliche Leistungsfähigkeit im Wettkampf zu 100% freizusetzen. Negative Nervosität und Anspannung sind die Hauptursachen für eine Leistungsblockade oder Fehlverhalten im Wettkampf. Mit Sport-Mentaltraining können die Gedanken und die innere Einstellung von Unsicherheit befreit und auf Selbstsicherheit verändert werden.

Jeder kennt so einen Moment von Druck, Versagensangst, Demotivation oder Prüfungsstress. Dies führt oft dazu, vorhandenes Potential oder Wissen nicht abrufen zu können, obwohl wir hinterher spüren, wie sicher wir in dem Gelernten oder Trainierten sind. Bei zu großer Aufregung kann die innere Anspannung eine Blockade hervorrufen, die ein natürliches und spontanes Handeln in einer entsprechenden Situation verhindert.

Mit einer negativen Anspannung und Nervosität ist die persönliche, sportliche Höchstleistungsfähigkeit oft nicht erfolgreich abrufbar. Deshalb ist eine mentale Selbstregulierung wichtig, um in Stresssituationen oder bei Herausforderungen unsere Gedanken und die innere Haltung positiv zu beeinflussen. Es ist erlernbar, auf Abruf seine psychischen, inneren Kräfte freizusetzen.

Sportmentaltraining ist die Beschleunigung von Erfolg. Ein Lernprozess mit klaren Zielen zur Entwicklung der persönlichen Strategievielfalt mit Lösungswegen für »Worst Case«-Szenarien im Training und/oder Wettkampf.

Mentale Hindernisse sind zum Beispiel: Selbstüberschätzung/Unterschätzung, Verspannungen, unerwartete Ablauf- oder Umgebungsbedingungen im Wettkampf, keine optimale Erwärmungszeit, Stimmungskiller, stressiges Umfeld, zusätzliche Nervosität, schlecht geschlafen, negative äußere Einwirkungen, Wetter usw.

Bei der Korrektur von persönlichen mentalen Hindernissen wird individuell auf die Persönlichkeit, Bedürfnisse und die Ziele des Athleten eingegangen. Dazu werden bestimmte Mechanismen und mentale Techniken angewendet, die zu einer Gelassenheit und Selbstsicherheit des Athleten führen und blockierte Kräfte freisetzen.

Analyse: Zunächst muss der Ist- und der Soll-Zustand analysiert werden. Was ist der Stand der aktuellen sportlichen Planung und was ist die Zielsetzung? Was sind die wichtigsten persönlichen Fähigkeiten? Welche Dinge laufen optimal? Welche persönlichen Eigenschaften reduzieren den sportlichen Erfolg und wie wirkt sich das aus? Wie gut sind die Körperwahrnehmung, die Koordinationsfähigkeiten und das Körperbewusstsein? Wie hoch ist die Konzentration und Motivation? Welcher Mental- und Motivationstyp ist der Athlet? Was sind die Ängste und Sorgen des Athleten? Was sind die realistischen nächsten Ziele?

- Selbstregulation "Flow"
- Gedankentraining
- Energie-Vernichter
- Körperwahrnehmung

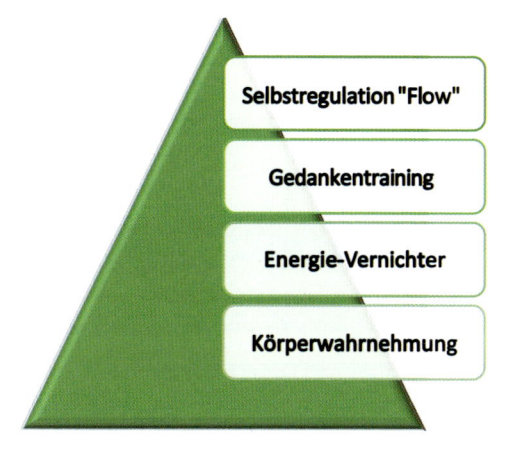

Die Tools des Mentaltrainings

Diese Beispiele in der Mental-Analyse und gezielte Tests zeigen die Situation auf, in der sich der Athlet hinsichtlich der Konzentration und Koordination befindet. Nach der Analyse werden die Kernziele definiert und das Sportmentaltraining für den Athleten angepasst.

Mentale Tools

1. Selbstregulation – Erzeugung des optimalen Spannungsfeldes

Das optimale Spannungsfeld ist der mentale Bereich, in dem man sich »frei fühlt«, um die persönliche Bestleistung im Training und Wettkampf zu realisieren. Dieser Bereich wird auch als »FLOW« bezeichnet und kann gezielt trainiert werden. Dabei ist es wichtig, sein Niveau von Überforderung und Unterforderung genau zu kennen.

Der Leistungsabruf im Bereich der Über- und Unterforderung wirkt sich auf die Psyche aus, wie z. B. Nervosität, Stress, Ärger, Angst, Druck oder Demotivation. Je mehr Negativ-Kreisläufe, ob fremd- oder eigenbestimmt, auf den Athleten einwirken, desto intensiver speichert er diese Negativ-Mechanismen im Unterbewusstsein. Dies nimmt Einfluss auf den Körper, wie z. B. verkrampfte Muskulatur, Fehlbelastung, unnötig hoher Energieverbrauch, Atem- oder Pulsveränderung.

Durch das Training der bewussten Selbstregulation wird die innere Balance beim Mentaltraining positiv beeinflusst. Der Sportler lernt, sich punktgenau mit mentalen Techniken und Übungen zu aktivieren oder zu entspannen.

Die Auswirkungen machen sich vielseitig bemerkbar, z. B. in der Trainingsqualität und der inneren Einstellung, dem Bewegungsablauf, der Regenerationsfähigkeit, der Schlafqualität und Motivation, dem Wohlbefinden oder der Stimmung.

2. Gedankentraining

Ein Athlet kann, innerhalb seiner persönlichen Leistungsfähigkeit, durch bewusste Lenkung der Gedanken und dem entsprechenden Handeln, fast alles erreichen. Die Voraussetzung dazu ist die Bereitschaft zur Optimierung, Veränderung sowie das Interesse für sich selbst. Das Verstehen, wie die Gedanken uns steuern sowie der Wille, sein wahres Potential kennen zu lernen, sind Bestandteile des Gedankentrainings.

Unsere Gedanken lenken unseren Erfolg. Manchmal sind es nur Nuancen der Veränderung in der inneren Einstellung, die eine große Auswirkung auf die Leistung, die Bewegungsabläufe oder den Wettkampfmodus bewirken.

Es gibt Gedanken, die uns vorantreiben und motivieren. Aber es gibt auch Gedanken, die uns bremsen und demotivieren, so dass wir deshalb oft weit unter unseren Möglichkeiten bleiben.

Ein Beispiel: Denken wir an eine negative Situation, Atmosphäre oder Person, dann spiegelt sich das sofort in unserer Mimik und Haltung wieder, alleine nur der Gedanke. Wenn wir an eine positive Person, Situation, Atmosphäre oder an ein bestärkendes Erlebnis wie z. B. den Sonnenaufgang in den Bergen denken, das letzte erreichte Wunschziel oder an Personen, die uns gut tun, dann nehmen wir sofort eine sichtlich positive Haltung und Gesinnung an.

Diese Beispiele lassen sich auf »Knopfdruck« abrufen und so kann die innere Haltung sofort beeinflusst werden. Welcher Gedanke welche Wirkung auf den Einzelnen hat, ist sehr individuell und beinhaltet die persönliche mentale Navigation. Das Wissen darüber, wie man bei was, wann und wie reagiert, werden analysiert und sind die Stellschrauben im Sport-Mentaltraining.

3. Energie-Vernichter eliminieren

Vielen Athleten fällt es schwer, die Mechanismen, die sie ausbremsen oder blockieren, abzuschalten. Im Sportmentaltraining geht es darum, alle Energie-Vernichter aufzudecken, zu neutralisieren und wenn möglich in Energie umzuwandeln. Dadurch wird das Selbstvertrauen, das Potential und die gesamte Leistungsqualität verstärkt. Oft sind unsere größten Energie-Vernichter von uns selbst gemacht.

Beispiele:
Negative Einstellungen: schlechte Wetterbedingungen, frühes Aufstehen, im Dunkeln trainieren, negative Umgebung, ich fühle mich nicht fit, Perfektionismus, zu hoher Ehrgeiz, Probleme im Job oder Privat usw.

Eine mentale Technik lautet: »Den Energie-Vernichter zum Freund machen«, durch antrainieren von Willenskraft-Argumenten gegen Verstandsausreden.

Wetter: Jedes Wetter hat auch seine schönen Seiten. Seinen Körper darin zu trainieren und damit umzugehen stärkt ihn.
Frühes Aufstehen: Der persönliche Kick-Off in den Tag, er wird zum Power-Day und man hat abends Zeit für anderes.
Im Dunkeln trainieren: Das ist interessant, mit der Stirnleuchte sieht die Welt mal ganz anders aus.
Die Umgebung ist langweilig: Den Focus auf ein Fahrtspiel lenken oder auf ein bewusstes Körperscanning.
Ich fühle mich nicht fit: Meist zeigt sich nach zwei Kilometer einlaufen, dass man jeden Tag zu seinem Tag machen kann, und nach dem Laufen geht es mir immer besser als vorher.
Fehlerhafte Bewegungsabläufe bekomme ich nie verändert: Eine gezielte, individuell abgestimmte Visualisierung schafft neue Verknüpfungen zur Bewegung und ermöglicht eine schnelle Korrektur.
Perfektionismus oder zu hoher Ehrgeiz: Realistisch filtern, was ist ein Unterstützer und was ist ein Energie-Vernichter. Lernen, ein fairer Trainer zu sich selbst zu sein.

4. Körperwahrnehmung/ Körperbewusstsein

Einer der größten Bereiche im Sportmentaltraining ist die Körperwahrnehmung, die Wahrnehmung der eigenen Körpersignale und das Erlernen von Körperbewusstsein. Dazu zählt das gezielte ansteuern, das bewusste anspannen, das aktive lockerlassen und das entspannen der Muskulatur, aber auch die Regenerationsfähigkeit, die Schlafqualität, der Umgang mit Stress oder der Umgang mit Wettkampfsituationen.

Durch Training oder Übungen unter wettkampfähnliche Bedingungen lernen wir gezielt zu reagieren, im optimalen Spannungsfeld zu agieren und mit mentaler Stärke Leistung auf dem Punkt abzurufen.

Dazu helfen laufspezifische Übungen, Ausgleichsbewegungen und Koordinationsübungen.

Das Ziel von Mentaltraining ist, eine Vielfalt von Strategien und Lösungen zu erfahren und anzuwenden und somit immer neue Nervenzellen zu bilden und Synapsen zu verknüpfen.

Die Körperwahrnehmung bewirkt das Erkennen der Körpersignale, um unter wettkampfähnlichen Bedingungen schnell darauf reagieren zu können. Dies kann durch laufspezifische Übungen, aber auch mit Ausgleichsbewegungen oder Koordinationsübungen trainiert werden.

Mit Körperwahrnehmungstechniken werden Regulationsmechanismen aktiviert, welche die Atmung, Bewegung, Gedankenfokussierung und persönliche Affirmation unterstützen.

Eine Aktivierungstechnik von persönlichen Motivationsfaktoren (neural, physisch und psychisch) hilft zur gezielten mentalen Beeinflussung.

Entspannungsmethoden wie Muskelentspannung, Joga oder Sinnes-Therapie mit Farben, Düften oder Klängen helfen dabei, innere Kräfte freizusetzen. In Summe ergibt sich daraus eine mentale Strategie, welche auf die individuellen positiven Reizwirkungen eines Athleten abgestimmt sind.

Fazit

Mentale Stärke ist erlernbar. Mentale Strategien und Techniken sind schon zu Beginn des ersten Trainings einsetzbar. Sport-Mentaltraining ist ein selbstbestimmter Lernprozess, der Kontinuität benötigt.

Niederlagen werden zu Chancen und stärken uns mental. Sie bieten uns die Möglichkeit, eine Vielzahl an Strategien zu entwickeln, die uns wieder aufstehen lassen oder gar nicht erst in negative Kreisläufe bringen.

Gedanken sind eine innere Kraft, die wir beeinflussen können, um unsere sportliche Leistung zu verbessern.

Mentales Training für Läufer ist ein wichtiges Tool, die Körperwahrnehmung und das Körperbewusstsein durch Strategien und Regulationsmechanismen zu stärken.

Energie-Vernichter aufzudecken, negative Einflüsse in positive Energie umzuwandeln, sich selbst realistische Ziele zu setzen, das erhöht die Trainingsqualität, den Laufgenuss und den sportlichen Erfolg.

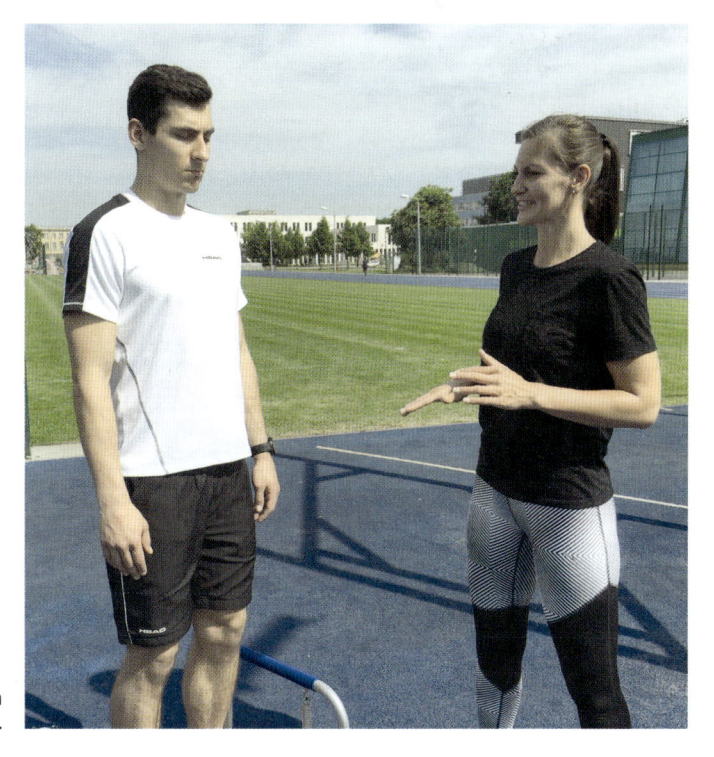

Nicole Paul als Mentaltrainerin motiviert zur Höchstleistung.

26. Lauf-Stars

Viele erfolgreiche Langstreckenläufer finden in jungen Jahren den Einstieg über das Crosslaufen oder den Straßen- oder Bahnlauf in den 5.000-m- und 10.000-m-Lauf. Wenn sie dort ihre Leistungsgrenze erreicht haben, wechseln sie meist zur Halbmarathon- und Marathonstrecke. Dadurch steigern sie sich oft sehr stark und finden dabei zu ihrer Höchstleistung.

Paavo Nurmi
Neun olympische Goldmedaillen und 24 Weltrekorde

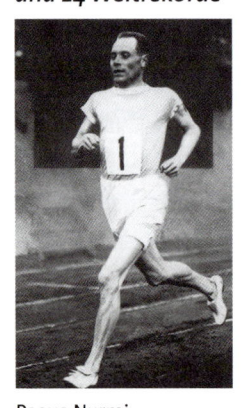

Paavo Nurmi

Zwischen 1920 und 1928 gewinnt der aus Helsinki stammende Paavo Nurmi bei den Olympischen Spielen 12 Medaillen, davon neun Goldmedaillen. Sein Husarenstück gelingt ihm bei den Olympischen Spielen 1924 in Paris. Dort läuft er im 1.500-m-Lauf einen Weltrekord in 3:52 min und nur 55 Minuten später verbessert er im 5.000-m-Lauf seinen eigenen Weltrekord in 14:28 Minuten. Bis 1931 erzielt er insgesamt 24 Weltrekorde von 1.500 Metern bis zum Stundenlauf (19.210 Meter). Paavo Nurmi wird 1932 wegen einer hohen Spesenabrechnung der Amateurstatus aberkannt. Seine Karriere ist mit 35 Jahren beendet.

Emil Zatopek
Olympiasieger über 5.000 m, 10.000 m und Marathon

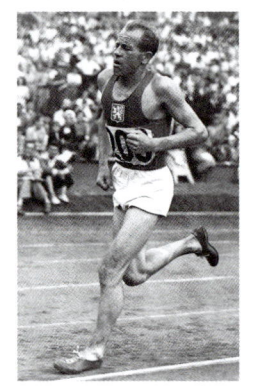

Emil Zatopek

Der Läufer und Trainer Jan Halua entdeckt Emil Zatopek als talentierten Läufer. Er trainiert ihn mit der von ihm entwickelten neuen Methode, dem Intervalltraining. Emil Zatopek bricht dann 1944, innerhalb von 16 Tagen, drei nationale Rekorde – im 3.000-Meter-Lauf (8:38,8 min), über 5.000 Meter (14:55 min) und über 2.000 Meter (5:33,4 min). Danach zieht es Zatopek vor, allein zu trainieren. Die erste Goldmedaille erhält er 1948 bei den Olympischen Spielen in London im 10.000-m-Lauf, in 29:59,6 Minuten mit neuem olympischen Rekord. Im 5.000-Meter-Lauf gewinnt er die Silbermedaille. Von da an wird er, auch wegen seines eigenwilligen Laufstils, als »tschechische Lokomotive« bezeichnet. Bei den Olympischen Spielen 1952 in Helsinki gelingt ihm die Sensation. Er gewinnt drei Goldmedaillen, jeweils im 5.000-m-Lauf, 10.000-m-Lauf und im Marathon.

Emil Zatopek gewinnt bei den Europameisterschaften 1954 in Bern die 10.000 Meter in 28:58,0 Minuten. Er ist damit der erste Mensch, der die 10.000 Meter unter 29 Minuten läuft.

	5.000 Meter-Lauf		
1	**Emil Zatopek**	TCH	14:06,6 min
2	Alain Mimoun	FRA	14:07,4 min
3	Herbert Schade	GER	14:08,6 min

	10.000 Meter-Lauf		
1	**Emil Zatopek**	TCH	29:17,0 min
2	Alain Mimoun	FRA	29:32,8 min
3	Alexandr Anufrijew	URS	29:48,2 min

	Marathon		
1	**Emil Zatopek**	TCH	2:23:03 h
2	Reinaldo Gorno	ARG	2:25:35 h
3	Gustaf Jansson	SWE	2:26:07 h

Die Ergebnisse der Olympischen Spiele 1948

Emil Zatopek hat das Intervalltraining weltweit bekannt gemacht, was er bis zum Exzess betrieb (z. B. 40 x 400 Meter). Er wird auch bekannt durch seine bemerkenswerten Zitate wie »Vogel fliegt, Fisch schwimmt, Mensch läuft« oder »Wenn Du laufen willst, dann laufe eine Meile, wenn Du aber ein neues Leben beginnen willst, dann laufe einen Marathon«.

Waldemar Cierpinski
2x Olympisches Gold im Marathon

Als einziger Europäer gewinnt Waldemar Cierpinski aus Ost-Deutschland zweimal Gold im Marathon bei den Olympischen Spielen. Zunächst 1976 in Montreal in 2:09 h, als er Frank Shorter bei km 34 überholt, sowie 1980 in Moskau, in einer Zeit von 2:11 h.

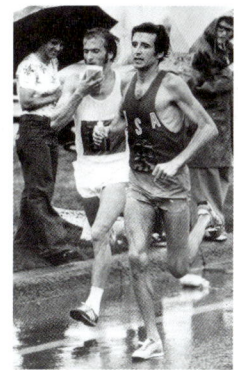

Waldemar Cierpinski überholt Frank Shorter beim olympischen Marathon 1976 in Montreal.

Yiannis Kouros
Der griechische Lauf-Gott

Der weltweit erfolgreichste Ultraläufer ist bis heute der Grieche Yiannis Kouros aus Tripoli. Er beginnt seine Laufkarriere zunächst mit Marathon laufen, womit er mit 27 Jahren in einer Laufzeit von 2:25 h erfolgreich ist.

Als er von der bevorstehenden neuen Laufveranstaltung »Spartathlon« hört, trainiert er für die Ultralaufstrecke. Er lebt in armseligen Verhältnissen und will die erste Austragung des Spartathlon unbedingt gewinnen, um berühmt und unabhängig zu werden. Dieser Lauf ist jedoch besetzt mit internationalen Eliteläufern und verläuft über 246 km von Athen nach Sparta, bei über 35 Grad Hitze tagsüber und Anstiegen von in Summe 3.200 Höhenmetern.

Er gewinnt 1983 diesen Lauf tatsächlich, in einer unglaublichen Zeit von nur 21:53 Stunden. Sein Vorsprung beträgt drei Stunden zum Zweiten und er wird nun schlagartig weltberühmt. Yiannis Kouros siegt auch bei den nachfolgenden drei Spartathlon-Veranstaltungen, mit einer Bestzeit von 20:25 Stunden. Seine Spartathlon-Läufe sind bis heute die vier besten Laufzeiten in der Geschichte dieser Veranstaltung.

Nach seinem ersten Spartathlon-Sieg läuft er 1984 in New York den 6-Tagelauf. Er erreicht dabei eine Distanz von 1.022,068 km mit Weltrekord und erringt dabei 15 weitere Weltrekorde auf den Zwischendistanzen der Strecke. Im selben Jahr läuft er auch einen 24-h-Lauf über eine Strecke von 284,850 km, ebenfalls neuer Weltrekord. Ein Jahr später läuft er in Australien die 960 km lange Strecke von Sydney nach Melbourne in nur 5 Tagen, 5 Stun-

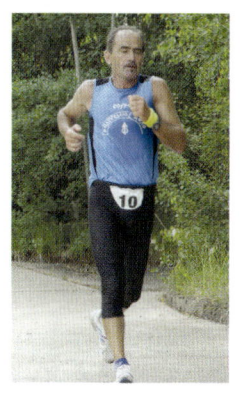

Yiannis Kouros beim 24-h-Lauf

den und 7 Minuten, mit einem Vorsprung von 24 Stunden zum Zweiten Läufer.

Yiannis Kouros läuft 25 Jahre lang auf Weltklasseniveau alle Ultradistanzen und schafft Lauf-Leistungen, die bis heute unerreicht sind.

Er hält bis heute alle Weltrekorde oberhalb der 100-Meilen-Distanz.

Seine Rekorde:
- 24-h-Lauf: 303,306 km,
- 48-h-Lauf: 473,495 km,
- 6-Tage-Lauf: 1.036,495 km,
- 10-Tage-Lauf: 1.551,4 km,
- 1.000 km: 5 T 2 h 27 min,
- 1.000 Meilen: 10 T 10 h 30 min.

Dieter Baumann
Erster deutscher Olympiasieger im 5.000-Meter-Lauf und Deutscher Rekord im 3.000-m-, 5.000-m- und 10.000-m-Lauf

Allein auf nationaler Ebene gewinnt der aus Tübingen stammende Dieter Baumann 40 Meistertitel auf Strecken von 1.500 Meter bis 10.000 Meter und im Crosslauf. Er ist einer der besten Langstreckenläufer Deutschlands.

Bereits 1988 gewinnt Dieter Baumann bei den Olympischen Spielen in Seoul die Silber-Medaille im 5.000-Meter-Lauf in 13:15,52 min. Er ist zu dieser Zeit das größte Talent der deutschen Langstrecken-Läufer.

Vier Jahre später gelingt es ihm bei den Olympischen Spielen in Barcelona 1992 tatsächlich, im 5.000-Meter-Lauf Gold zu gewinnen. Bei einem sensationellen Spurtfinale nutzt er, von seinen Wettbewerbern auf Platz 5 eingekesselt, den Bruchteil einer Sekunde, um 100 Meter vor dem Ziel aus einer Lücke auszubrechen. Er spurtet die letzten 100 Meter in 11,9 Sekunden zum Ziel und lässt alle hinter sich. Seine Siegerzeit: 13:12:52 Minuten vor Paul Bitok aus Kenia (13:12:71 min) und Fita Bayisa aus Äthiopien (13:13:03 min). Es war ein Jahrhundert-Lauf, wie er spannender, dramatischer und gerechter nicht sein konnte.

Im 5.000-m-Lauf wird Dieter Baumann 1994 Europameister in Helsinki. Im Jahre 1997 gewinnt er den 5.000-m-Lauf in Zürich in 12:54,70 Minuten, mit deutschem Rekord, der noch immer besteht. Diese Laufzeit ist nur 10 Sekunden über dem Weltrekord von Haile Gebrselassie, der diesen Rekord wenige Monate davor von 12:55 min auf 12:44 min verbessert. Bis heute ist Dieter Baumann der einzige Deutsche, der die 5.000 m unter 13 Minuten lief. Im selben Jahr gewinnt er den 10.000-m-Lauf in Baracaldo in 27:21,53 Minuten, mit deutschem Rekord, der immer noch besteht. Seine Laufzeit liegt nur eine Sekunde über dem Weltrekord von Paul Tergat. Im Jahre 1998 holt er Silber bei den Europameisterschaften in Budapest im 10.000-m-Lauf, in 27:56,75 Minuten, drei Sekunden vor Stefan Franke, der Dritter wird. In Monaco läuft er die 3.000 m in 7:30,5 Minuten mit deutschem Rekord, der bis heute besteht.

Dieter Baumann war Sprecher der deutschen Olympiateilnehmer und des DLV-Kaders. Er ist einer der stärksten Dopinggegner in der Leichtathletik und greift dabei Russland und das ehemalige DDR-Regime bei jeder Gelegenheit massiv an. Er unterstellt ihnen, systematisch Doping zu betreiben, was sich mittlerweile als vollkommen richtig bestätigt hat.

Auf Dieter Baumann wird 1999 eine Doping-Sabotage verübt. In seine Zahnpastatube wird das Doping-Mittel Nandrolon

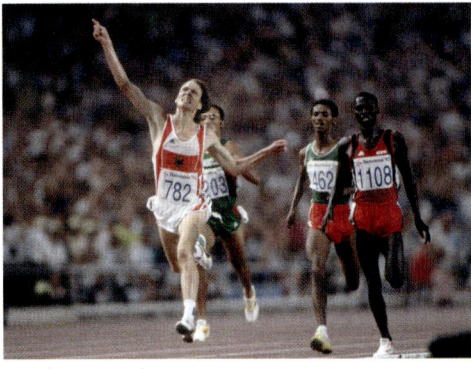

Dieter Baumann bei seinem Olympiasieg im 5.000-Meter-Lauf

injiziert. Somit werden bei einer Doping-Kontrolle bei ihm kleine Mengen an Nandrolon festgestellt. Dieter Baumann wird daraufhin wegen Dopings von der IAAF für zwei Jahre gesperrt, obwohl ihn der DLV, aufgrund seiner Haarprobe ohne Befund, des Dopings freigesprochen hat.

Nach Ablauf der Sperre nimmt Dieter Baumann wieder an Wettkämpfen teil. Der Umstieg auf die Marathonstrecke misslingt ihm, als er im April 2002 beim Hamburg-Marathon nach 30 Kilometern einbricht und das Rennen aufgibt, auch um sich für die kurz danach stattfindende Europameisterschaft im 10.000-m-Lauf zu schonen.

Sein letzter großer Titel ist die Europameisterschaft 2002 in München, bei der er in 27:47,87 Min. Zweiter im 10.000-m-Lauf wird, nur 0,2 Sekunden hinter dem Sieger José Manuel Martínez aus Spanien.

In seinem letzten Läuferjahr 2003 gewinnt er seinen dritten nationalen Titel über 10.000 Meter und seinen elften Titel über 5.000 Meter. Damit beendet er seine Läuferkarriere.

Uta Pippig
Gewinnerin des Berlin-, New York- und Boston-Marathons

Die Deutsche Uta Pippig begeistert 1990 die deutsche Bevölkerung mit dem Gewinn des Berlin-Marathons in 2:28 h. Im Jahre 1993 gewinnt sie den New York-Marathon in 2:26 h und ein Jahr später den Boston-Marathon in 2:21 h. Sie hält den inoffiziellen Deutschen Rekord von 2:21 h im Marathon über 14 Jahre lang. Uta Pippig fasziniert auch die amerikanische Laufbewegung mit ihrer sympathischen Ausstrahlung. Sie wanderte in die USA aus und ist noch heute eine der bedeutendsten Werbeträger für den Laufsport.

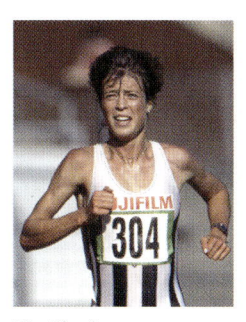

Uta Pippig

Haile Gebrselassie
Zweifacher Olympiasieger im 10.000-m-Lauf und 26 Weltrekorde

Der äthiopische Langstreckenläufer Haile Gebrselassie ist der erfolgreichste Langstreckenläufer aller Zeiten. Er läuft insgesamt 26 Weltrekorde, dominiert als mehrfacher Olympiasieger und Weltmeister ein Jahrzehnt lang über die Distanzen von 3.000 Meter bis 10.000 Meter. Haile Gebrselassie entwickelt sich zunächst im Crosslauf und geht 1990 nach Addis Abeba, um mit den besten afrikanischen Läufern zu trainieren. Bei der Weltmeisterschaft 1993 in Stuttgart gewinnt er Silber im 5.000-Meter-Lauf in 13:03,17 Minuten und wird Weltmeister im 10.000-Meter-Lauf in 27:46,02 Minuten. Als hervorragender Wettkampftaktiker und mit seiner hohen Grundschnelligkeit distanziert er von nun an seine Konkurrenten im Endspurt in der letzten Runde. Er ist bis Ende der 90er Jahre nicht mehr zu besiegen. Im 10.000-m-Lauf gewinnt er bei den Olympischen Spielen zweimal Gold, 1996 in 27:07,34 Minuten, und im Jahre 2000 in 27:18,20 Minuten, jeweils verfolgt von Paul Tergat, der immer Zweiter wird. Seinen ersten Halbmarathon läuft er 2001 bei den Weltmeisterschaften in Bristol und gewinnt in 1:00:03 h. Im Jahre 2002 startet er sein Marathon-Debut in London und wird Dritter in einer Zeit von 2:06:35 h. Von nun an ist Haile Gebrselassie auf der Jagd nach einer neuen Weltbestzeit im Marathon. Es gelingt ihm schließlich beim Berlin-Marathon 2007 den Rekord um 29 Sekunden zu verbessern und ein Jahr später erneut in Berlin die Weltbestzeit auf 2:03:59 h zu verbessern. Damit ist Haile Gebrselassie der erste Mensch, der den Mara-

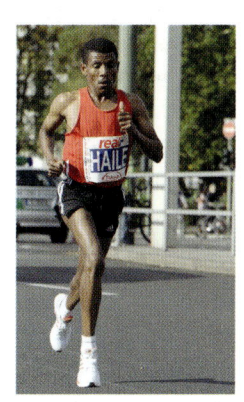

Haile Gebrselassie

thon unter 2:04 h läuft. Sein Laufstil gilt als der vollkommenste aller Läufer. Seine Bestzeiten sind 12:39,36 Minuten im 5.000-m-Lauf, 26:22,75 Minuten im 10.000-m-Lauf und 2:03:59 h im Marathon.

Carsten Eich
Deutscher Rekord über 10 km und Halbmarathon, Marathon-Bestzeit in 2:10:22 h
Zunächst wird Carsten Eich 1989 Junioren-Europameister im 5.000-Meter-Lauf. Im Jahre 1993 war der 23-Jährige Carsten Eich in Bestform. Den Berliner Halbmarathon gewinnt er 1993 in der sensationellen Zeit von 60:34 Minuten, mit Europarekord. Bis heute ist diese Zeit der aktuelle deutsche Rekord und von keinem Athleten verbessert worden.

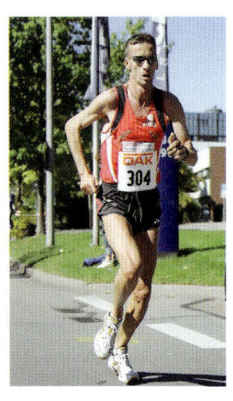

Hätte dieser Lauf nur einen Tag vorher stattgefunden, dann wäre die Zeit von Carsten Eich neue Weltbestzeit gewesen. Am Vorabend des Halbmarathons in Berlin verbesserte der Kenianer Moses Tanui in Mailand die seit drei Jahren bestehende Weltbestzeit von Dionisio Ceron über 60:46 Minuten um 59 Sekunden und läuft als erster Mensch mit 59:47 Minuten den Halbmarathon unter einer Stunde.

Wenige Tage später startet Carsten Eich beim Paderborner Osterlauf über 10 km und gewinnt in 27:47 Minuten mit deutschem Rekord.

Den ersten Marathon kann er 1998 in Köln gewinnen. Ein Jahr später wird er in seiner Bestzeit von 2:10:22 h beim Hamburg-Marathon Gesamtzweiter und Deutscher Meister. Er qualifiziert sich für die Olympischen Spiele 2000 in Sydney, wo er aber nicht überzeugen kann. Er gewinnt 2002 beim Leipzig-Marathon und 2004 den Düsseldorf-Marathon. Er ist Deutscher Meister im 10.000-m-Lauf, über 10 km, Halbmarathon und Marathon. Aus dem Leistungssport zieht er sich 2007 zurück.

Paul Tergat
Weltrekord im 10.000-Meter-Lauf und Weltbestzeit im Halbmarathon und Marathon, Weltmeister im Halbmarathon
Der Kenianer Paul Tergat entwickelt sich aus dem Crosslaufen, bei dem er von 1995 bis 1999 fünfmal in Folge Weltmeister wird. Zunächst wird er im 10.000-m-Lauf bei den Olympischen Spielen 1996, der WM 1997, der WM 1999 und bei den Olympischen Spielen 2000 immer »nur« Zweiter.

Im Jahre 1997 läuft er in Brüssel beim 10.000-Meter-Lauf einen Weltrekord in 26:27,85 Minuten.

Ein Jahr später erzielt Paul Tergat im Halbmarathon eine Weltbestzeit in 59:17 Minuten. Weltmeister im Halbmarathon wird er in Folge in den Jahren 1999 und 2000.

Sein neues Ziel ist nun der Marathon-Lauf. Zunächst läuft er 2001 beim London- und Chicago-Marathon und wird dabei jeweils Zweiter.

Sein großer Tag ist dann der Berlin-Marathon 2003. In einem dramatischen Rennverlauf gegen seinen Tempomacher gewinnt Paul Tergat das Rennen, mit nur einer Sek. Vorsprung in 2:04:55 h und neuer Weltbestzeit. Paul Tergat ist der erste Mensch, der den Marathon unter 2:05 h gelaufen ist.

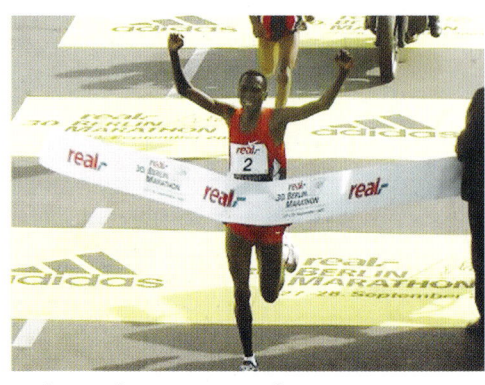

Paul Tergat bei seinem Marathon-Sieg in Berlin 2003

Paula Radcliffe
*Weltmeisterin im 10.000-m- und
10-km-Lauf, Halbmarathon und Marathon*

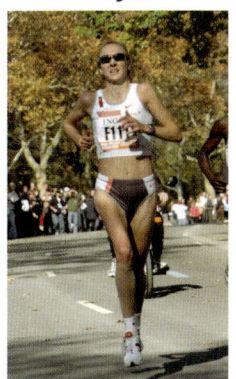

Vom Crosslauf kommend, wird Paula Radcliffe 1996 englische Meisterin im 5.000-Meter-Lauf. Ihren ersten 10.000-Meter-Lauf läuft sie 1998 in Lissabon über 30:48,58 Minuten mit britischem Rekord. Bei der Weltmeisterschaft 1999 gewinnt sie im 10.000-Meter-Lauf die Silbermedaille in 30:27 Minuten. Ein Jahr später wird sie in Mexiko erstmals Weltmeisterin im Halbmarathon, in einer Zeit von 1:09:07 h. Diese Zeit verbessert sie 2001 bei ihrem zweiten Weltmeistertitel auf 1:06:47 h, nur 3 Sekunden von einer neuen Weltbestzeit entfernt.

In 2002 siegt sie in Manchester über 5.000 Meter in 14:31 Min mit britischem Rekord. Bei den Europameisterschaften in München gewinnt sie den 10.000-m-Lauf in 30:01 Minuten mit Europarekord. Nun beschließt sie, auch Marathon zu laufen. Sie läuft im Oktober 2002 den Chicago-Marathon und schafft die Sensation: Sie gewinnt nicht nur den Marathon, sondern läuft bei ihrem Debüt eine neue Weltbestzeit von 2:17:18 h. Sie wird daraufhin zur Welt-Leichtathletin des Jahres gewählt.

Im darauffolgenden Jahr 2003 ist Paula Radcliffe in der Form ihres Lebens. Zunächst gewinnt sie in Puerto Rico den 10-km-Straßenlauf mit Weltbestzeit in 30:21 Minuten. Danach siegt sie beim London-Marathon in einer Weltbestzeit von 2:15:25 h, ein Rekord der bislang unerreicht ist. Im Herbst desselben Jahres wird sie in Portugal erneut Weltmeisterin im Halbmarathon in 1:07:35 h. Paula Radcliffe wird nun zur Weltsportlerin des Jahres gewählt.

Bei den Olympischen Spielen 2004 erlebt sie eine Enttäuschung, weil sie beim Marathon aufgrund von Magen-Darm-Problemen wenige Kilometer vor dem Ziel aufgeben muss. Im Herbst läuft sie den New York City Marathon, den sie in 2:23:09 h gewinnt.

In Helsinki gewinnt sie 2005 erstmals die Weltmeisterschaft im Marathon, in 2:20.57 h.

Sie läuft weitere Marathons und beendete ihre Laufkarriere 2015 mit dem London-Marathon. Paula Radcliffe ist eine der besten Läuferinnen der Welt. Ihr Markenzeichen ist ein etwas eigenartiger, kämpferischer Laufstil.

Irina Mikitenko
*Deutscher Rekord im 3.000-m-, 5.000-m-,
10.000-m- und 10-km-Lauf
sowie im Halbmarathon und Marathon*

Die aus Kasachstan stammende Läuferin kommt 1996 als Spätaussiedlerin nach Deutschland und wird von ihrem Mann Alexander trainiert. Sie ist die erfolgreichste Langstreckenläuferin Deutschlands. Irina Mikitenko hält alle deutschen Rekorde im Langstreckenlauf. Bereits 1998 gewinnt sie die deutschen Meisterschaften im 10.000-Meter-Lauf, ein Jahr später auch im 5.000-Meter-Lauf.

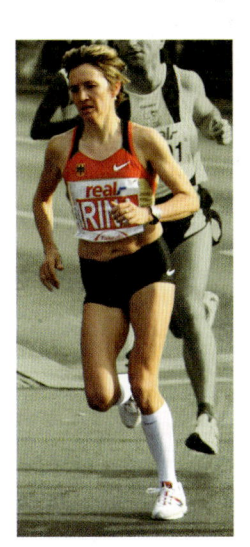

Ende 1999 läuft sie die 5.000 Meter in Berlin in 14:42:03 Minuten, mit deutschem Rekord, der bislang ungeschlagen ist. In 2000 verbessert sie in Zürich den 17 Jahre alten deutschen Rekord im 3.000-Meter-Lauf auf 8:30,39 Minuten. Bei den Olympischen Spielen 2000 und bei den Weltmeisterschaften 2001 wird sie im 5.000-Meter-Lauf jeweils fünfte. Einen neuen deutschen Rekord im 10.000-Meter-Lauf läuft Irina Mikitenko 2001 im spanischen Barakaldo, in 31:29,55 Minuten. Bei den Olympischen Spielen 2004 erreicht sie den siebten Platz im 5.000-Meter-Lauf.

Nach einer Babypause kommt ihr Comeback in 2007. Zunächst gewinnt sie den Berlin-Halbmarathon in 1:09:46 h mit persönlicher Bestzeit. Danach wird sie in Bad Liebenzell deutsche Meisterin im Halbmarathon. Im Herbst läuft sie dann ihren ersten Marathon in Berlin und wird dabei Zweite in einer Zeit von 2:24:51 h. Das ist von einer deutschen Läuferin das schnellste Marathondebüt aller Zeiten. Das Jahr 2008 sollte dann ihr erfolgreichstes Läufer-Jahr werden. Zunächst erzielt Irina Mikitenko beim Paderborner Osterlauf den Sieg im Halbmarathon in 1:08:51 h. Sie verbessert dabei den 10 Jahre alten deutschen Rekord von Katrin Dörre-Heinig. Danach gewinnt sie den London-Marathon in 2:24:14 h, mit neuem deutschen Rekord.

Bei den Olympischen Spielen kann sie aufgrund einer Verletzung nicht teilnehmen. Bei den Deutschen Meisterschaften in Karlsruhe siegt sie im 10-km-Straßenlauf in 30:57 Min., wieder mit neuem deutschen Rekord. Anschließend läuft sie erneut den Berlin-Marathon in 2:19:19 h und verbessert ihre Zeit zum Vorjahr um fast 5 Minuten. Damit ist sie die erste deutsche Frau, die den Marathon unter 2:20 h läuft. Sie verbessert den von Uta Pippig 14 Jahre lang gehaltenen deutschen Rekord um 2:26 Minuten. Das alles in nur einem einzigen Jahr. Irina Mikitenko wird zur Sportlerin des Jahres gewählt.

Im Jahre 2009 gewinnt sie erneut den London-Marathon in 2:22:11 h und den Chicago-Marathon in 2:26:31 h. Sie läuft anschließend noch viele Marathons und als 40-Jährige stellt sie 2013 beim Berlin-Marathon einen neuen Altersklassenweltrekord der Frauen in 2:24:54 h auf, dabei wird sie noch dritte Gesamtsiegerin. Irina Mikitenko beendet Ihre Laufkarriere 2014.

Sabrina Mockenhaupt
Deutsche Meisterin über 5.000 und 10.000 Meter, im Crosslauf sowie über 10 km und Halbmarathon

Die aus Siegen stammende Sabrina Mockenhaupt beginnt ihre Laufkarriere zunächst in der Mitteldistanz über 1.500 Meter (4.13 Min) und 3.000 Meter (8:44 Min).

Sie wird 2001 im 5.000-Meter-Lauf erstmals Deutsche Meisterin, dessen Titel sie 13 Jahre lang ununterbrochen bis 2013 halten kann, mit Ausnahme von 2006.

Über 10.000 Meter wird sie 2003 erstmals Deutsche Meisterin, dessen Titel sie bislang zehnmal verteidigen kann. Auch im Crosslauf wird sie ab 2003 Deutsche Meisterin und kann den Titel neunmal verteidigen.

Im Jahre 2003 bis 2005 wird sie gleichzeitig dreifache Deutsche Meisterin im 5.000-Meter-, 10.000-Meter- und Crosslauf.

Über die 10.000 Meter startet sie im Jahre 2004 bei den Olympischen Spielen in Athen (Platz 15) und ein Jahr später bei den Weltmeisterschaften in Helsinki (Platz 17).

Bei ihrem Debüt im Halbmarathon erreicht sie 2005 in Köln auf Anhieb eine Zeit von 1:10:35 h, geschlagen nur von Irina Mikitenko, die von jetzt an ihre Rivalin ist. Die beiden werden nun liebevoll Miki und Mocki genannt.

Bei ihrem Marathon-Debüt 2007 gewinnt sie in Köln mit 2:29:33 h und qualifiziert sich zur Teilnahme bei den Olympischen Spielen 2008 in Peking. Sie startet jedoch nicht im Marathon, sondern über die 10.000 Meter und erreicht mit 31:14,21 Min den 13. Platz. Es ist die zweitschnellste Zeit, die jemals eine deutsche Frau gelaufen

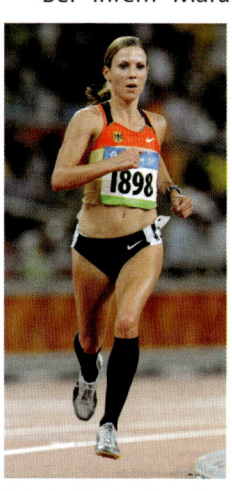

Sabrina Mockenhaupt

ist. Im Herbst 2008 gewinnt sie den Marathon in Berlin und verbessert ihre Zeit auf 2:26:22 h, sie erhält damit die Qualifikation zur Teilnahme an den Weltmeisterschaften in Berlin.

Das Jahr 2009 beginnt für Sabrina Mockenhaupt mit einer Sensation. In Berlin gewinnt sie den Halbmarathon in 1:08:45 Min, die zweitbeste Zeit, die jemals eine deutsche Frau gelaufen ist. Kurz darauf läuft sie unter 15 Minuten im 5.000-Meter-Lauf und erreicht mit 14:59,88 Minuten die viertbeste Zeit einer Deutschen. Bei der Weltmeisterschaft läuft sie den Marathon in 2:30:07 h und erreicht Platz 17.

Ihre Bestzeit im Marathon erreicht Sabrina Mockenhaupt 2010 in Berlin in 2:26:21 h.

Im Jahre 2012 erreicht sie bei der Europameisterschaft in Helsinki den 4. Platz im 10.000-Meter-Lauf und den 17. Platz bei den Olympischen Spielen in London.

Deutsche Meisterin im Halbmarathon wird sie erstmals 2016 in einer Zeit von 1:12:41 h in Bad Liebenzell.

Mit 37 Jahren ist sie 2017 immer noch die schnellste Läuferin Deutschlands und holt sich beide Titel »Deutsche Meisterin« im 10-km-Straßenlauf und über 10.000 Meter auf der Bahn.

Berühmt ist ihr toller, kraftvoller und fast fliegende Laufstil sowie ihre emotionalen Gefühlsausbrüche, wenn sie bei internationalen Wettkämpfen im 10.000-m-Lauf einfach überrundet wird.

Ihr Traum, endlich den internationalen Durchbruch im Marathon zu finden, bereitet ihr oftmals Schwierigkeiten bei der Auswahl und Anmeldung der Wettkampfdistanz, zwischen 10.000 m, Halbmarathon und Marathon.

Ihre Interviews sind sehr beliebt, da die sympathische Sabrina ihren Gefühlen freien Lauf lässt und im liebevollen Siegerländer Dialekt geradeweg sagt, was sie denkt und fühlt, ohne ein Blatt vor den Mund zu nehmen.

Kenenisa Bekele
Doppel-Olympiasieger im 5.000-m- und 10.000-m-Lauf, zweifacher Olympiasieger im 10.000-m-Lauf

Der Äthiopier Kenenisa Bekele beginnt im Crosslauf seine Läufer-Karriere und wird dabei 2002 Weltmeister. In Paris gewinnt er bei der Weltmeisterschaft 2003 den 10.000-Meter-Lauf in 26:49,57 Minuten, knapp eine Sekunde vor seinem Landsmann Haile Gebrselassie und entthront diesen. Im 5.000-Meter-Lauf wird er Dritter. Ein Jahr später bricht er in 2014 innerhalb von acht Tagen die Weltrekorde von Haile Gebrselassie im 5.000-m- und 10.000-m-Lauf.

Dabei ist seine Weltrekordzeit im 5.000-Meter-Lauf von 12:37,4 Minuten bis heute nicht geschlagen. Bei den Olympischen Spielen 2004 gewinnt er die Goldmedaille im 10.000-m-Lauf in 27:05,1 Minuten, mit olympischen Rekord. Im 5.000-Meter-Lauf gewinnt er Silber.

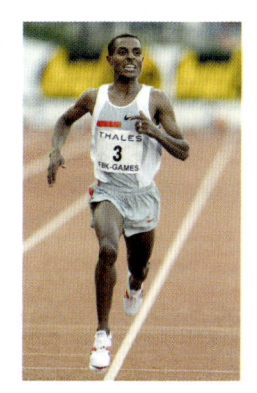

Kenenisa Bekele

Im 10.000-Meter-Lauf siegt Bekele 2005 bei den Weltmeisterschaften in Helsinki und läuft im selben Jahr in Brüssel neuen Weltrekord in 26:17,53 Minuten. Diese Zeit wird bis heute von keinem anderen Athleten erreicht.

Bei den Olympischen Spielen in Peking 2008 wird Kenenisa Bekele sogar Doppel-Olympiasieger über 10.000 m und 5.000 m, jeweils mit neuer olympischer Rekordzeit. Die 10.000 m gewinnt er in 27:01,17 Minuten und die 5.000 m in 12:57,82 Minuten.

Bei den Weltmeisterschaften 2009 in Berlin wird Bekele zum vierten Mal in Folge Weltmeister im 10.000-m-Lauf und erstmals auch im 5.000-m-Lauf.

Sein Marathondebüt läuft er 2014 in Paris und siegt in 2:05:03 h mit neuem Streckenrekord.

In 2016 gewinnt Kenenisa Bekele den Berlin-Marathon in einer Zeit von 2:03:03 h, es fehlen nur sechs Sekunden zu einer neuen Weltbestzeit.

Arne Gabius
Deutscher Rekord im Marathon,
Deutscher Meister im 5.000-m-Lauf, 10 km,
Halbmarathon und Marathon

Der gebürtige Hamburger Arne Gabius beginnt seine Laufkarriere im Mittelstreckenlauf und wird von 2007 bis 2013 in Folge Deutscher Meister im 5000-Meter-Lauf. Auch im 10-km-Lauf wird er 2009 Deutscher Meister. Bei der Europameisterschaft 2012 in Helsinki gewinnt er die Silbermedaille im 5000-Meter-Lauf. Seine Bestzeit im 5.000-Meter-Lauf erreicht er 2013 in 13:12,50 Minuten.

Im Jahre 2014 gibt Arne Gabius sein Halbmarathon-Debüt in New York, mit der hervorragenden Zeit von 62:09 Minuten. Anschließend nimmt er am 10.000-m-Lauf in Stanford teil, den er mit 27:55,35 Minuten als zweitbeste deutsche Rekord-Zeit absolviert. Danach bestätigt er seine Weltklasse-Form beim 10-km-Straßenlauf in Berlin mit 28:08 Minuten. Im Anschluss daran folgt sein sensationelles Marathon-Debüt in Frankfurt, bei der er eine Zeit von 2:09:32 h erreicht. Sein Debüt ist die zweitbeste Zeit, die bis dahin jemals ein Deutscher im Marathon gelaufen ist. Es fehlen nur 46 Sekunden, um den seit 1988 bestehenden Rekord von Jörg Peter von 2:08:47 h zu schlagen.

Das nun folgende Jahr 2015 sollte sein Bestes werden. Zunächst läuft er im Januar über 5.000 Meter in Düsseldorf einen deutschen Hallenrekord in 13:27,53 Minuten. Im März erreicht er beim Halbmarathon in New York das Ziel in 62:34 Minuten und in Eugene verbessert er seine persönliche Bestzeit im 10.000-m-Lauf auf 27:43,93 Minuten.

Arne Gabius ist in Top-Form und macht nun eine Ansage: »Ich werde beim Frankfurt-Marathon den seit 27 Jahre bestehenden deutschen Rekord brechen«. In einem unglaublich kämpferischen Rennen gelingt es ihm, nach 2:08:33 h in die Frankfurter Messehalle einzulaufen, mit deutschem Rekord, den er um 14 Sekunden verbessert, und mit dem deutschen Meistertitel im Marathon. Er wird daraufhin zum Leichtathlet des Jahres gewählt.

Aufgrund einer Verletzung kann Arne Gabius erst 2017 wieder zu seiner Form zurückfinden. Er tritt wieder beim Frankfurt-Marathon an und wird in einer Zeit von 2.09:19 h erneut Deutscher Meister.

Mo Farah
Zweimaliger Doppel-Olympiasieger in 2012 und 2016 über 5.000 m und 10.000 m und zweifacher Doppel-Weltmeister 2013 und 2015 im 5.000-m- und 10.000-m-Lauf

Der in Mogadischu geborene Mohamed Farah zieht als Achtjähriger mit seiner Familie nach England, wo er später die englische Staatsbürgerschaft erhält. Seine sportliche Karriere beginnt im Crosslauf und im 5.000-m-Lauf, er wird in beiden Disziplinen 2001 Doppel-Europameister der Junioren.

Im Jahr 2006 erreicht er im 5.000-Meter-Lauf eine Zeit von 13:09,40 Minuten, die zweitbeste Zeit, die jemals ein Engländer gelaufen ist. Einen Monat später wird er in Göteborg Vize-Europameister im 5.000-Meter-Lauf in 13:44,79 Minuten und im selben Jahr Europameister im Crosslauf.

Im Jahre 2010 wird er gleichzeitig Europameister im 5.000-m- und im 10.000-m-Lauf.

Sein Halbmarathondebüt 2011 gewinnt er in New York in 1:00:23 min und verbes-

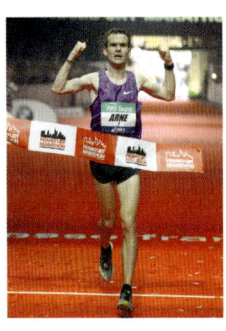

Arne Gabius bei seinem deutschen Rekord im Marathon

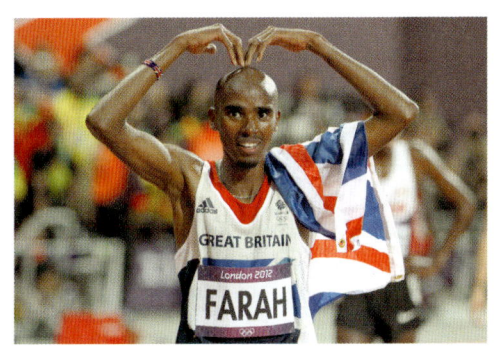

Mo Farah mit der Mobot Pose

sert anschließend in Eugene (USA) den Europarekord über 10.000 Meter um über fünf Sekunden in 26:46,57 Minuten. Im selben Jahr läuft er in Monaco seine Bestzeit über 5.000 Meter mit englischem Rekord in 12:53,11 Minuten und er wird erstmals Weltmeister über 5.000 Meter und Vizeweltmeister über 10.000 Meter.

Im Jahre 2012 gelingt dem Engländer Mo Farah die Sensation. Bei den Olympischen Spielen in London gewinnt er gleichzeitig die Goldmedaille im 5.000-m- und im 10.000-m-Lauf. Seine Siegespose »Mobot« wird dabei zum Internet-Hit, bei dem er die Fingerspitzen beider Hände von der Seite über den Kopf legt, so dass diese ein imaginäres M bilden.

Im Jahre 2013 wird er erstmals gleichzeitig Weltmeister im 5.000-m- und 10.000-m-Lauf. Sein Marathondebüt gibt er 2014 in London, bei dem er in 2:08:21 h Achter wird. Anschließend wird er in Zürich Europameister im 5.000- und 10.000-m-Lauf.

Seine Halbmarathon-Bestzeit läuft er 2015 in Lissabon in 59:32 Minuten. Im selben Jahr wird er erneut Doppel-Weltmeister im 5.000-m- und 10.000-m-Lauf.

Bei den Olympischen Spielen 2016 in Rio de Janeiro gelingt Mo Farah erneut die Sensation, Gold im 5.000-m- und im 10.000-m-Lauf zu holen.

Im Jahre 2017 kann er seine Double WM-Titelreihe leider nicht wiederholen, er wird Weltmeister im 10.000-m-Lauf und Vizeweltmeister im 5.000-m-Lauf.

Seinen zweiten Marathon läuft Mo Farah 2018 in London, bei der er seine Debüt-Zeit um genau 2 Minuten verbessert in 2:06:21 h, mit Platz drei und neuem englischen Rekord.

Joyciline Jepkosgei
Weltbestzeit über 10 km, 15 km, 20 km und Habmarathon

Die kenianische Läuferin wird bei den Afrika-Meisterschaften 2016 in Durban Dritte im 10.000-m-Lauf. Anschließend läuft sie in Karlsbad den Halbmarathon mit Streckenrekord in 1:09:07 h. Das Jahr 2017 bringt ihr dann den weltweiten Erfolg mit sechs Weltbestzeiten in einem Jahr. Zunächst verbessert Joyciline Jepkosgei im Februar 2017 beim RAK-Halbmarathon ihre Halbmarathon-Zeit um fast 3 Minuten auf 1:06:08 Stunden und wird dabei Dritte. Zwei Monate später läuft sie im April in Prag vier neue Weltbestzeiten auf der Halbmarathon-Distanz: bei den Unterdistanzen 10 km, 15 km und 20 km und schließlich im Halbmarathon in 1:04:52 Stunden. Am 9. September gewinnt sie den Grand Prix von Prag über 10 Kilometer in 29:43 Minuten mit neuer Weltbestzeit. Joyciline Jepkosgei ist damit die erste Frau, die den 10-km-Lauf unter 30 Minuten läuft. Beim Valencia-Halbmarathon am 22. Oktober 2017 verbessert sie ihre eigene Halbmarathon-Weltbestzeit um eine weitere Sekunde auf 1:04:51 Stunden.

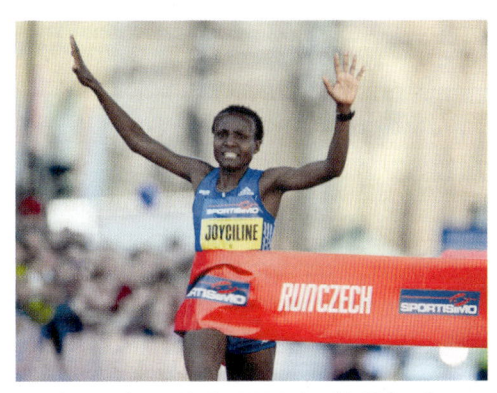

Joyciline Jepkosgei beim HM-Rekord in Valencia 2017

27. Ausblick

Marathon-Laufen

Der Marathon gilt als die Königsdisziplin des Langstreckenlaufs und ist die längste Lauf-Distanz, die bei den Olympischen Spielen ausgetragen wird.

Für viele Langstreckenläufer der 5-km-, 10-km- oder Halbmarathon-Distanz bietet der Marathon-Lauf über 41,195 km eine weiterführende Herausforderung.

Läufer, die im 10-km-Lauf oder Halbmarathon ihren Höhepunkt erreicht haben, finden im Marathon eine Möglichkeit, ihr Laufpotential weiter zu entwickeln. Die vorhandene Grundschnelligkeit und Lauferfahrung kommt dabei zu Gute, da beim Marathon etwas langsamer, aber dafür länger gelaufen wird.

In Deutschland gibt es ca. 60.000 Marathon-Läufer/innen und etwa 260 Marathon-Veranstaltungen. Die besondere Herausforderung im Marathonlaufen besteht in der Kraftausdauer und Willensstärke, wenn ab ca. km 32 die Energieverknappung wirksam wird. Dazu werden beim Marathontraining viele lange Läufe um ca. 30 km absolviert, um die Fettverbrennung des Körpers zu optimieren. Marathonlaufen ist mehr als nur laufen, es ist ein ganz spezielles Erlebnis. Die Willenskraft kämpft gegen

> »Wenn Du von den Händen der Zuschauer ins Ziel getragen werden möchtest, dann laufe einen City-Marathon«. *(Hubert Beck)*

Die größten Marathons in Deutschland 2017

Platz	Marathon-Läufe	Teilnehmer	Termin
1	Berlin-Marathon	39.101	September
2	Hamburg-Marathon	11.932	April
3	Frankfurt-Marathon	8.777	Oktober
4	Köln-Marathon	4.519	Oktober
5	München-Marathon	4.360	Oktober
6	Rennsteiglauf	3.231	Mai
7	Düsseldorf-Marathon	2.605	April
8	Hannover-Marathon	1.967	Mai
9	Münster-Marathon	1.767	September
10	Oberelbe-Marathon	1.129	April
11	Dresden-Marathon	1.062	Oktober
12	3-Länder-Marathon	1.029	Oktober
13	Bremen-Marathon	956	Oktober
14	Harz Gebirgslauf	925	Oktober
15	Bonn-Marathon	882	April
16	Mainz-Marathon	880	Mai
17	Freiburg-Marathon	743	April
18	Karlsruhe-Marathon	703	September
19	Essen-Marathon	598	Oktober
20	Duisburg-Marathon	592	Juni

die zunehmend eintretende Körperschwäche beim Marathonlaufen. Der Sieg über sich selbst macht das Marathonlaufen so faszinierend, ganz unabhängig von der Laufzeit.

Die durchschnittliche Laufzeit im Marathon beträgt in Deutschland bei den Männern 4:00 h und bei den Frauen 4:30 h. Das Durchschnittsalter beträgt zwischen 40 und 50 Jahren, etwa 30% der Marathonis in Deutschland sind Frauen.

Ausblick 311

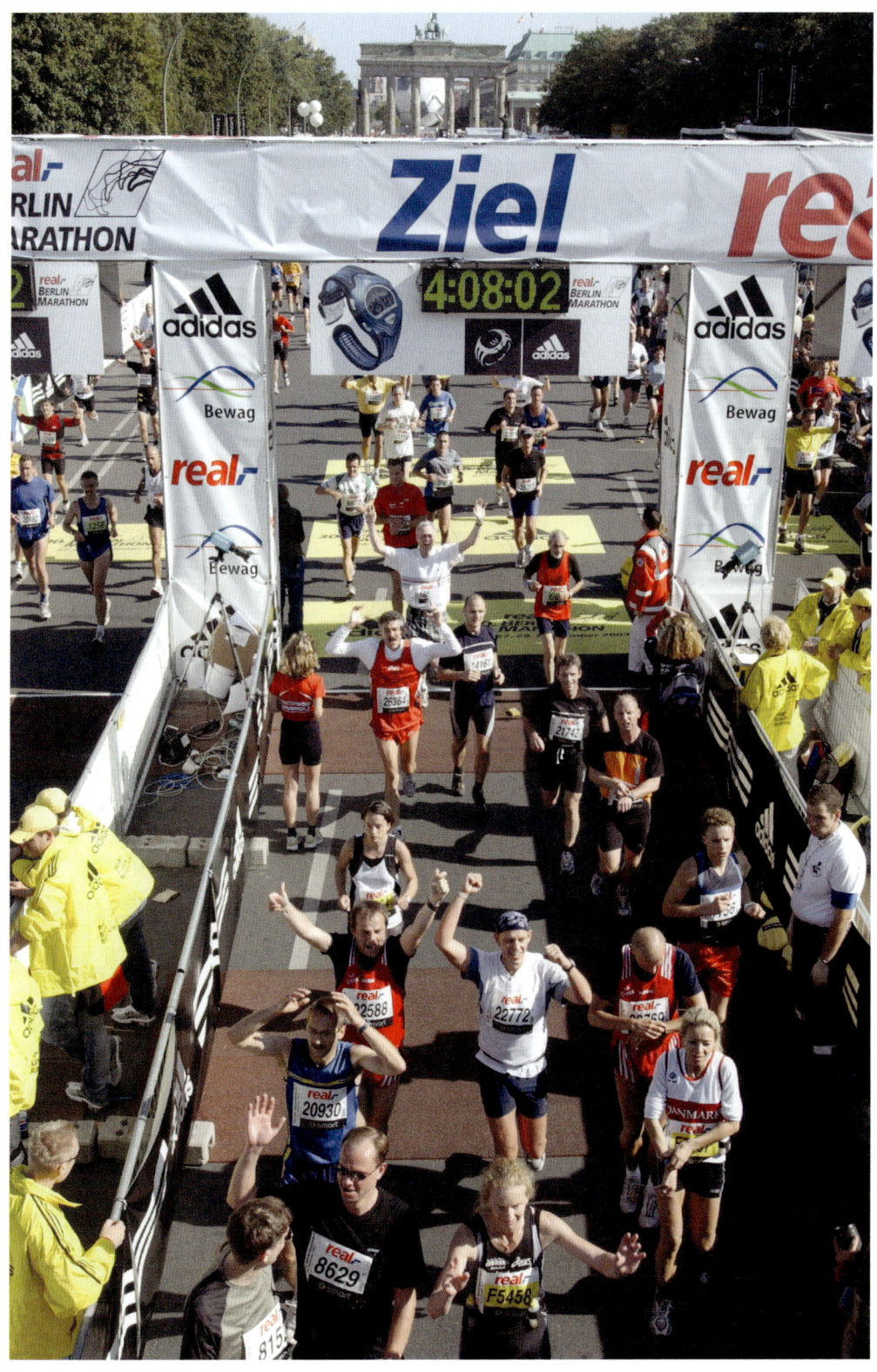

Marathon-Zieleinlauf in Berlin

Bei den Marathon-Veranstaltungen haben sich die City-Marathons mit einer sehr hohen Läuferzahl stark etabliert. Dabei laufen z. B. in Berlin bis zu 39.000 Läufer durch die Innenstadt, angefeuert von bis zu einer Million Zuschauern.

Ultramarathon

Als Ultramarathon wird ein Lauf bezeichnet, dessen Distanz über die Strecke eines Marathons hinausgeht und somit länger als 42,195 km ist. Der Klassiker unter den Ultraläufen ist der 100-km-Lauf.

Das Ultralaufen bietet Langstreckenläufern, die schon Marathonerfahrungen gesammelt haben, eine faszinierende neue Herausforderung, bei der man über sich selbst hinauswachsen kann.

Das Ultralaufen erfolgt im langsamen Dauerlauf und kann daher bis ins hohe Alter sportlich betrieben werden. Ein Mensch kann endlos laufen, sofern er regelmäßig Energie zuführt. Ein Ultralauf wird überwiegend mit dem Kopf gelaufen. Die größte Hürde beim Ultralaufen besteht im Schlafmangel, dessen Grenze meist bei 70 Stunden Laufdauer erreicht ist. Die besondere Schwierigkeit beim Ultralaufen liegt neben der Willensstärke und Kraftausdauer in der mentalen Stärke sowie in der Energieaufnahme. Viele Ultraläufer beklagen Magenprobleme, die durch eine nichtverträgliche oder nichtbasische Nahrung verursacht wird.

> »Wenn Du von Deiner Seele
> ins Ziel getragen werden willst,
> dann laufe
> einen Ultramarathon.«
> *(Hubert Beck)*

	Die größten Ultramarathon-Veranstaltungen in Deutschland 2017					
Platz	Ultramarathon	Distanz	Höhenmeter	Teilnehmer	Termin	Ort
1	GutsMuths-Rennsteiglauf	73,5 km	1.874	2068	Mai	Eisenach
2	Zugspitz Ultratrail	63-,81- & 101 km	2.923 & 5.920	940	Juni	Grainau
3	6-Stunden-Lauf Münster	6-h-Lauf	0	642	März	Münster
4	Harzquerung	51 km	1.200	563	April	Wernigerode
5	50-km-Ultramarathon Rodgau	50 km	0	528	Januar	Rodgau
6	TransAlpin-Run	247 km/6 Etappen	14.860	486	September	Garmisch-P.
7	Alb Marathon	50 km	1.070	371	Oktober	S. Gmünd
8	100 Meilen Berlin	100 mi	0	271	August	Berlin
9	Allgäu Panorama Ultra Trail	69 km	2.950	241	August	Sonthofen
10	Thüringer ULTRA 100 km	100 km	2.270	232	Juli	Fröttstädt
11	Taubertal 100	50-, 71-, 100 km, 100 mi	0	229	Oktober	Rothenburg
12	Monschau-Ultra Marathon	56 km	950	227	August	Konzen
13	Südthüringentrail	48- & 65 km	1.932 & 2.491	216	September	Suhl
14	Rüninger 24-h-Lauf	24-h-Lauf	0	184	August	Braunschweig
15	Aberland Ultra Tail	60 km	2.500	182	September	Bodenmais
16	Brocken-Challenge	80 km	1.900	176	Februar	Göttingen
17	Bleilochlauf	48 km	1.154	168	April	Saalburg
18	Hunsbuckel Trail	63 km	1.600	159	August	Laubach
19	24-h-Solidaritätslauf	24-h-Lauf	0	158	September	St. Ingbert
20	24-h-Iserlohner Stadtwerkelauf	24-h-Lauf	0	158	April	Iserlohn

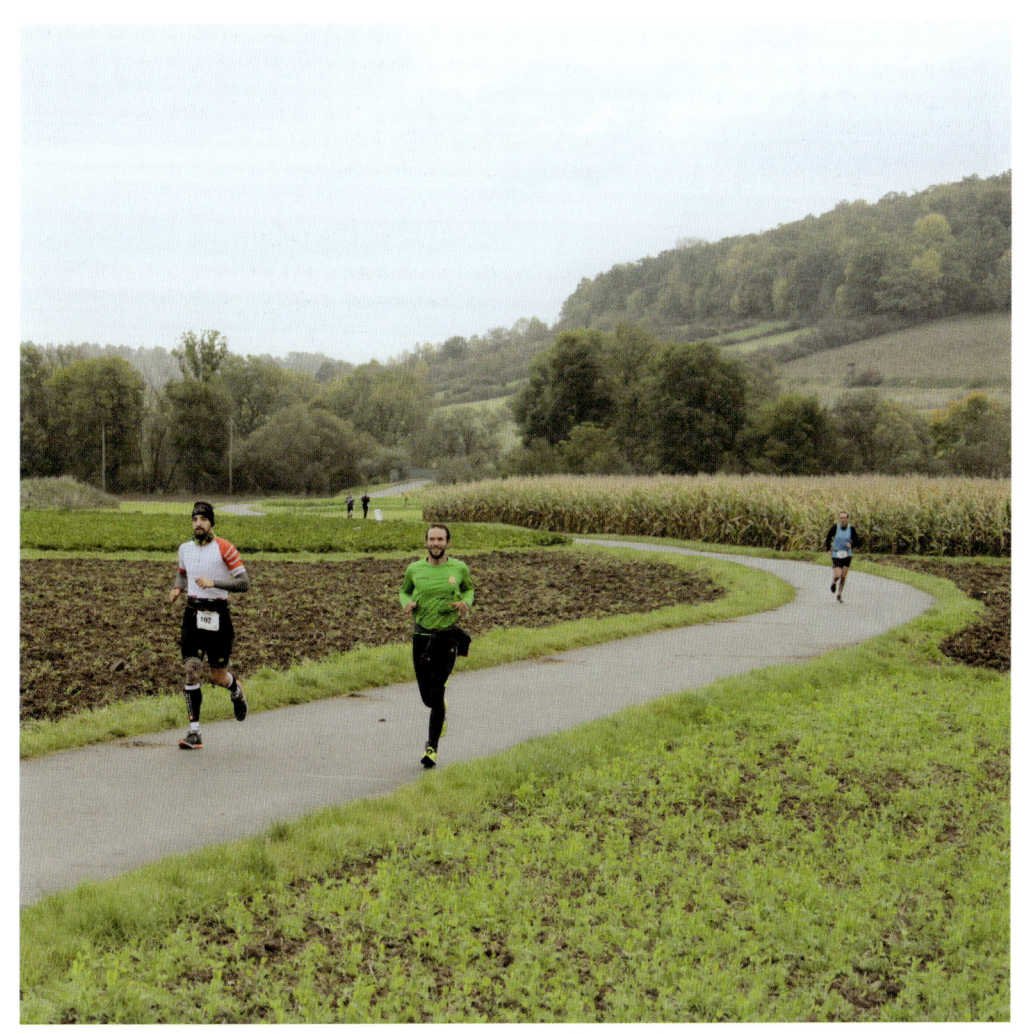

Ultramarathon, Landschaftslauf beim »Taubertal 100«

In Deutschland gibt es etwa 8.000 Ultraläufer und etwa 200 Ultralauf-Veranstaltungen. Es sind meist kleinere Ultralaufveranstaltungen, die sehr familiär durchgeführt werden und oft über mehrere Runden in Landschaften verlaufen.

Ultraläufe werden in verschiedenen Kategorien veranstaltet:

Distanzläufe: 50 km/Meilen, 100 km/Meilen, 200 km/Meilen, 1.000 km/Meilen sowie viele Zwischendistanzen.

Stundenläufe: Gewertet wird die zurückgelegte Distanz auf einer vermessenen Strecke: 6 h, 12 h, 24 h, 48 h, 72 h.

Etappenläufe: Über mehrere Tage werden Tagesetappen gelaufen, bei der mindestens eine Etappe eine Ultramarathondistanz hat, z. B. Marathon Des Sables, Trans-Alpine-Run, Jungle Marathon.

Mehrtageslauf (Multiday): Ein Non-Stop-Lauf, bei dem zwischendurch geschlafen wird, 6-Tage- und 10-Tage-Lauf.

Ein idealer Ultralauf für Einsteiger und fortgeschrittene Ultra-Läufer ist der »Taubertal 100«, der über eine flache Punkt-zu-Punkt-Strecke die Distanzen 50 km, 71 km, 100 km und 100 Meilen bietet.

Bildnachweis

Seite	Titel	Fotograf
Titel	Zwei Läufer outdoor	imago
6	Auf der Flucht	Zerwonke, Berlin
7	Es kann losgehen …	Stefan Michalowsky, Graz
10	Joggen, mit der Natur	Chris Harras
13	Runners High	Ralf Maurer, Grasbrunn
18	Melissa vorher/nachher	privat
19	Josef vorher/nachher	Josef Bickendorf
21	Laufen ist Freude …	Eric Werlein
23	Spiridon Louis	picture alliance/ASA
24	Dorando Pietri …	picture alliance/dpa
26	Ernst van Aaken	Sven Simon
27	Afrikanische Läufer …	Rico Keidel, Haunetal
28	Katherine Switzer …	picture alliance
29	Sri Chinmoy	Sri Chinmoy Marathon Team
38	Laufschuhe	Stephan Friedrichs
40	Volkslauf in Grafeld	Pressefoto Grafelder Volkslauf
40	Straßenlauf …	Autor, privat
41	Welver Crosslauf	Pressefoto Welver Crosslauf
41	Trailrunning im Gebirge	Pressefoto Salomon
42	Extrem-Hindernislauf	Pressefoto „Tough Mudder"
47	„Ich will"	Kaspar Loosli, Bern
49	Freude im Ziel	Jörg Erwin
51	Barfußläuferin	Dirk Gantenberg
55	Der passende Laufschuh	Pressefoto ON
59	Zehensocken	Autor, privat
60	Doppelagige Laufsocke	Pressefoto Wright Socks
60	Trinkgürtel mit vier …	Pressefoto Protouch
60	Trinkgürtel mit großer …	Pressefoto Solomon
60	Getränke-Handflasche	Pressefoto Ultimate
60	Laufrucksack	Pressefoto Salomon
60	Trinblase für den Lauf…	Pressefoto Salomon
61o.	Laufgürtel	Pressefoto Formbelt
61u.	Laufgürtel	Pressefoto Salomon
62f.	Laufbekleidung Jahreszeit	Pressefoto ON
64ff.	Kompressionsbekleidung	alle Pressefoto X-Bionic
68	Pulsuhren	alle Pressefoto POLAR
69	Daten-Darstellungen	alle Pressefoto POLAR
70	Läuferin mit GPS-Pulsuhr	Pressefoto POLAR
70	Läufer mit GPS-Pulsuhr	Pressefoto POLAR
70	GPS-Pulsuhr …	Pressefoto Garmin
71	Smart Phone wasserdicht	Pressefoto Galaxy S5
71	Handy mit Anzeige (2x)	Werner Romanowski
72	„Back Track" (2x)	Pressefoto Bushnell
73	Sport-Ohrhörer	Pressefoto Sennheiser
73	MP3 Player	Pressefoto Apple
73	Kabellose Kopfhörer	Pressefoto Bose
74	LED-Leuchtwirkung (2x)	Pressefoto LEDLENSER
75	LED-Stirnleuchte H7	Pressefoto LEDLENSER
75	LED-Stirnleuchte MYO	Pressefoto PETZL
75	LED-Stirnleuchte Lucida	Pressefoto MAMMUT
75	LED-Stirnleuchte NAO	Pressefoto PETZL
75	Skizze Leuchtwirkung	Pressefoto PETZL
78	Faszien-Struktur	Shutterstock
78	Faszienrolle, -bälle	Sebastian Schoeffel (beide)
79	Roll-Out (obere Reihe)	Sebastian Schoeffel

Bildnachweis

79	Roll-Out (2. Reihe links)	Sebastian Schoeffel
79	alle übrigen Roll-Outs	Pressefoto BLACKROLL
80ff.	Stretching-Illustrationen	Techniker Krankenkasse
85	Stützphase	Thomas Linke, Kleinmachnow
85	Abdruckphase	Torsten Heck, Dillenburg
85	Schwebephase	Marion Wenzel, Hürth
85	Landephase	Ursula Kuprat, Hamburg
86	Ungeübte Lauftechnik	Sandra Faust, Bad Berleburg
87	„Läufer-Dreieck"	Sven Kiesling
88	Laufstil „Hoch 2"	Uwe Zeidler
89ff.	Übungen Lauf-ABC	Autor, privat
96	Zweier-Team	Gudrun Schröder, Emmerich
107	Laufbahn Intervalltraining	Alina Weidmann
110.	Pulsuhr und Pulssender	Pressefoto POLAR (beide)
111	Pulsuhr mit Pulsmessung	Pressefoto mio Alpha
111	Pulssender als Armband	Pressefoto POLAR
113	Zwischenzeiten ...	Thomas Kern, Wien
119	Höhentraining	Pressefoto TransAlpin Run
125	Nach 800 m im Ziel ...	Rene Ranke, Menden
137	Intervalltraining ...	Andrea Becker, Bochum
145	Beinmuskulatur ...	Michael Weick
148	Radfahren	Wolfgang Volz, Warthausen
148	Schwimmen	Ralf Maurer, München
150	Hund und Jogger ...	Alfredo Grünwald
155	Das Führungsfeld	Wolfgang Volz, Warthausen
158	Der ideale Trainingsbeginn	Autor, privat
160	Tirunesh Dibaba (2x)	imago
161	Kenenisa Bekele (2x)	picture alliance
180	Kenenisa Bekele	imago, Chai v. d. Laage
180	Almaz Ayana	picture alliance
200	Joycilime Jepkosgei	Pressefoto Valencia Marathon
201	Zersenay Tadese	picture alliance, dpa
221	Start 10-km-City-Lauf	Stefan Michalowski, Idstein
222	Start Halbmarathon Berlin	Detlef Winkelewski, Berlin
224	Lauf der Asse ...	Wolfgang Volz, Warthausen
224	Der Schattenläufer	Michael Weick, Berlin
225	Verfolger	Wolfgang Volz, Warthausen
225	Leidenschaft	Wolfgang Volz, Warthausen
226	Getränkestation	Andreas Bachhaus
226	Wasserübergabe	Thomas Heilmeier, Regensb.
227	Iso-Star	Frank Dittlbacher
227	Es läuft	Jörg Erwin
228	Power-Woman	Reinhard Schmidt, Hersbruck
229	Power-Man	Reinhard Schmidt, Hersbruck
230	Die Herausforderer	Wolfgang Volz, Warthausen
231	Kämpferherz	Georg Reyher, Waiblingen
231	Wir schaffen das ...	Sibon
232	Taktische Platzierung	Wolfgang Volz, Warthausen
232	Angriff	Wolfgang Volz, Warthausen
233	Überholung	Wolfgang Volz, Warthausen
233	Endspurt	Wolfgang Volz, Warthausen
234	Glücklich im Ziel	Wolfgang Volz, Warthausen
235	Geschafft	Wolfgang Weninger, Wien
236	Freude	Wolfgang Gschendtner
239	Athletin Angela	Dirk Gantenberg, Neuss
243	Der Läufer	Fabian Brogle, Therwil
248f.	Kräftigungsübungen (Illustr.)	Techniker Krankenkasse
250f.	Ganzkörper-Fitnessübungen	Copress Verlag
252ff.	Krafttraining für Läufer	Autor, privat
257	Cool down ...	Thomas Zöllner, Griesheim
257	Muskelzerrung	Shutterstock
258	Muskelfaserriss	Shutterstock
259	Achillessehne	Shutterstock
260	Fersensporn	Shutterstock
260	Läuferknie	Shurtterstock
264	Kniegelenk-Therapie	Verband dt. Chirotherapeuten
264	Fußgelenk-Therapie	Verband dt. Chirotherapeuten
269	Hautfalten-Fettmessung	Pressebild
269	Körperfettwaage	Pressebild
277	Obst und Gemüse ...	Ushie Farkas
281	Eiweiß als Getränk	Autor, privat
281	Chia-Samen als Getränk	Autor, privat
284	Pasta ...	Manfred Kretschmer, Hagen
284	Kokosfett ...	Autor, privat
285	Eiweiß, der Muskelbaustoff	Peter Schmitz, Ettringen
286	Himalaya-Salz	Autor, privat
287	Kiwi, die Vitaminbombe	Vera Wittenfeld, Wilhelmshaven
289	Mineralwasser ...	Detlef Nerstheimer
289	Schwitzen kühlt den Läufer	Heinz Bestle
293	Mischkost ...	Ushie Farkas
299	Mentaltrainerin	Nicole Paul
300	Paavo Nurmi	picture alliance/dpa
300	Emil Zatopek	picture alliance/United Archives
301	Waldemar Cierpinski	picture alliance/dpa
301	Yiannis Kouros	Sri Chinmoy Marathon Team
302	Dieter Baumann	picture alliance/Werek
303	Uta Pippig	picture alliance/Sven Simon
303	Haile Gebrselassie	Manfred Jehle
304	Carsten Eich	Pressefoto
304	Paul Tergat	picture alliance/dpa
305	Paula Radcliffe	Pressefoto
305	Irina Mikitenko	Manfred Jehle, Berlin
306	Sabrina Mockenhaupt	picture alliance/dpa
307	Kenenisa Bekele	imago/Chai v.d. Laage
308	Arne Gabius	Pressefoto
309	Mo Farah	picture alliance/empics
309	Joycilime Jepkosgei	Pressefoto, Valencia Marathon
311	Marathon-Zieleinlauf Berlin	Pressefoto Berlin
313	Taubertal 100	Andrea Frank, Niederstetten
318f.	Meine sportl. Entwicklung	Autor, privat
319	Yukon Arctic Ultra	Yann Besrest-Butler, England www.ybbphotography.com
319	Basel	Regina Bussinger, Basel
320	Der Autor	Regina Bussinger, Basel

Schlagwortverzeichnis

Abdruckphase	85
Abnehmen durch Sport	17ff, 274f
Abnehmen mit System	266f
Achillessehne	259
ADP (Adenosin-Diphosphat)	92ff
aerob/anaerober Mischbereich	114f
aerobe Schwellgrenze	113
aerobe/anaerobe Energiegewinnung	92ff
aerober Belastungsbereich	114ff
aerober/anaerober Stoffwechsel	92ff
Afterburn	274f
Allgemeine Vorbereitungsperiode	102
Alternativtraining	148
anaerobe Schwelle, untere	113
anaerobe Schwelle/Laktatschwelle 4,0	126
anaerober Belastungsbereich	114ff
Analyse / Leistungserfassung	152ff
Äquivalenz der Trainingspläne	156
– der Wettkampfzeiten	144f
– zur 10-km-Wettkampfzeit	180
– zur 5-km-Wettkampfzeit	160
– zur Halbmarathon-Wettkampfzeit	200
Armhaltung	86
Arne Gabius	308
Atmung	88
ATP (Adenosin-Triphosphat)	92ff
Ausblick	310ff
Ausdauer	98ff
Ausdauersport	8
Ausdauertraining	114ff
Ausdauertraining, Prinzipien	100f
Ausdauer-Trainingsmethoden	115f
Ausgleichssport	148
Ausrüstung	54ff
Auswahl der Trainingspläne	157
Auswirkungen von regelmäßigem Laufen	20f
Ballaststoffe	288
Bandscheibenvorfall	263
Baumann, Dieter	302
Bekele, Kenenisa	307
Belastung der Muskelgruppen	246
Belastung, ansteigend / kontinuierlich / periodisch	100
Belastungsbereich aerob / anaerob	114ff
Belastungsfähigkeit maximal	101
Belastungsfolgen	101
Bestimmung der max. Puls-/Herzfrequenz	111f
Beweglichkeit	99
Bier, alkoholfrei	282
Bildergalerie	222
Bindegewebe	77ff
Body Mass Index (BMI)	269
Botenläufer	22
Calcium (Mineralstoff)	286
Calcium (Muskelvitalstoff)	291
Carbo-Loading	141
Carsten Eich	304
Chirotherapie / Chirotherapeuten	264f
Cierpinski, Waldemar	301
Conconi-Test	126ff
Cooper-Test	116
Crescendo-Lauf	140
Crosslauf	41
Dämpfung	57
Dehnen intermittierend / posiometrisch / statisch	77
Dehnung	76ff
Dehnungsübungen	80ff
Dehydrierung	289
Deutsche Rekorde 10 km	181f
Deutsche Rekorde 5 km	162
Deutsche Rekorde Halbmarathon	201
Deutsche Rekorde im Straßenlauf	31
Dieter Baumann	302
DLV, Deutscher Leichtathletik-Verband	24
Durstgefühl	289
DUV, Deutsche Ultramarathon-Vereinigung	30
EAA, Europäischer Leichtathletik-Verband	25
EB-Training im Entwicklungsbereich	115, 131, 133f
Eich, Carsten	304
Einlagen	58f
Eisen (Muskelvitalstoff)	291
Eiweiß	96
Elektrolytgetränke	292
Emil Zatopek	300
Energie	92ff
Energiebedarf	267, 282f
Energiebereitstellung	94
Energiebilanz	267ff
Energiegewinnung, aerob/anaerob	92ff
Energielieferanten	95ff
Energiemischung	97
Energieverbrauch versch. Sportarten	266
Erhaltungstraining	245
Erholungs-Herzfrequenz, Bestimmung der	112f
Ernährung	278ff
–, Basische Lebensmittel	280
–, Blutgruppenabhängig	279
–, Fettanteile	274
–, Übersäuerung	280
–, Verdauungsprinzip	279ff
–, Verweildauer der Nahrung	279f
–, Vollwertkost	278
Ernährungsbausteine	283ff
–, Eiweiß (Proteine)	285
–, Fette	284
–, Kohlenhydrate	283
–, Mineralstoffe	285
Ernährungsbewusstsein	292ff
Ernst van Aaken	26
Essgewohnheiten	273f
Fahrtspiel	140
Farah, Mo	308
Faszien	77
Fersensporn	259f
Fettanteile der Ernährung	274
Fette	95ff, 284
Fettmessung	268f
Fettsäuren	93f
Fettverbrennung	270f
Fettverbrennung und Gewichtsreduzierung	266ff
Fettzellen	270
Firmenläufe	30, 45
Fitness- und Ausdauertraining	245f
Fitness- und Krafttraining	12
Fitnessübungen, Ganzkörper-	250f
Frauen im Laufsport	28
Funktionsbekleidung	61ff
Fußbett-Druckpunkte	58
Fußform	57f
Fußfehlstellungen	56f
GA1-Grundlagenausdauertraining	114, 131, 133f
GA2-Kraftausdauertraining	114f, 131, 133f
Gebius, Arne	308
Gebrselassie, Haile	303
Gedankenkraft	296ff
Geschichte des Laufens	22
Gewichtsabnahme durch Sport	17ff
Gewichtskontrolle	271f
Gewichtsreduzierung und Fettverbrennung	266ff
Gewichtsreduzierung, 3+3+1-Methode	275
–, Diät	276
–, Essgewohnheiten	273f
–, FDH	276
–, Heilfasten	276f
–, Trennkost	275f
–, Varianten der	272f
Glukose	95ff
Glykolyse	97
GPS für Läufer	68ff
GPS mit Smartphone	71f
GPS Pulsuhren	70f
GPS Way Back Finder	72
Gründe um zu laufen	16ff
Grundlagenausdauer (GA1)	99
Grundlagenausdauertraining GA1	114
Grundsätzliches zum Lauftraining	8
Gymnastik	80ff
Haile Gebrselassie	303
Halbmarathon, Weltbestzeit-Entwicklung	36f
– Läufe in Deutschland	201
– Rekorde in Deutschland	201
– Training	200ff
– Trainingspläne	203ff
– Wettkampfzeit, Äquivalenz	200
Herzfrequenz-Belastungszonen	112
Hindernislauf	42
Hitzetraining	141
Höhentraining	118ff
Höhentrainingsketten	122
Höhentrainings-Phasen	124
Höhentrainings-Regeln	123
Höhentrainings-Varianten	122
Hohlfuß	57f
Hüftstreckung	88
Hügelläufe	139
Hunde, Verhalten bei	150f
Hyperhydrierung	289
IAAF, Internationaler Leichtathletik-Verband	25
IAS-Training im individuellen anaeroben Schwellenbereich	115, 131, 133f
IAU, International Association of Ultrarunners	29
Intervallmethode	107
Intervalltraining	25, 137
Irina Mikitenko	305
Jepkosgei, Joyciline	309
Jod (Muskelvitalstoff)	291
Jogging-Anfang	51
Joyciline Jepkosgei	309
Kalium (Muskelvitalstoff)	291
Kalorienverbrauch beim Jogging	9, 267
Kenenisa Bekele	307
Knochenhautentzündung	258
Kohlenhydrate	93ff
Kohlenhydrate	283
Kompressionsbekleidung	64ff
Kompressions-Strümpfe	67
Koordination	99
Koordinationsübungen	89ff
Körperfettanteil pro Lebensalter	270
Körpergewicht	148
Körperhaltung	88
Kouros, Yiannis	301
Kraftausdauer (GA2)	99
Kraftausdauertraining GA2	114f
Kräftigungsübungen	248f
Krafttraining	147
Krafttraining	149
Krafttraining	147, 149, 244ff
Krafttraining für Läufer	252ff
Krafttrainingsmethoden	245
Krankheit	149
Kreatin (Muskelvitalstoff)	291
Kreatinphosphat	93ff
Laktat	124ff
Laktat u. Sauerstoffaufnahme VO₂max	126
Laktat und Pulswert-Zuordnung	128f
Laktatmessung	126
Laktatschwelle 4,0 / anaerobe Schwelle	126
Landephase	85
Langsamer Dauerlauf	136
Lauf-ABC	89ff
Lauf-Beginner	50ff
Laufbekleidung	61ff
Laufen, Auswirkungen von regelmäßigem	20f
Laufentwicklung in Deutschland	38ff
Läufer-Dreieck	87
Läuferknie	260f
Laufgürtel	61
Laufrhythmus	88
Laufrucksack	60f
Laufschrittphasen	85
Laufschuhe	54ff
Laufsocken	59f
Laufsport in Deutschland	38ff
Lauf-Stars	300ff
Lauftechnik	84ff
Lauftraining mit System	11
Lauftraining, grundsätzliches	8

Schlagwortverzeichnis

Lauftraining, Nahrungs-
  ergänzung   281f
Lauf-Trainingssystem,
  modulares   14f
Laufveranstaltungen
  10-km-Läufe   181
Laufveranstaltungen
  5-km-Läufe   161
Laufveranstaltungen
  Halbmarathon-Läufe   201
Laufveranstaltungen in
  Deutschland   43ff
L-Carnitin (Muskelvitalstoff)   291
Lebensmittel mit viel
  Vitamin C   287
Lebensmittel mit viel
  Vitamin E   288
Lebensmittelpyramide   290
Leistungsanalyse   152ff
Leistungs-Check   146f
Leistungsdiagnostik   128ff
Leistungsdiagnostik
  Institutionen   130
Leistungserfassung und
  Analyse   152ff
Leistungsreize   135
Live High–Train High (LHTH)   122
Live High–Train Low (LHTL)   122
Live Low-Train High (LLTH)   122

Magnesium (Mineralstoff)   286f
Magnesium (Muskelvitalstoff)   291
Marathon-Laufen   310
Marathons in Deutschland   310
Max. Puls- und Herzfrequenz-
  Bestimmung   111f
Meniskusverletzung   261f
Mentaltraining für Läufer   296ff
Mikitenko, Irina   305
Mineralmengen-
  Empfehlung   294ff
Mineralstoff Calcium   286
– Magnesium   286
– Natrium   286
Mineralstoffe   285
Mischkostempfehlung   293
Mo Farah   308
Mockenhaupt, Sabrina   306
Modulares Lauf-Trainings-
  system   14f
Motivation und
  Zielsetzung   46ff
Musikgeräte für Läufer   72f
Muskelaufbautraining   245
Muskelfaserriss   258
Muskelfasertypen   242
Muskel-Funktionsgruppen   242
Muskelgruppen   240f
Muskelgruppen, Belastung   246
Muskelkater   256
Muskelköpfe   242
Muskelkrämpfe, -riss   258
Muskelverletzung   256
Muskelvitalstoff Calcium   291
– Eisen   291
– Jod   291
– Kalium   291
– Kreatin   291
– L-Carnitin   291
– Magnesium   291
– Phosphor   291
– Zink   291
Muskelvitalstoffe   291
Muskelzerrung   257
Muskulatur   95ff

Muskulatur, Funktionsprinzip   243
Muskulatur, Spieler-/
  Gegenspieler   238
Muskulaturaufbau   238ff

Nachbrenneffekt (Afterburn)   274f
Nährstoff-Vermeidung   292
Nahrungsergänzung während
  des Lauftrainings   281f
Nahrungsergänzung,
  Amaranth   282
–, Chia-Samen   281f
–, Eiweißpulver   281
–, Hanfprotein   282
–, MAP   281
–, Quinoa   282
Nahrungszusammensetzung   290
Nährwertanalyse   294f
Natrium (Mineralstoff)   286
Normalfuß   57
Nurmi, Paavo   300

obere anaerobe Schwelle   115
Oxidation   93f

Paavo Nurmi   300
Paul Tergat   304
Paula Radcliffe   305
Pheidippides   22
Phosphor (Muskelvitalstoff)   291
Pippig, Uta   303
Prellungen   258
Pronation   57f
Protein   95ff
Puls-/Herzfrequenz,
  max. Bestimmung   111f
Pulskontrolle, Training mit   110ff
Pulstraining und
  Laktatzuordnung   131
Pulsuhren   110
Pulswert   128f
Pyramidentraining   247

Radcliffe, Paula   305
Radfahren   148
Rauchen   149
RECOM-Training zur
  Regeneration   114f, 131, 133f
Regel 51/49   140f
Regeneration   108f
Regenerationswoche   135
Reiz, trainingswirksam   100
Renntempo   139
Ruhe-Herzfrequenz,
  Bestimmung der   112
Ruhepuls   112
Ruhetage   135
Runners High   13

Sabrina Mockenhaupt   306
Salz   286
Sauerstoffaufnahme
  VO_2max 126
Sauerstoffaufnahme-
  fähigkeit   116ff
SB-Training, kurzfristige
  Spitzenbelastung   116, 131, 133f
Schnelligkeit   99
Schrittfrequenz   86
Schrittlänge   86
Schwebephase   85
Schwellentraining   138
Schwimmen   148
Schwitzen   289

Seitenstechen   149
Senkfuß   57f
Spezielle Vorbereitungs-
  periode   102
Spitzenbelastung SB   115
Sport heute   8
Sportbeginn   10
Sportler-Ernährung   283
Sportmedizin   256ff
–, Eisauflage   256
–, Ermüdungsbruch   261
–, Hochlagerung   256
–, Kalkschulter   262
–, Kompression   256
–, Pause   256
Sprengung   57
Sri Chinmoy   29
Steady State   126
Stirnleuchten für Läufer   74f
Stoffwechsel, aerob/anaerob   92ff
Stoffwechselprozess   93ff
Stoffwechselveränderung,
  zeitlich   94
Straßenlauf   40
Straßenlauf, Deutsche Rekorde   31
Straßenlauf, Weltbestzeiten   31
Stretching   76ff
Stützphase   85
Superkompensation   104ff
Superkompensation,
  negativ / positiv   104f

Tapering   141
Tempo-Tabelle   142
Tergat, Paul   304
Trail-Running   41
Trainierbarkeit   98
Training 10 km   180ff
Training 5 km   160ff
Training allgemein   98ff
Training Halbmarathon   200ff
Training mit Pulskontrolle   110ff
Training nach dem Wettkampf   237
Training Grundlagenausdauer
  GA1   114
Training Kraftausdauer GA2   114
Trainingsbeginn   132
Trainingskonzentration   145f
Trainingsperioden   102
Trainingsplan   132
Trainingspläne   156ff
Trainingspläne 10 km   183ff
Trainingspläne 5 km   163ff
Trainingspläne
  Halbmarathon   203ff
Trainingspläne,
  Auswahl der   157
Trainingspläne,
  Erläuterung   157
Trainingsprotokoll   103, 135f
Trainingsqualität   133
Trainingsreize, Gestaltung
  von   134ff
Trainingsumfang   133f
Trainingsziele   98
Trinkgürtel   60f

Übergangsperiode   102
Übertraining   147f
Ultramarathon   312
Ultramarathons in
  Deutschland   312
untere anaerobe Schwelle   113, 115
Uta Pippig   303

van Aaken, Ernst   26
Verdauung   290
Vitamin B   287
Vitamin C   287
Vitamin E   288
Vitamine (fettlöslich,
  wasserlöslich)   287
Vitaminmengen-
  Empfehlung   294ff
VO_2max 116f
Volkslauf   40
vor dem Wettkampf   141
Vorbereitungsperiode,
  allgemeine / spezielle   102

Waldemar Cierpinski   301
Wasser   288
Wasserbilanz   289
Weltbestzeiten im Straßenlauf   31
Weltbestzeit-Entwicklung
  im Halbmarathon   36f
Weltrekord-Entwicklung
  10.000-m-Lauf   34f
Weltrekord-Entwicklung
  5.000-m-Lauf   32f
Wettkampf   220ff
Wettkampf, nach dem   237
–, Tempo-Tabelle   142
–, Training nach dem   237
–, vor dem Start   220
–, Zielzeitbestimmung   143
Wettkämpfe   140f
Wettkampfperiode   102
Wettkampfs, während des   221
Wettkampf-Training   132ff, 147f
Wettkampfzeiten,
  Äquivalenz   144f
Wettkampf-Zielzeiten   156
Wiederholmethode   107

Yiannis Kouros   301

Zatopek, Emil   300
Zeiteinteilung   49
Ziele setzen   10
Zielsetzung und Motivation   46ff
Zielzeitbestimmung
  Wettkampf   143
Zink (Muskelvitalstoff)   291
Zirkeltraining   247

10.000-m-Lauf,
  Weltrekord-Entwicklung   34f
10-km-Läufe in Deutschland   181
10-km-Rekorde in
  Deutschland   181f
10-km-Training   180ff
10-km-Trainingspläne   183ff
10-km-Wettkampfzeit,
  Äquivalenz   180
5.000-m-Lauf, Weltrekord-
  Entwicklung   32f
51/49-Regel   140f
5-km-Läufe in Deutschland   161
5-km-Rekorde in Deutschland   162
5-km-Training   160ff
5-km-Trainingspläne   163ff
5-km-Wettkampfzeit,
  Äquivalenz   160

Meine sportliche Entwicklung

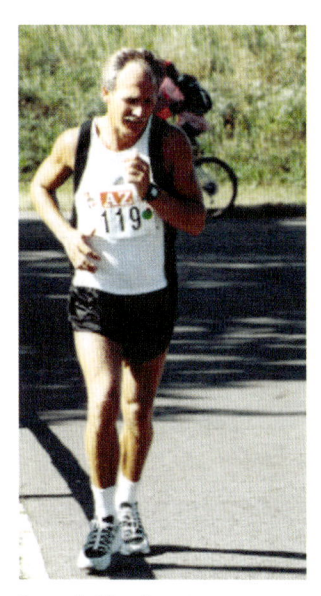

Der erste Marathon 1997

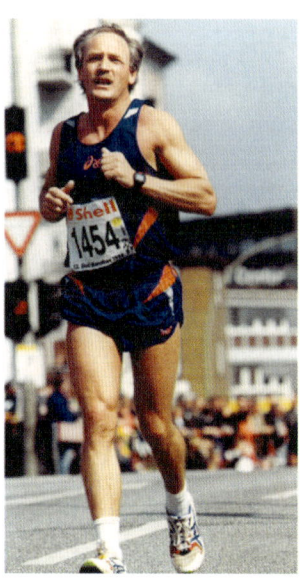

Das erste Mal unter 3 h, 1998

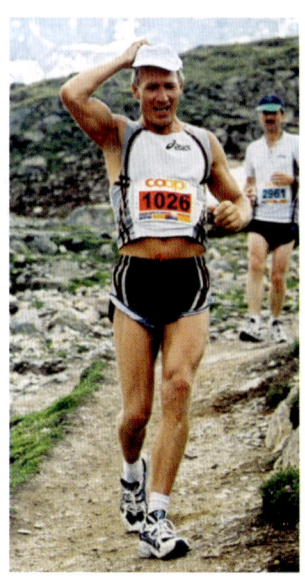

Der erste Alpin-Ultra-Marathon 2001, über 78 km

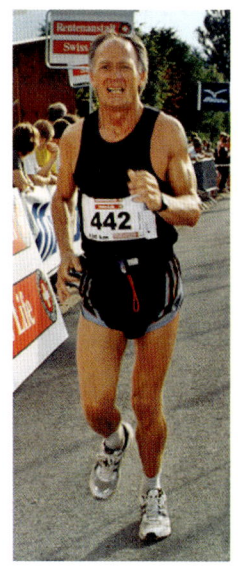

Der erste 100-km-Ultramarathon 2003

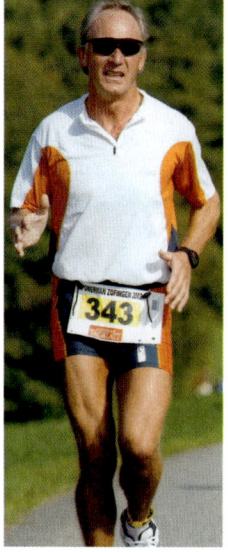

Der erste Ultra-Duathlon 2003

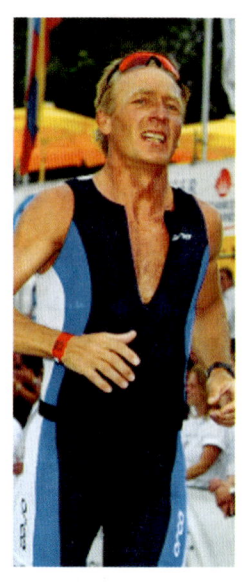

Der erste Ironman-Triathlon 2004

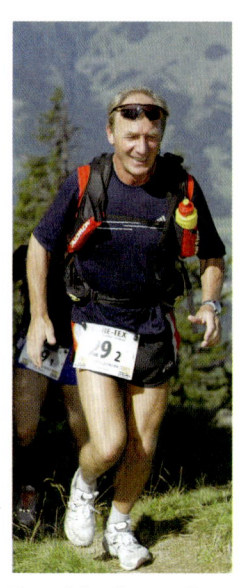

Transalpine-Run 2008, über 300 km

Meine sportliche Entwicklung

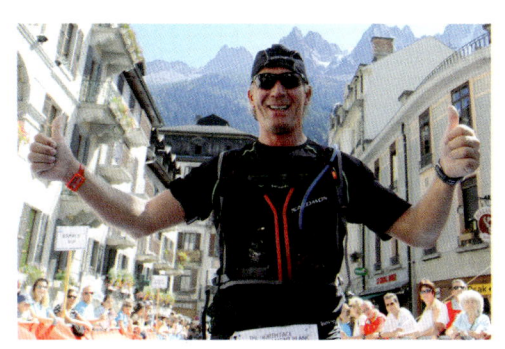

Ultra Trail Mont-Blanc, 2009, über 100 Meilen

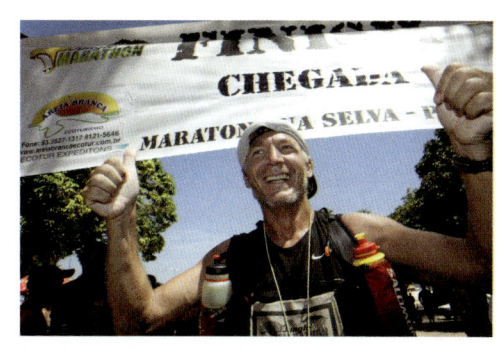

Jungle Marathon, 2009, über 222 km

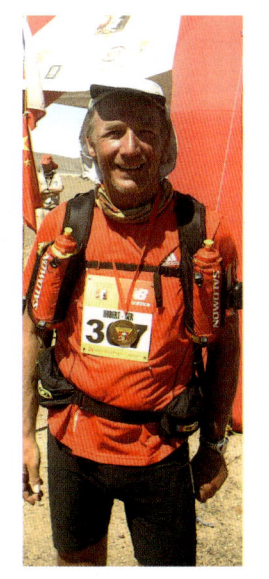

Marathon des Sables, 2009, über 250 km

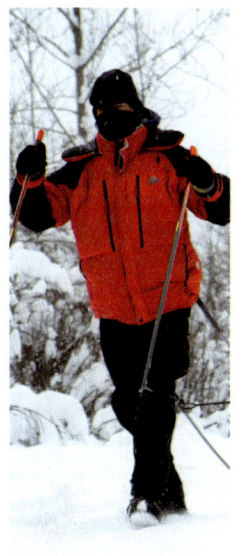

Yukon Arctic Ultra, 2011, über 700 km

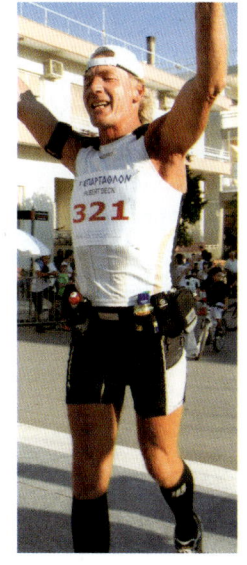

Spartathlon, 2011, über 245 km

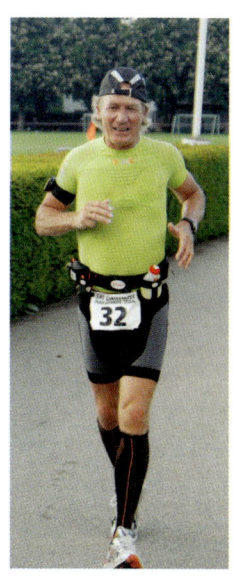

24-Std.-Lauf in Basel, 2012, über 191 km

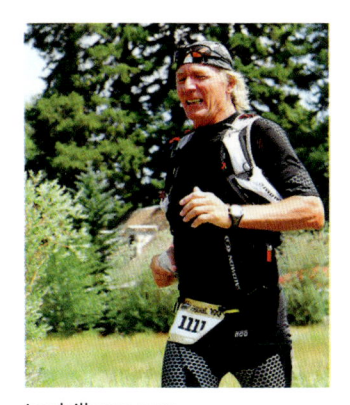

Leadville 100, 2012, über 100 Meilen

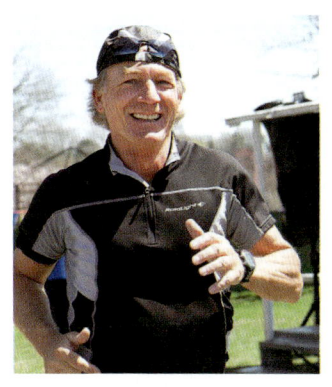

10-Tagelauf New York, 2014, über 842 km

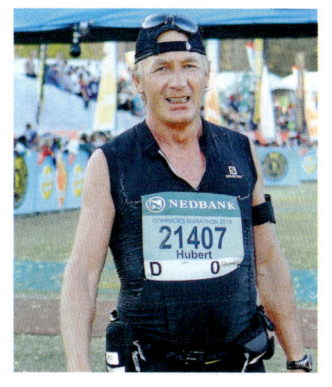

Comrades Marathon, 2015, über 87 km

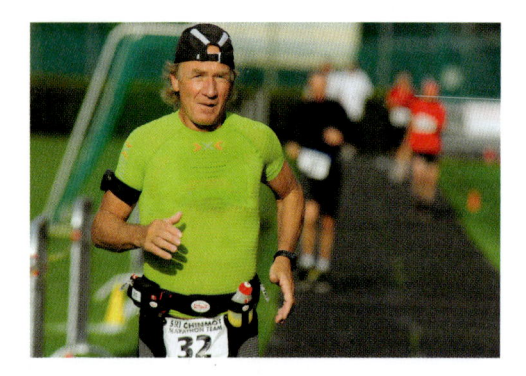

Hubert Beck, Diplomingenieur und ausgebildeter DLV A-Trainer, ist selbst über 20 Marathons unter drei Stunden gelaufen. Entstanden ist das Buch aus einer Summe von Erfahrungen und Analysen als Läufer und Trainer. Sein Trainingssystem ist vielfach erfolgreich erprobt worden.

Trainingsprogramme und Empfehlungen stellen die Meinung und Erfahrung des Autors dar. Sie können eine individuelle Trainingsberatung nicht ersetzen. Eine medizinische Beratung vor dem Beginn intensiver sportlicher Betätigung wird dringend empfohlen. Weder Autor noch Verlag können für eventuelle Schäden, die aus den gegebenen Empfehlungen hervorgehen könnten, in Haftung genommen werden.

www.hubertbeck.de

Umschlaggestaltung nach einem Entwurf des Autors:
Stiebner Verlag

DTP-Produktion und Layout:
Verlagsservice Peter Schneider / Satzwerk Huber, Germering

Zeichnungen nach Vorlagen des Autors:
Anneli Nau und Satzwerk Huber, Germering

Bibliografische Information der Deutschen Nationalbibliothek
Die Deutsche Nationalbibliothek verzeichnet diese Publikation in der Deutschen Nationalbibliografie; detaillierte bibliografische Daten sind im Internet über http://dnb.d-nb.de abrufbar.

© 2018 Copress Verlag
in der Stiebner Verlag GmbH, Grünwald
Alle Rechte vorbehalten.
Wiedergabe, auch auszugsweise,
nur mit ausdrücklicher Genehmigung des Verlags.

Gesamtherstellung: Stiebner, Grünwald
Printed in Ungarn
ISBN 978-3-7679-1207-6

www.copress.de

Wir produzieren unsere Bücher mit großer Sorgfalt und Genauigkeit. Trotzdem lässt es sich nicht ausschließen, dass uns in Einzelfällen Fehler passieren.
Unter www.stiebner.com/errata/1207-6.htlm finden Sie eventuelle Hinweise und Korrekturen zu diesem Titel. Möglicherweise sind die Korrekturen in Ihrer Ausgabe bereits ausgeführt, da wir vor jeder neuen Auflage bekannte Fehler korrigieren. Sollten Sie in diesem Buch einen Fehler finden, so bitten wir um einen Hinweis an verlag@stiebner.com. Für solche Hinweise sind wir sehr dankbar, denn sie helfen uns, unsere Bücher zu verbessern.